孤独症康复训练师资培训完整教程
语言的突破 训练实操

主编 贾美香 白雅君

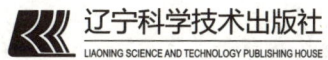 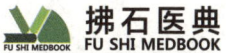

图书在版编目(CIP)数据

语言的突破训练实操 / 贾美香, 白雅君主编
-- 沈阳：辽宁科学技术出版社, 2018.10
孤独症康复训练师资培训完整教程
ISBN 978-7-5591-0224-9

Ⅰ.①语… Ⅱ.①贾… ②白… Ⅲ.①孤独症-康复训练-师资培训-教材 Ⅳ.①R749.940.9

中国版本图书馆CIP数据核字(2017)第088894号

版权所有　侵权必究

出版发行：辽宁科学技术出版社
　　　　　北京拂石医典图书有限公司
地　　址：北京海淀区车公庄西路华通大厦B座15层
联系电话：010-57262361/024-23284376
E－mail：fushimedbook@163.com
印　刷　者：中煤（北京）印务有限公司
经　销　者：各地新华书店

幅面尺寸：285mm×210mm
字　　数：539千字　　　　　　　　　　　　印　张：36
出版时间：2018年10月第1版　　　　　　　印刷时间：2018年10月第1次印刷

策划编辑：李俊卿　　　　　　　　　　　　责任校对：梁晓洁
责任编辑：李俊卿　　　　　　　　　　　　封面制作：咏　潇
封面设计：咏　潇　　　　　　　　　　　　责任印制：丁爱军
版式设计：咏　潇

如有质量问题，请速与印务部联系　　联系电话：010-57262361

定　　价：148.00元

语言的突破训练实操

编委会

主　编：贾美香　白雅君

副主编：董丹凤　刘　堃　刘冬梅　彭旦媛　杨智然　李伟江　侯燕妮　魏青云

编　委：刁凤菊　于秋霞　于　涛　于婷婷　王　玉　王红微　王丽琴　王晓武
　　　　云爱玲　方丽娟　邓丽丽　代恒双　吕文静　刘　欢　刘　星　刘艳君
　　　　刘桂赞　齐丽娜　孙石春　孙丽娜　孙　艳　孙　琪　牟效玲　纪志伟
　　　　杜丽源　李红伟　李　东　李　雪　李　瑞　杨　轲　杨　洋　肖丽媛
　　　　何　影　沈　琪　初晓菲　张兆惠　张　妮　张晓燕　张海燕　张家翾
　　　　张　堃　张　楠　张黎黎　陈素云　陈晓芳　邵　沫　范晓娇　林　恒
　　　　罗立晖　金浩然　周　娟　赵水林　赵　芳　赵　泓　胡慧萍　柯黎颖
　　　　祝贺荣　贾　萌　贾慧锋　倪明明　侯丽丽　徐振弟　陶　煜　崔蒙蒙
　　　　梁艳林　隋晓玉　董　慧　程献莹　曾　刚　谢裴风　裴佳宁　谭筑霞

前言

语言的正常发展与儿童认知能力的发展有着密切的联系。一般幼儿在学会使用语言表达之前都已经具备了一定的语言理解能力以及口语模仿能力，这些能力均是他们日后语言表达能力发展的基础。但是，孤独症儿童在理解事物和语言等方面的发展要比一般的儿童缓慢得多。语言交流困难是孤独症儿童的主要表现，很多时候他们都处于沉默的状态，很少会有主动跟人沟通交流的情况。他们在接受信息以及理解信息等方面同样存在问题。如果孤独症儿童能够使用较为适当的口语来进行生活上的沟通，那么他们的人际关系状态以及社会生活就能够有一定的改善。因此，对孤独症儿童进行语言教育与训练，提升他们的语言能力尤为重要。

本套课程的内容均基于应用行为分析（简称ABA）的理论和实践。一方面我们借鉴研究成果作为指导，另一方面将我们的进阶训练代入行为分析当中，两项融合，撰写了这本"如何做"的工作手册，通过特定的任务分析去指导孤独症患儿训练。项目中的每项能力都是通过任务分析教学来实现的，每项任务分析都是将复杂任务分解成简单步骤的过程。为了使本书能以最新、最全面、最实用的面貌呈现在读者面前，作者倾注了大量的心力。所有参加撰写本书的作者，都是多年从事孤独症研究和教学工作的医生和教师。他们将在这一领域中长期积累的丰富的临床及教学经验总结出来，得以完成本书。如果没有他们对孤独症患儿及其家庭的爱心和社会责任感，就不会有那么多的真实案例。

另外，为了增加本书的实用性，大连万卷科技有限公司为本书开发了专门的配套表格打印软件，读者扫描每个技能项下的二维码，便可方便地打印该技能训练所用的配套表格。

最后，愿孤独症孩子的父母和训练教师能够带着欣赏的眼光走近他们，不断挖掘和培养他们的潜力、天赋，使他们能在大家的帮助下像普通人一样快乐生活！

目录

第一章
孤独症儿童的语言教育与训练 / 1

第一节　孤独症儿童的语言发展 / 2
第二节　孤独症儿童的语言训练方法 / 4

第二章
孤独症儿童的个案研究 / 6

第三章
接受性语言技能基础训练 / 18

01　接受动作词汇 / 19
02　接受动物词汇 / 22
03　接受动物声音词汇 / 25
04　接受身体部位词汇 / 30
05　唱儿歌《头、肩、膝盖、脚趾》时触摸身体部位 / 34
06　接受衣物词汇 / 37
07　接受环境物体词汇 / 41
08　接受环境声音词汇 / 45
09　接受熟人词汇 / 49
10　接受食物或饮料词汇 / 53
11　接受功能性物品词汇 / 57
12　接受家具词汇 / 61
13　接受休闲物品或活动词汇 / 65
14　接受地点词汇 / 69
15　根据指令在不同的位置摆放物品 / 73
16　接受学习用品词汇 / 76
17　接受运动器材词汇 / 79
18　接受玩具词汇 / 83
19　接受交通工具词汇 / 87
20　接受一步指令 / 91

第四章
接受性语言技能初级训练 / 94

01　辨别声音 / 95
02　做出选择 / 99
03　接受程度词汇 / 104
04　辨别男女 / 109
05　代词（他的 / 她的）/ 114
06　代词（我 / 你）/ 119
07　代词（我的 / 你的）/ 122
08　代词（我们的 / 他们的 / 124
09　代词（我们 / 他们）/ 127
10　接受集体指令 / 130
11　接受指令（两步）/ 133

12 理解各种属性 / 138
13 理解各种类别 / 143
14 理解各种职业 / 149
15 接受情绪词汇 / 153
16 接受身体各部分功能词汇 / 156
17 接受物品功能词汇 / 161
18 了解房间以及房间中的各项物品 / 166

第五章
接受性语言中级技能训练 / 171

01 抽象词汇：喜欢的 / 172
02 抽象词汇：真实与虚拟 / 176
03 抽象词汇：昨天、今天和明天 / 179
04 区分左右 / 184
05 遵循多步骤指令 / 188
06 遵循含否定的多步指令 / 193
07 需要记忆的任务 / 198
08 简单词汇：如果 / 200
09 接受三步顺序指令 / 202
10 根据动作理解职业概念 / 206
11 接受复杂分类词汇 / 211
12 接受复杂情绪词汇 / 216
13 接受物体成分词汇 / 221
14 根据描述语识别相应物品 / 226

15 根据描述语理解地点词汇 / 229

第六章
表达性语言技能基础训练 / 232

01 手势沟通 / 233
02 通过诱导进行手势沟通 / 236
03 获得成人的关注 / 239
04 图片交换沟通系统（阶段 1：以图换物）/ 242
05 图片交换沟通系统（阶段 2：增加距离）/ 244
06 图片交换沟通系统（阶段 3A：对特别喜爱的图标与干扰图标之间进行图片辨别）/ 246
07 图片交换沟通系统（阶段 3B：在都喜欢的图片中进行识别）/ 250
08 图片交换沟通系统（阶段 4：句子结构）/ 254
09 图片交换沟通系统（阶段 5：对于"你想要什么？"做出反应）/ 256
10 图片交换沟通系统（阶段 6：评论）/ 259
11 语言模仿 / 261
12 命名动作 / 264
13 命名动物 / 267
14 命名动物的叫声 / 270
15 命名身体部位 / 273
16 命名衣物 / 276

17 命名环境物体 / 279
18 命名环境声音 / 282
19 命名熟悉的人物 / 285
20 命名食物和饮料 / 288
21 命名功能性物品 / 291
22 命名家具 / 294
23 命名娱乐物品和活动 / 297
24 命名地点词汇 / 300
25 命名物品方位 / 303
26 命名学习用品 / 306
27 命名运动器材 / 309
28 命名玩具 / 312
29 命名交通工具 / 315
30 提出简单的要求 / 318
31 回应打招呼和告别 / 321
32 歌曲填词 / 323
33 回答简单的"是/不是"问题 / 325
34 对于想要物品回答简单的"是/不是"问题 / 328
35 回答简单的社交问题 / 331

第七章
表达性语言技能初级训练 / 333

01 回答简单的关于"是什么"的问题 / 334
02 回答以"什么时候"开头的简单问题 / 337
03 回答以"哪里"开头的简单问题 / 339
04 回答关于教室的以"哪里"开头的简单问题 / 341
05 回答以"哪个"开头的简单问题 / 343
06 回答以"谁"开头的简单问题 / 348
07 回答简单的"是/不是"问题 / 350
08 回答社交问题 / 353
09 描述图片 / 355
10 识别声音 / 358
11 扩展句子（动作 + 物品） / 361
12 扩展句子（对象 + 动作） / 364
13 扩展句子（人物 + 动作 + 对象） / 367
14 扩展句子（人物 + 物品） / 370
15 扩展句子开头 / 373
16 表达不高兴 / 375
17 表达物体的属性 / 378
18 表达类别 / 381
19 表达职业 / 383
20 表达情绪词汇 / 386
21 表达身体各部位的功能 / 389
22 表达物品的功能 / 391
23 表达性别词汇 / 393
24 表达房间和房间内物体词汇 / 396
25 常见句式填空 / 398
26 礼貌 / 400

27 人称代词（他 / 她）/ 403
28 人称代词（我 / 你）/ 405
29 代词（我的 / 你的）/ 408
30 代词（他们的 / 我们的）/ 411
31 代词（他们 / 我们）/ 415
32 向他人传达指令 / 419
33 交流信息 / 422
34 索取需要的或者缺失的物品 / 424
35 使用问句表达简单的需求 / 426
36 使用句子表达简单的需求 / 429
37 模仿短语 / 432

第八章
表达性语言中级技能训练 / 434

01 抽象词汇：最喜欢的 / 435
02 抽象词汇：虚拟（虚构）和真实 / 437
03 抽象词汇：昨天、今天和明天 / 440
04 回答复杂的社交问题 / 444
05 回答关于"如何"的问题 / 446
06 根据对话回答相关问题 / 449
07 回答有关其他人的社交问题 / 452
08 回答"为什么"问题 / 454
09 根据叙述提出问题 / 456
10 为获得信息提问"你要去哪里？" / 459

11 为获得信息提问"那是什么？"和
   "那是谁？" / 461
12 向他人询问关于社交方面的问题 / 463
13 闲谈 / 466
14 回答同龄人的提问 / 468
15 赞美 / 470
16 讨论不喜欢的话题 / 472
17 描述名词 / 474
18 描述一项日常活动的步骤 / 477
19 区分左右 / 479
20 适时地结束对话 / 482
21 根据动作描述职业 / 485
22 表达复杂的类别 / 488
23 表达复杂的情绪 / 492
24 表达物品的成分 / 495
25 根据描述猜物品 / 498
26 根据描述猜地点 / 500
27 常识和推理 / 502
28 图片中的缺陷 / 505
29 无法做到的事 / 508
30 回应赞美 / 510
31 维持一段对话 / 513
32 提供帮助 / 515
33 在校园环境中表示不满 / 517
34 回忆信息 / 519

35 说话音量 / 521

第九章
实用语言和社交技能 / 523

01 发电子邮件 / 524
02 发短信 / 526
03 与成年人对话 / 528
04 野营对话 / 530
05 学校对话 / 532
06 在社交场合的眼神交流 / 534
07 使用成语 / 537
08 比喻句 / 540
09 识别社交语言 / 544
10 通过对话的语气推断情感 / 547
11 打断谈话和等待说话 / 549
12 解决社交问题 / 552
13 友谊的不同阶段 / 554
14 浪漫关系的不同阶段 / 557
15 了解网络用语和短信缩写 / 560

第一章

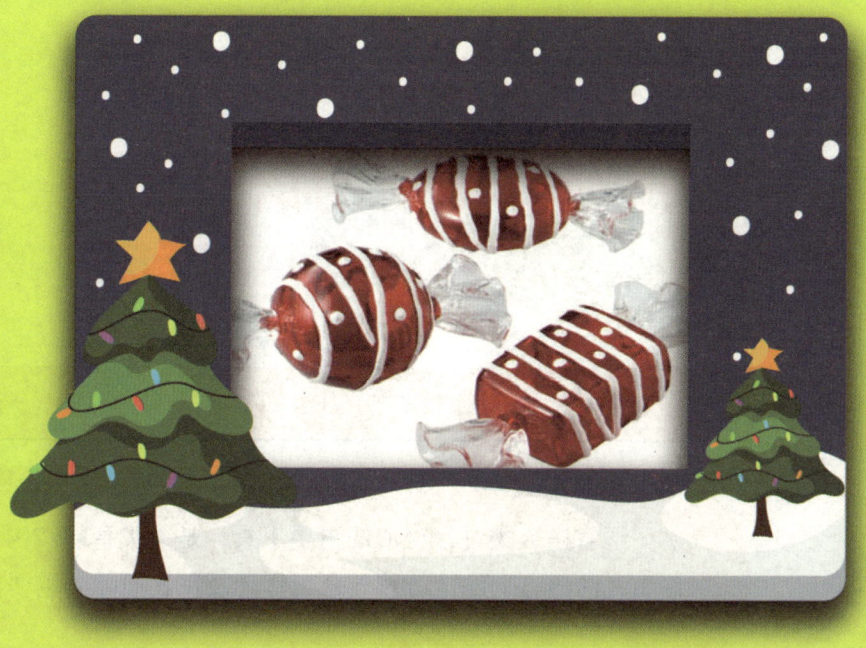

孤独症儿童的语言教育与训练

语言的突破训练实操

第一节
孤独症儿童的语言发展

一、语言发育迟缓和孤独症的区别

语言是人类进行交流的重要工具,是人类智能结构中最重要的基本能力之一。语言交流困难是孤独症患儿的主要表现,因此对孤独症患儿的语言训练是特殊教育工作者及家长面临的重要问题。

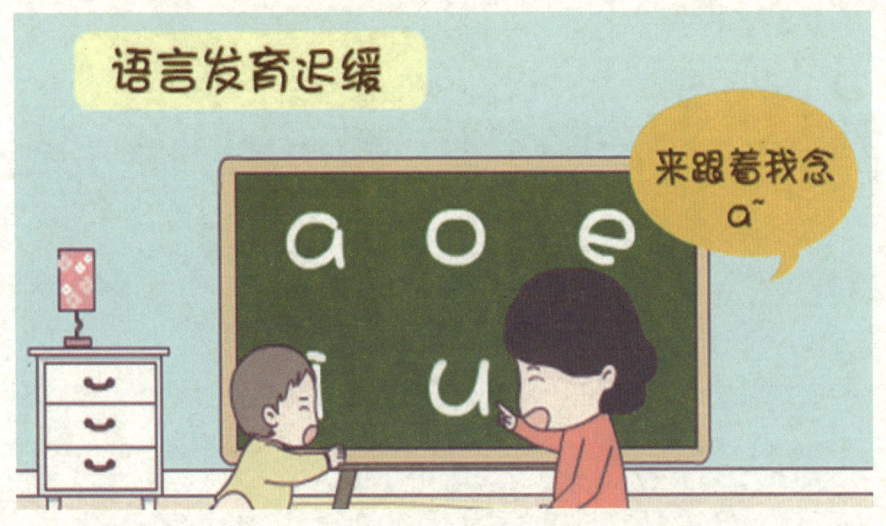

	语言发育迟缓	孤独症
从定义上	语言发育障碍,低于正常发育水平	不能了解社会生活中的会话规则,不能根据对话情景来表达,容易出现重复性的语言
从发病原因上	智力低下、听力障碍、构音器官疾病、中枢神经系统疾病、语言环境不良	脑损伤、脑发育不全、学习语言的脑神经通路异常
从具体的表现上	交往上无障碍,只是语言表达上存在着障碍,智商正常	没有交往意识和交往能力,行为异常,情绪容易激动,有些还存在语言退化现象

二、孤独症患儿口语障碍的类型

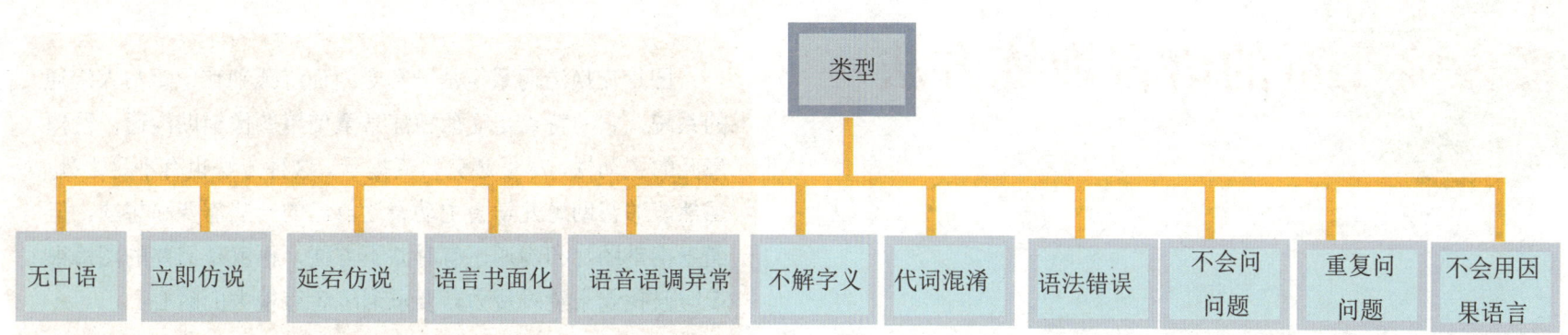

三、孤独症患儿语言训练的基本原则

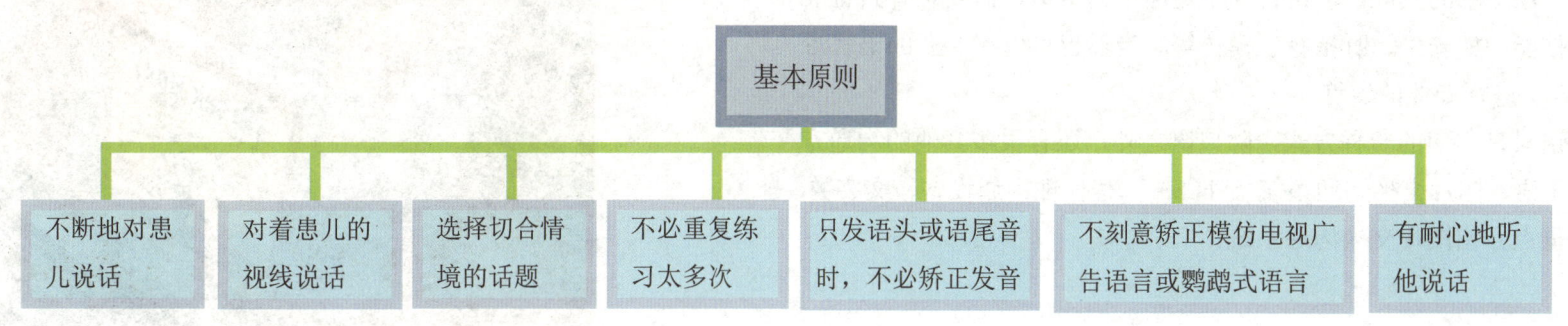

语言的突破训练实操

第二节
孤独症儿童的语言训练方法

孤独症谱系障碍患儿的语言发育不尽相同，有的孩子可能终生无口语，也有的孩子语言表达能力非常强，甚至可以与人进行辩论。对于没有口语或语言表达和接受能力不好的孤独症患儿，首先要排除器质上的病变（如果发音器官存在问题，可以推荐其寻找专业医生的帮助），排除后则可以使用"塑造"的方法进行语言训练。需要指出的是，语言是一项复杂的技能，但语言并不是简单的事情，需要患者具备很多基础技能，如安坐、听指令、模仿等。当然也可以找专业的语言治疗师（ST）进行专业的训练。

口语只是沟通的一种方式，除口语之外，还有很多其他的沟通方式，如手语、图片交换沟通系统（PECS）、替代性沟通设备、文字类，下面将重点介绍图片交换沟通系统。

一、什么是图片交换沟通系统

图片交换沟通系统是一套专门训练孤独症学童与人沟通的系统，它的特点是让孤独症学童使用图像辅助沟通，发挥患儿的主动性，尽量避免口头提示。这种方法也有不足之处，虽然能够帮助患儿学会主动表达自己的一些需要和想法，但随身携带图片和沟通册有时并不方便，再就是需要的图片很多时候找起来费时费力，要求训练者有很大的耐心。

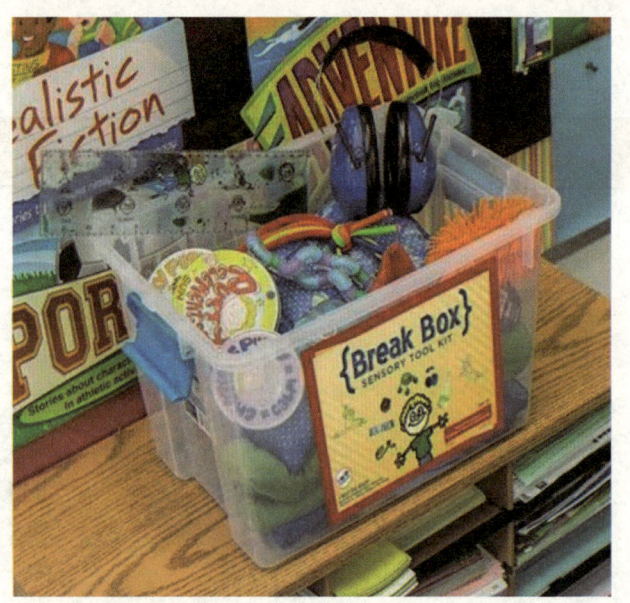

第一章 孤独症儿童的语言教育与训练

二、图片交换沟通系统的六个阶段

1. 第一阶段：以物换物

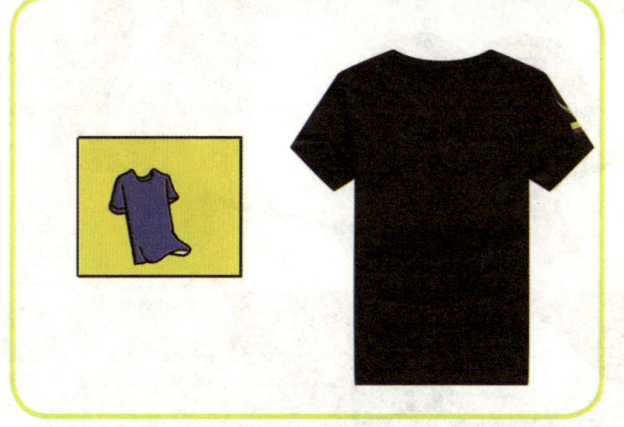

3. 第三阶段：辨认图片

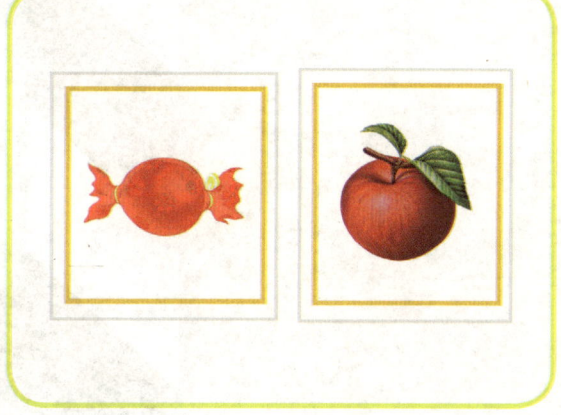

5. 第五阶段：回应"你要什么"

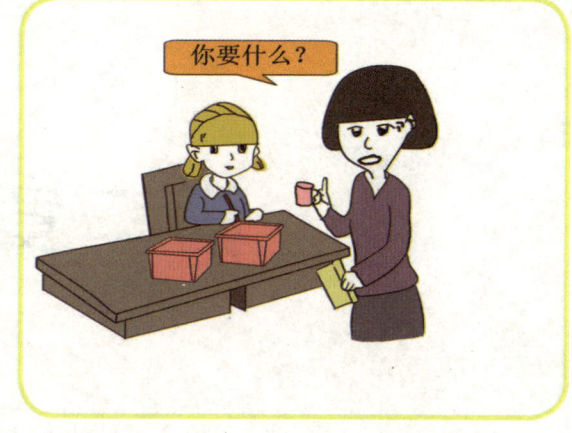

2. 第二阶段：增加自发性

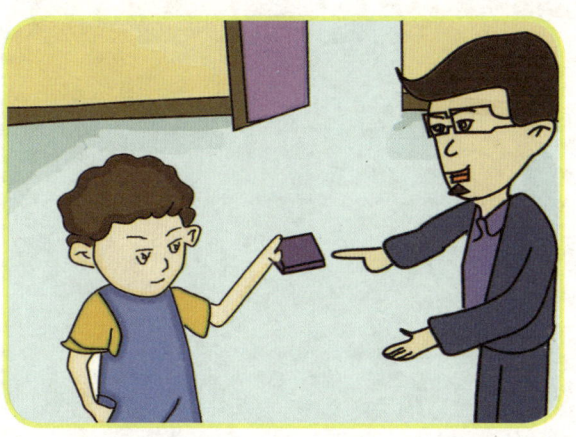

4. 第四阶段：句式结构

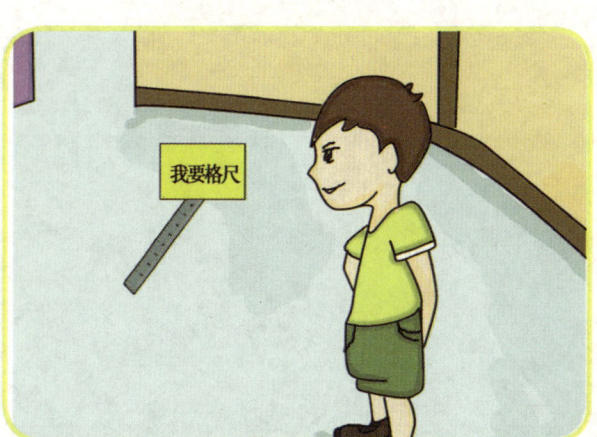

6. 第六阶段：回应及主动评论

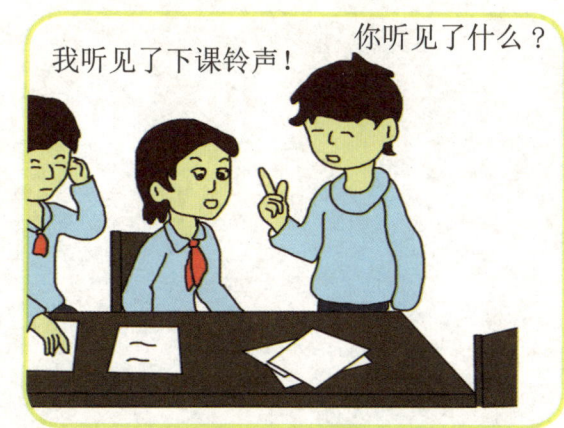

第二章

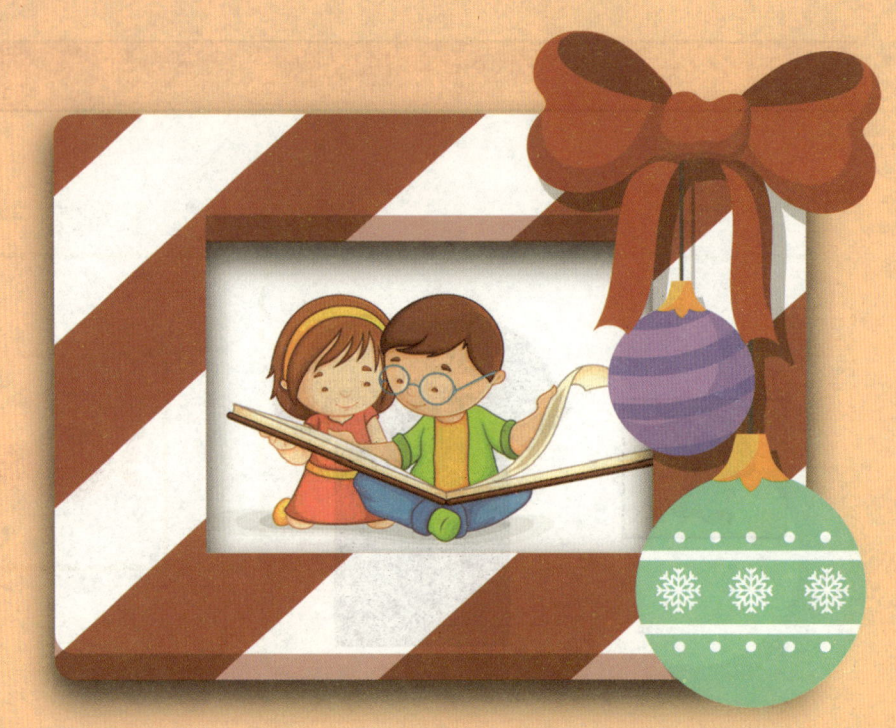

孤独症儿童的个案研究

案例1 宝宝会表达说"要"了

宝宝是一个2岁男孩。

问题行为描述

宝宝对叫名字没有反应、无对视、没有语言。有时能够发"a、ma、i、u"等少量自主音。不能安坐,离开家人时有哭闹行为。不能听从指令,乱扔物品。不能正确表达需求,想要的东西用手抓、抢等行为得到。

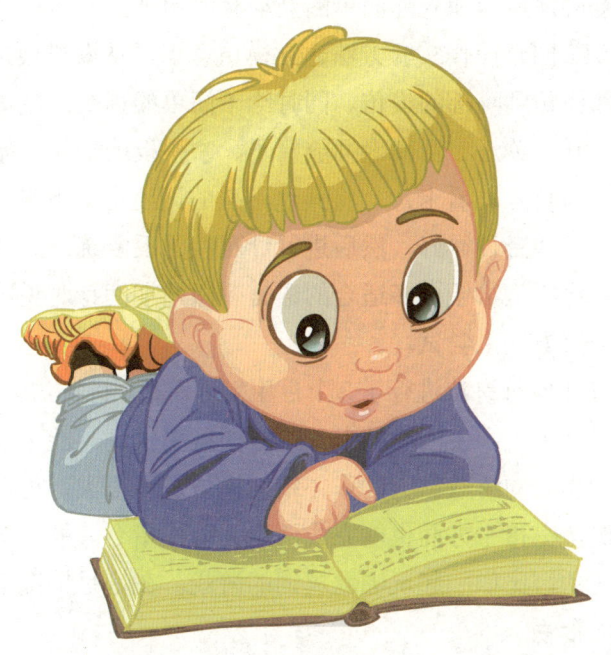

训练内容及方法

1. 在个训课上老师首先观察了解宝宝的兴趣点,寻找宝宝的强化物,与宝宝建立关系,使他尽快适应新的教学环境。然后以宝宝喜欢的活动为学习切入点,通过感观及声音刺激激发宝宝发更多的自主音,并给以发音强化,如"a、ma、i、u、h、b、i"等。在喜欢的活动中插入模仿发音的学习内容。宝宝喜欢往容器里放塑料积木,针对孩子这一特点掌握音与动作的结合。例如当宝宝往容器里放塑料积木时,老师会随着放塑料积木的响声发出"棒棒"发音。

2. 当宝宝有自主音发出,要跟随宝宝发的音模仿,强调和宝宝发一样的音,形成与他的语音互动,提高宝宝的关注力,激发宝宝的发音兴趣。

3. 教学中注重语言行为强化,刺激语音仿说模仿发音,记录宝宝自主发音及相同发音的次数,并重点强化发音次数较多的音。

4. 注重强化物效能及强化等级,将强化物分为高效、中效、一般效能。运用差别强化促进语言目标行为发生及增加。

5. 在教学中建立规则性,通过行为强化及行为塑造训练宝宝安坐、模仿、听指令、叫名字有反应等学习项目,并在教学中注重学习兴趣,让宝宝开心快乐,促进他的学习动机。

6. 在宝宝能够听从老师指令模仿、指认等任务,立即给予他喜欢的强化物(饼干、汽车、音乐鼓、棒棒糖等),并仿说与强化物相接近的语音。

7. 当宝宝有模仿音出现时,立即给予孩子夸张的表情以强化与强化物相接近的语音,例如"an",并马上给予强化物饼干,达到刺激配对,使发音"an"的行为不断得到强化。之后再不断强化宝宝发出"gan","bing gan"的音。

经过语音干预训练,宝宝可以按照老师的要求模仿发出"妈妈、奶奶、啊、呜、白白、饼干、大马、鱼、高高、鸡鸡、狗狗、汪汪、抱抱"等,并能够在表达需求时独立说"要"的发音。

案例2 爱画画的肖特

肖特是个5岁半的麦色皮肤的帅气小男孩，从小是跟在奶奶身边长大的。

问题行为描述

肖特沉默寡言，从不主动与他人交往，对玩具不太感兴趣。语言处于简单仿说阶段，有些音发得不清晰，看到食物时会间歇性地冒出"吃"字。经常发呆，往斜上方看，注意力短暂，情绪起伏大，有时会抓人。特别喜欢画画，喜欢拿两个一样形状或颜色的积木在手上玩。看到吃的东西会直接去拿，拿不到会大喊大叫或抓人。自己的东西不愿与他人分享。

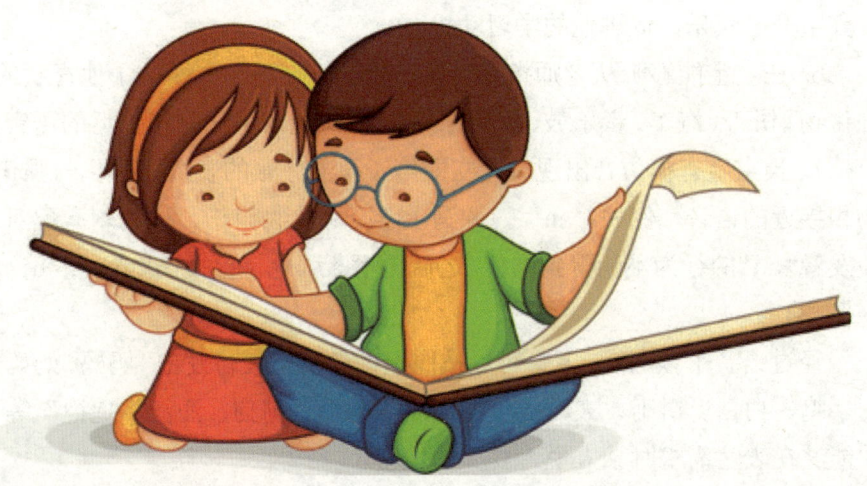

训练内容及方法

老师从肖特妈妈口中了解到他特别喜欢画画。在给肖特上第一次课前，老师特意准备了肖特喜欢的蜡笔和速写本。肖特进入教室后有抵触行为，老师未理会。老师拿出画笔自己在那里画画并说着"我用蓝色画个斑斑"之类的话（斑斑是肖特喜欢看的的动画片人物）。肖特看到老师在画画就慢慢挪动靠近，嘴里重复说着蜡笔、蜡笔。老师趁此机会递给肖特蜡笔，没想到他竟安静地坐在椅子上画画。肖特的抵触情绪慢慢消失。

因为和肖特的共同行为和语言增多，肖特对老师的关注越来越多。这时，老师开始用夸张的方式呈现肖特较喜欢的玩具。几次后，肖特开始尝试触摸这些玩具，后来画画、堆积木时间逐渐减少。与此同时，老师与肖特有了一些身体上的接触，如开摩托车、小手爬痒痒等小互动游戏，慢慢地肖特和老师简单的互动有所增加。

运用DTT回合操作实验方法建立模仿意识，从操作模仿、大动作模仿、手部模仿到嘴部的模仿。同时给予简单的指令：从进／出门、开／关门、开／关灯、帮助老师放椅子、拿拼板或卡片开始干预。

每天和肖特互动看卡片。将其说不准的词组记录下来。研究哪些音不会说，哪些音说得好，然后进行针对性的反复练习。同时，在肖特喜欢的强化物上给予更多适合的语言刺激，期间针对说不好的音进行不断的变换方法来尝试。

有真对性地对肖特进行了3个月康复训练后，肖特仿说能力提高。如动物类、水果类、生活类的卡片说对的概率很高。能主动要求获得强化物或玩喜欢的游戏。大动作、精细模仿进步很大，可以跟着老师做三步模仿，在指令方面也能完成两步大动作指令。能与老师及其他患儿很好互动，比如一起玩唱歌填词的游戏。在饱足情况下还与老师和患儿分享食物。

案例 3 萱萱学唱歌

问题行为描述

萱萱是一个 4 岁半的女孩。

萱萱具备简单的听力反应和模仿能力，心情好的时候能说说动画片里的台词或者哼哼儿歌，语言项目偶尔能配合仿说"a"和"我要"。家长怀疑她心理有问题，不是不会说话，而是不愿意说话。

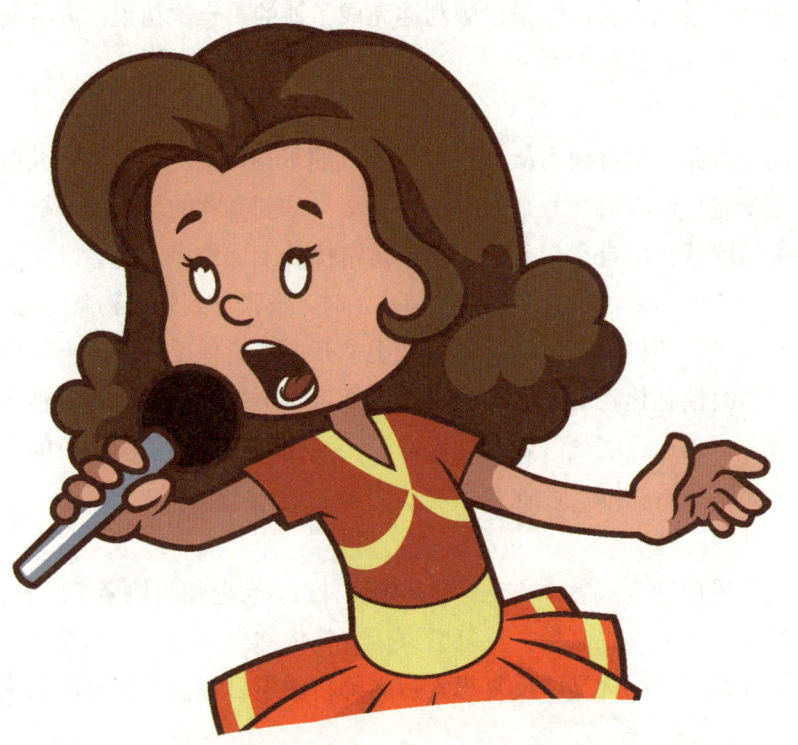

训练内容及方法

给萱萱上第一节课，她的表现总起来说是相当不错，做模仿和听者反应领域的项目非常配合，但做语言项目的时候，她立刻就出现了严重的情绪问题，具体表现为哭闹且伴随不断起立坐下，用的力度相当大。于是老师和萱萱的妈妈沟通，我们要做的不是逼孩子说话，去撬、去抠她的嘴巴，而是去寻找强化效能高的强化物。因为她能哼儿歌，这说明构音和发音都没有问题，她缺乏的是动机，她还没发现说话的"好处"，也就是说，当孩子开口说话的时候，我们的强化没有到位，她还没感觉到我们在强化她说话。

之后的一段课程，老师上课的主要内容除了给萱萱做她配合度高的项目以外，就是唱儿歌，而且专门哼唱她喜欢的儿歌，同时让妈妈在家也像老师这样做。终于有一天，老师在唱《新年好》的时候，她开始跟着我唱"我们唱歌，我们跳舞"，后来有了"咔嚓咔嚓，火车开了""我的好妈妈"……

接下来的一段时间，老师加入了"提要求"训练，因为"提要求"是唯一一个与孩子需求有关的语言行为。孩子提出要求，得到满足的同时就是得到强化。老师在课堂上把孩子会的"我要"通过差别强化成为提要求："我要 xx""我要玩 xx（玩具）""我要吃 xx（食物）"。妈妈在家先是不断地训练，之后则泛化孩子在课堂上所学的项目。就这样，老师和萱萱妈妈差不多用了一个多月的时间，让孩子能够在所要物品在眼前的情况下自发性地提出要求。

语言的突破训练实操

案例4 叫名字有应答

张张是一个5岁的男孩。

问题行为描述

张张是一个敏捷好动的小朋友，规矩性差；有感觉障碍，疼痛的感觉阈升高；不喜欢家人以外的人触碰；由于其对语言的不理解，在语言方面表现为严重的鹦鹉学舌式语言，可以仿说但没有互动式语言；在动作行为上也有不合时宜的模仿；入园前并没有接受过训练。

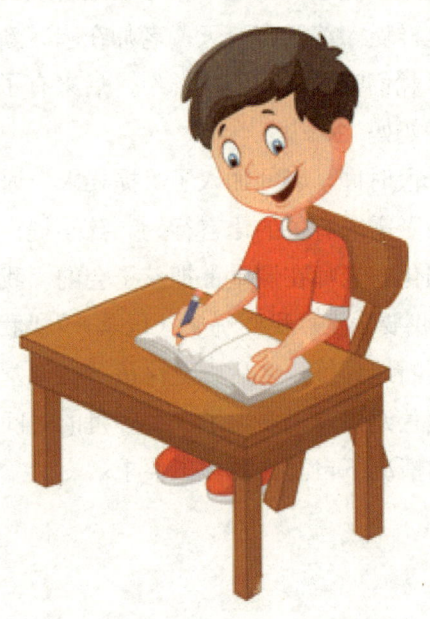

训练内容及方法

1. 两周时间建立友好信任关系，提高上课配合度

老师在教室里摆满玩具，让其自由选择，观察他的喜好，并慢慢靠近他，找到他的强化物后老师就在他旁边玩起了他很喜欢的玩具——陀螺，以吸引孩子的注意力。当孩子看向老师的时候，即把陀螺送给他玩一会儿。由于张张第一次接触陀螺，试了几次依然没有找到正确的方法，这时老师就抓住机会帮他转陀螺。重复几次后，当陀螺停止转动时，张张就开始主动拉老师的手转陀螺，趁此机会，老师教他仿说"帮我"，他并没有反应，再用陀螺吸引他看老师后全语言辅助他说"帮我"，由于其鹦鹉学舌式语言，张张很顺利地完成了他的第一次仿说，并且与老师也有了基本的信任关系。

2. 建立安坐配合能力

由于张张之前并没有接受过任何形式的干预，也没有去过幼儿园，对于上学完全没有概念。上课时我行我素，拿到喜欢的玩具就不撒手，还会突然跑开去拿自己想要的东西，常常扰乱上课秩序。当老师下达一个指令他完成后，立即给予强化。刚开始时，张张拿到强化物就不撒手，老师则说"老师摸摸"，然后迅速把手拿开，不给他反应时间。持续几次后，当给他强化物时，老师说"给老师玩一下"，然后迅速从他手里拿过来，再迅速还回去；就这样慢慢延长强化物在老师手里的时间，直至老师说"还给老师"，他会主动还回来。

3. 叫名字有应答

老师采用回合式教学方法。刚开始试探时，当老师叫他名字的时候，他总是跟着仿说"张张"。反复尝试后，他依然全部仿说、鹦鹉学舌，完全不理解名字的含义。反复思索后老师将教学目标修改为"叫名字，举手"，喊"张张"并进行全肢体辅助其举手。经过30多次的回合式教学，张张终于可以在老师喊"张张"时举手了。趁热打铁，老师就又给张张制定了一个新的学习目标——"叫名字，举手并说哎"（老师叫"张张"，示范举手，并说"哎"）。经过多次回合式教学，慢慢降低辅助等级，并且及时强化，张张终于可以在老师说"张张"时举手并说"哎"。

运用辅助、强化、回合式教学等方法，现在的张张不仅能够在课堂中回应，也能够在游戏中叫名字应答，并且很好地泛化到了其他人身上。

案例5 小明的语言塑造

小明是一个3岁男孩。

问题行为描述

小明缺乏目光对视，没有语言，到陌生的环境或见到陌生的人就尖叫哭泣，极为排斥和他人接触，包括眼神接触和肢体接触。机械性地重复某一动作，喜欢开门关门，必须把某样东西放在一定的位置。注意力不集中，叫名字无反应（动作与语言）。不听指令，生活自理能力差，不会用勺子或叉子吃东西，不能独立用水杯喝水。认知能力薄弱，能认识几个自己喜欢的强化物。

训练内容及方法

在教学中进行发音训练的准备。之前小明口周的肌肉非常敏感，流口水，拒绝咀嚼坚硬的食物，用吸管喝饮料有困难，当食物吃完有少许留在脸上很难觉察到，不会撅嘴，不愿意刷牙等。针对他的这些问题，对他进行了以下干预。

1. **口部肌肉的练习**

首先让家长在孩子进食方面进行了改变。逐步加入一些坚硬的食物让他咀嚼，用吸管吸水。经过家长的配合，小明已经可以在家里自己啃玉米，啃鸡腿，咀嚼坚果等硬物。同时老师还让小明做了口部肌肉的练习，包括：

（1）脸部按摩：从头部遍及脸部，轻轻拍打脸部；

（2）按嘴角，向不同的方向拉伸，嘴巴先撅起后展开；

（3）拨弄嘴唇，嘴部的不同动作：张嘴、咧嘴、咂嘴、抿嘴、吸嘴角、鼓嘴；

（4）用软牙刷刺激口腔内部，用棒棒糖之类练习；

（5）亲吻动作。

经过一系列训练，小明可以接受家长给他洗脸，进行简单的脸部按摩，并且嘴巴也没有那么敏感了。在家长辅助下可以用牙刷刷牙，而且可以自然地进行漱口吐水。在每天个训课下课时会给老师一个亲吻。嘴部的肌肉明显放松，基本不再流口水，可以自如地进行吃饭、擦嘴、刷牙、亲吻等。

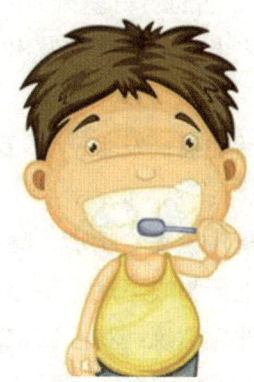

2. 气息的运用

为了让小明更好地运用气息，首先进行一些增加肺活量的练习：肺部的练习、胸部的练习、边拍打边发声、扩胸训练、深呼吸、打哇哇、按压腹部发声等。进一步进行呼吸训练的活动：

（1）用吸管吸水，吹水；

（2）吹气球，放气，吹孩子的脸部刺激激发兴趣；

（3）吹纸条，将纸卷在梳子上，让孩子吹；

（4）吹泡泡：作为强化物的刺激，激发他吹泡泡；

（5）吹球的游戏：把球放在桌子上吹着让其滚动；

（6）吹哨子、喇叭等需要更大力度的物品；

（7）吹灭蜡烛。

随后小明学会了吹泡泡，能够在老师拿着泡泡杆的前提下吹出一个泡泡。继续加强训练，3个月后小明呼出和吸入都已经非常的自如，可以吹动乒乓球、纸条，用吸管吸酸奶等。之后他可以吹灭蜡烛，陆续又可以吹响喇叭和哨子，肺活量明显增大，呼吸变得非常有力量。

3. 口舌的模仿

前期小明已经在个训时做了大量的大动作模仿和精细模仿，建立了模仿意识，可以进行口舌模仿。锻炼口舌运动的力量和灵活性，为正确的口型、舌位打好基础。

（1）张大嘴：夸张的发出 a-u 的音节，一张一合，锻炼嘴巴的张开度；

（2）活动嘴：发 i-yv 的音节，嘴角先是向两边拉伸，再向中间缩，反复练习；

（3）模仿撅嘴、咧嘴、哑嘴、抿嘴、吸嘴角、鼓嘴吹气；

（4）上牙齿咬下唇，下牙齿咬上唇；

（5）伸舌训练：将舌头尽量前伸、缩回，再前伸、缩回，反复练习；

（6）上舌位训练：口型保持张开，舌尖用力抵住上腭，反复进行；

（7）下舌位训练：口型保持张开，舌尖用力抵住下腭，反复练习；

（8）翘舌头训练：口型保持张开，舌尖尽量上翘，持续2～3秒，反复训练；

（9）卷舌头训练：舌体两侧卷起，通过双唇之间前伸，反复练习；

（10）划舌头：舌头在嘴巴里舔牙齿的外表面一周，循环此运动。

在做口部模仿的同时，进行了简单的发音训练。张嘴时说"a"，撅嘴时说"u"，咧嘴时说"i"，咬下唇时说"f"等等。经过大量的反复练习和强化，小明可以说"爸爸""妈妈""奶奶"，一周后说出"爷爷"。两个月后对于基本的叠音小明都可以模仿说出来，而且可以说出单个字的发音，比如在拒绝时可以说"不"，在表达需求时可以说"要"，在叫他名字时可以答应"到"和"哎"；可以独立从1数到20；可以命名常见的食物、水果、动物等卡片50余种。

至此以后语言塑造就进行得比较顺利。除了坚持做发音训练外，还对发音协调能力进行了训练。通过发声结合练习、拼音练习、四声练习、语言节奏练习及语气语调练习等，对其进行声带、呼吸及口、舌、鼻等协调性训练，使孩子了解、体验并掌握发音部位和方法，从而培养正确的发音习惯、正确的语调和清晰的发音。

经过一年的训练，小明可以做到用完整的句子表达自己的需求（例如："我要上厕所"）、回答个人的信息（例如："我今年三岁了"），可以主动寻求帮助（例如："帮我打开"），可以对别人的打招呼有回应（例如："爷爷早上好"），可以描述正在发生的事情（例如："爸爸在开车"）等等。在认知理解、模仿能力、社会适应等方面都有了很大的进步。可以泛化不同的人进行基本的交流，而且在集体环境中，可以关注老师并积极参加集体活动，执行集体指令，有集体模仿能力，而且能对小朋友的邀请有回应。

案例6 壮壮会提要求了

壮壮是一个4岁男孩。

问题行为描述

壮壮入园前没有进行过任何早期干预训练，在评估过程中表现基本配合，手眼协调、语言理解及语言表达能力较弱，只有模仿、精细和粗大动作发展还可以，另外还有晃动身体等自我刺激行为，对物品兴趣短暂，与人对视少，叫名字几乎无反应。

训练内容及方法

壮壮是个很聪明的孩子，学习速度很快。个训课初期，他拒绝进教室，进入后便会哭大半节课，哭的同时会偷偷看老师有没有在注视着他。他还会拉着老师的手让老师给他开门，扣手做出求老师放他出去的动作。壮壮对食物"好多鱼""蘑菇力"和游戏"小手爬爬"较感兴趣。老师利用壮壮感兴趣的物品与活动，从提要求开始训练发音，比如他想吃"好多鱼"时，老师说"鱼"，并让壮壮仿说"鱼"，之后马上给他"好多鱼"，慢慢地，壮壮可以自己独立说"鱼"了，老师又提示"好多鱼"，当壮壮仿说后在马上给"好多鱼"，随着练习次数的增加，壮壮由开始讲话时一个字一个字往外蹦慢慢地能说出词语"好多鱼"，现在能说成句子"我要吃好多鱼"。壮壮会拉着老师的手主动提出"小手爬爬"的请求，并在游戏中能跟随老师一起唱词，并且主动看老师。

经过一个月的训练，他言语的进步非常大。课程中自我刺激逐渐减少，叫名字时看老师并应答，能执行简单指令，看到熟悉卡片能主动说出名称。在家可以简单表达自己需求"我要吃什么"或"我要玩什么"。

案例7 小军的进步

问题行为描述

小军是一个4岁男孩。

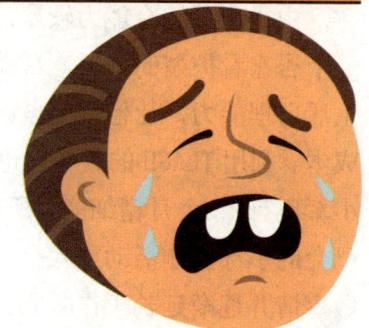

小军是一个重度孤独症患儿。他无语言和基础认知，大运动能力严重滞后且情绪问题严重，得不到满足时会躺在地上哭闹不止。

训练内容及方法

由于语言发展困难和运动能力的严重滞后，根据孩子的实际情况结合家长需求为小军开设了个训、结构化、运动课三种基础课型。每天上午在机构上三节课，下午回家后建议家长带领小军加强体育运动，增加其体能，以促进各领域能力的发展。

1. 图片沟通

鉴于患儿情绪问题严重且长期没有语音，但具备16个月患儿认知能力，可以指认常见物品图片，老师决定为小军启动图片沟通程序。首先，利用图片学习图片和物品的配对和交换。一周后小军不仅可以进行物图的交换，而且情绪问题有了明显的好转。基本判定为小军的情绪问题与其不会表达有密切的关系，图片沟通教学有效地解决了小军的沟通问题，教会了孩子用有效的手段来提需求，需求的满足有效地降低了小军情绪问题的发生。三个月后小军的图片沟通顺利进行到句带阶段，可以在不同的教室和老师面前使用沟通册并用句带表示"我

语言的突破训练实操

要……",以换取自己想要的物品,以此来提需求。

2. 结构化教学

由于小军综合能力较差,未来也不会有独立生活的能力,将会是一个居家看护型的孩子,目前需要解决的是在有限的发展空间里加强生活自理能力,让他学会自己独立做事情,以降低将来看护他的生活成本。利用 TEACH 的教学理论,将个人工作系统加入小军的康复范畴。小军现有 12 个月精细能力所以可以学会简单的手部操作活动,将其已会的手部操作活动放入个人工作系统,让他学习自己独立和安静地做事情并逐渐延长工作时间。经过 3 个月的训练,小军可以独立地在视觉提示下完成 3 项不同的工作任务。

3. 传统的运动课

根据小军运动评估的情况,结合小军走路步态不稳且无跑跳的能力,运动课上给他增加了大运动的项目,如:向前爬、钻、跨障碍走等项目,以提高小军的大运动发展和肢体协调能力。经过 3 个月的训练,小军走路姿势有了明显改善,而且学会了滚和爬。

案例 8 提高凯凯的唇部肌力

凯凯是一个 3 岁的男孩。

问题行为描述

凯凯在课堂上叫其姓名时能理解,但没有应答的意识。这说明孩子能认识自我,但不能有意识地运用气流与正确应答。在老师的提示下,可以有意识地去模仿张嘴——"啊",但口部的灵活性较差,气流应用的意识较差,唇部肌力差。在大肌肉动作方面,对指令的反应灵敏度欠佳,需提示几遍之后才能完成。执行指令的主动意识差,配合意识差。

行为分析

老师对凯凯的这种行为进行了分析,判断是由于语言的沟通障碍导致了他的不配合,唇部肌力的控制能力差。大肌肉动作方面主要是凯凯对于老师下达的指令缺少执行的兴趣,自我发展的主动配合意识欠佳。

训练内容及方法

1. 与孩子进行游戏互动(玩球),在他感兴趣的某个点上,中断游戏,来激发孩子的主动配合意识,只要孩子能配合老师答应一声,老师就立即将球给他,来进行下一轮的练习。

2. 平时多进行吹气、吹泡泡、吹小纸片、吹小蜡烛等吹的动作和吹玩具喇叭、笛子等用力吹出声音;可以使用吸管进行吹或吸的练习;模仿各种动物的叫声,如狗——汪汪、鸭子——呱呱、鸡——咕咕;模仿各种环境、交通工具、对象的声音,如下雨——唏沥、汽车喇叭——叭叭、打鼓——咚咚,可以提高孩子的学习动机。

3. 在能够配合说"啊"的基础上,诱导孩子先仿说他熟悉的音节,因为孩子习惯说一个字,这个时候需要老师的口型示范,如"妈—妈、阿—姨",放慢速度引导孩子模仿发音。逐渐过渡到他不熟悉的音节,如"背背、抱抱、拜拜、滴滴、哒哒"等,来练习孩子的唇部肌力。同时平时多做口舌操来锻炼孩子的口部和舌部肌肉。

4. 通过游戏互动,既培养了孩子的互动意识,又提高了孩子的唇部控制能力，在进行静态仿说的时候，孩子就能安静地坐下来对卡片或是字卡有节奏地仿说了。这个时候用大量的字卡来引导孩子跟着仿说，如"妈妈抱抱我""我要积木""我要帽子"等等。

案例9 让小粘出声音

小粘是一个3岁的男孩。

问题行为描述

小粘虽然3岁了，但身体动作非常不协调，如走路姿态不稳、不会跑，等等；他只吃非常软的食物，而且都是家长喂着吃的。妈妈表示，平时在家里都是不等孩子表示就给他吃的、喝的，包括上厕所都是大人给安排好。根据以上情况分析，

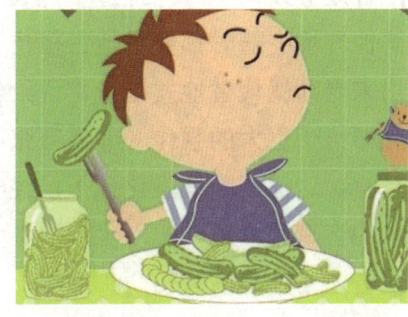

小粘无口语的原因很可能是与生长发育迟缓以及嘴唇、牙齿、舌头等部位的有意识运用非常少，肌肉、神经控制不灵活，同时平日生活中不用发出声音就可以从家人那里得到任何满足有关。

训练内容及方法

1. 建立与老师的配合

小粘从一开始到个训室上课情绪就一直很稳定，虽然他没有哭闹和恐惧，但对人的注意、关注非常低，无论老师说什么对他来说都没什么影响，也一直回避和老师进行目光接触。所以先对他进行听指令训练，从简单的"起立""把……给老师"做起。

开始训练的困难在于寻找有效的强化物，小粘对吃零食比较不感兴趣，对玩具的兴趣又很短暂，因而一直找不到非常有效的强化物，训练起来进度比较缓慢，只能每次都换新鲜的东西作为奖励来保持他的兴趣和激起互动动机。与此同时，妈妈也用同样的方法在家里培养小粘和她之间的互动意识。

2. 建立模仿意识

当小粘与老师的配合慢慢开始建立起来之后，在训练小粘听从一些简单的常见指令的同时，也开始逐渐加强他的模仿意识训练。先是从操作物品模仿开始，比如搭积木、敲小锤等，然后是粗大动作的模仿。因为小粘的身体运动很不协调，能做的动作非常有限，即使能做也很不到位，所以一开始对他的要求要低一点，只要他有意识去跟老师学就可以得到奖励，动作可以不必那么标准。慢慢地，简单的拍手、拍腿、举胳膊等都能做得到了。有些简单的手部精细动作，如对食指、竖拇指等也能做，就是不太标准，但再难一点的就不行了。

随着这些简单的学习项目的不断练习，小粘和老师的互动也越来越好了，知道要先做到老师的要求才能得到自己想要的东西，但是因为小粘并不是经常有非常想要的东西，所以互动维持的时间比较不稳定。在平时的训练中，包括在家中小粘仍然不发出任何声音。

3. 嘴部按摩以及口部动作练习

因为小粘不喜欢吃东西，吃饭、喝水对他来说都是一件很痛苦的事情，更别提吃零食了。嘴巴用得少，口腔器官得不到锻炼，会直接影响到他的语言发展，所以要让他被动地接受嘴部的按摩，比如说捏嘴唇、揪嘴唇、揉脸等等，以降低他脸部的敏感度，以方便日后在发

音方面进行躯体辅助，也可以增强他和老师之间的配合，能够忍受一些不愉快来达到老师的要求。在这段时间的训练里，慢慢地他就学会去克服一些小困难了，比方说虽然他不喜欢吃面包，但老师把面包放在他嘴里，也可以咬一口吃掉，就是表情痛苦了一点。但是练得多了，他就可以自己拿着面包吃了。

除了嘴部的被动按摩，另外就是进行嘴部动作的模仿练习，比如伸舌头、张嘴巴、开闭口、咬下唇、弹舌、吹气等等。目的都是让孩子能灵活地控制和运用口腔器官和嘴部的肌肉。与此同时，大运动的锻炼也是非常有用的，可以锻炼孩子对气息的运用。

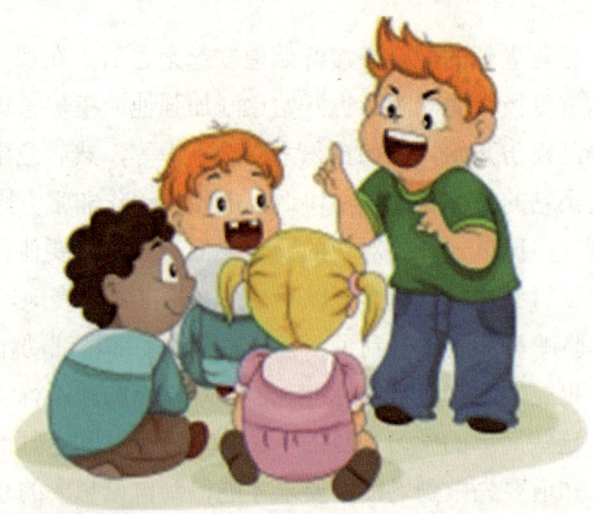

4. 让孩子出声音

虽然小粘的配合也增强了，很多嘴部的动作也都做得挺好，但仍然不见小粘在训练中或家中发出什么接近字词的发音。只有在哭的时候会有比较大的"啊／哎"的声音。而且仍然没有找到有效的强化物，无法有效地强化他的发音行为。所以，老师决定采用负性强化法来训练孩子发音。

小粘不喜欢自己的肢体（手和脚）被人控制，当他尝试多次后仍然不被放开时，就会着急得发出声音，紧接着就会大哭。老师就选择在他大哭之前、发出"哎／啊"的声音之后立即放开他的手脚，作为强化。其中这个度的把握是非常关键的，因为一定要保证孩子明白不是哭闹让老师放开他，而是发出了"哎／啊"的声音，并且只有不哭时老师才会放开他。经过两三天的反复练习，小粘可以模仿发音"哎"了。

5. 模仿发音

当小粘对"哎"的音模仿很熟练的时候，老师选择进行闭唇音"m"的模仿。因为这个音在小粘的生活中是从来没有过的，所以一开始就是通过躯体辅助（捏住他的嘴唇）来实现的。因为前期的脱敏训练已经有了比较好的效果，所以这个时候怎么捏他的嘴唇，他都可以比较配合地继续训练。这样过了几天，他就可以发"m"的音了。同时在其他环境中随时都要求他去模仿简单的音（大、鸟、鸭……），发不出来老师就代替他发出音，说给他听，如果他能发出来近似的音，就立即给予更大的强化（非常夸张的表情、动作，以及大量玩具供他选择）。这样不断地强化孩子已经学会的发音，以及越来越近似老师要求的音，慢慢地"妈""泡泡""给""拜拜"等都可以说了，但很多音还不是很清楚。

经过一段时间的训练，小粘非常注意周围的事物，而且非常喜欢听大人把事物的名称说给他听，他也很乐意去模仿发音。

案例 10 学会运用语言

浩浩是一个 3 岁的男孩。

问题行为描述

浩浩目前在进行3项学习内容,主要以互动交往和语言运用为主,分别是向他人借东西;邀请他人参与游戏;能够接受他人的拒绝。每次外出借东西的途中会被别的东西给吸引而忘记自己的目的,去别的老师的个训室看到桌子上有吃的都会自己动手拿。

行为分析

老师对浩浩的这种行为进行了观察分析,假设浩浩拿别人东西等行为的前提是学习任务,其强化物是得到了食物。为了验证这一假说,当浩浩学习外出借东西这项任务时,老师会特意跟在他旁边看其完成。而他仍旧会不经过别人的同意就拿别人的东西(以食物和玩具为主)。当老师告诉浩浩要去问问**老师"我能吃饼干吗?",**老师同意了,就能吃到饼干,下一次浩浩就会主动说出"我能吃饼干吗?",然后得到强化,说明浩浩对于语言的运用存在一些问题。

训练内容及方法

1. 经过对浩浩完成外出借物这项任务的评估,发现浩浩独立完成距离只能达到3米(隔壁教室)。通过不停的提示,帮助浩浩记住此行的目的以及怎样用语言表达,逐步撤销提示即可独立完成。

2. 为了塑造浩浩与人交往的技能,通过观看患儿视频来观察他人是怎样邀请别人游戏的过程,经过反复密集的练习,直到独立完成,再逐渐泛化到多人游戏。

3. 通过物品所属的教学(陀螺是爸爸的、小汽车是妈妈的、饼干是浩浩的),如果浩浩想玩小汽车,需要征求妈妈的同意后才能玩。例如:"妈妈,我能玩一下你的小汽车吗?","可以,你玩吧"。然后把相同情景泛化到生活中。

4. 进一步分析,当浩浩在提要求时遭到拒绝时,不能使用正确的语言来表达自己的情绪,所以老师要教他学会使用正确的方式来转移当前的情绪状态,学会说"没关系,那我不吃了"。

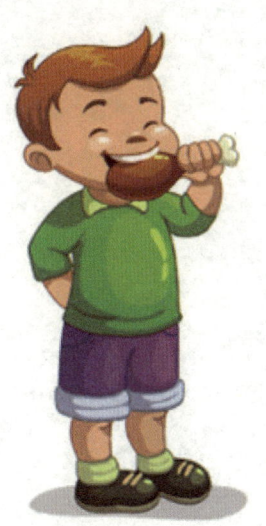

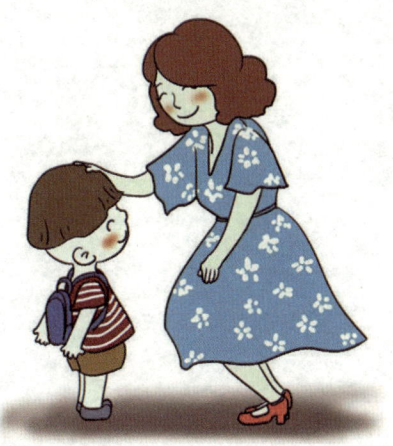

第三章

接受性语言技能基础训练

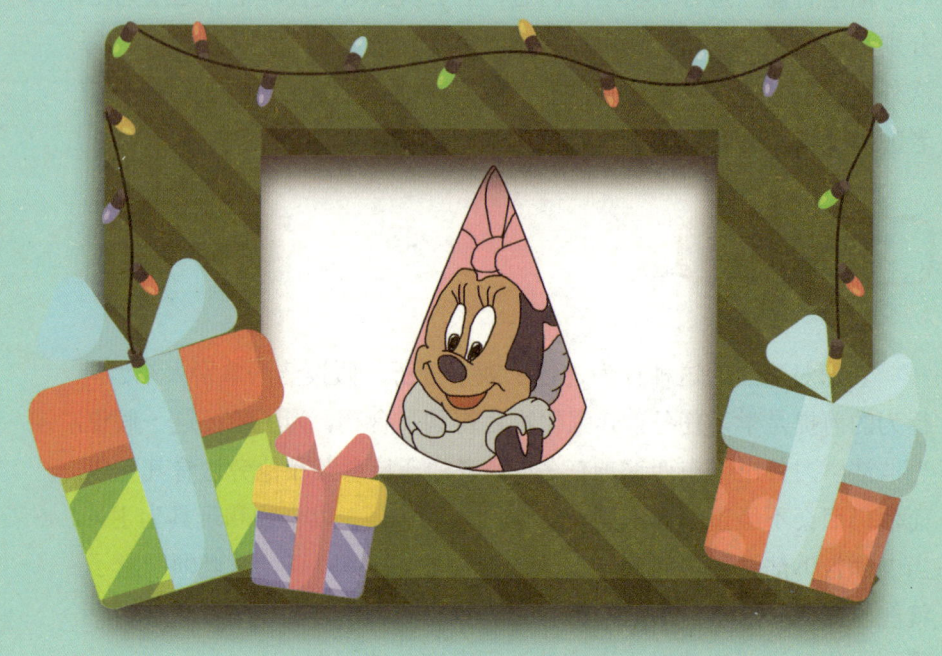

01 接受动作词汇

该技能的训练目的是提高患儿的接受性语言能力。通过该技能的训练，患儿应该能达到这样一种水平，即：向患儿呈现 1~3 张图片并说"摸一摸**"""给我**""找到**""指一指**"，患儿会摸一摸、给出、找到或指一指特定动作图片。

扫描二维码，打印本技能训练配套表格

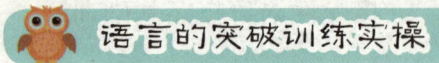

语言的突破训练实操

示例 1

指一指"擦脸"。（无干扰项）

小档案	
训练时长	
辅助情况	

训练方法示例

示例 2

给我"跳跃"。（1 个干扰项）

小档案	
训练时长	
辅助情况	

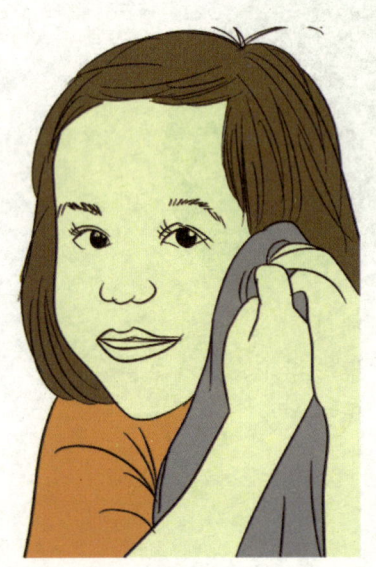
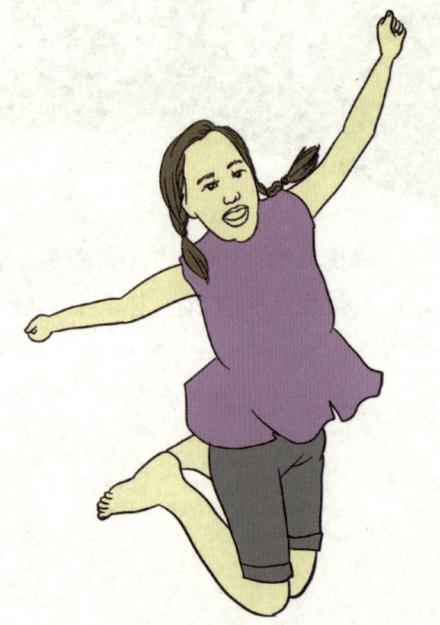
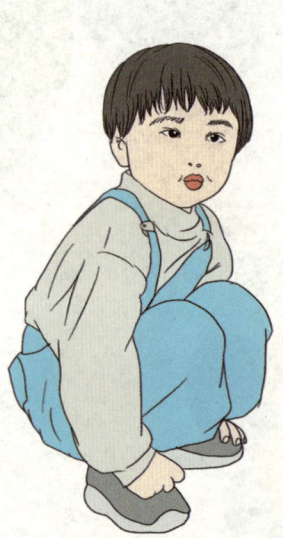

第三章
接受性语言技能基础训练

训练方法示例

示例 3

找到"拥抱"。(2个干扰项)

小档案	
训练时长	
辅助情况	

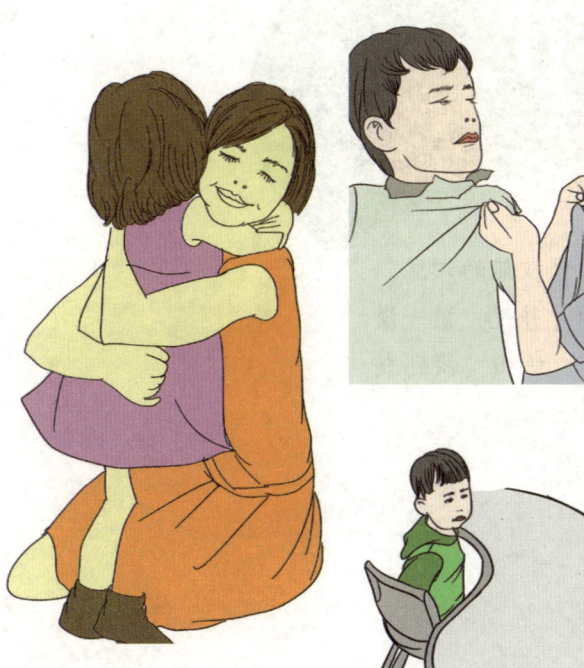

示例 4

摸一摸"踢球"。(2个干扰项)

小档案	
训练时长	
辅助情况	

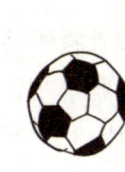
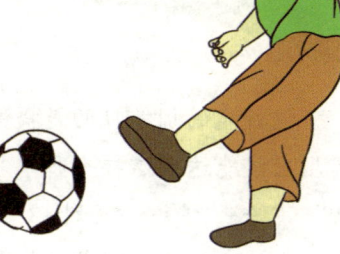
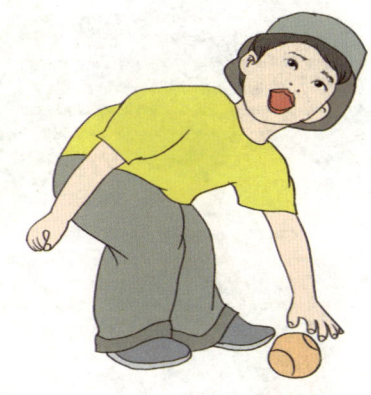
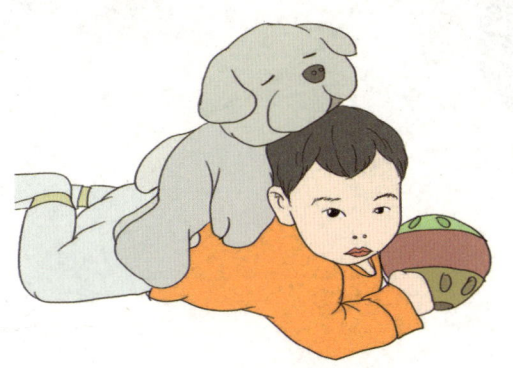

21

02 接受动物词汇

该技能的训练目的是提高患儿的接受性语言能力。通过该技能的训练，患儿应该能达到这样一种水平，即：向患儿呈现 1～3 张图片并说"摸一摸 **"、"给我 **"、"找到 **"、"指一指 **"，患儿会摸一摸、给出、找到或指一指特定动物玩偶或动物图片。

扫描二维码，打印本技能训练配套表格

第三章
接受性语言技能基础训练

示例 1

指一指"猪"。

小档案	
训练时长	
辅助情况	

示例 2

给出"兔子"。

小档案	
训练时长	
辅助情况	

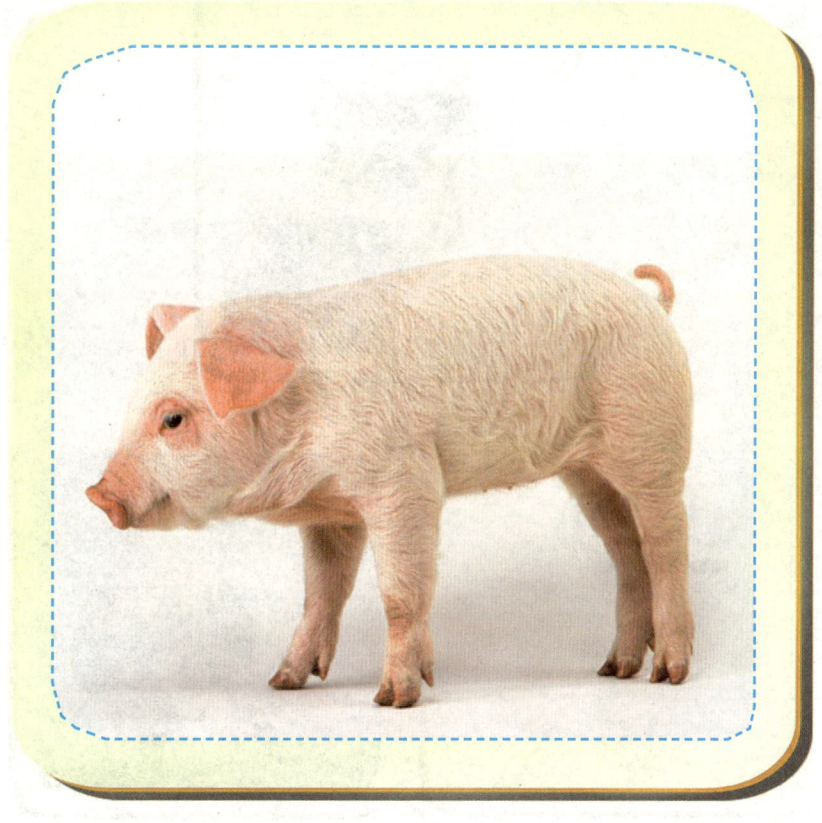

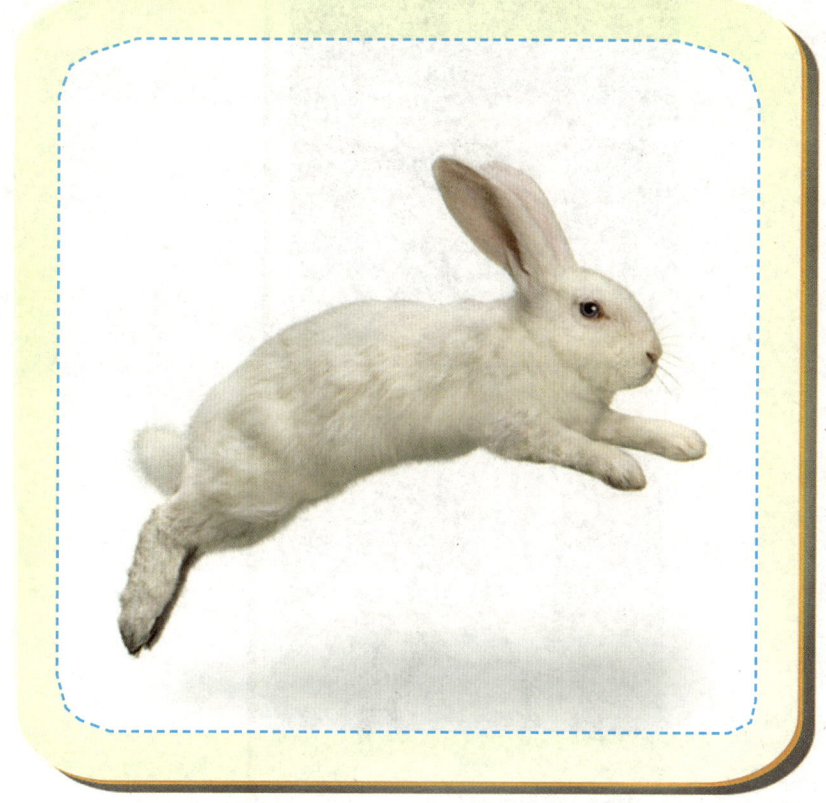

语言的突破训练实操

示例 3

找一找"鸟"（1 个干扰项）。

小档案	
训练时长	
辅助情况	

训练方法示例

示例 4

摸一摸"猫"（2 个干扰项）。

小档案	
训练时长	
辅助情况	

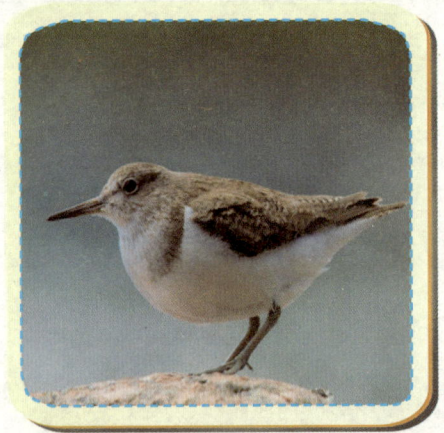

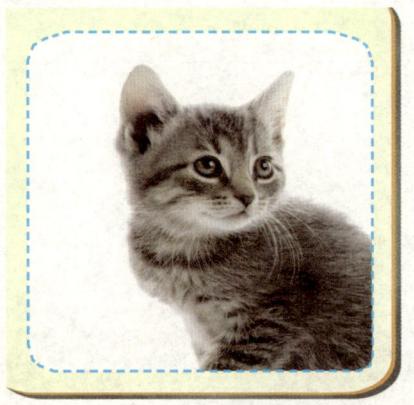

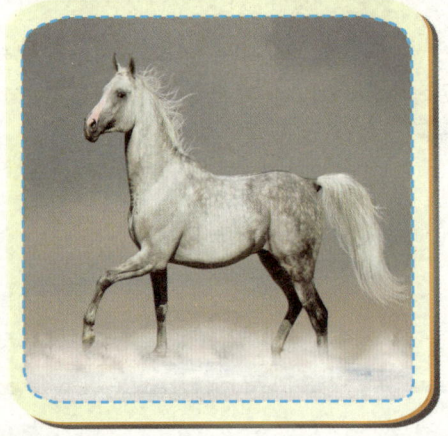

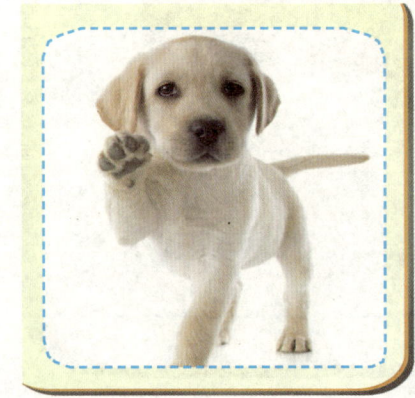

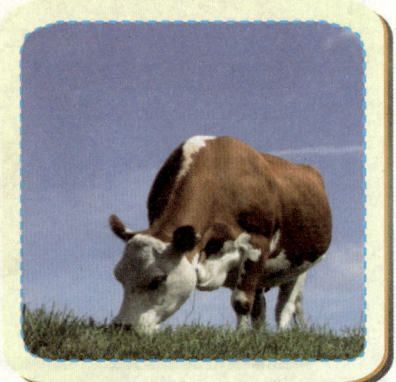

第三章 接受性语言技能基础训练

03 接受动物声音词汇

该技能的训练目的是提高患儿的接受性语言能力。通过该技能的训练，患儿应该能达到这样一种水平，即：放一段动物的叫声，然后向患儿呈现1～3张图片并说"指一指你听到的是哪个动物的声音"，患儿将正确回答。

扫描二维码，打印本技能训练配套表格

语言的突破训练实操

示例 1

"指一指你听到的是哪个动物的声音。"（1 个干扰项）

小档案	
训练时长	
辅助情况	

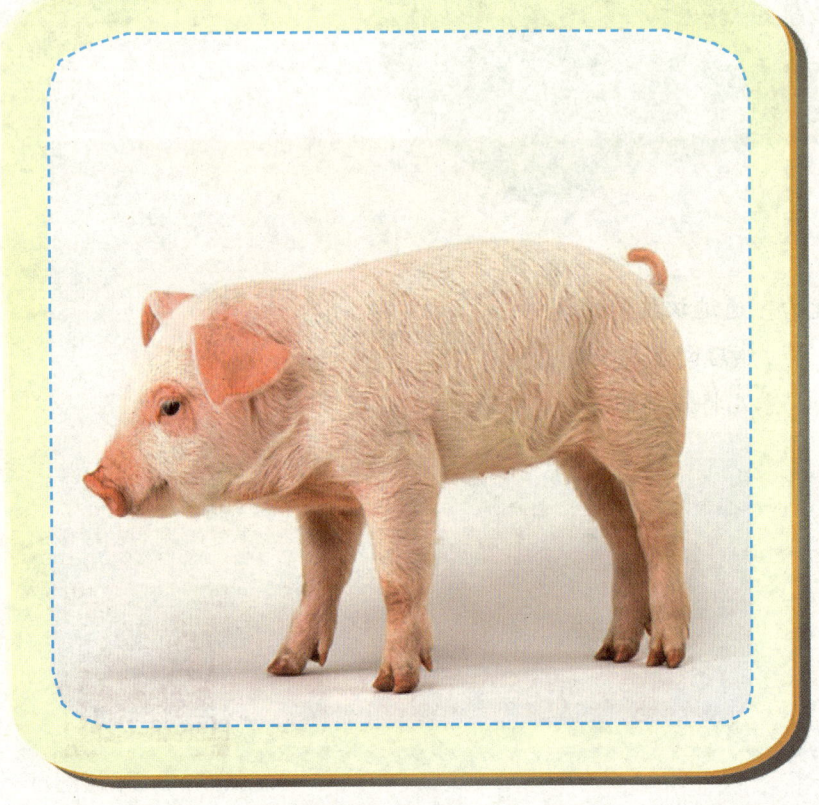

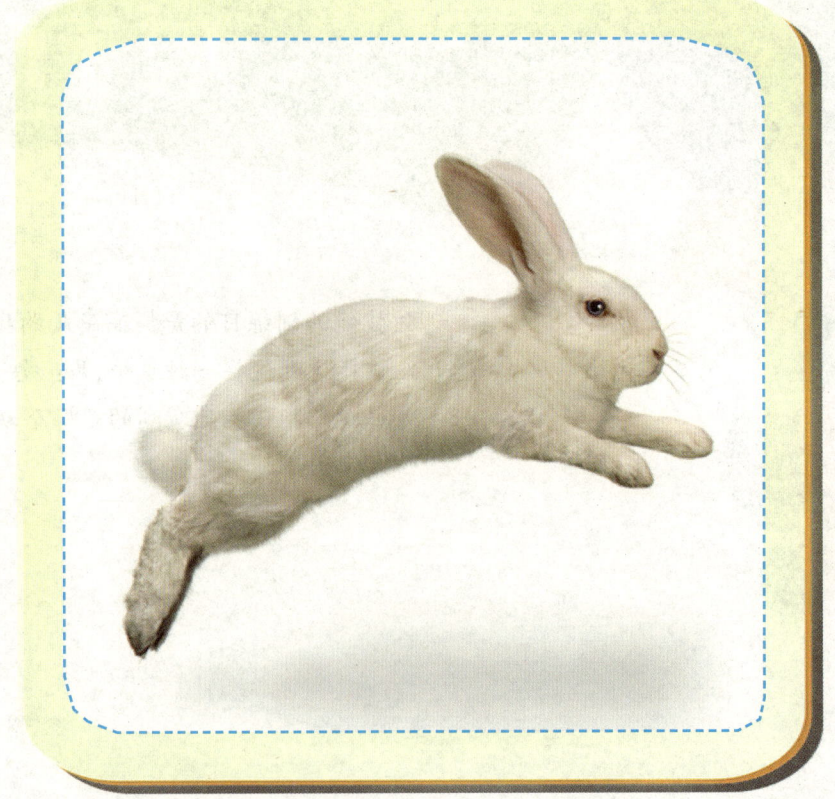

第三章
接受性语言技能基础训练

示例 2

"指一指你听到的是哪个动物的声音。"（1 个干扰项）

小档案	
训练时长	
辅助情况	

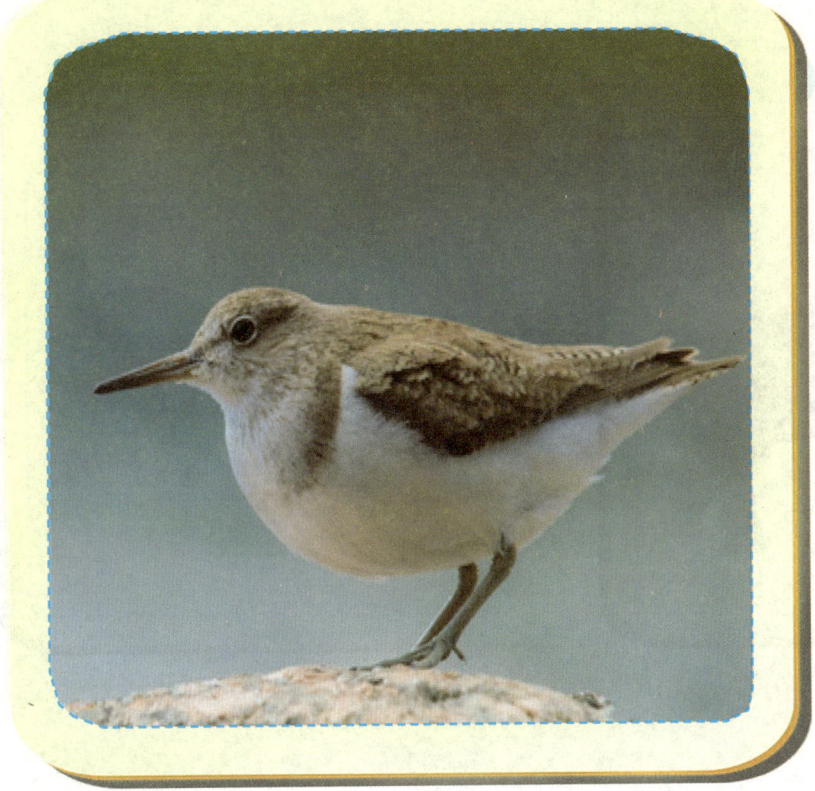

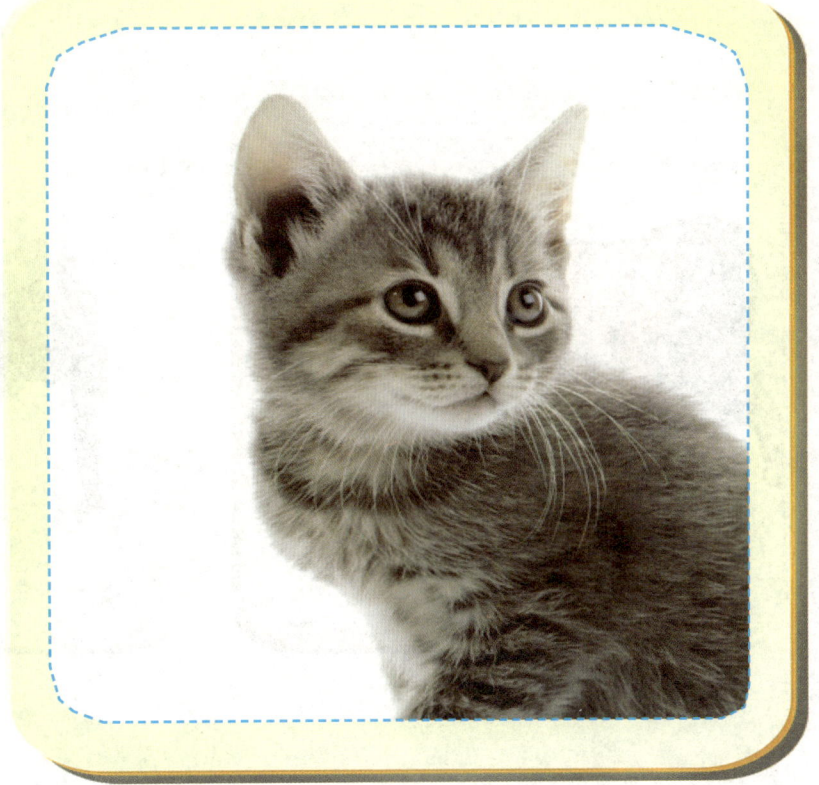

语言的突破训练实操

训练方法示例

示例 3

"指一指你听到的是哪个动物的声音。"（2 个干扰项）

小档案	
训练时长	
辅助情况	

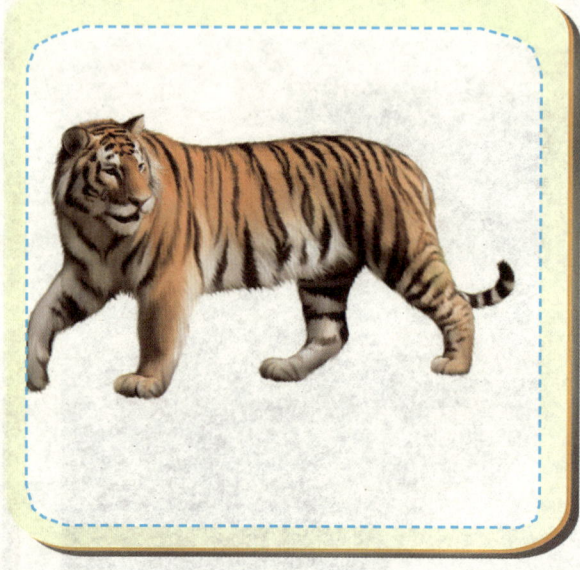
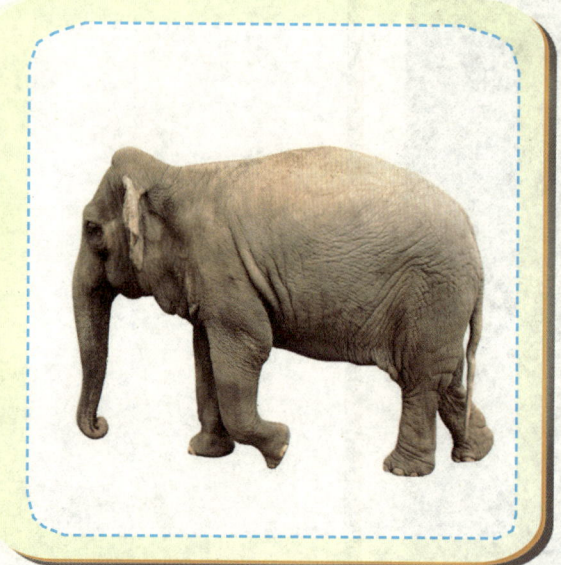
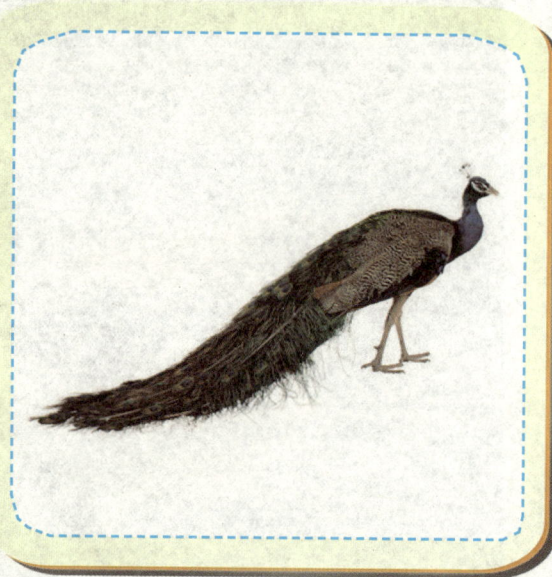

第三章
接受性语言技能基础训练

训练方法示例

示例 4

"指一指你听到的是哪个动物的声音。"（2 个干扰项）

小档案	
训练时长	
辅助情况	

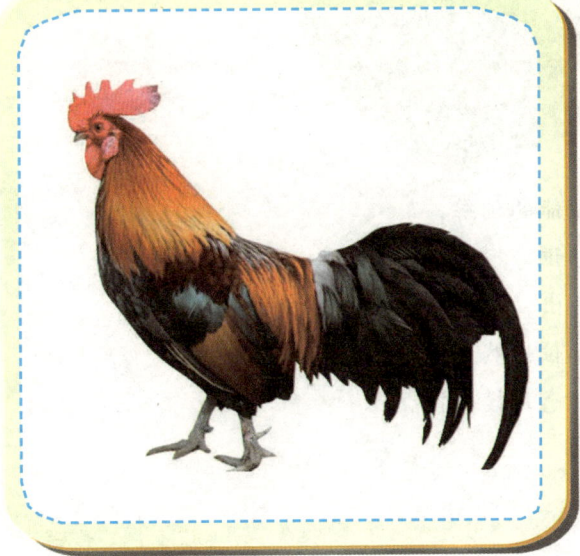 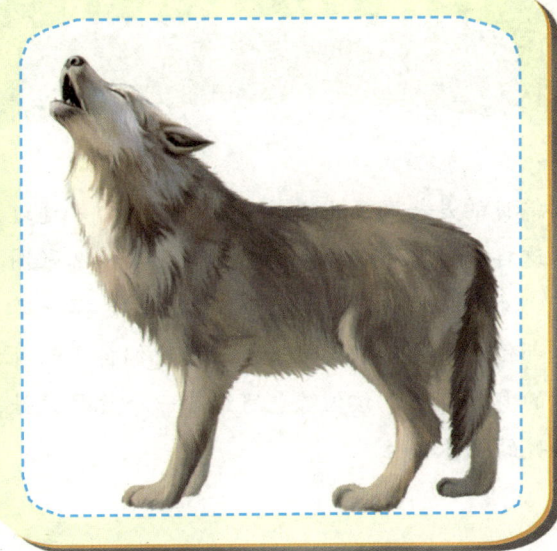 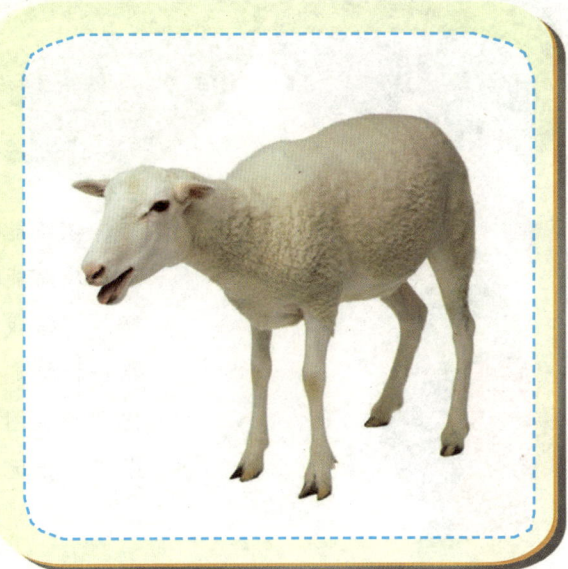

语言的突破训练实操

04 接受身体部位词汇

该技能的训练目的是提高患儿的接受性语言能力。通过该技能的训练，患儿应该能达到这样一种水平，即：向患儿呈现1～3张图片并说"摸一摸**""给我**""找到**""指一指**"，患儿会摸一摸、给出、找到或指一指特定身体部位。患儿可以先学着摸一摸他们自己的身体部位，然后泛化到指认图片中的身体部位。该训练也可选择一个玩具娃娃，让患儿摸一摸或指一指玩具娃娃的身体部位。

扫描二维码，打印本技能训练配套表格

第三章 接受性语言技能基础训练

训练方法示例

示例 1

指一指"脸"。

小档案	
训练时长	
辅助情况	

示例 2

找到"手"。（1 个干扰项）

小档案	
训练时长	
辅助情况	

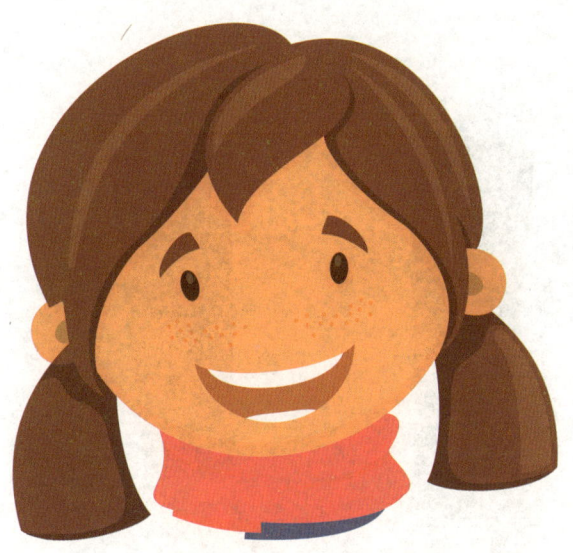

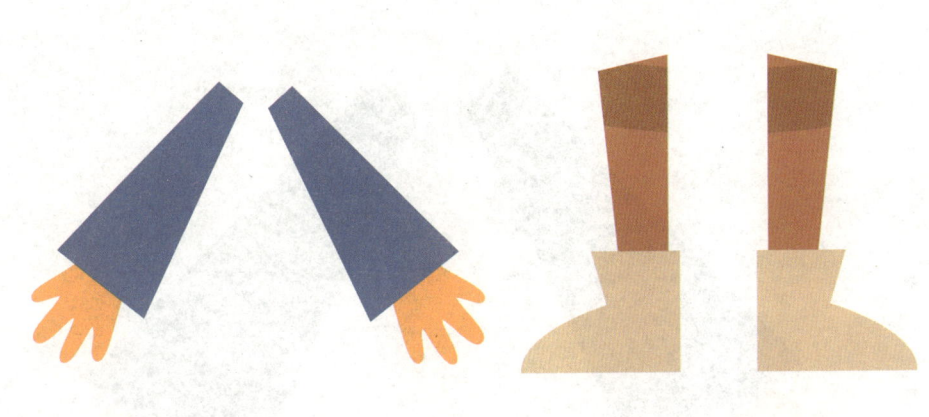

语言的突破训练实操

示例 3

摸一摸"腿"。（1 个干扰项）

小档案	
训练时长	
辅助情况	

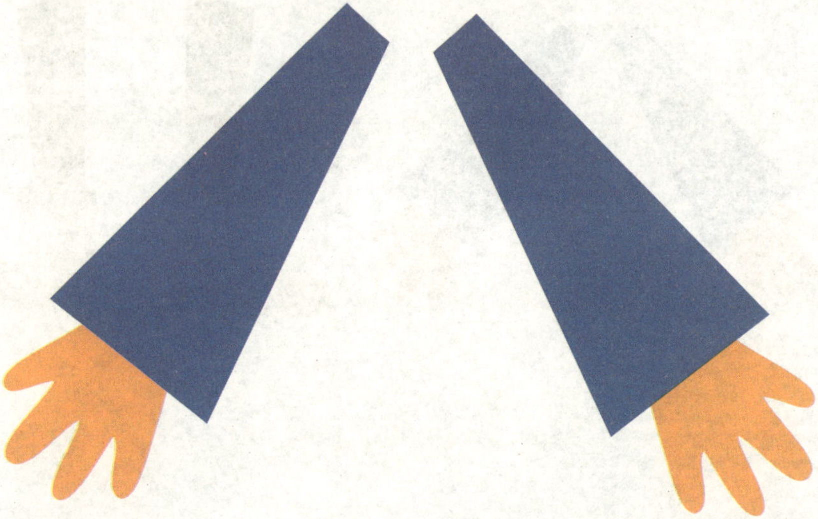

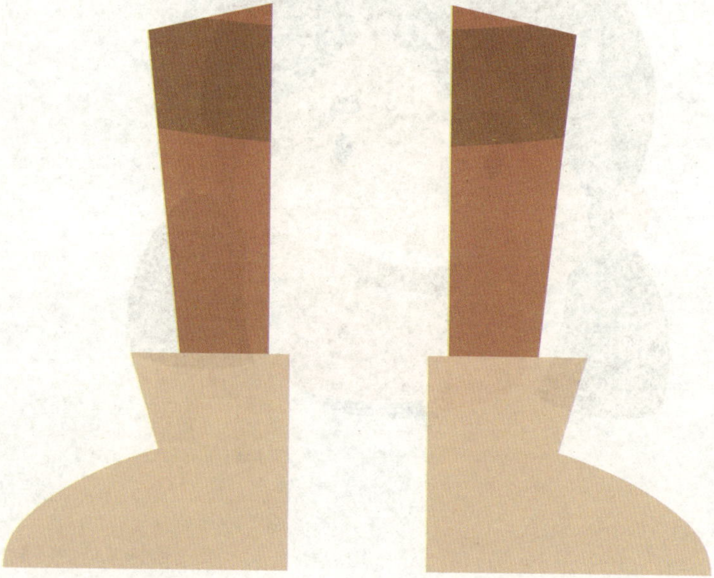

第三章 接受性语言技能基础训练

训练方法示例

示例 4

指出"耳朵"。（2 个干扰项）

小档案	
训练时长	
辅助情况	

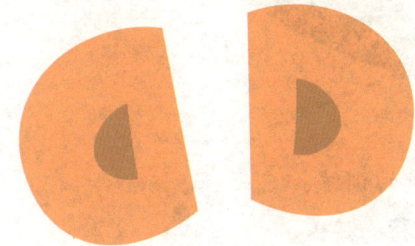
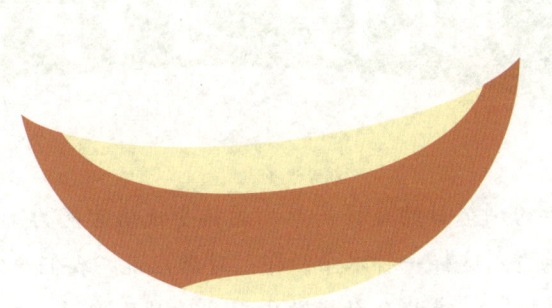
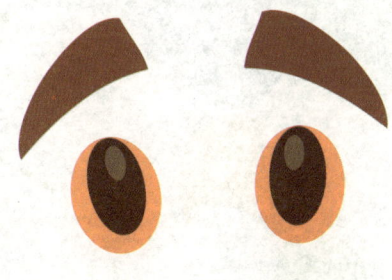

05 唱儿歌《头、肩、膝盖、脚趾》时触摸身体部位

该技能的训练目的是提高患儿的接受性语言能力。通过该技能的训练，患儿应该能达到这样一种水平，即：对患儿说"我们来唱《头、肩膀、膝盖、脚趾》这首歌"，患儿会触摸歌中唱到的身体部位。要确保患儿已经掌握先备技能，比如精细动作及粗大动作的模仿。

扫描二维码，打印本技能训练配套表格

第三章
接受性语言技能基础训练

示例 1

摸"头"。

小档案	
训练时长	
辅助情况	

训练方法
示例

示例 2

摸"膝盖"。

小档案	
训练时长	
辅助情况	

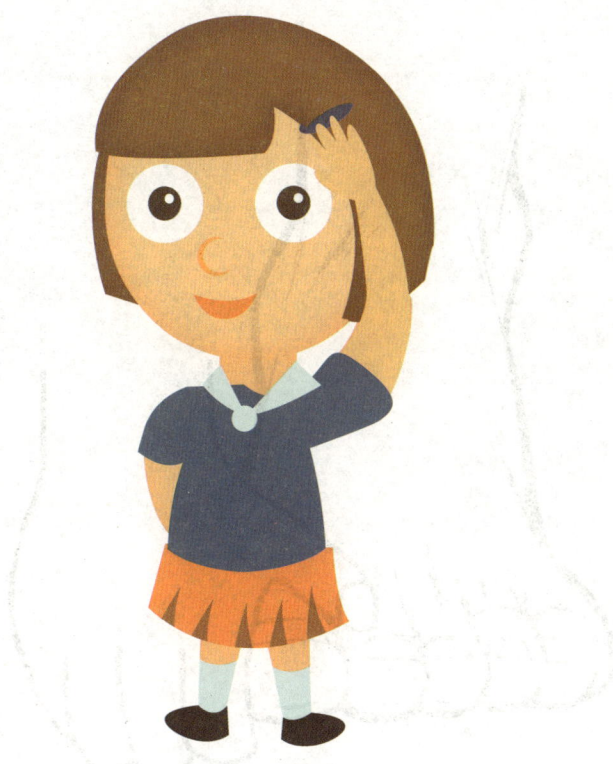
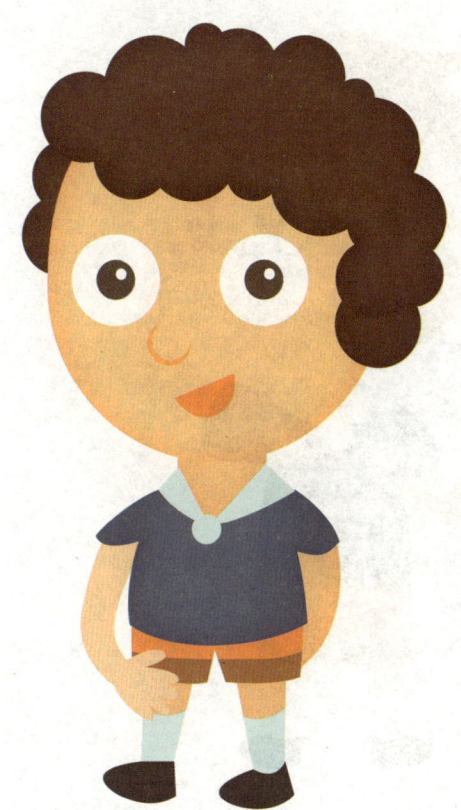

语言的突破训练实操

示例 3

摸"耳朵"。

小档案	
训练时长	
辅助情况	

训练方法示例

示例 4

摸"脚趾"。

小档案	
训练时长	
辅助情况	

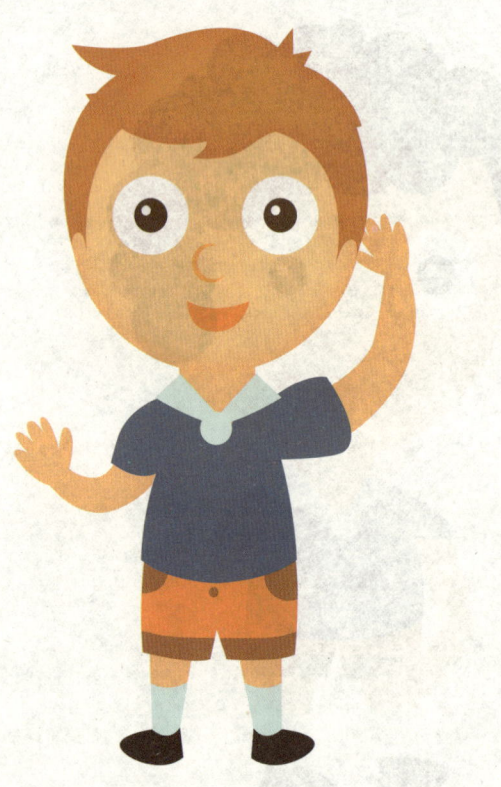

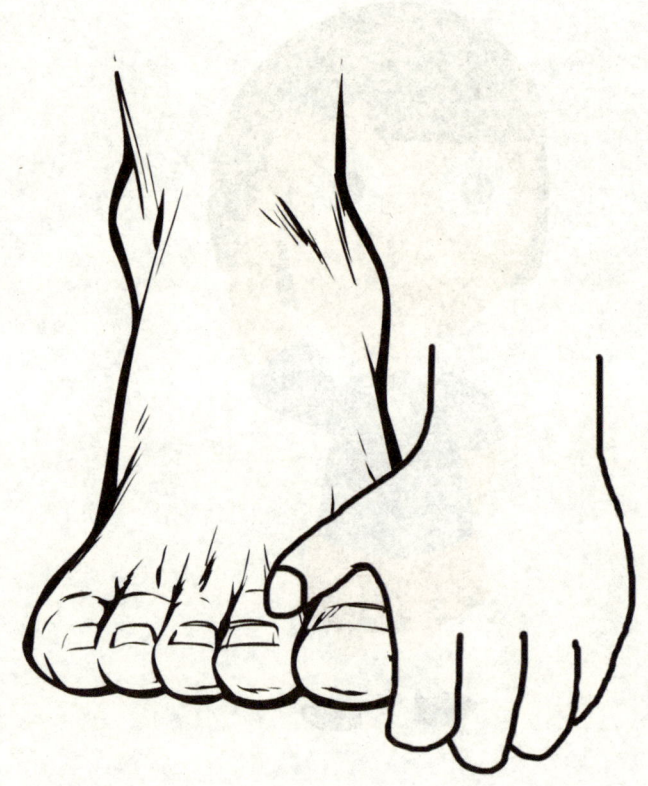

06 接受衣物词汇

该技能的训练目的是提高患儿的接受性语言能力。通过该技能的训练，患儿应该能达到这样一种水平，即：向患儿呈现1～3张图片并说"摸一摸**""给我**""找到**""指一指**"，患儿会摸一摸、给出、找到或指一指特定衣物。教学材料可以是图片，也可以是真正的衣物。

扫描二维码，打印本技能训练配套表格

 语言的突破训练实操

训练方法示例

示例1

指一指"帽子"。

小档案	
训练时长	
辅助情况	

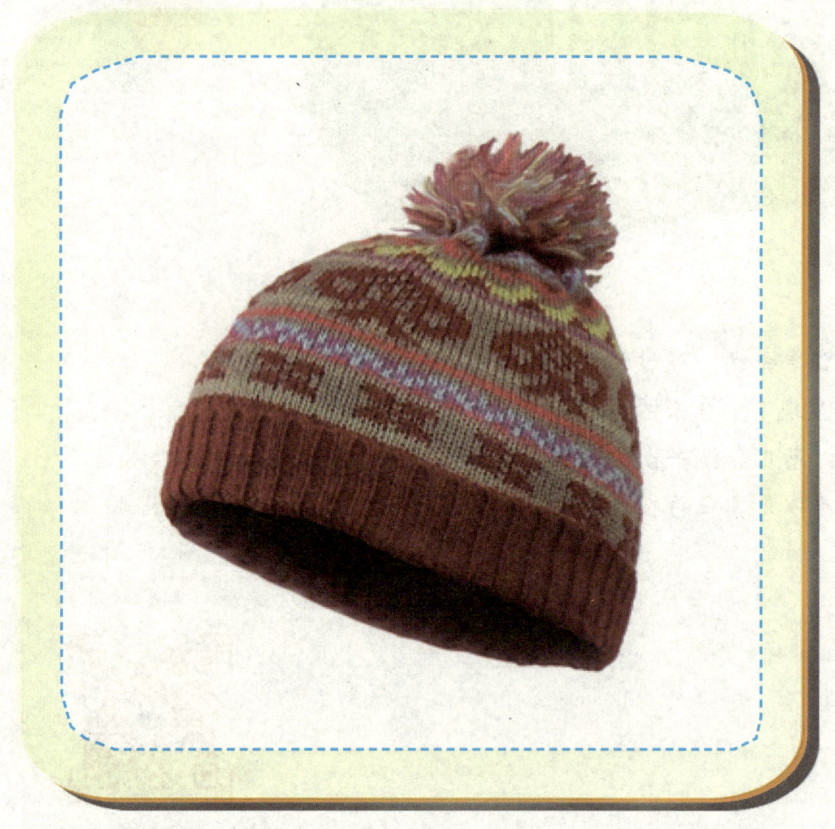

示例2

指一指"袜子"。（1个干扰项）

小档案	
训练时长	
辅助情况	

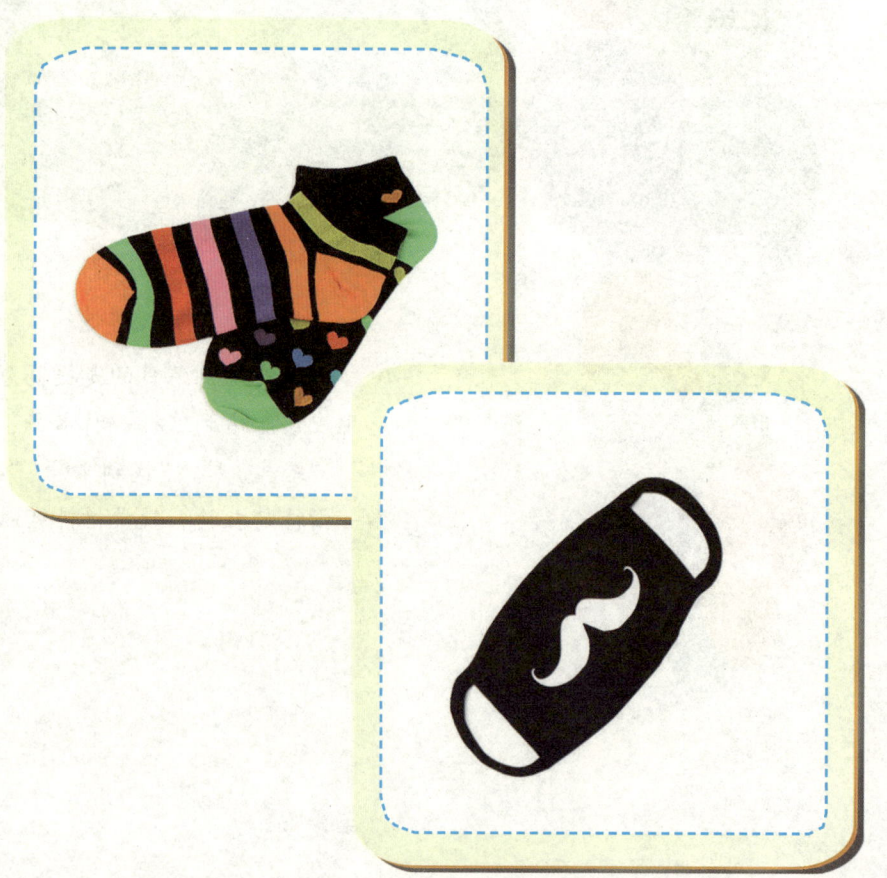

第三章 接受性语言技能基础训练

训练方法示例

示例 3

给我"裙子"。（2个干扰项）

小档案	
训练时长	
辅助情况	

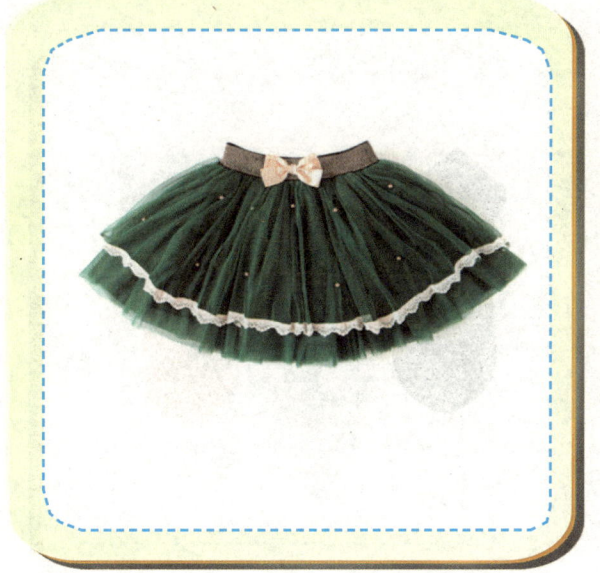
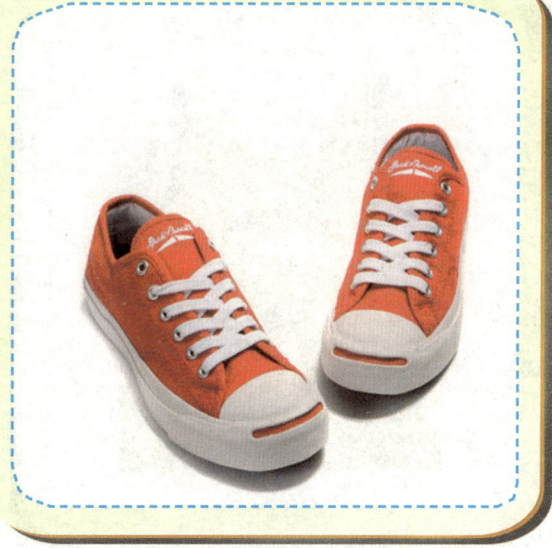
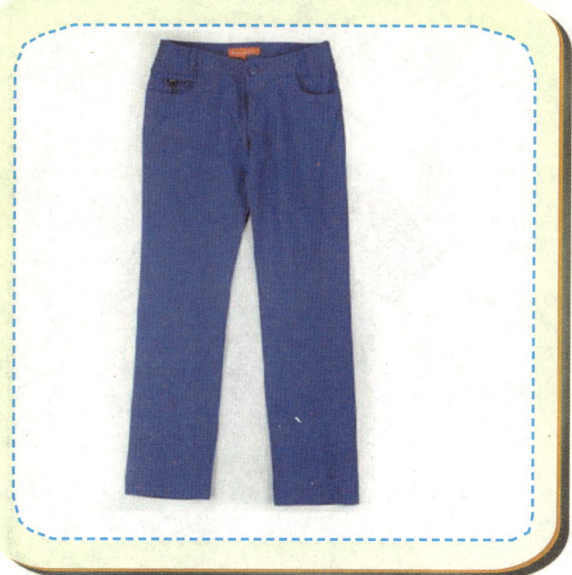

语言的突破训练实操

训练方法示例

示例 4

哪个是"衬衫"。（2个干扰项）

小档案	
训练时长	
辅助情况	

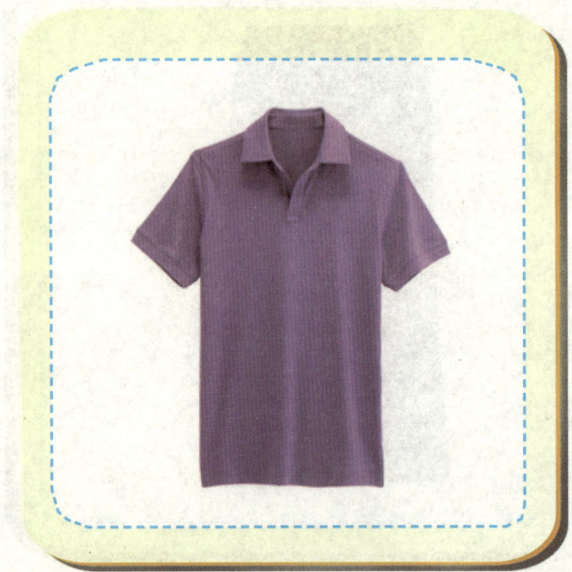
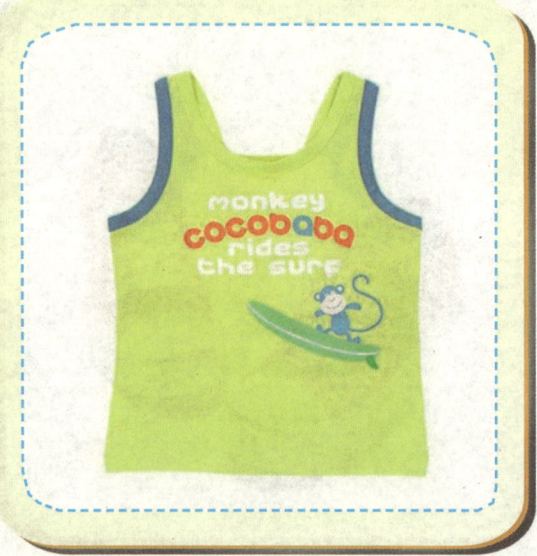
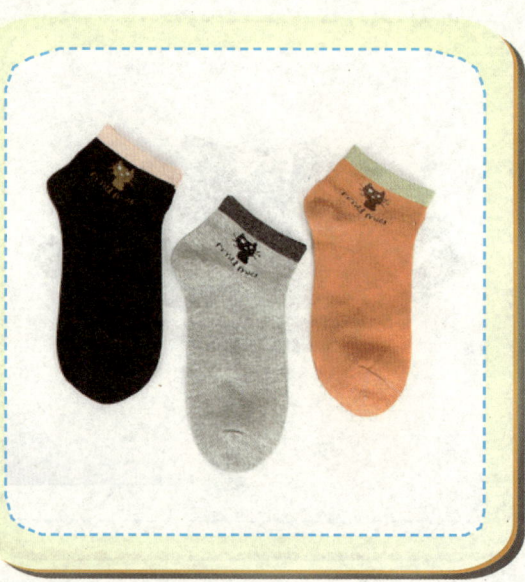

07 接受环境物体词汇

该技能的训练目的是提高患儿的接受性语言能力。通过该技能的训练，患儿应该能达到这样一种水平，即：向患儿呈现1～3张图片并说"摸一摸**""给我**""找到**""指一指**"，患儿会摸一摸、给出、找到或指一指特定环境物品。教学材料可以是图片，也可以是实物或模型。

扫描二维码，打印本技能训练配套表格

语言的突破训练实操

训练方法示例

示例1

指一指"太阳"。

小档案	
训练时长	
辅助情况	

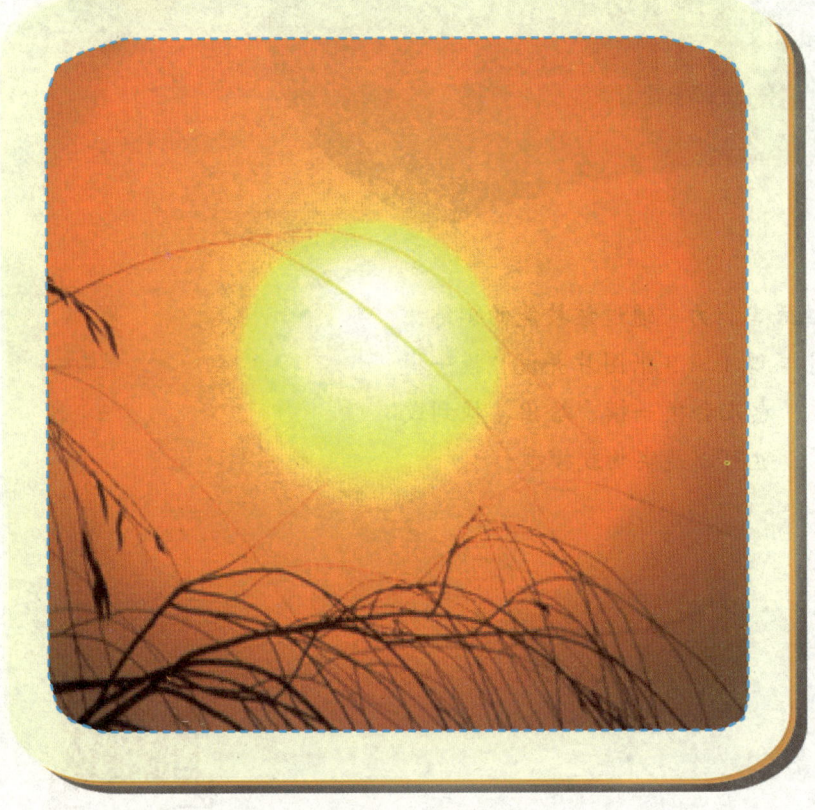

示例2

找到"山"。（1个干扰项）

小档案	
训练时长	
辅助情况	

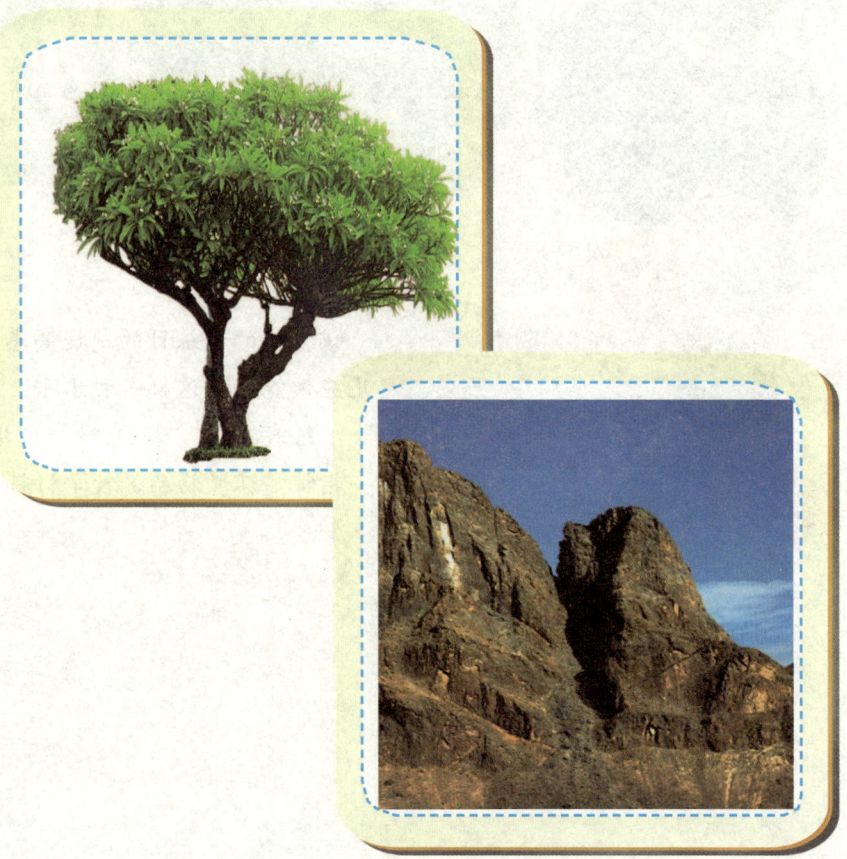

第三章
接受性语言技能基础训练

示例 3

哪个是"月亮"。（2 个干扰项）

小档案	
训练时长	
辅助情况	

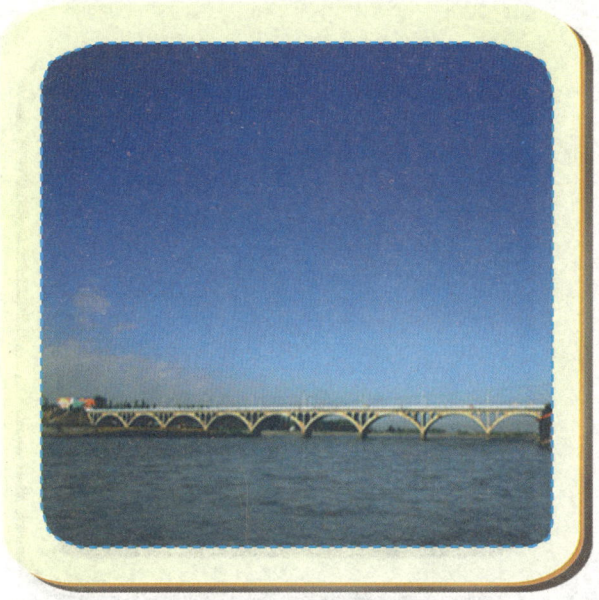
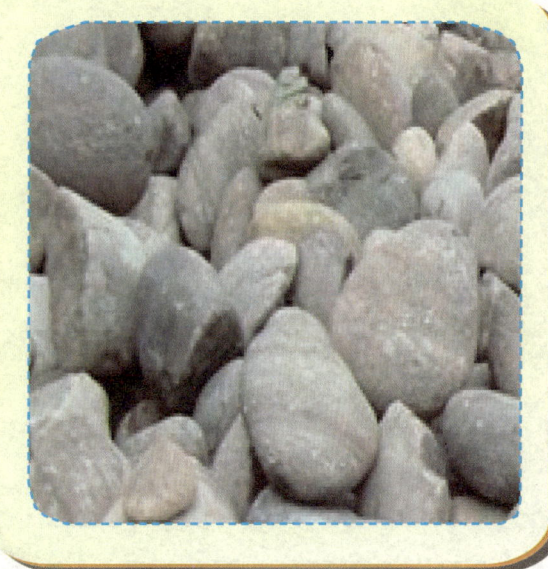
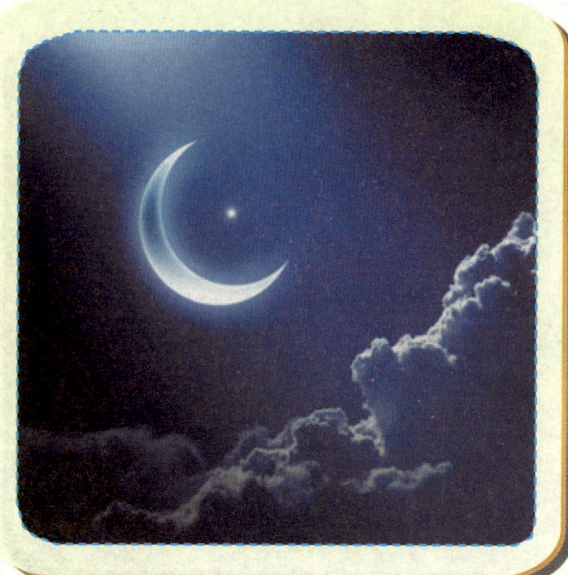

语言的突破训练实操

训练方法示例

示例 4

给我"叶子"。（2 个干扰项）

小档案	
训练时长	
辅助情况	

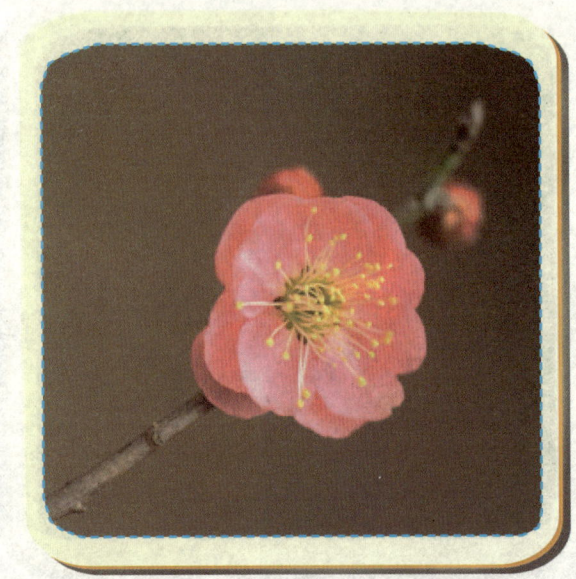
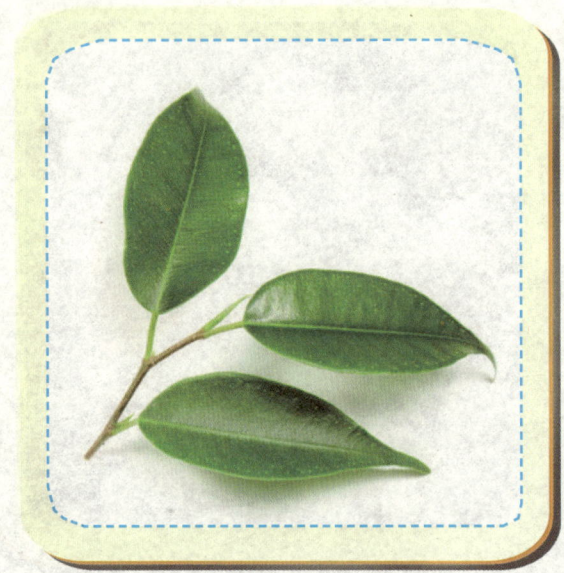
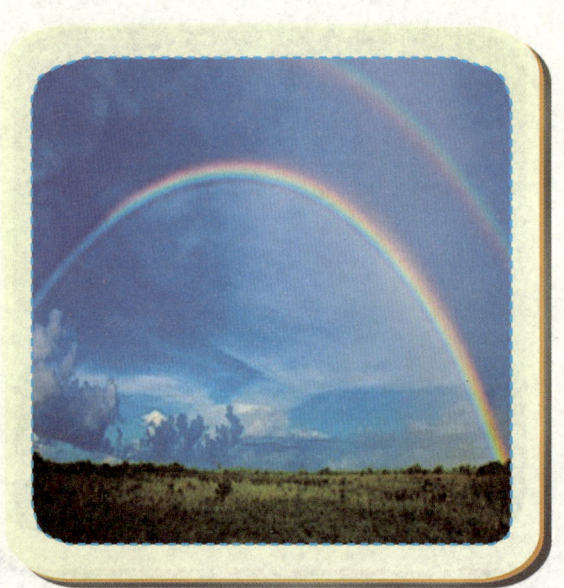

08 接受环境声音词汇

该技能的训练目的是提高患儿的接受性语言能力。通过该技能的训练,患儿应该能达到这样一种水平,即:播放一段环境录音,然后向患儿呈现1~3张图片,并说"指一指你听到的声音",患儿会指出特定环境物品或图片。

扫描二维码,打印本技能训练配套表格

语言的突破训练实操

 训练方法示例

示例 1

指一下你听到的声音（下雨声）。

小档案	
训练时长	
辅助情况	

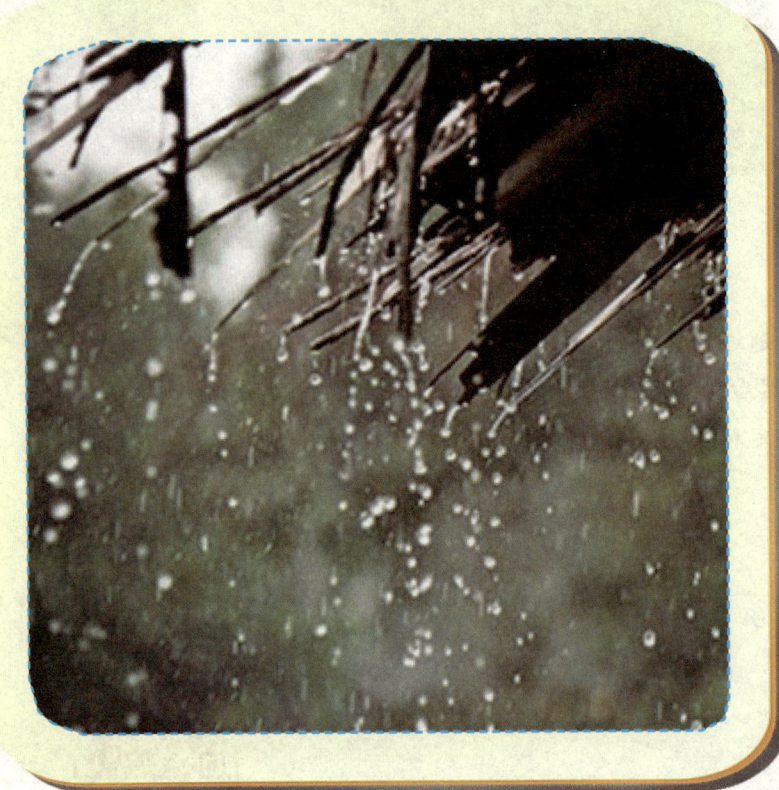

示例 2

你听到了什么声音（游轮声）。（1个干扰项）

小档案	
训练时长	
辅助情况	

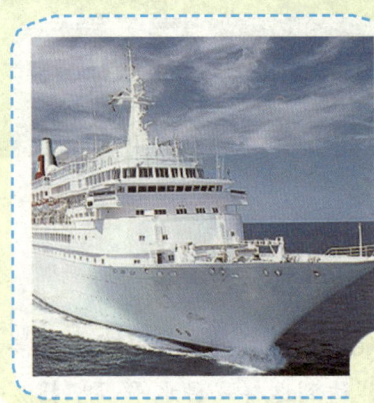

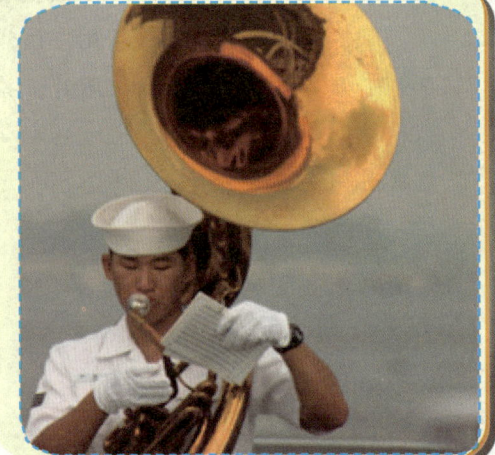

示例 3

哪个是你听到的声音（电话铃声）。

（2 个干扰项）

小档案	
训练时长	
辅助情况	

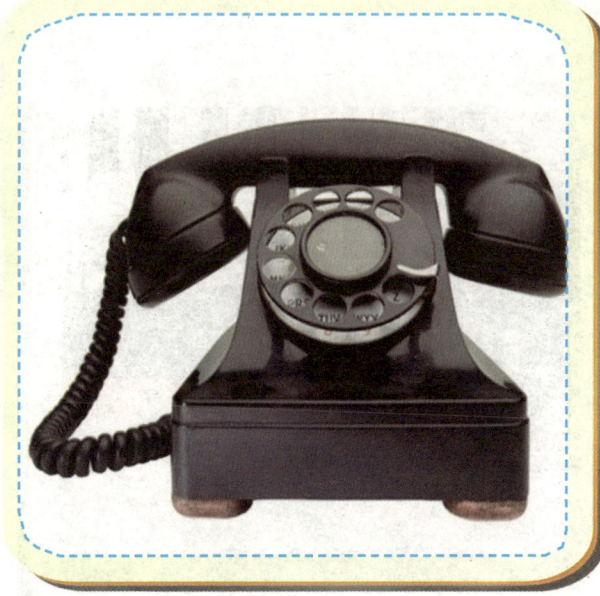

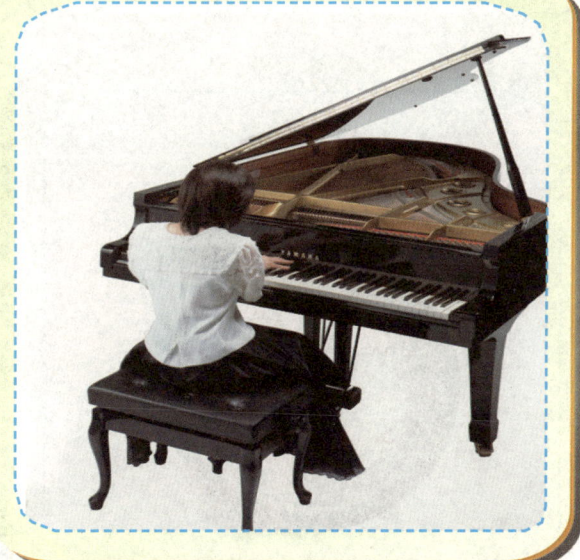

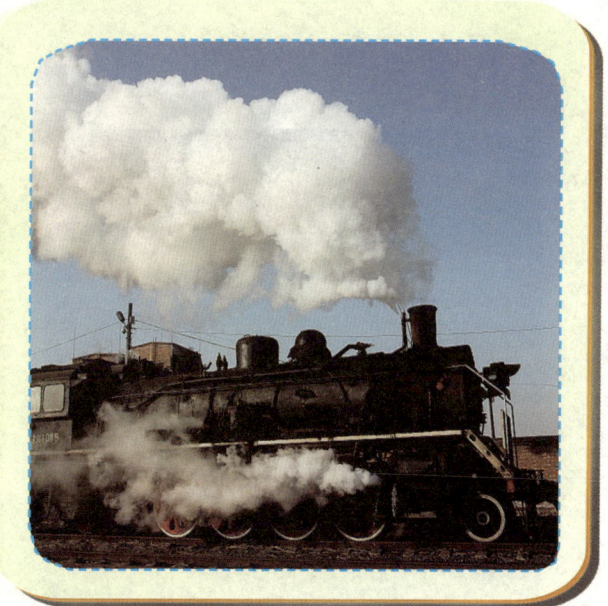

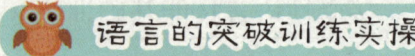

语言的突破训练实操

训练方法示例

示例 4

指一指你听到的声音（海浪声）。（2个干扰项）

小档案	
训练时长	
辅助情况	

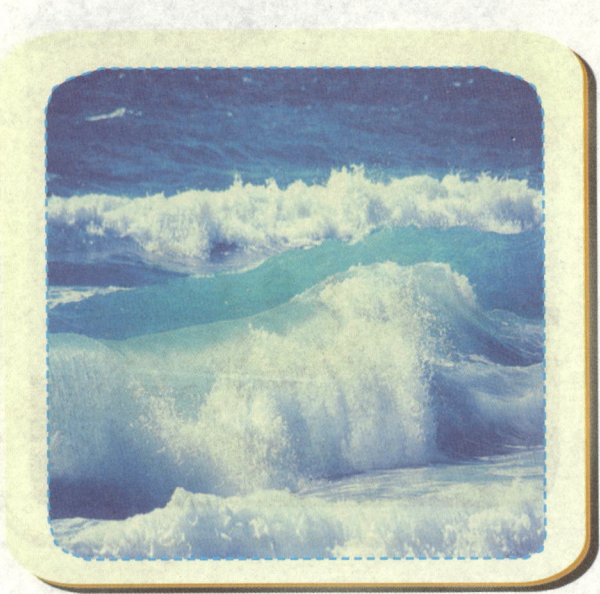

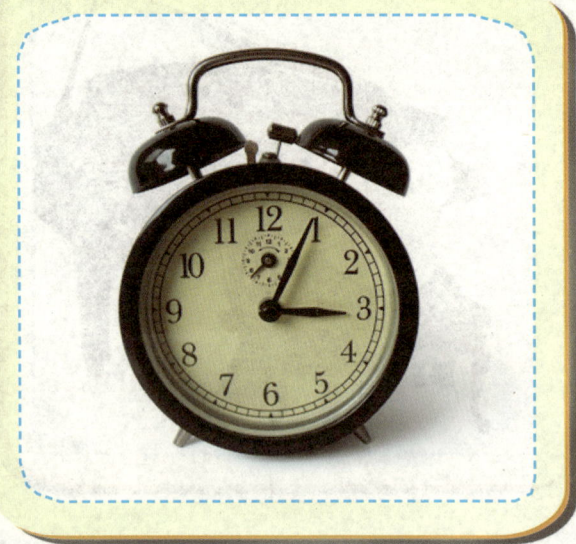

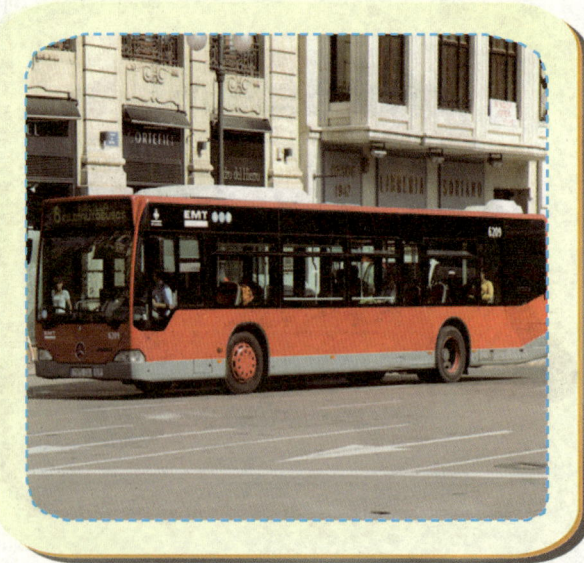

09 接受熟人词汇

该技能的训练目的是提高患儿的接受性语言能力。通过该技能的训练，患儿应该能达到这样一种水平，即：向患儿呈现 1～3 张图片，并说"指一指／摸一摸／给我 **"，患儿会触摸、给出、指出特定的熟悉人物。此项目属于基础训练，建议训练中使用患儿的亲人或熟悉的人物图片。

扫描二维码，打印本技能训练配套表格

语言的突破训练实操

示例 1

指一指"爷爷"。

小档案	
训练时长	
辅助情况	

训练方法
示例

示例 2

指一指"老师"。（1 个干扰项）

小档案	
训练时长	
辅助情况	

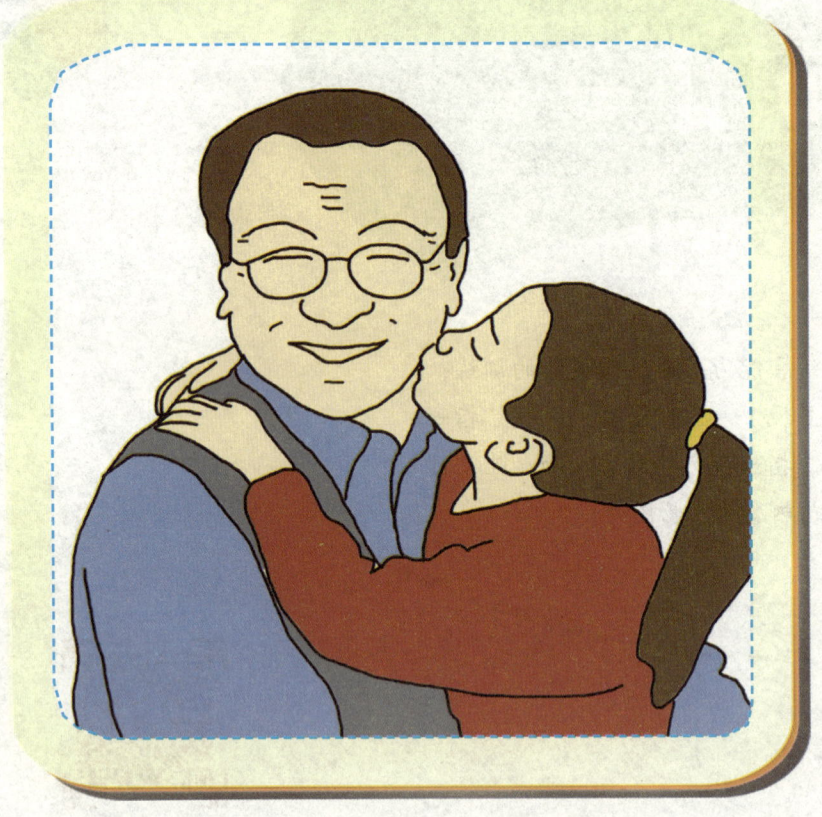

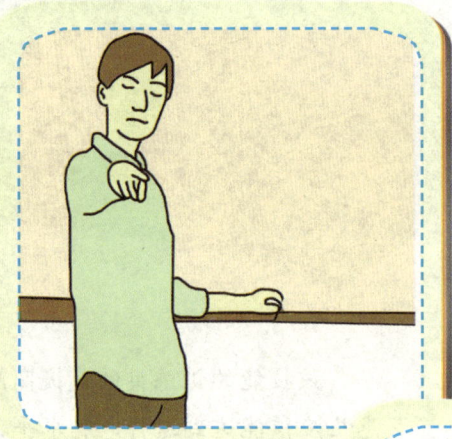

训练方法示例

示例 3

哪个是"哥哥"。（2 个干扰项）

小档案	
训练时长	
辅助情况	

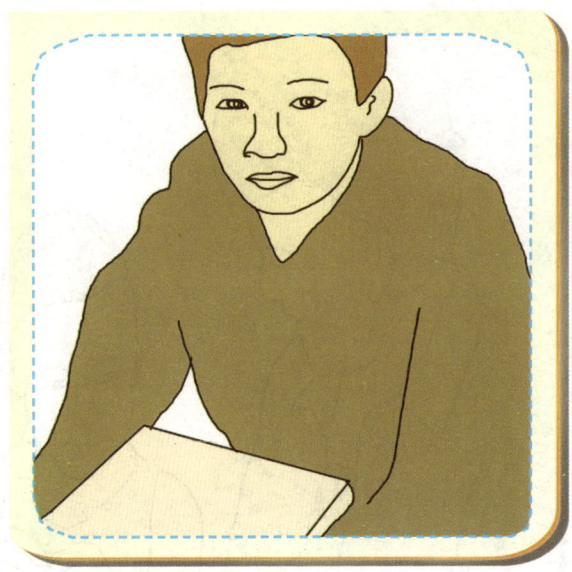
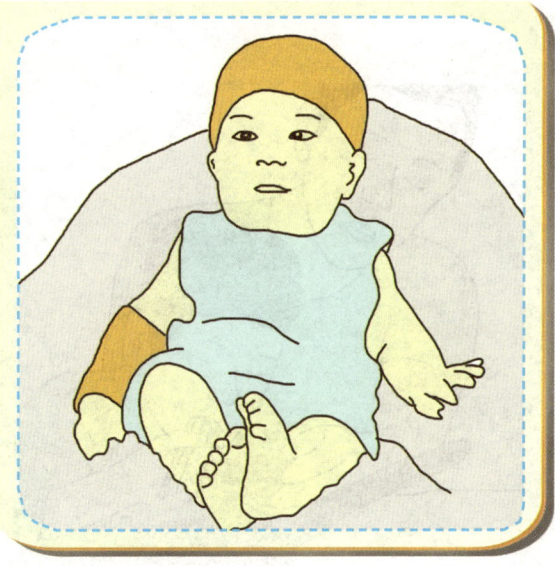
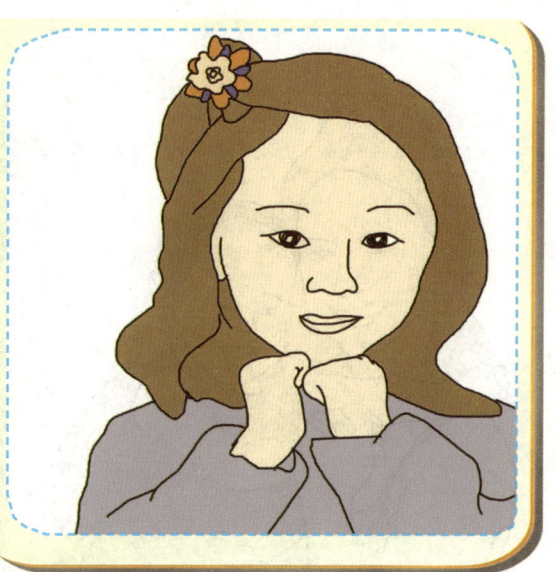

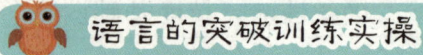

语言的突破训练实操

训练方法示例

示例 4

给我有"妈妈"的照片。(2 个干扰项)

小档案	
训练时长	
辅助情况	

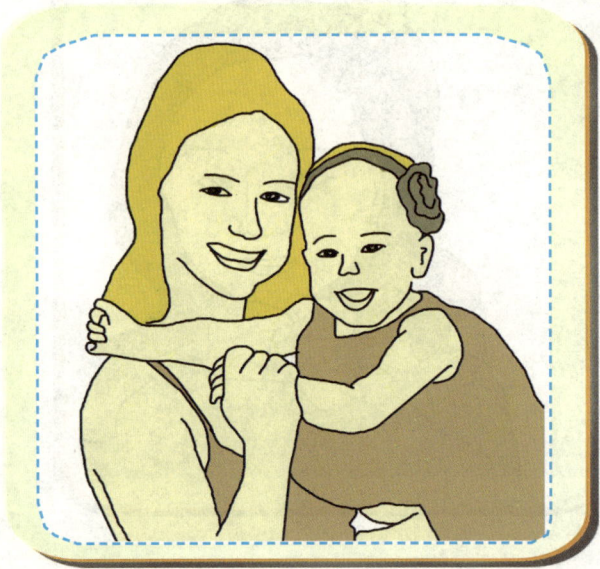
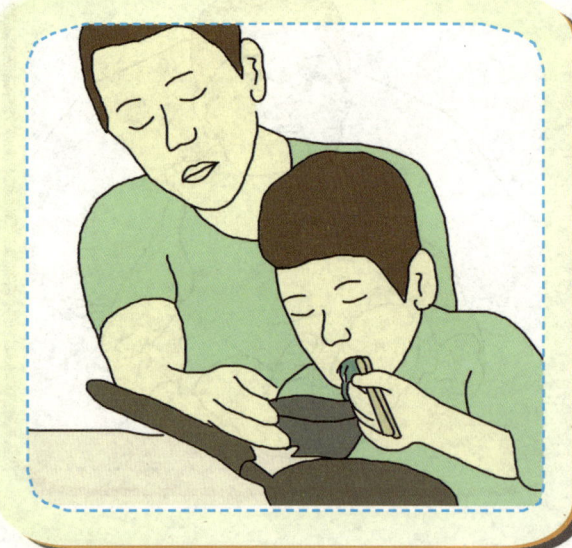
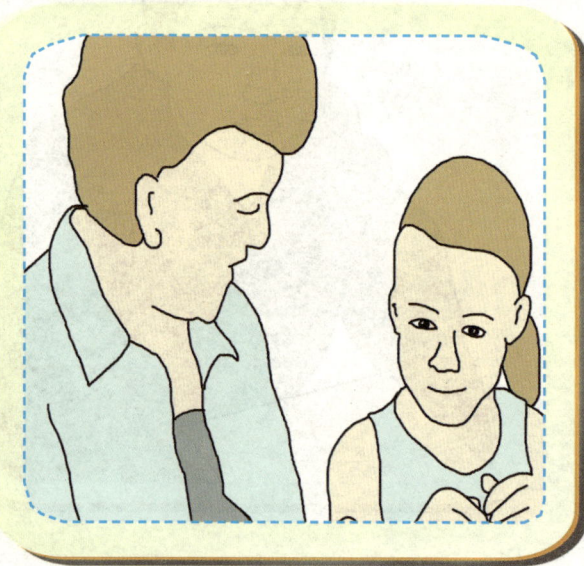

第三章 接受性语言技能基础训练

10 接受食物或饮料词汇

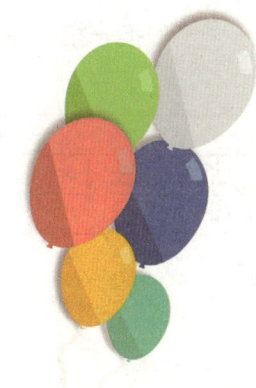

该技能的训练目的是提高患儿的接受性语言能力。通过该技能的训练，患儿应该能达到这样一种水平，即：向患儿呈现1~3张图片，并说"指一指/摸一摸/给我**"，患儿会触摸、给出、指出特定的食物或饮料。

扫描二维码，打印本技能训练配套表格

语言的突破训练实操

示例 1

指一指"饼干"。

小档案	
训练时长	
辅助情况	

训练方法
示例

示例 2

给我"牛奶"。（1 个干扰项）

小档案	
训练时长	
辅助情况	

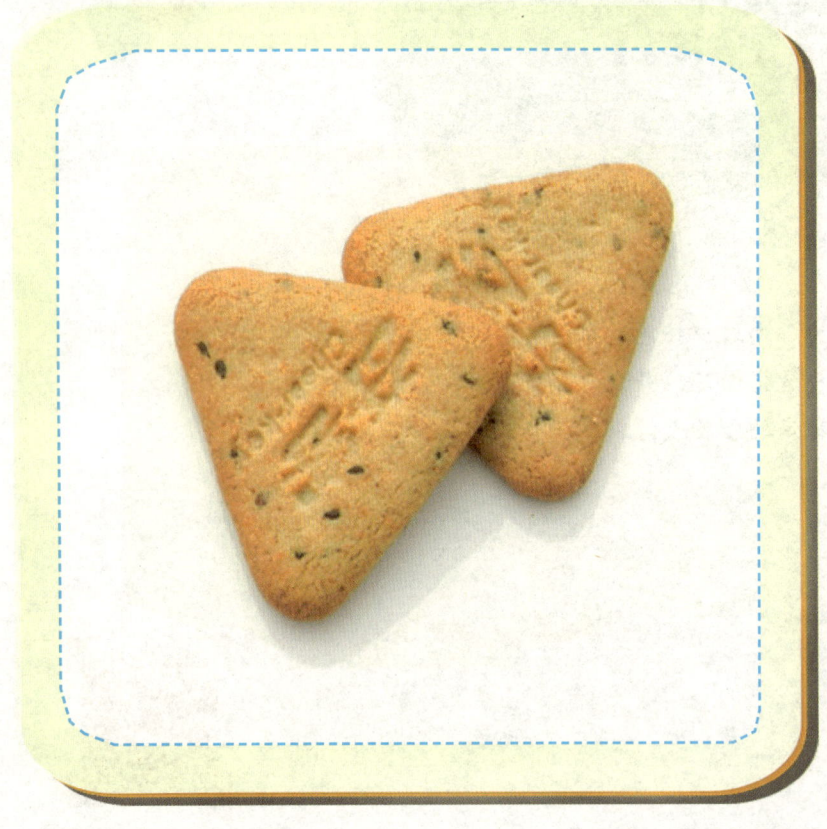

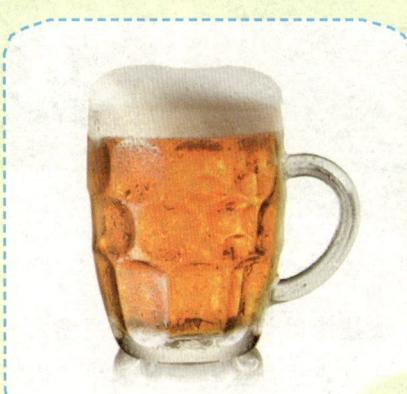

训练方法示例

示例 3

找到"菠萝"。（2 个干扰项）

小档案	
训练时长	
辅助情况	

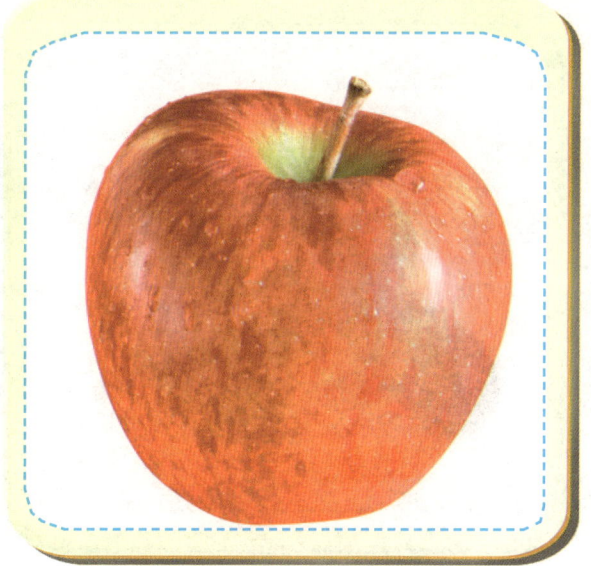
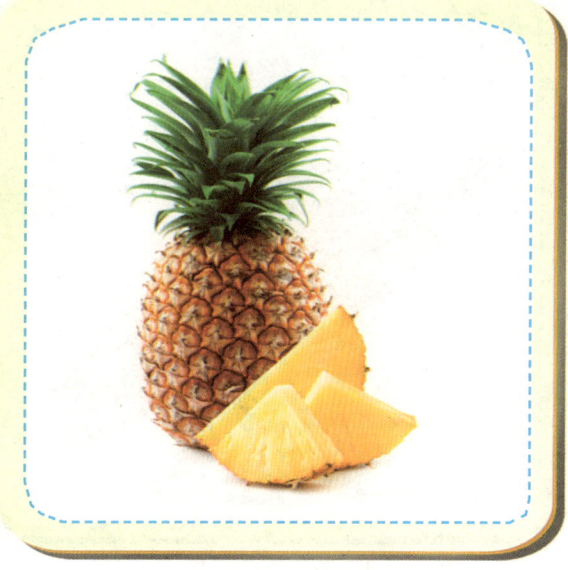
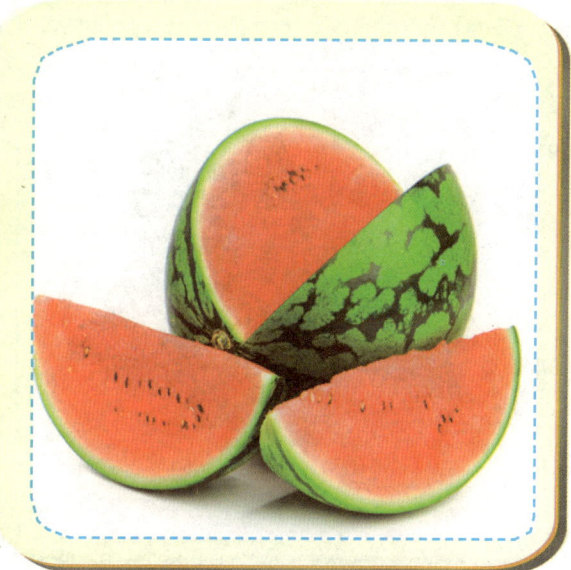

语言的突破训练实操

训练方法示例

示例 4

摸一摸"胡萝卜"。（2 个干扰项）

小档案	
训练时长	
辅助情况	

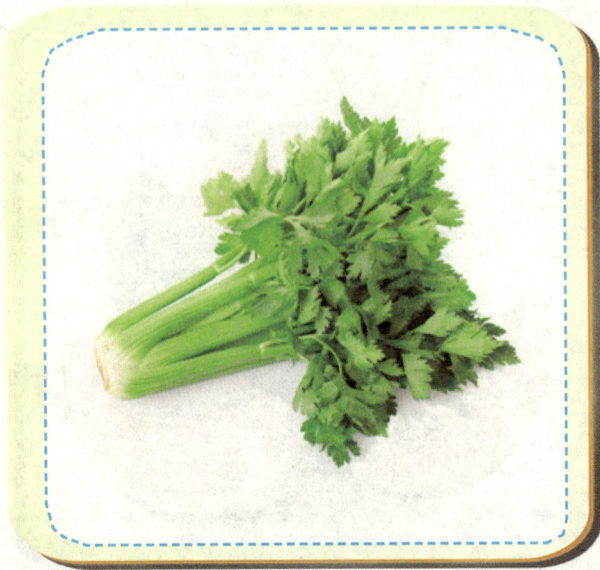 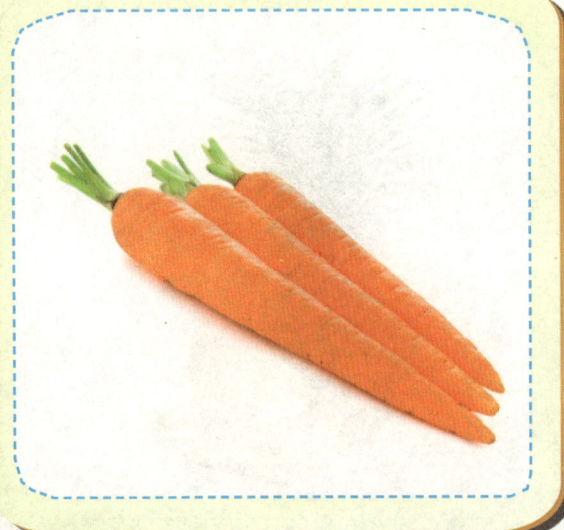 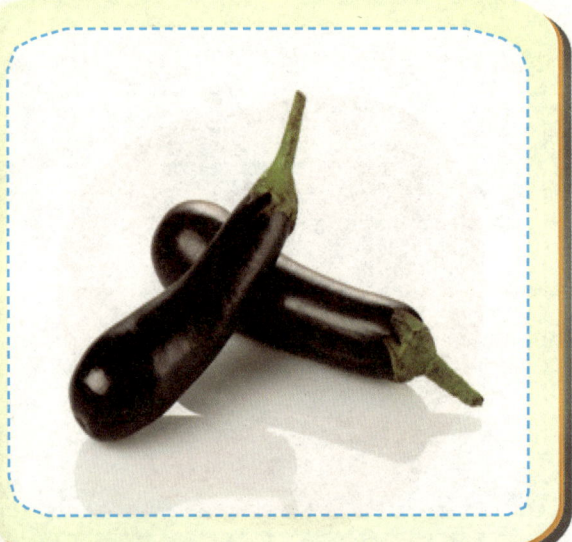

第三章
接受性语言技能基础训练

11 接受功能性物品词汇

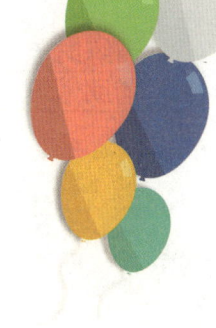

该技能的训练目的是提高患儿的接受性语言能力。通过该技能的训练，患儿应该能达到这样一种水平，即：向患儿呈现1～3张图片，或是功能性物品，并说"指一指／摸一摸／找一找／给我**"等，患儿会给出功能性物品。

扫描二维码，打印本技能训练配套表格

语言的突破训练实操

第三章
接受性语言技能基础训练

训练方法示例

示例 1

给我"可以喝水的"。

小档案	
训练时长	
辅助情况	

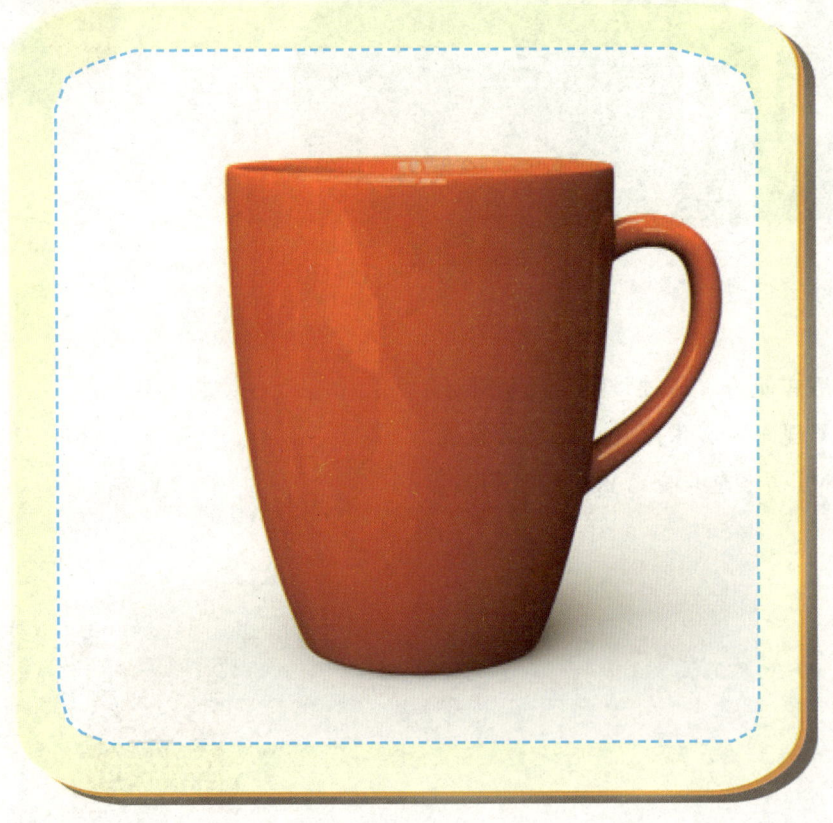

示例 2

指指"可以打电话的"。（1个干扰项）

小档案	
训练时长	
辅助情况	

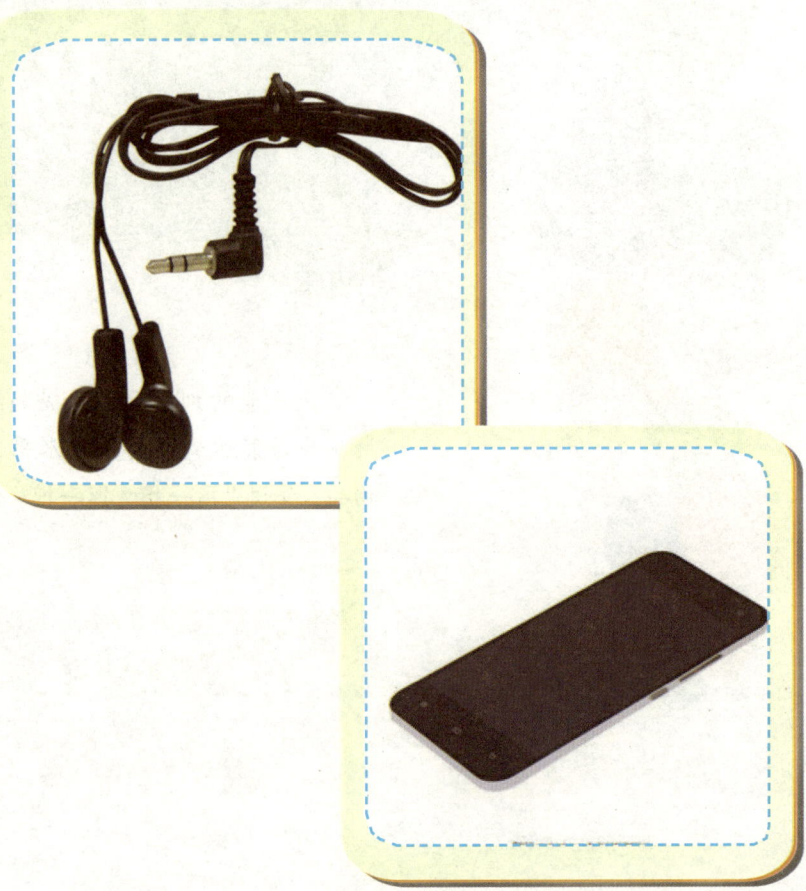

第三章
接受性语言技能基础训练

训练方法示例

示例 3

给我"能梳头的"。（2 个干扰项）

小档案	
训练时长	
辅助情况	

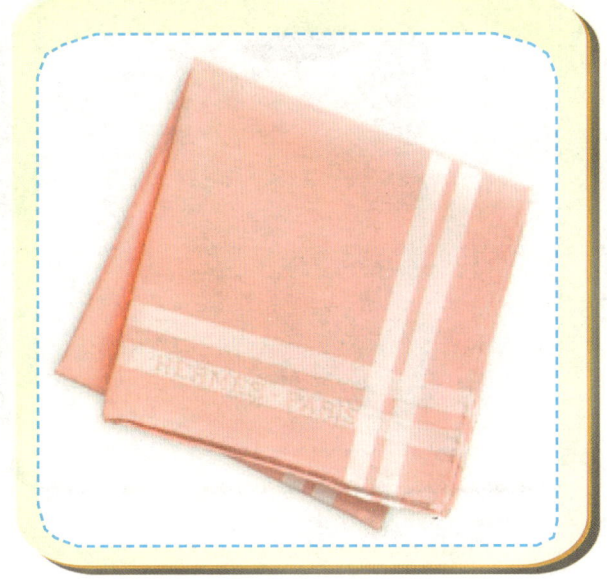
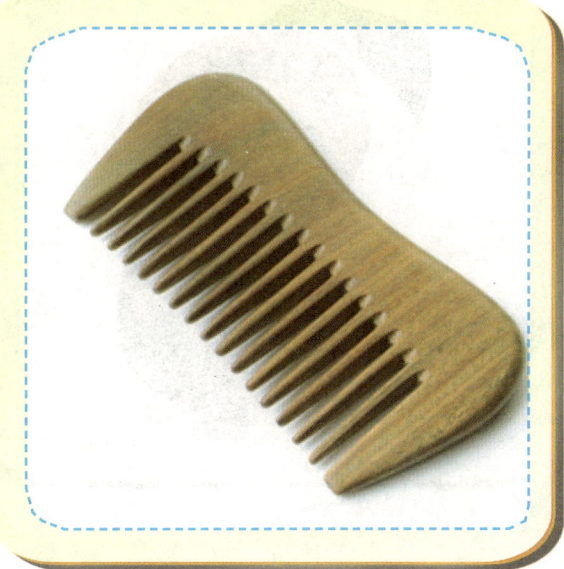
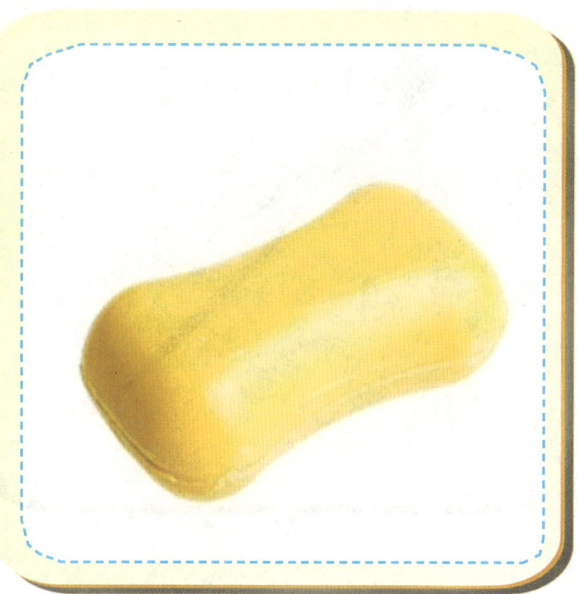

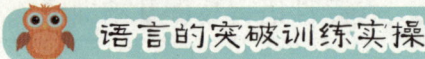

语言的突破训练实操

训练方法示例

示例 4

给我"上厕所用的"。（2 个干扰项）

小档案	
训练时长	
辅助情况	

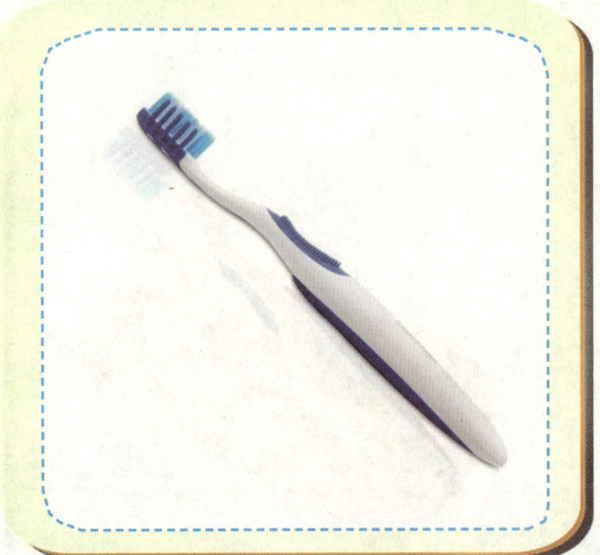
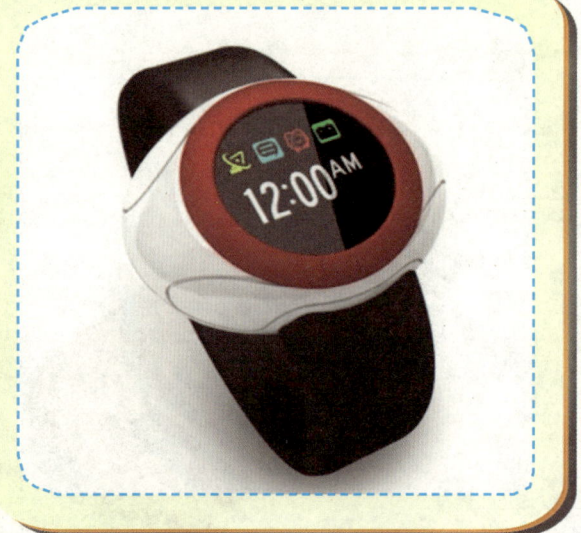
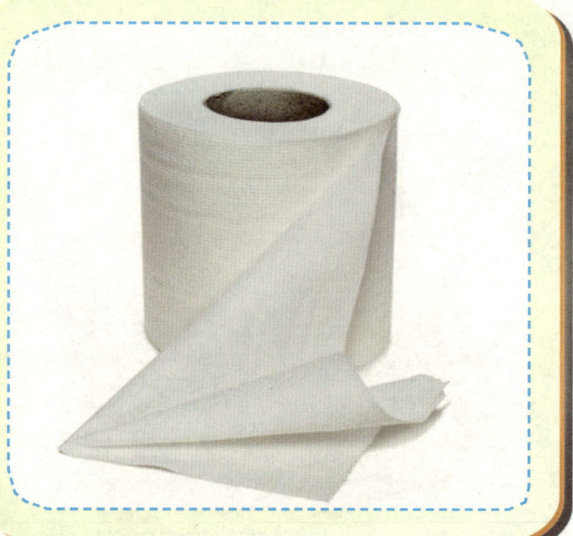

第三章 接受性语言技能基础训练

12 接受家具词汇

该技能的训练目的是提高患儿的接受性语言能力。通过该技能的训练，患儿应该能达到这样一种水平，即：向患儿呈现 1~3 张图片，或是玩具家具，并说"指一指/摸一摸/给我 **"，患儿会指出特定家具或家具图片。训练中应从那些患儿比较感兴趣的项目练起。

扫描二维码，打印本技能训练配套表格

语言的突破训练实操

训练方法示例

示例 1

指一指"沙发"。

小档案	
训练时长	
辅助情况	

示例 2

指一指"衣柜"。（1 个干扰项）

小档案	
训练时长	
辅助情况	

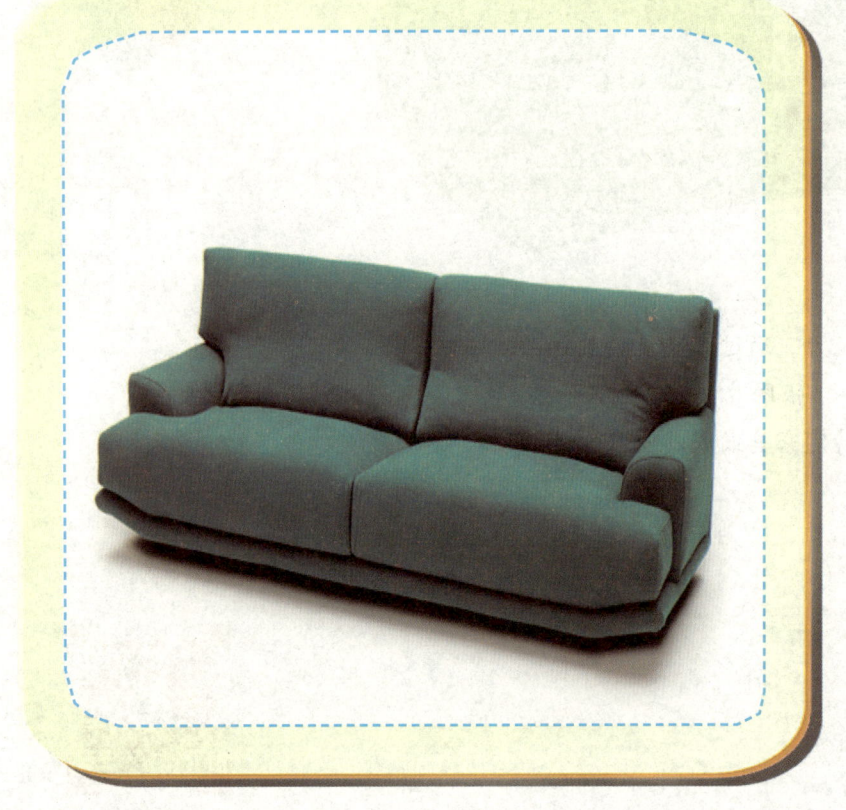

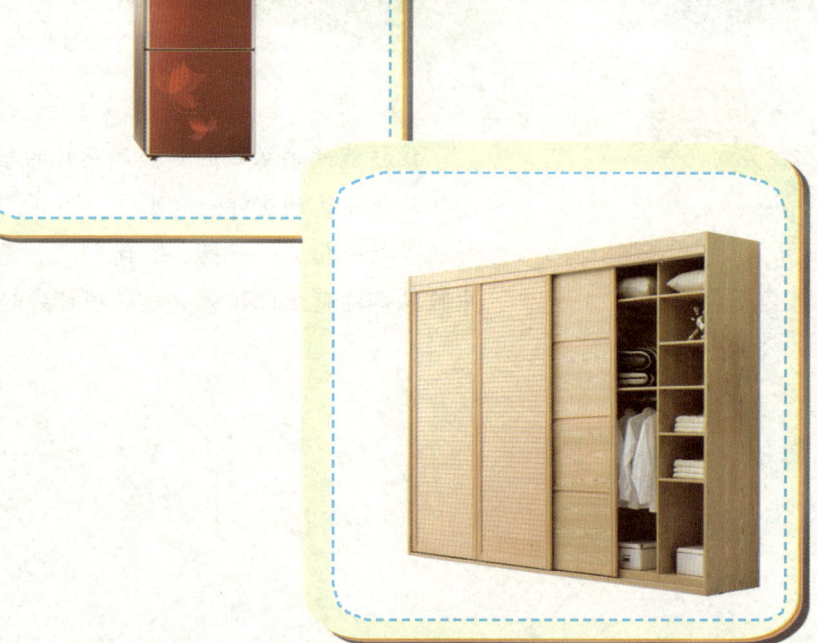

第三章
接受性语言技能基础训练

示例 3

给我"凳子"。（2个干扰项）

小档案	
训练时长	
辅助情况	

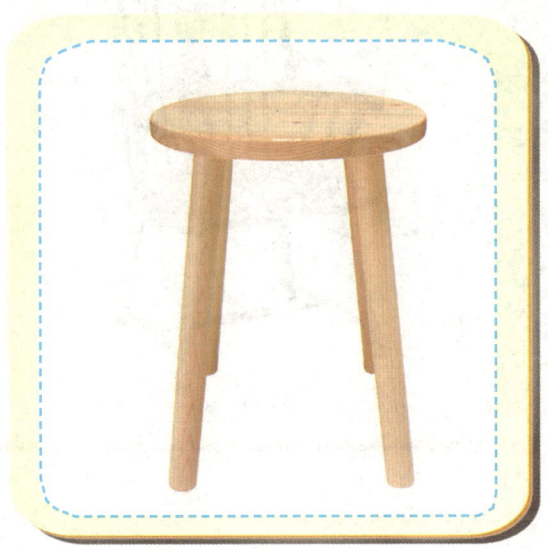 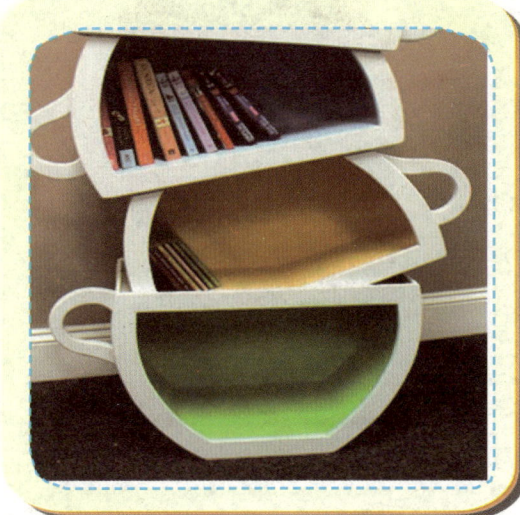 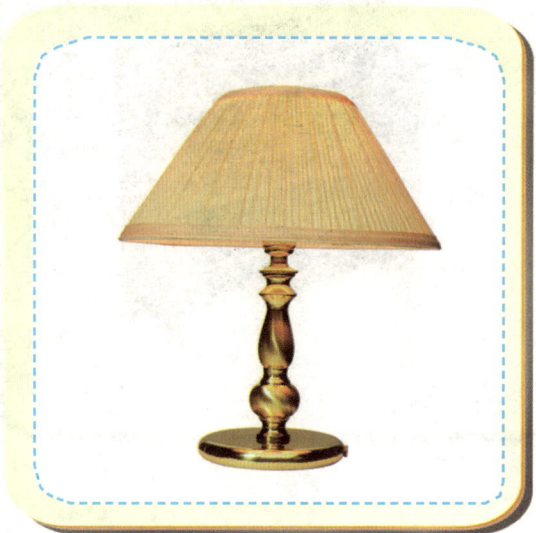

语言的突破训练实操

示例 4

摸一下"镜子"。（2 个干扰项）

小档案	
训练时长	
辅助情况	

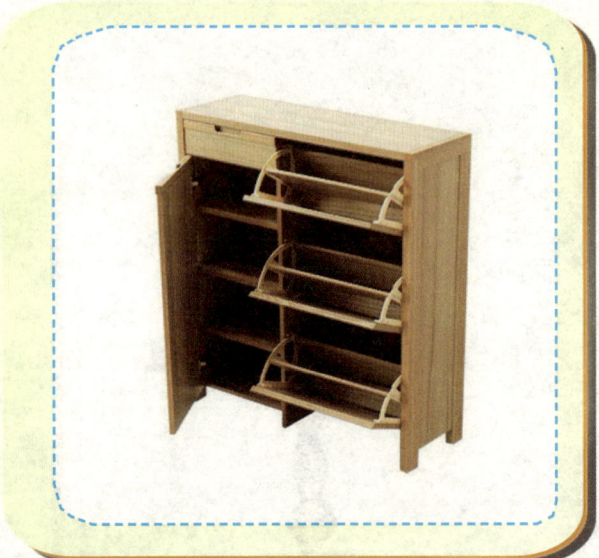 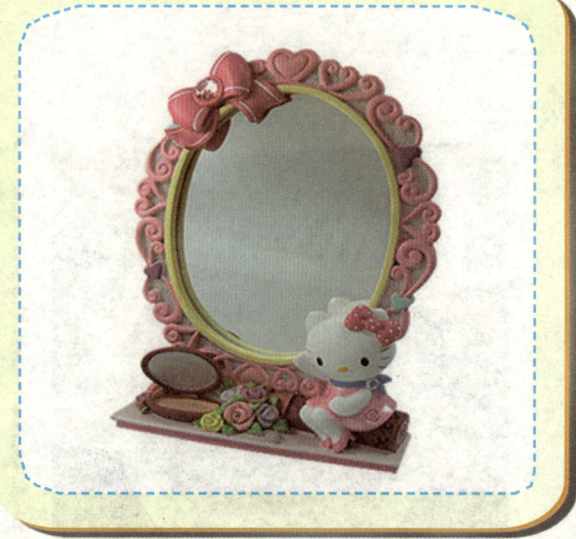 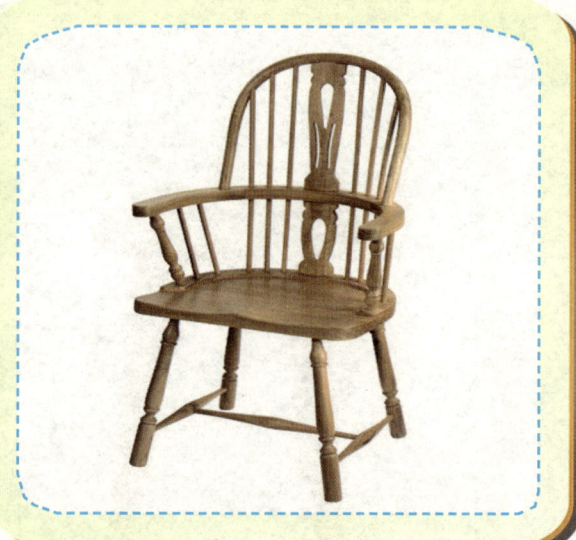

第三章
接受性语言技能基础训练

13 接受休闲物品或活动词汇

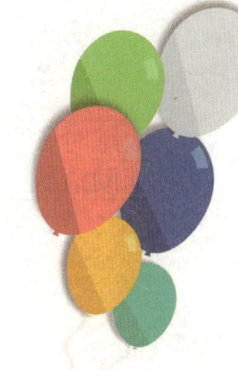

　　该技能的训练目的是提高患儿的接受性语言能力。通过该技能的训练，患儿应该能达到这样一种水平，即向患儿呈现1~3张图片，或是娱乐物品，并说"指一指/摸一摸/找一找/给我**"，患儿会指出特定娱乐物品或活动图片。

语言的突破训练实操

训练方法示例

示例 1

指一指"平板电脑"。

小档案	
训练时长	
辅助情况	

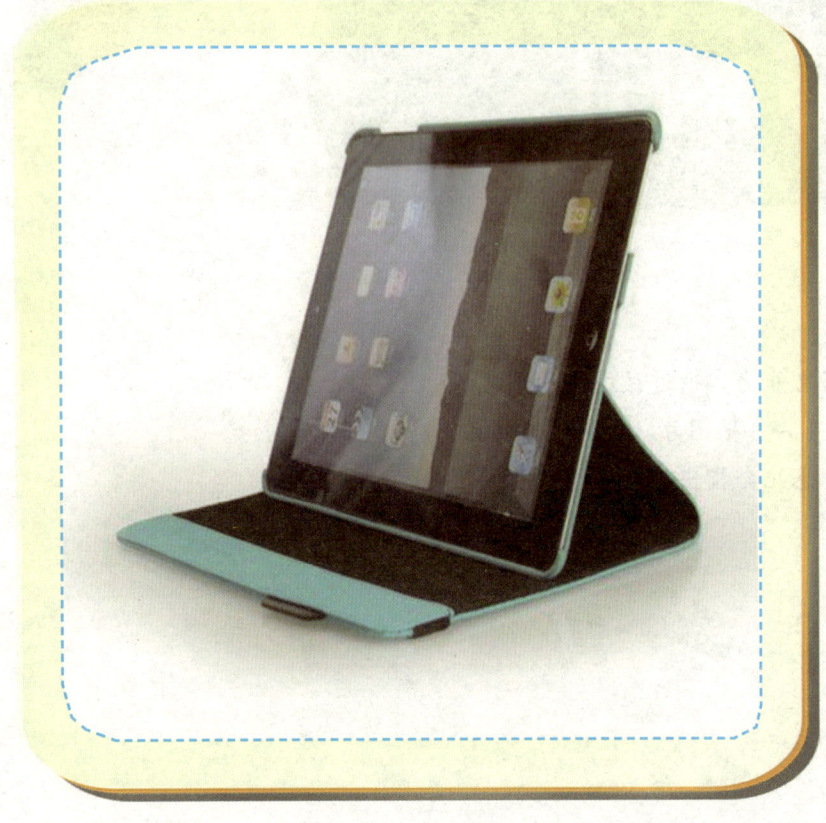

示例 2

找一找"足球"。（1个干扰项）

小档案	
训练时长	
辅助情况	

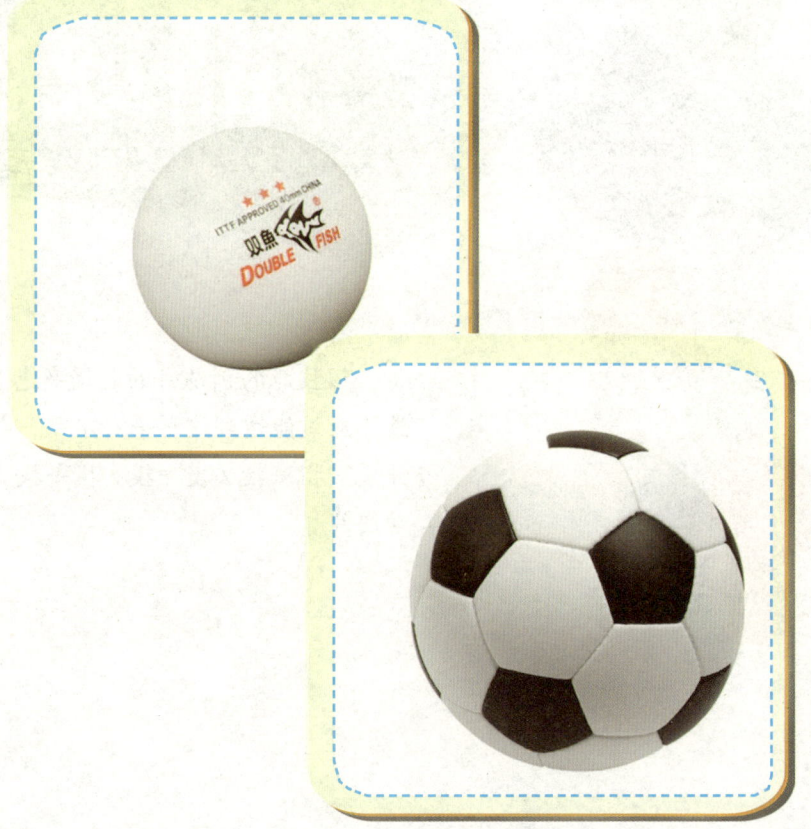

训练方法示例

示例 3

摸一摸"围棋"。（2 个干扰项）

小档案	
训练时长	
辅助情况	

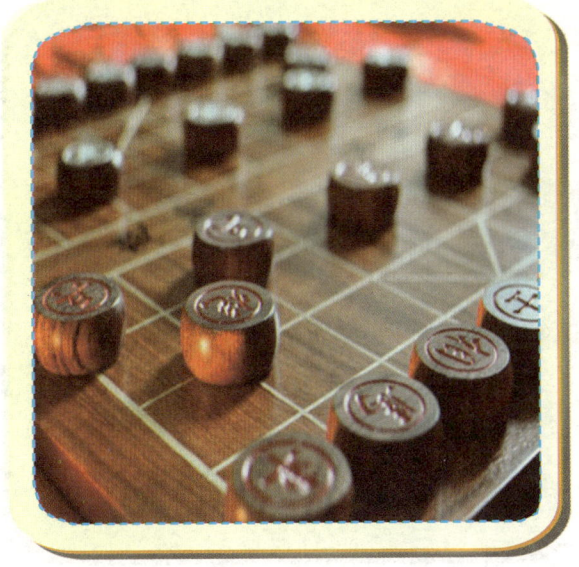
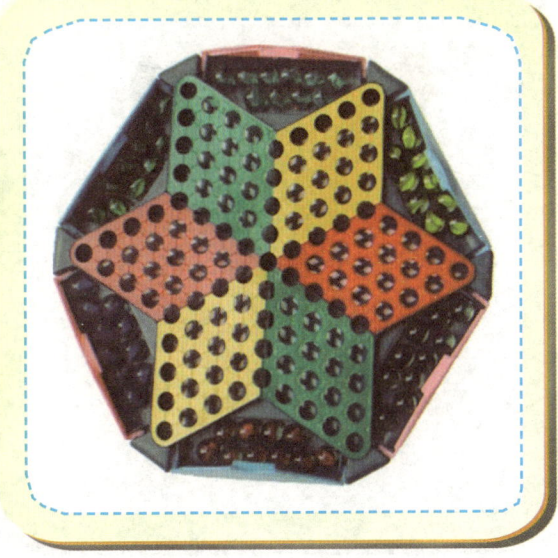
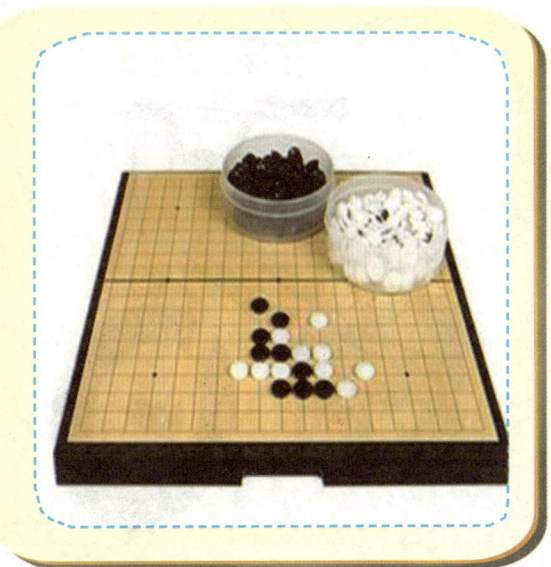

语言的突破训练实操

训练方法示例

示例 4

给我"自行车"。（2个干扰项）

	小档案
训练时长	
辅助情况	

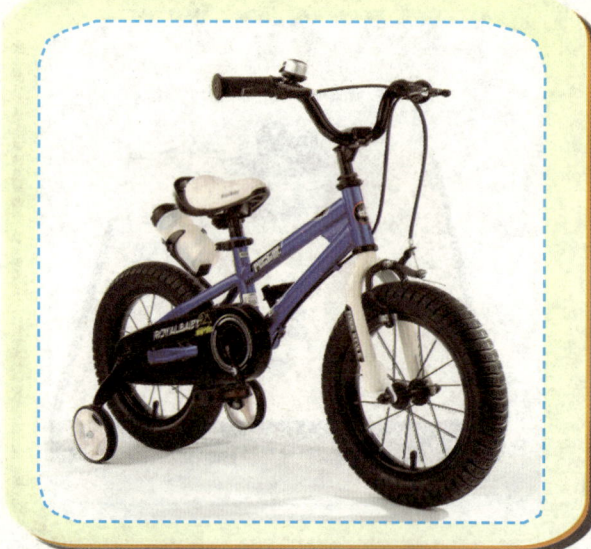 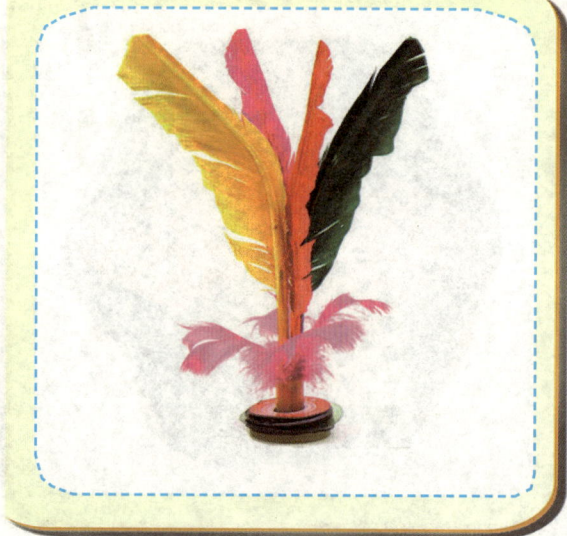 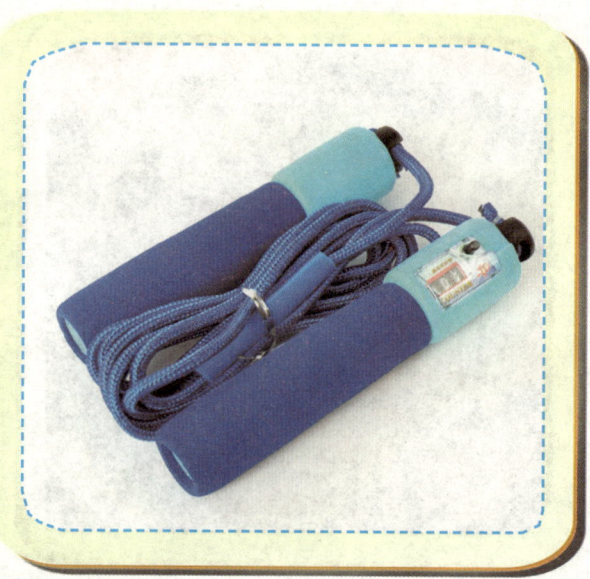

14 接受地点词汇

该技能的训练目的是提高患儿的接受性语言能力。通过该技能的训练，患儿应该能达到这样一种水平，即向患儿呈现 1~3 张图片，并说"指一指/摸一摸/找一找/给我 **"，患儿会指出特定地点图片。

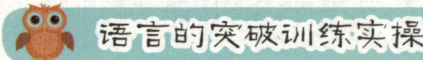 语言的突破训练实操

训练方法示例

示例 1

指一指"学校"。

小档案	
训练时长	
辅助情况	

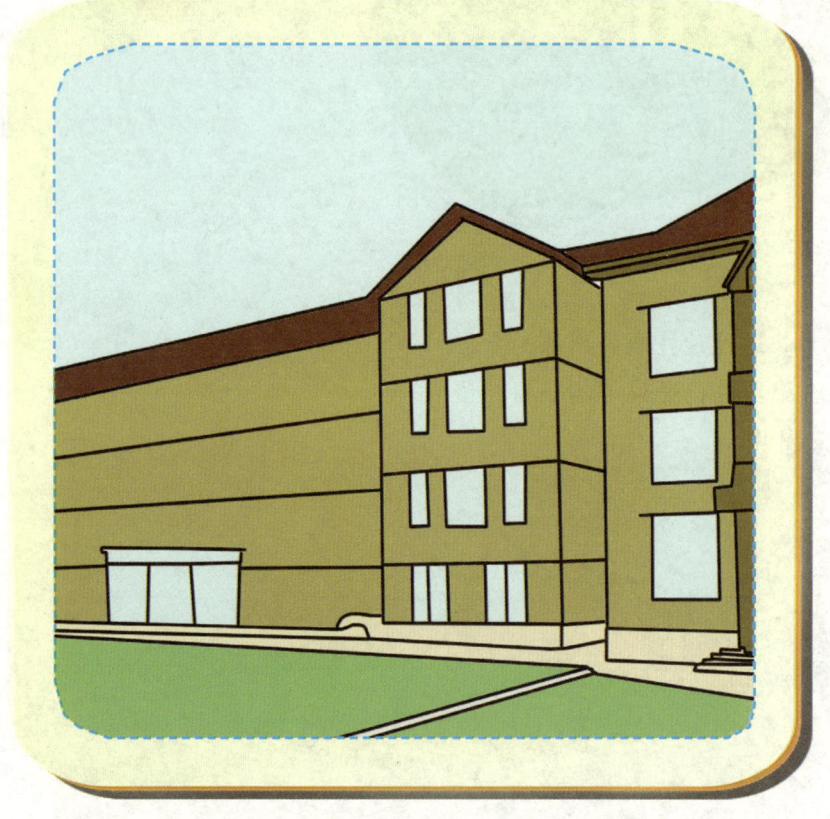

示例 2

指一指"图书馆"。（1 个干扰项）

小档案	
训练时长	
辅助情况	

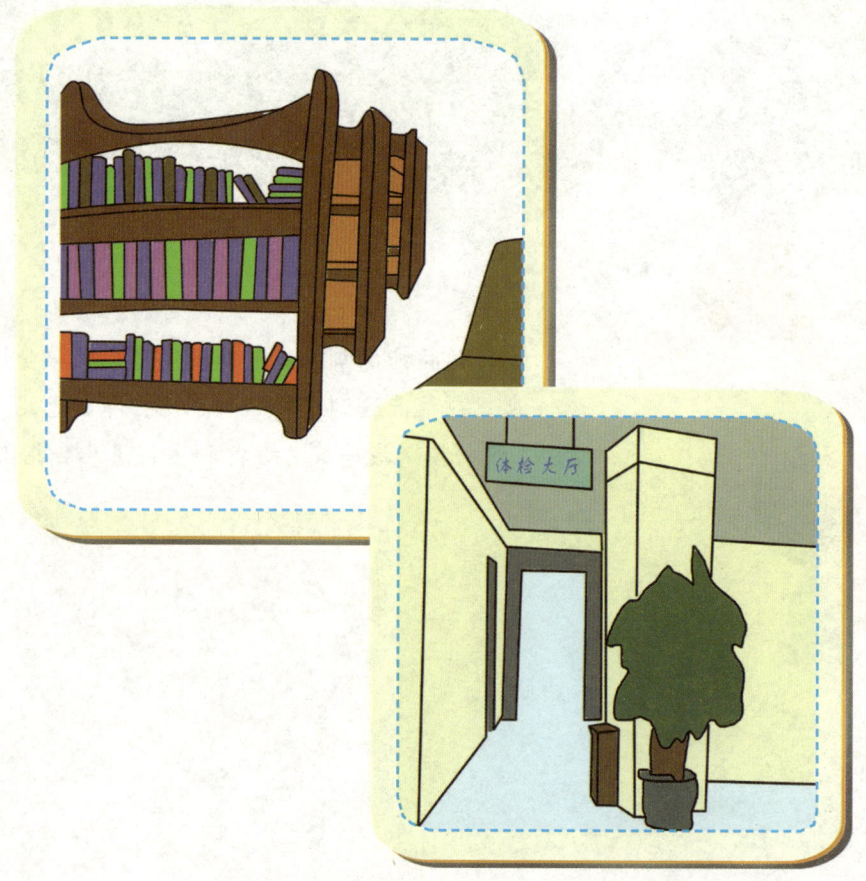

第三章 接受性语言技能基础训练

示例 3

找一找"厨房"。（2个干扰项）

小档案	
训练时长	
辅助情况	

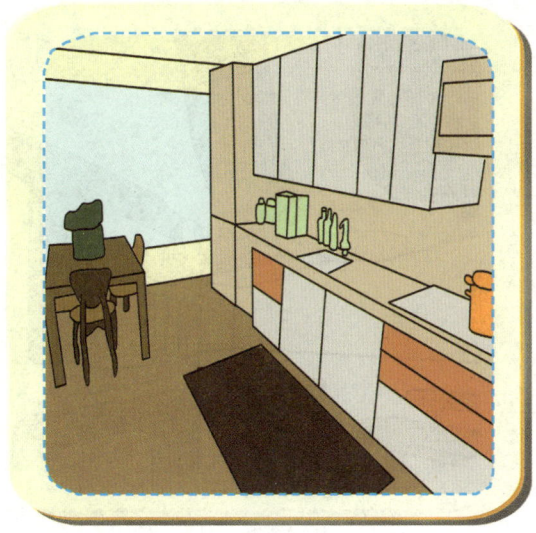 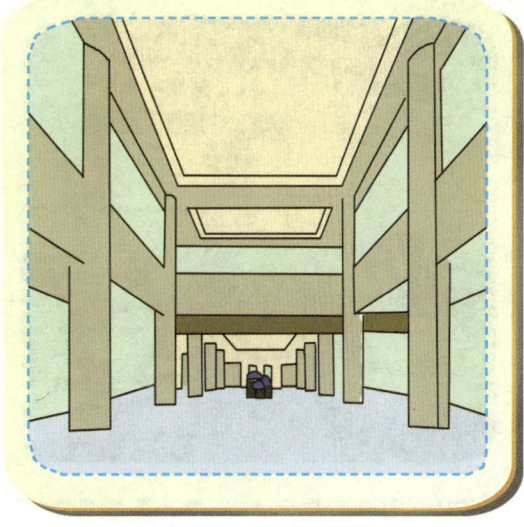 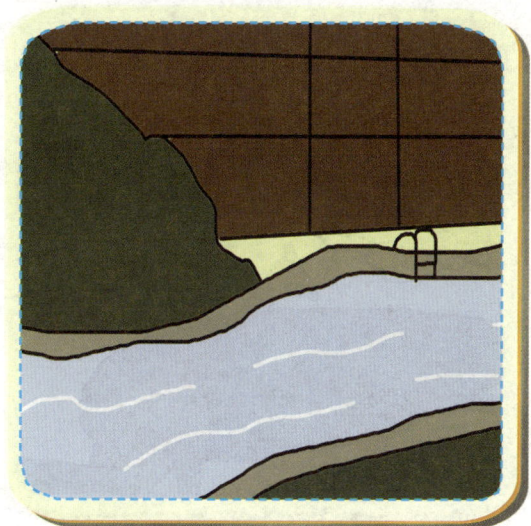

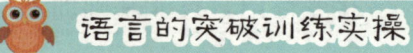

语言的突破训练实操

训练方法示例

示例 4

给我"动物园"。（2 个干扰项）

小档案	
训练时长	
辅助情况	

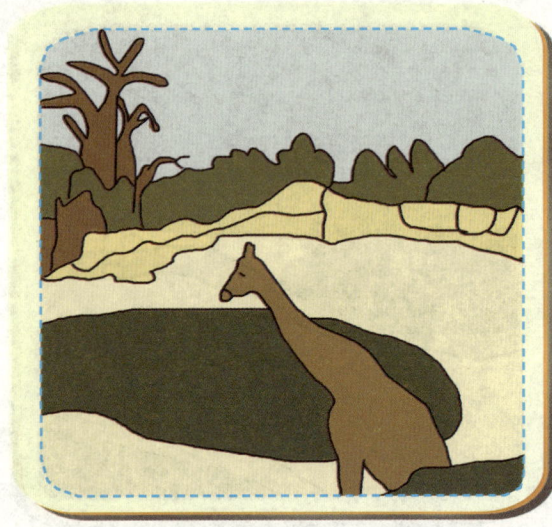
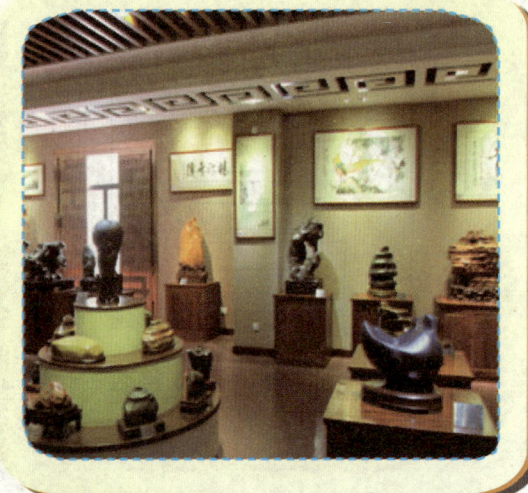
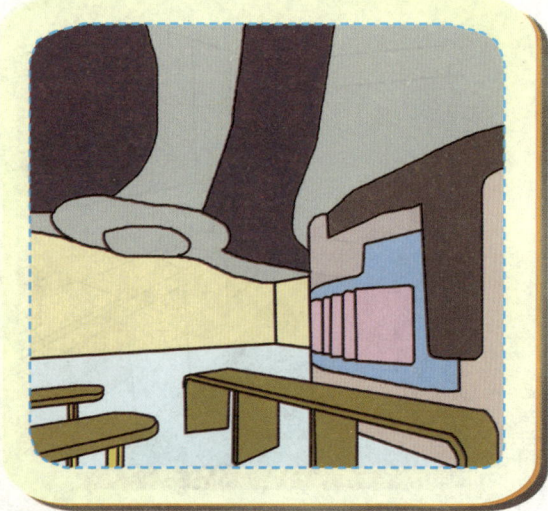

15 根据指令在不同的位置摆放物品

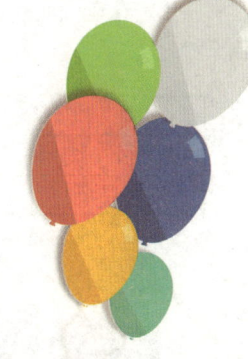

　　该技能的训练目的是提高患儿的接受性语言能力。通过该技能的训练，患儿应该能达到这样一种水平，即向患儿呈现一个可移动的物品和一个参照物，并说"把**（物品）放在**（参照物）的**（方位）"，患儿能够将物品放在正确的位置。

扫描二维码，打印本技能训练配套表格

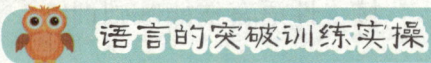

语言的突破训练实操

训练方法示例

示例1

"把苹果放在桌子上面"。

小档案	
训练时长	
辅助情况	

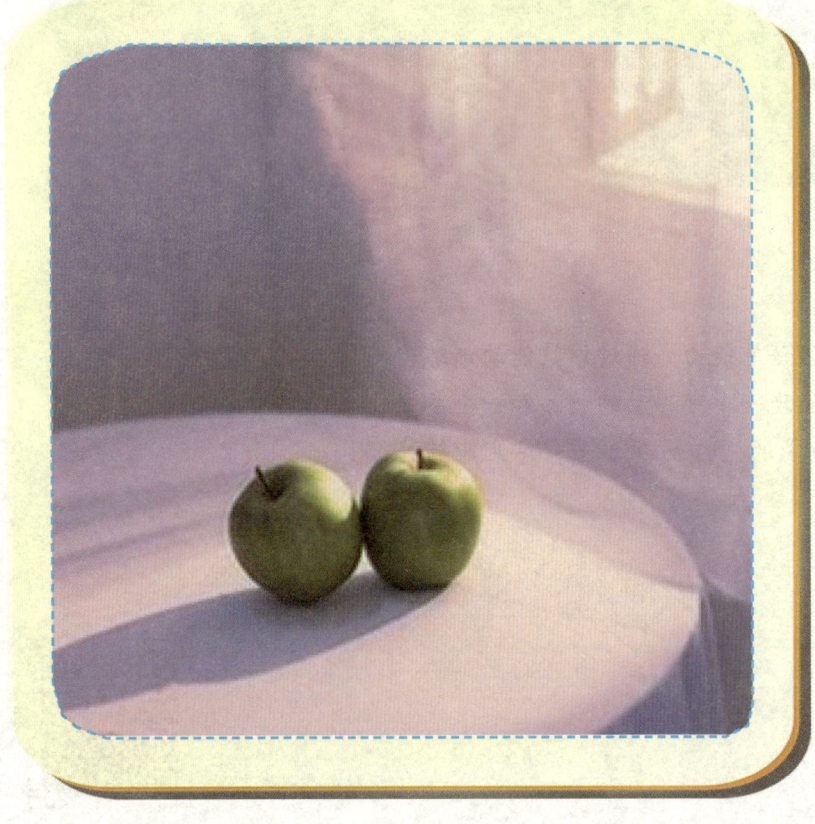

示例2

"把鞋放在床下面"。

小档案	
训练时长	
辅助情况	

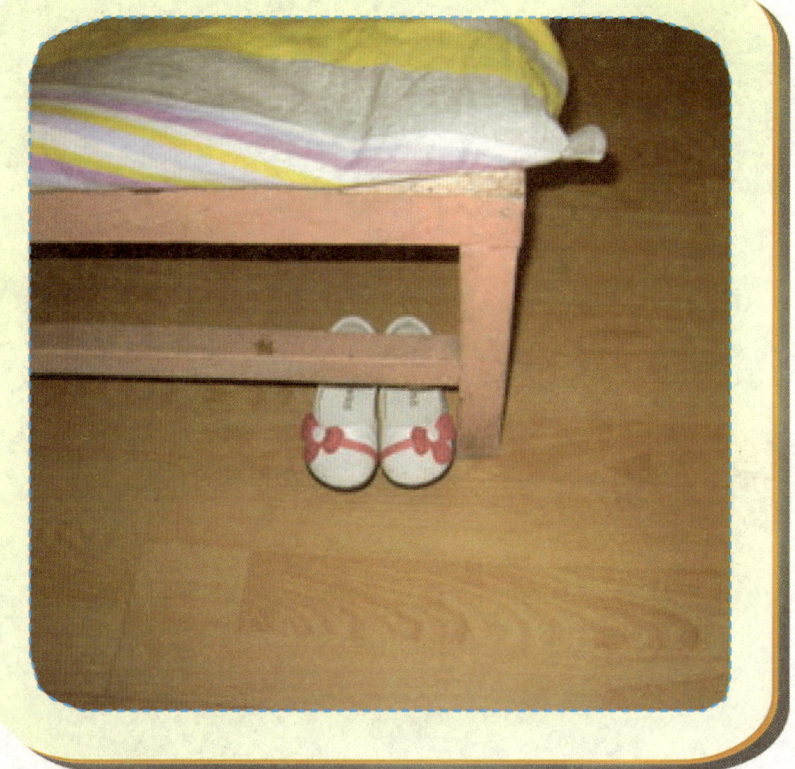

第三章
接受性语言技能基础训练

训练方法示例

示例 3

"把玩具蜗牛放在箱子后面"。

小档案	
训练时长	
辅助情况	

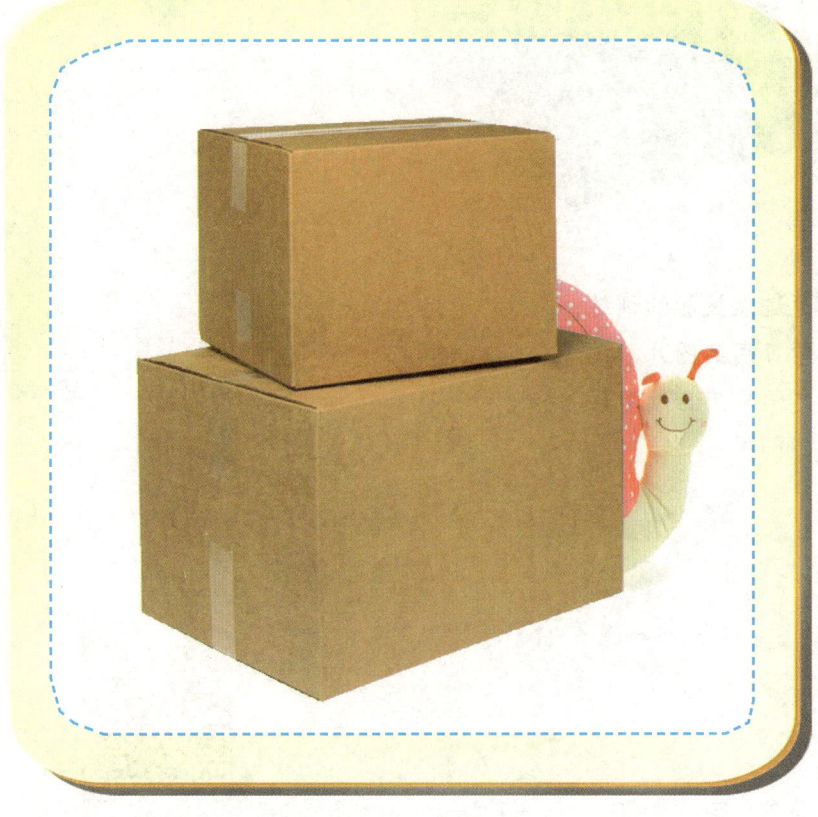

示例 4

"把玩具蜗牛放在箱子前面"。

小档案	
训练时长	
辅助情况	

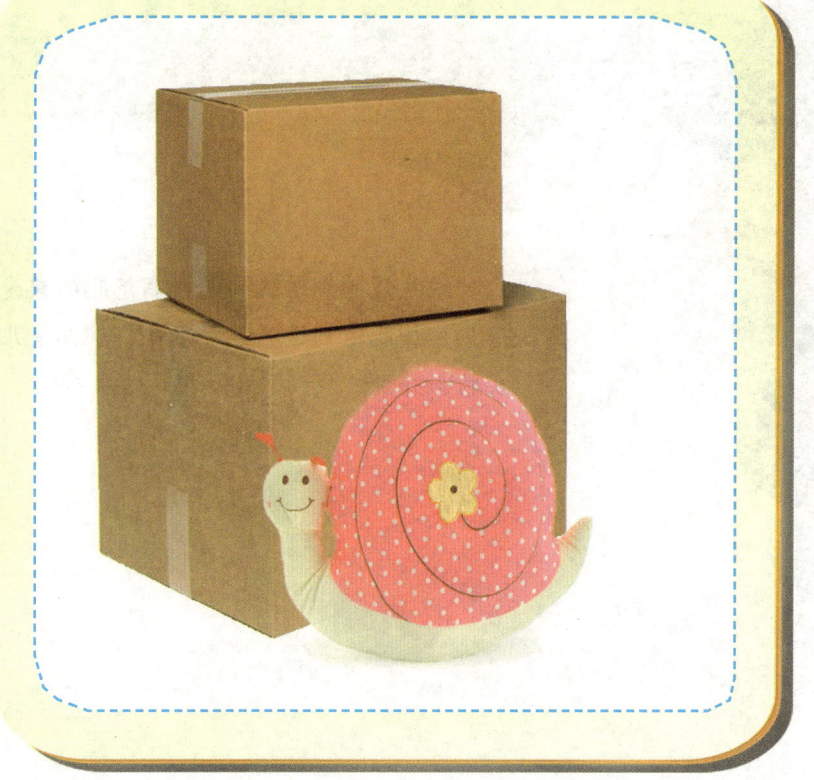

语言的突破训练实操

16 接受学习用品词汇

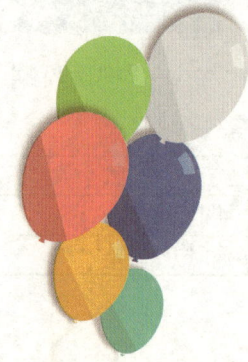

该技能的训练目的是提高患儿的接受性语言能力。通过该技能的训练，患儿应该能达到这样一种水平，即向患儿呈现1~3张学习用品图片，或者实物，并说"找到/指/摸/给我**"，患儿会找出特定学习用品或图片。

扫描二维码，打印本技能训练配套表格

第三章
接受性语言技能基础训练

训练方法
示例

示例 1

"找到橡皮"。

小档案	
训练时长	
辅助情况	

示例 2

"找到文具盒"。（1 个干扰项）

小档案	
训练时长	
辅助情况	

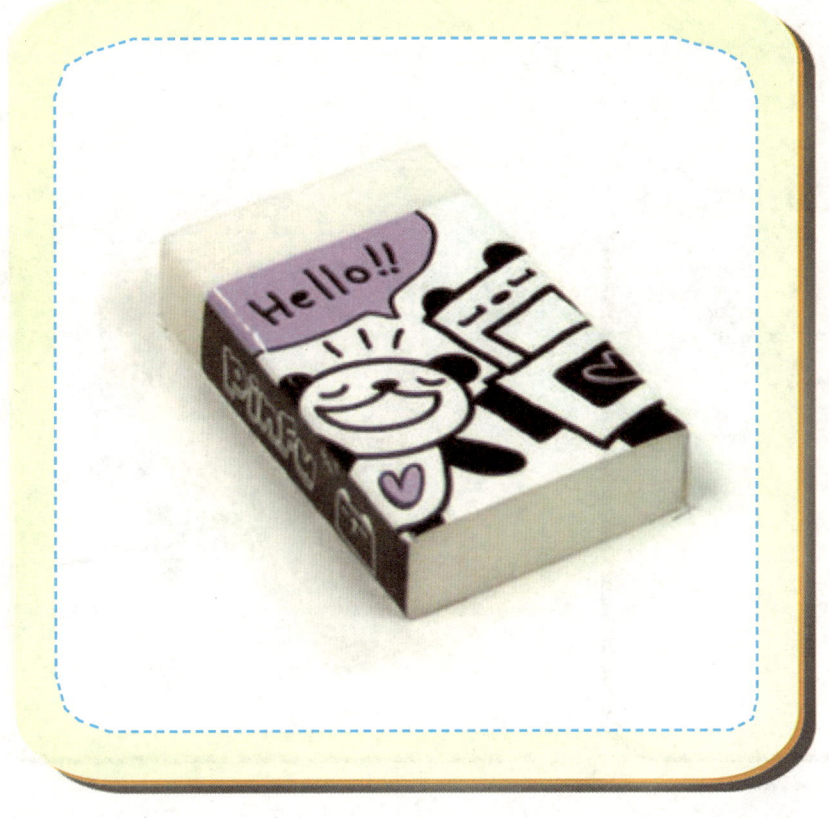

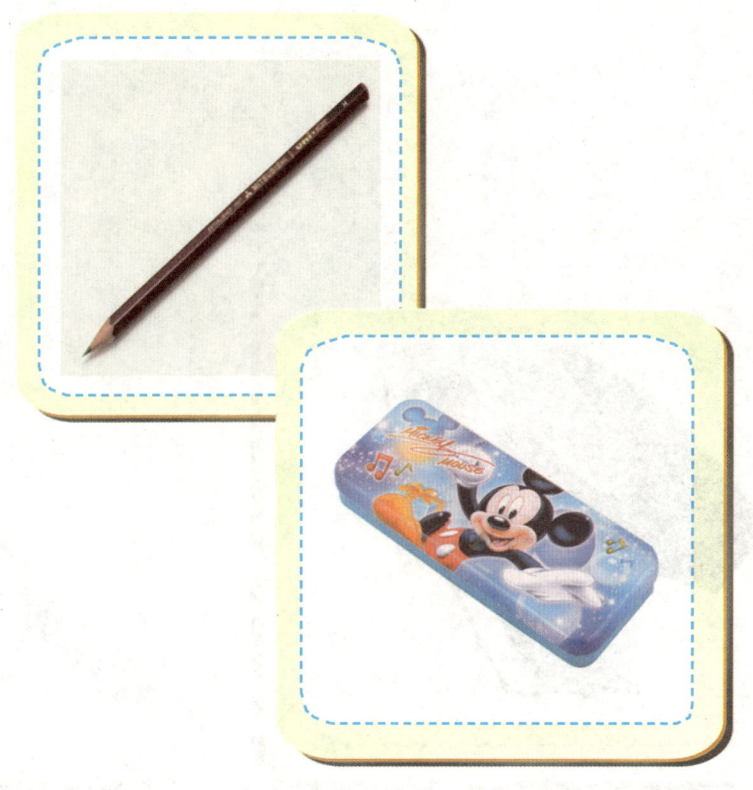

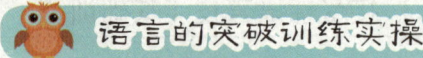

语言的突破训练实操

训练方法示例

示例 3

摸"订书器"。（2个干扰项）

小档案	
训练时长	
辅助情况	

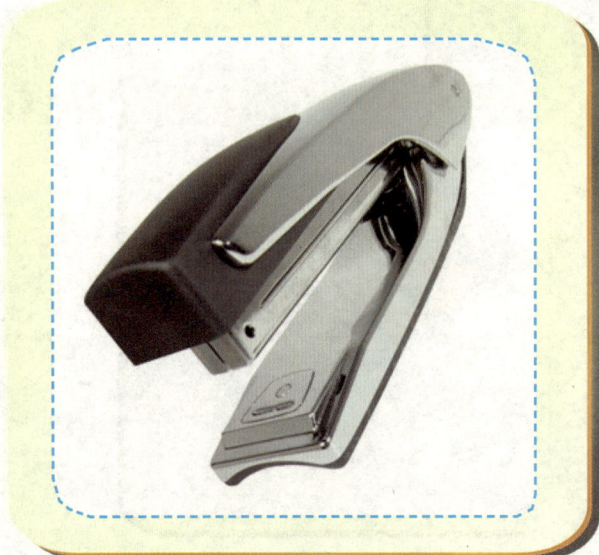
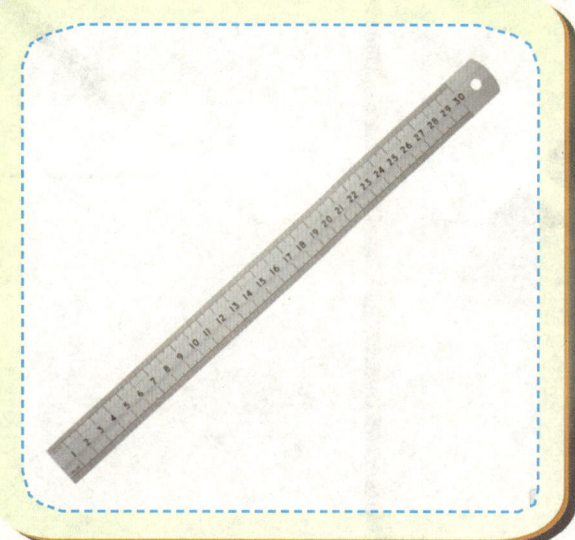
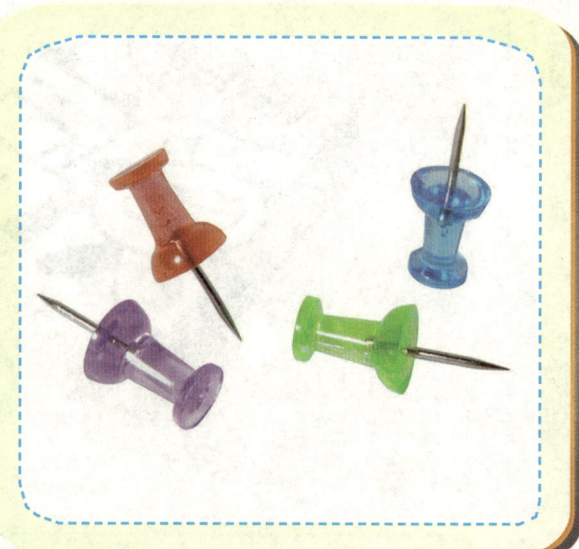

17 接受运动器材词汇

第三章 接受性语言技能基础训练

该技能的训练目的是提高患儿的接受性语言能力。通过该技能的训练，患儿应该能达到这样一种水平，即向患儿呈现1~3张运动器材图片，或者实物，并说"找到/指一指/摸一摸/给我**"，患儿会找出特定运动器材或图片。

扫描二维码，打印本技能训练配套表格

语言的突破训练实操

训练方法示例

示例 1

找到"游泳圈"。

小档案	
训练时长	
辅助情况	

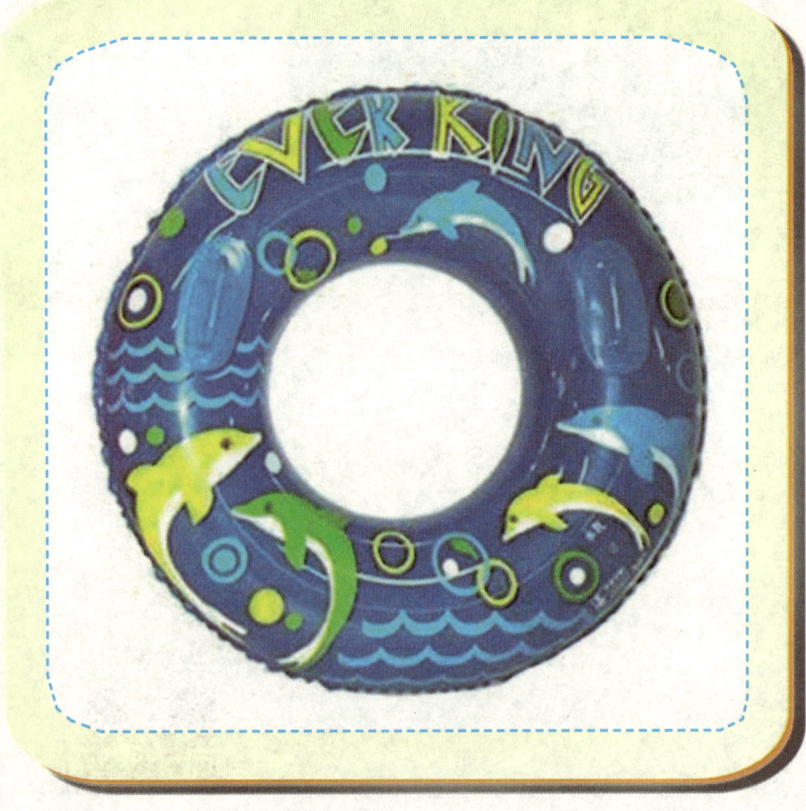

示例 2

找到"篮球架"。（1 个干扰项）

小档案	
训练时长	
辅助情况	

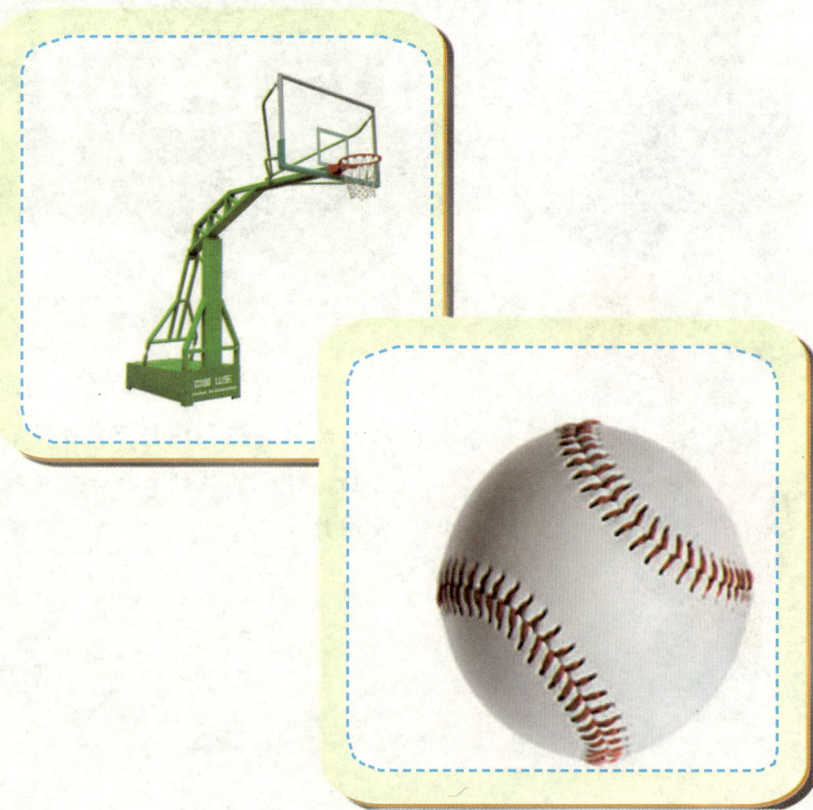

第三章 接受性语言技能基础训练

示例 3

给我"溜冰鞋"。（2 个干扰项）

小档案	
训练时长	
辅助情况	

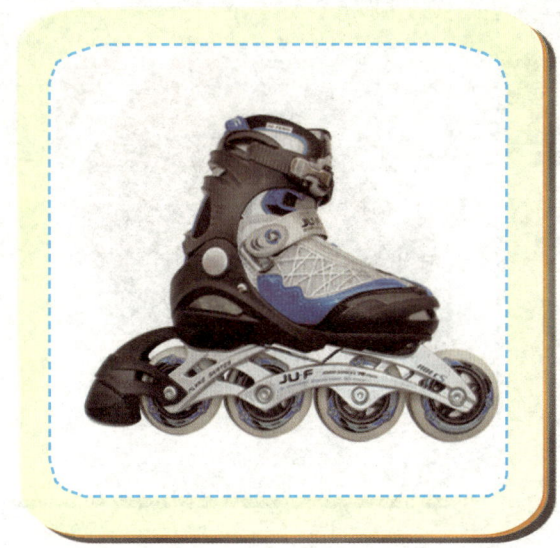
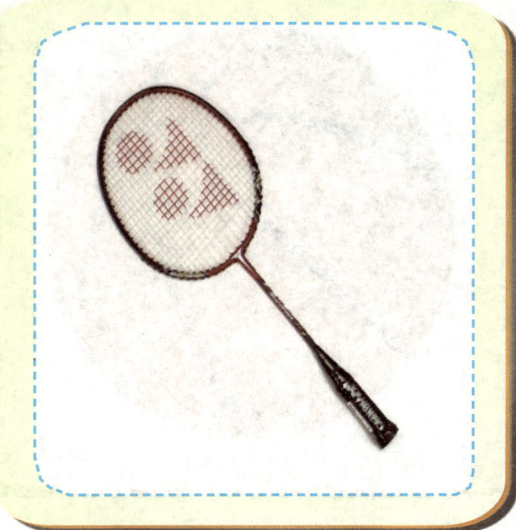
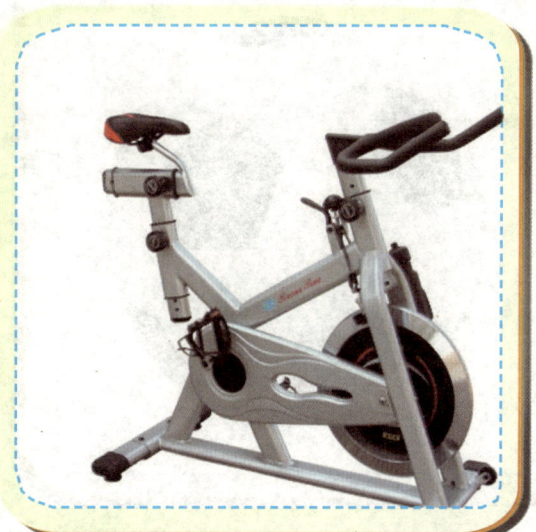

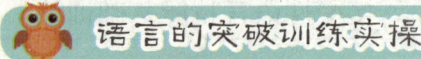

示例 4

指一指"足球"。(2个干扰项)

小档案	
训练时长	
辅助情况	

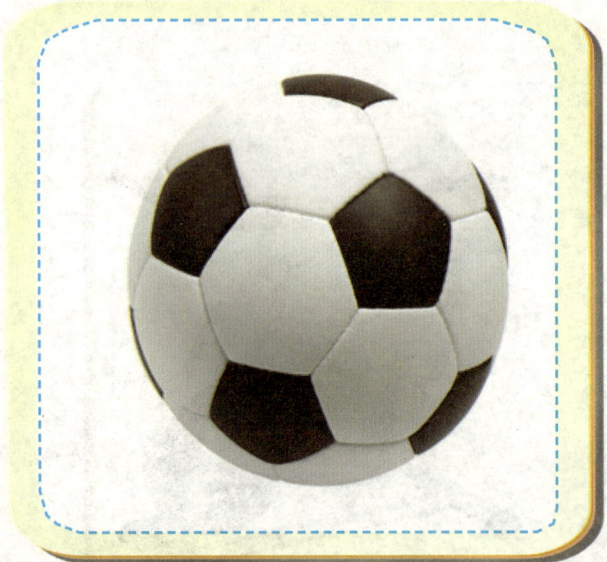

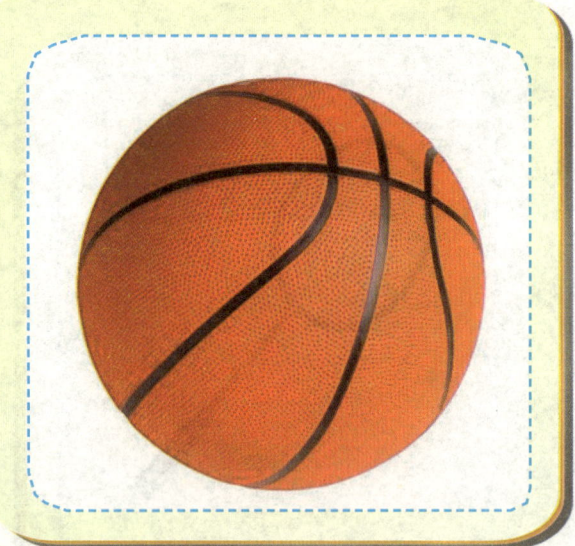

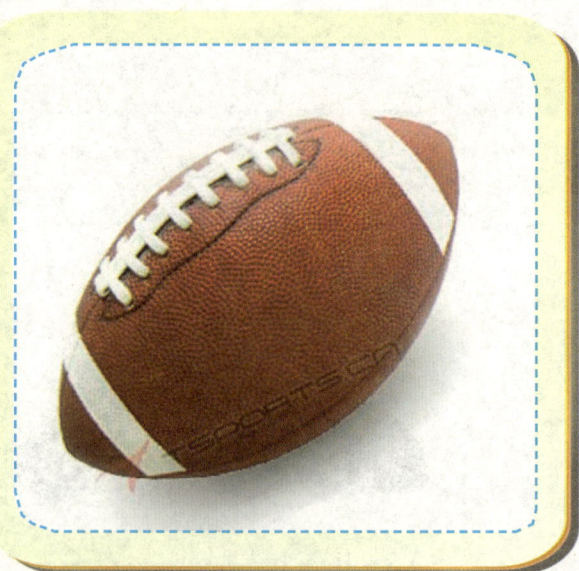

第三章
接受性语言技能基础训练

18 接受玩具词汇

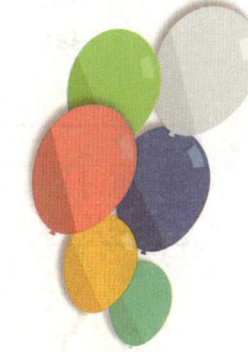

该技能的训练目的是提高患儿的接受性语言能力。通过该技能的训练，患儿应该能达到这样一种水平，即向患儿呈现1~3张玩具图片，或者实物，并说"找到/指一指/摸一摸/给我**"，患儿会找出特定玩具或图片。

扫描二维码，打印本技能训练配套表格

语言的突破训练实操

示例 1

找到"玩具熊"。

小档案	
训练时长	
辅助情况	

训练方法示例

示例 2

找到"魔方"。（1个干扰项）

小档案	
训练时长	
辅助情况	

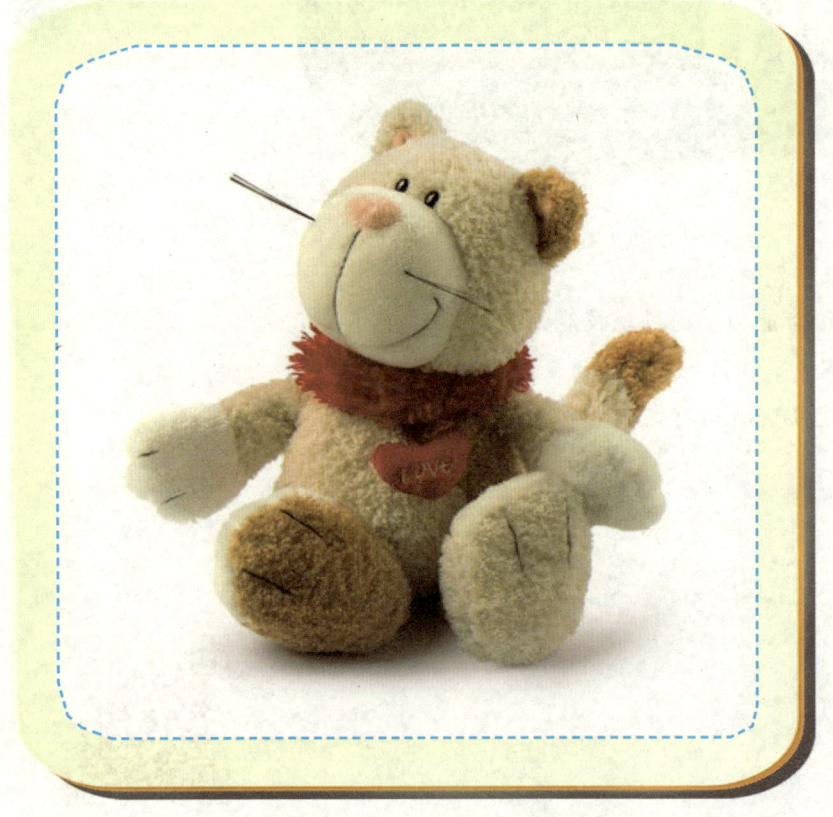

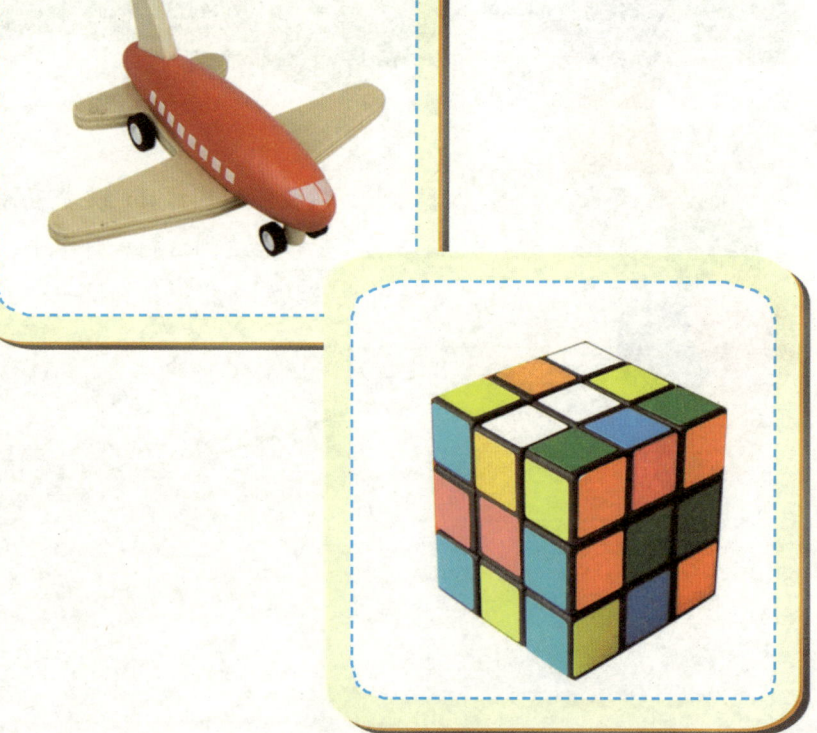

第三章 接受性语言技能基础训练

示例 3

给我"积木"。（2 个干扰项）

小档案	
训练时长	
辅助情况	

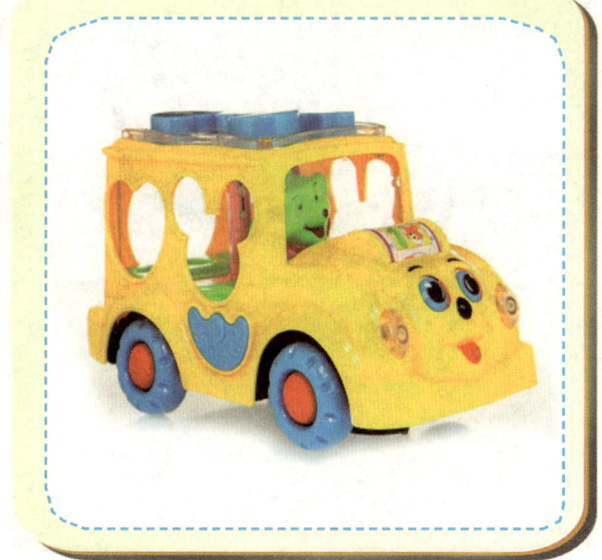
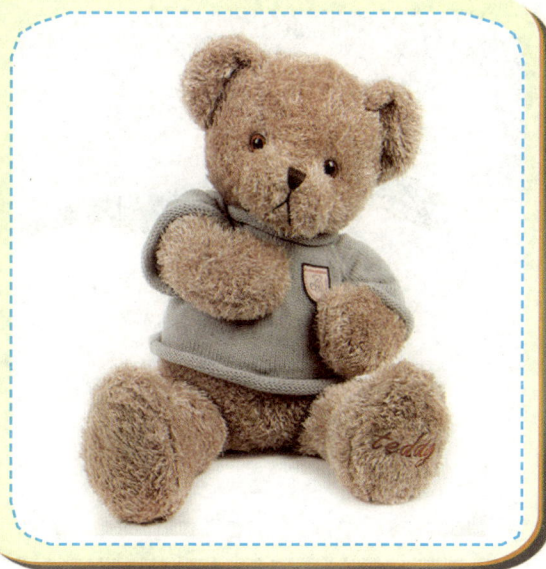
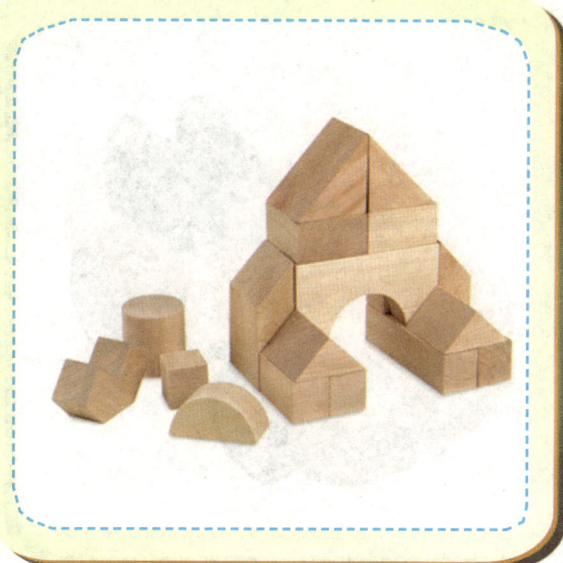

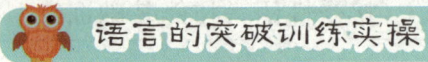

语言的突破训练实操

示例 4

摸一摸"玩具车"。（2个干扰项）

小档案	
训练时长	
辅助情况	

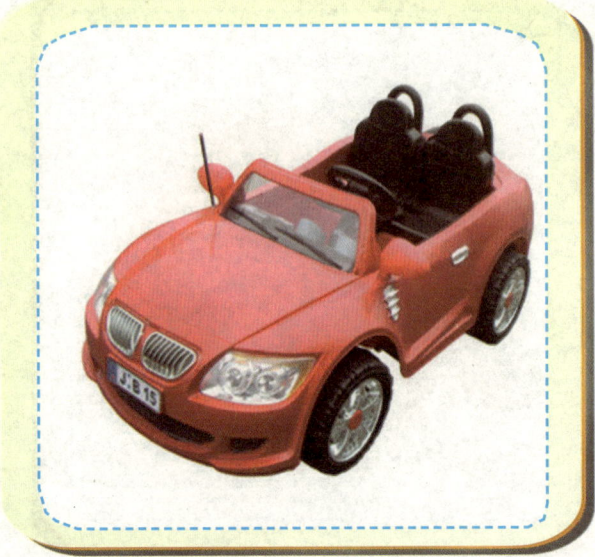
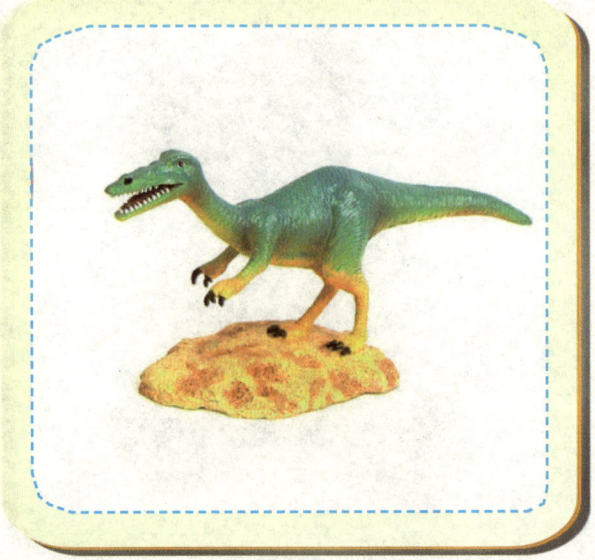
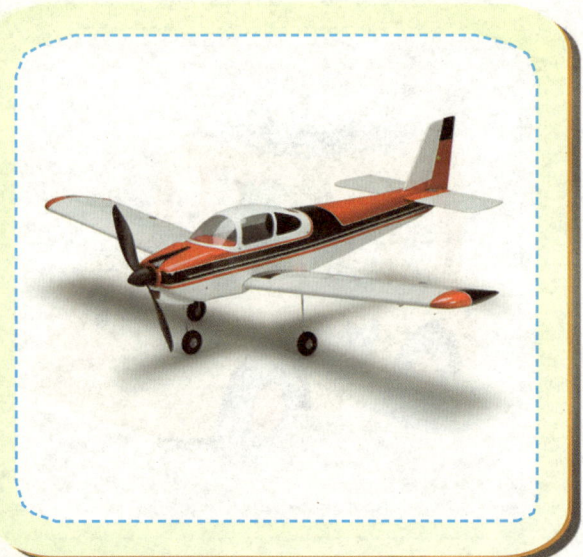

第三章 接受性语言技能基础训练

19 接受交通工具词汇

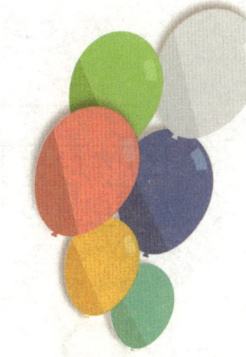

该技能的训练目的是提高患儿的接受性语言能力。通过该技能的训练，患儿应该能达到这样一种水平，即向患儿呈现1～3张交通工具图片，或者玩具，并说"找到/指一指/摸一摸/给我**"，患儿会找出特定交通工具玩具或图片。

扫描二维码，打印本技能训练配套表格

语言的突破训练实操

训练方法
示例

示例1

找到"自行车"。

小档案	
训练时长	
辅助情况	

示例2

找到"卡车"。（1个干扰项）

小档案	
训练时长	
辅助情况	

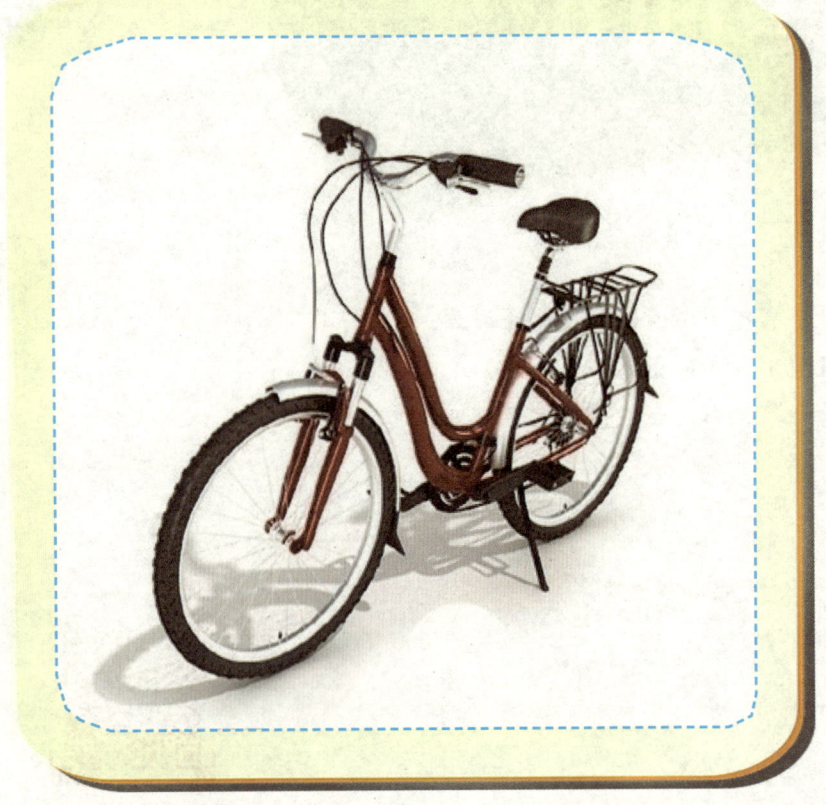

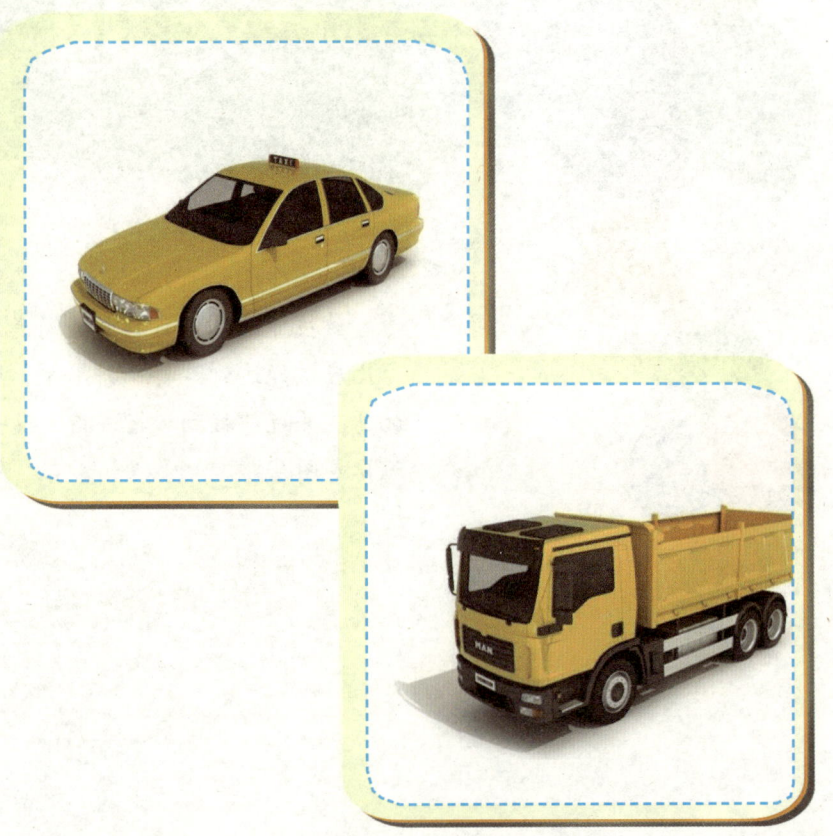

训练方法示例

示例 3

摸一摸"观光车"。（2个干扰项）

小档案	
训练时长	
辅助情况	

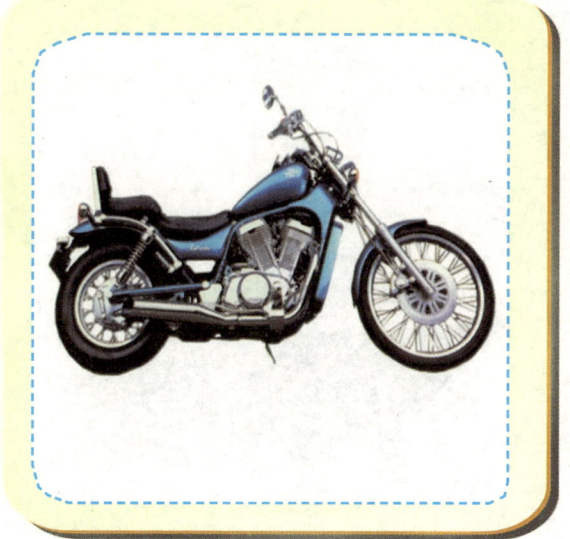
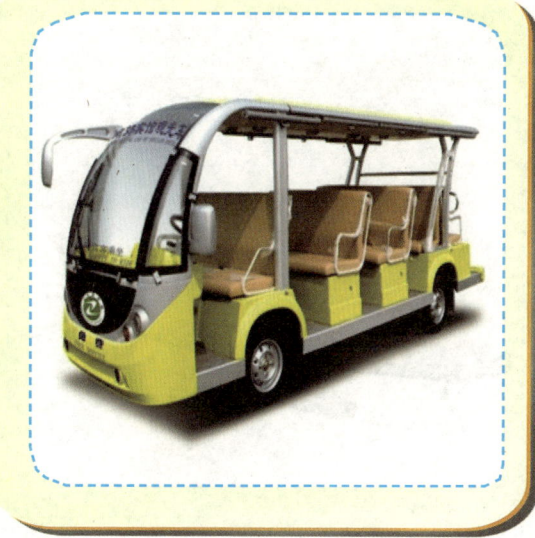
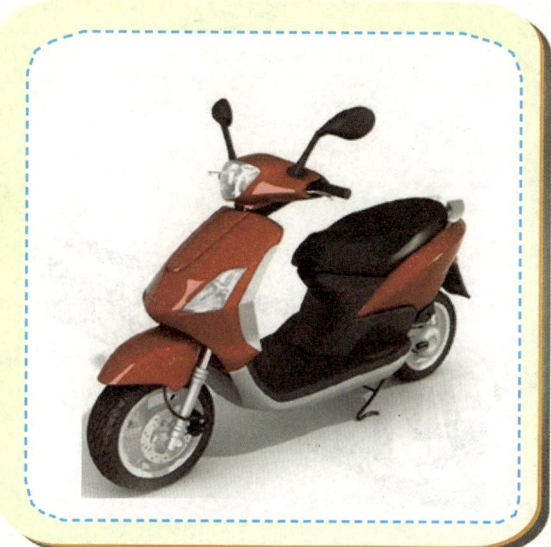

语言的突破训练实操

训练方法示例

示例 4

给我"飞机"。（2个干扰项）

小档案	
训练时长	
辅助情况	

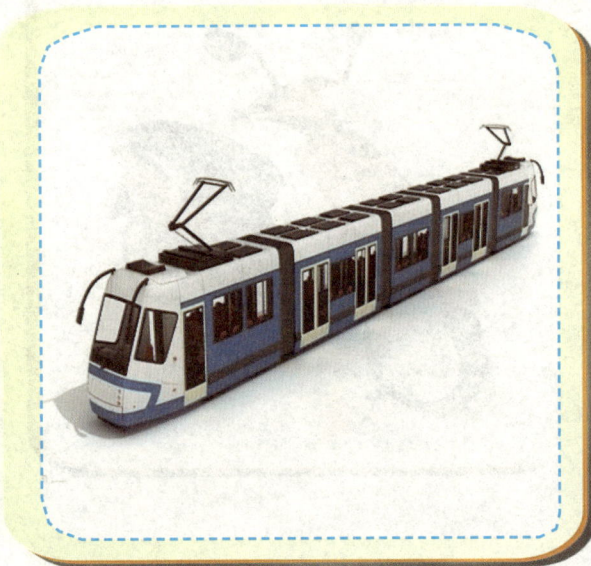

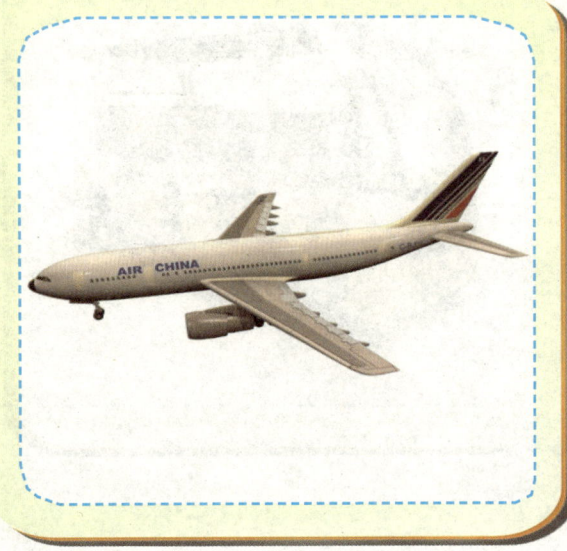

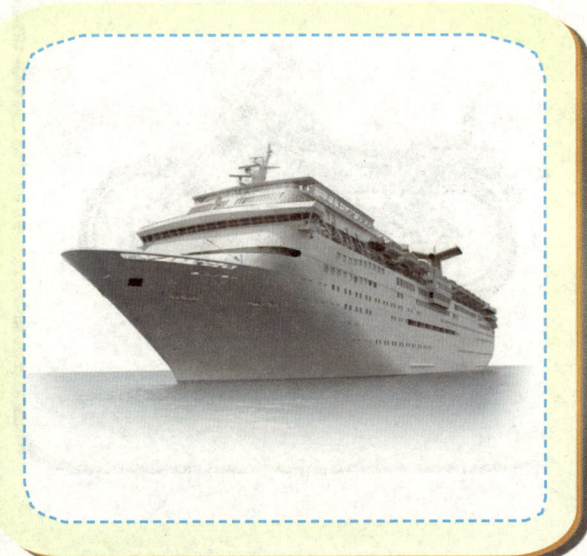

第三章 接受性语言技能基础训练

20 接受一步指令

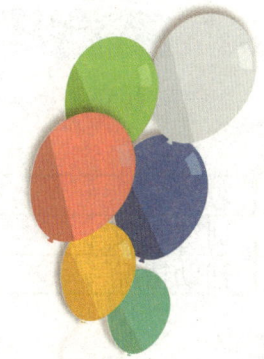

该技能的训练目的是提高患儿的接受性语言能力。通过该技能的训练，患儿应该能达到这样一种水平，即：给予患儿一步口头指令（如拍手、起立等），患儿会遵循指令。

扫描二维码，打印本技能训练配套表格

语言的突破训练实操

示例 1

起立。

小档案	
训练时长	
辅助情况	

训练方法
示例

示例 2

坐下。

小档案	
训练时长	
辅助情况	

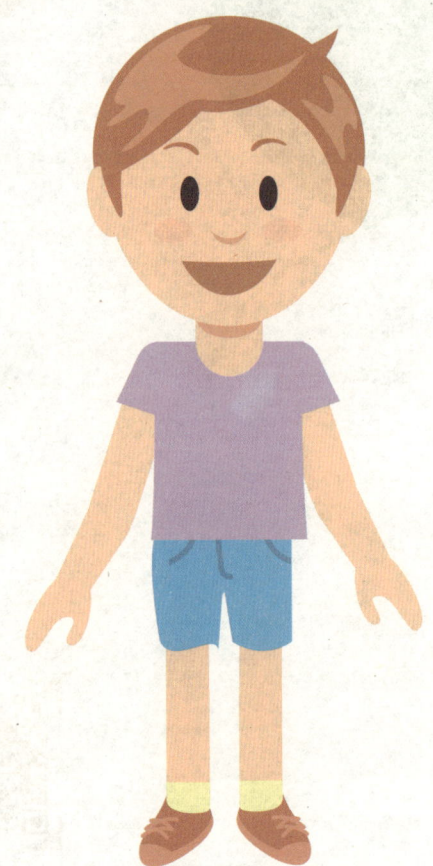
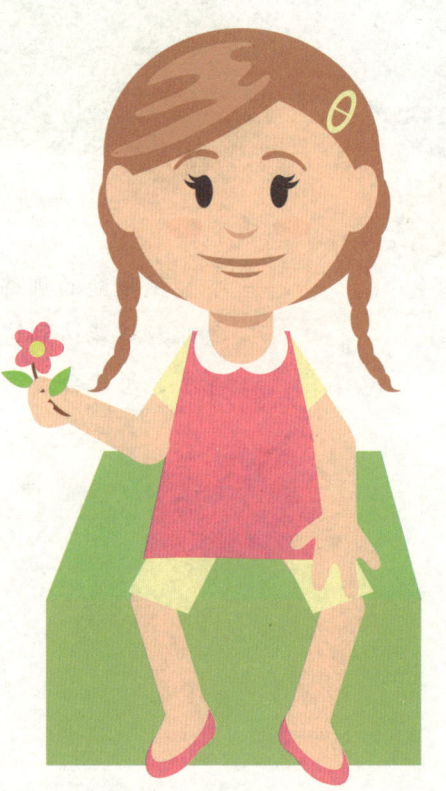

第三章
接受性语言技能基础训练

示例 3

拍手。

小档案	
训练时长	
辅助情况	

训练方法示例

示例 4

举手。

小档案	
训练时长	
辅助情况	

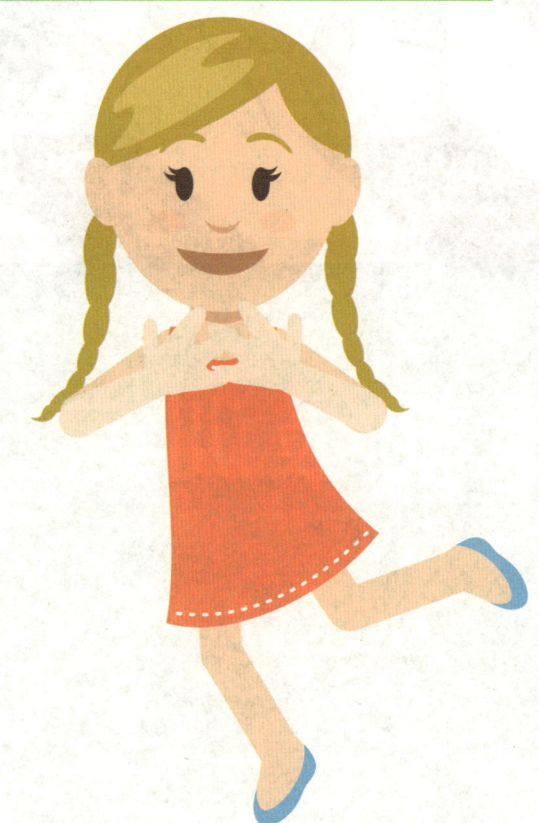
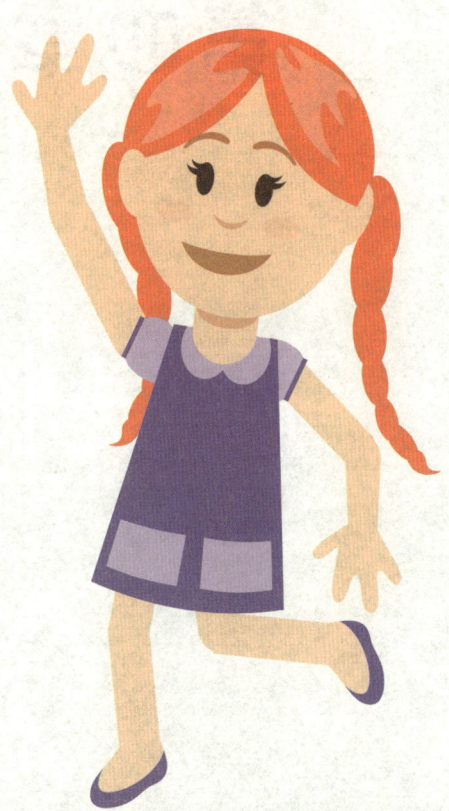

第四章

接受性语言技能初级训练

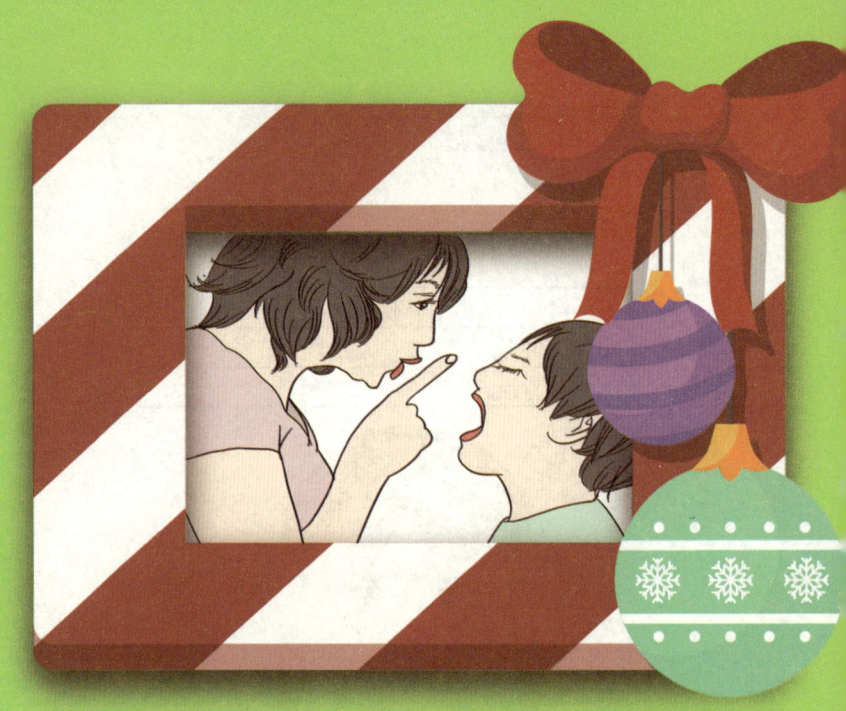

第四章 接受性语言技能初级训练

01 辨别声音

该技能的训练目的是提高患儿对声音的辨别能力。通过该技能的训练，患儿应该能达到这样一种水平，即：放一段录音，然后向患儿呈现1~3张图片，图片上画有能发出这些声音的物品，说"指一指/摸摸/给我你听到的声音"，患儿能够指出声音所对应的图片。

扫描二维码，打印本技能训练配套表格

语言的突破训练实操

训练方法示例

示例 1

指指你听到的声音。

小档案	
训练时长	
辅助情况	

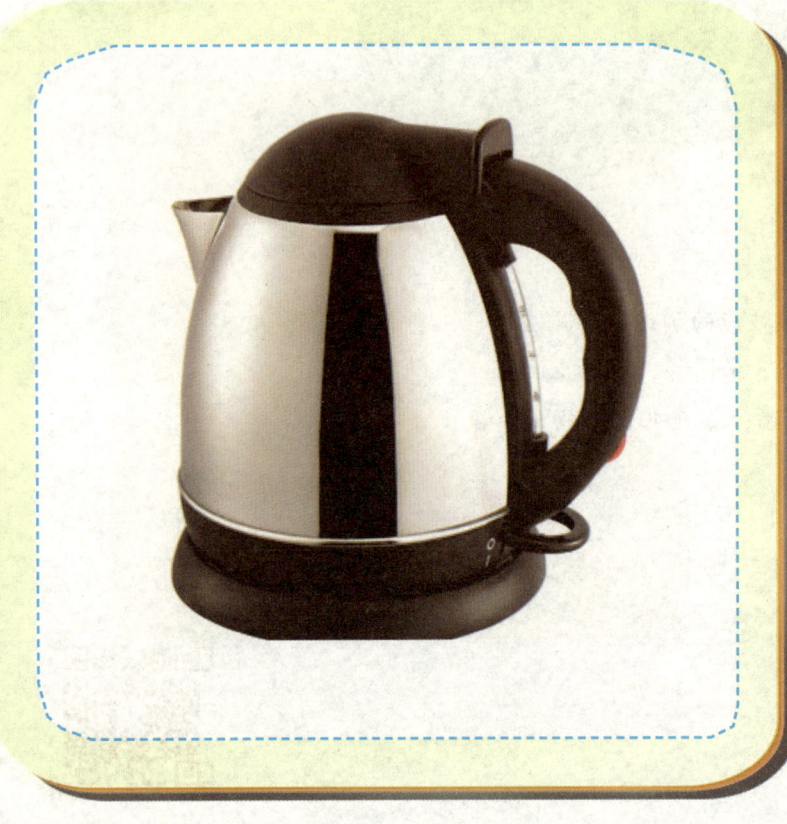

示例 2

摸摸你听到的声音（狗叫声）。（1 个干扰项）

小档案	
训练时长	
辅助情况	

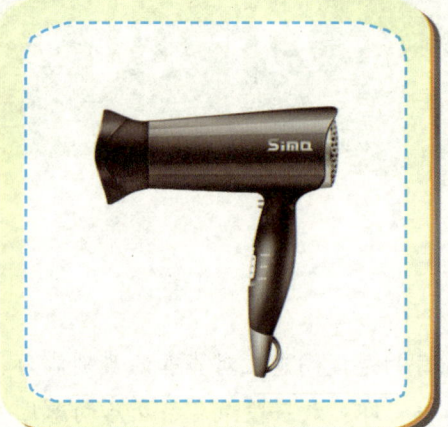

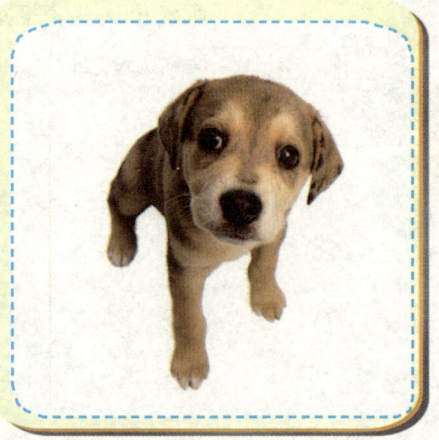

训练方法示例

示例 3

给我你听到的声音（喇叭声）。（2个干扰项）

小档案	
训练时长	
辅助情况	

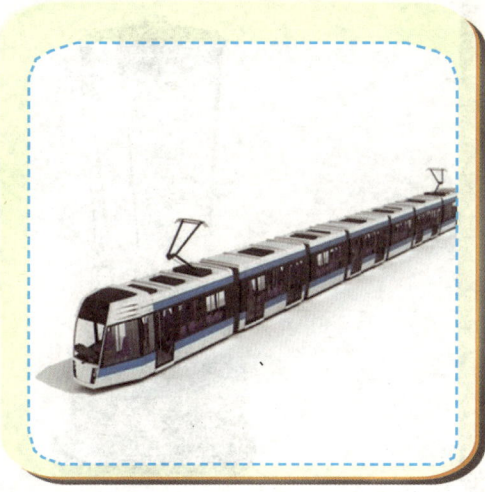
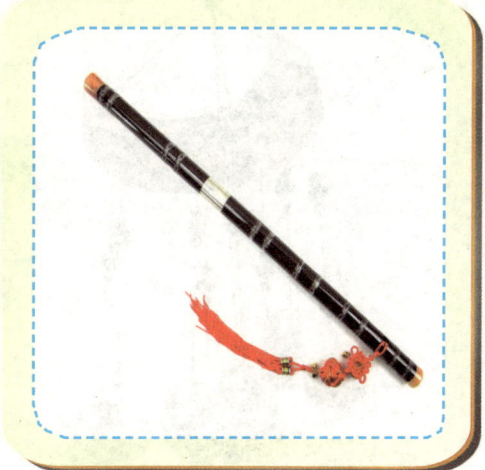
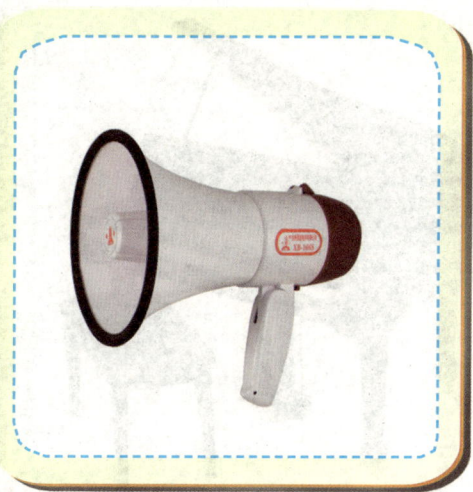

语言的突破训练实操

训练方法示例

示例 4

指一指你听到的（钢琴的声音）。（2 个干扰项）

小档案	
训练时长	
辅助情况	

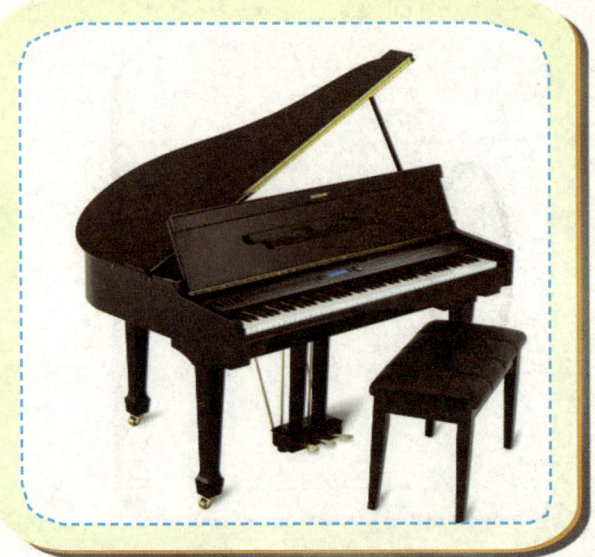
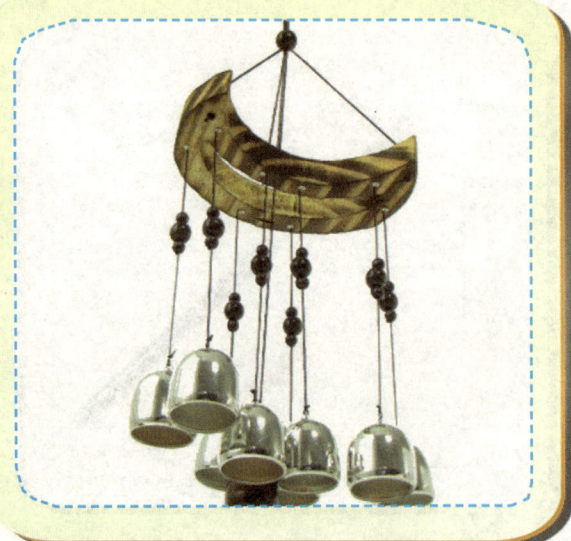
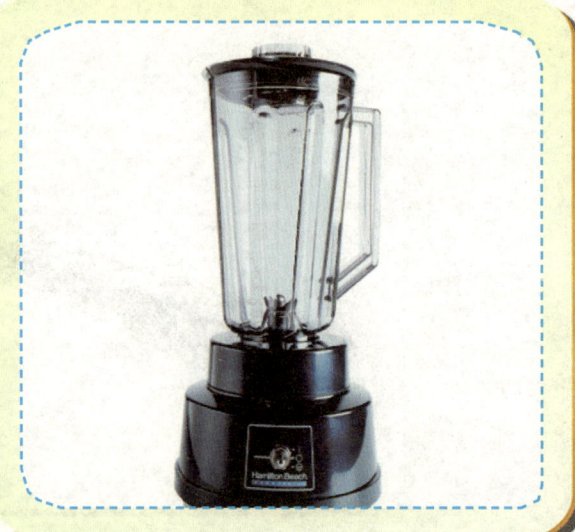

02 做出选择

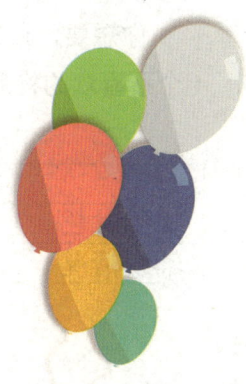

该技能的训练目的是提高患儿的接受性语言能力。通过该技能的训练，患儿应该能达到这样一种水平，即：向患儿呈现2~3件物品或图片，说"你想要什么？"，患儿能够指出他喜欢的物品。

扫描二维码，打印本技能训练配套表格

语言的突破训练实操

示例 1

你想要什么?（1 个喜欢的物品与 1 个不喜欢的物品）

小档案	
训练时长	
辅助情况	

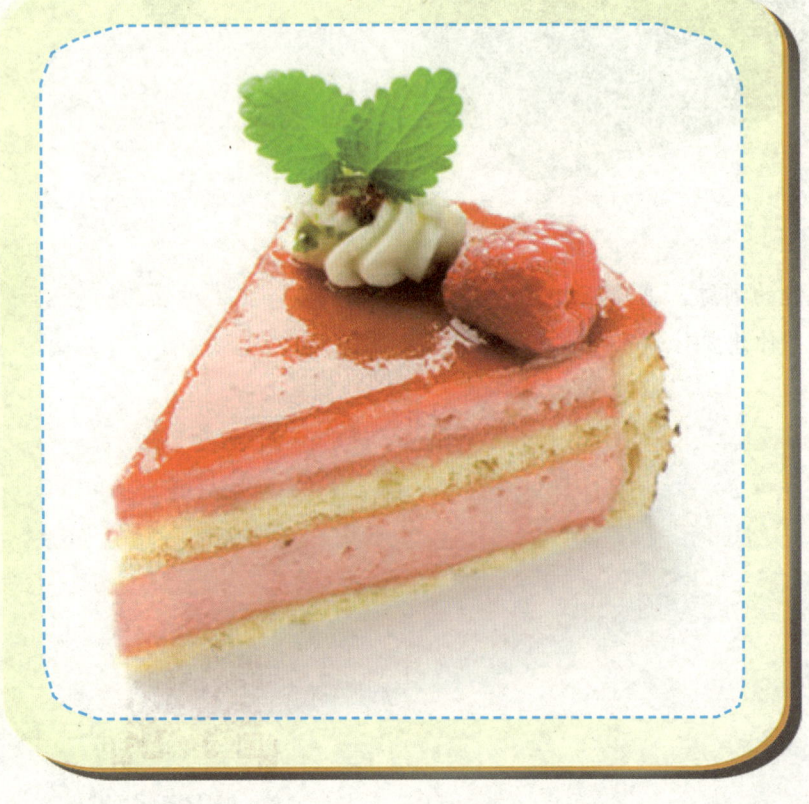
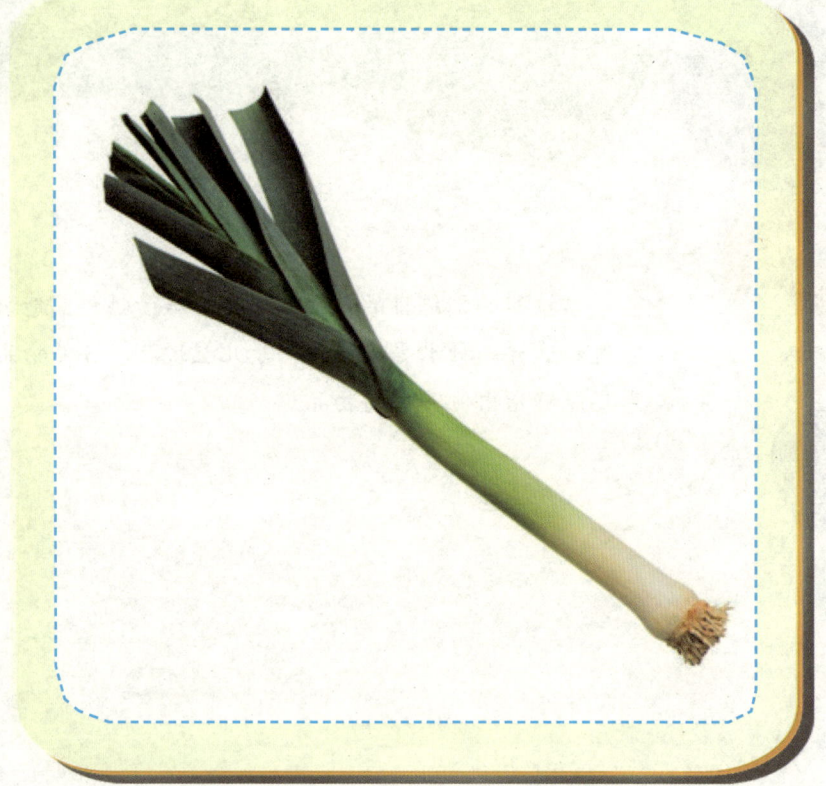

第四章
接受性语言技能初级训练

训练方法示例

示例 2

你想要什么？（1个喜欢的物品与2个不喜欢的物品）

小档案	
训练时长	
辅助情况	

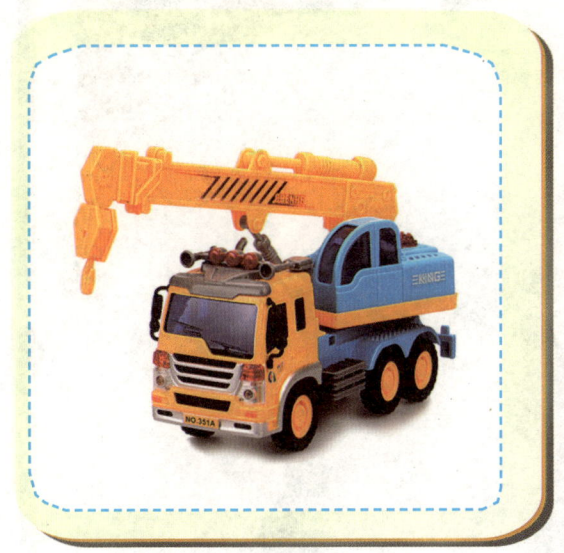
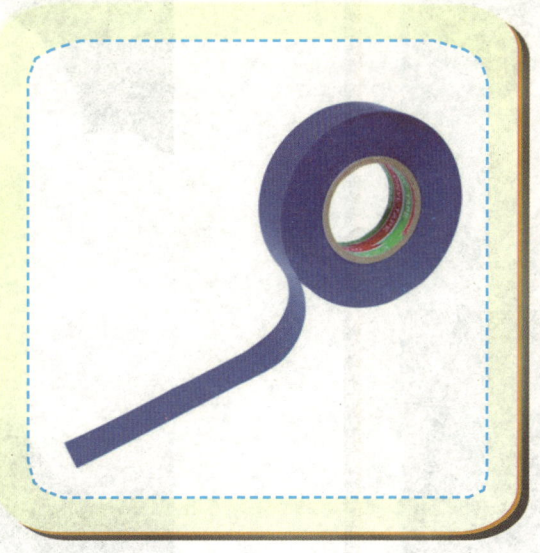
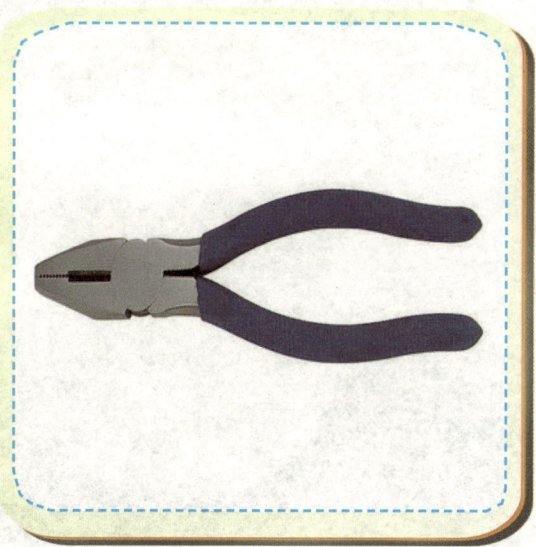

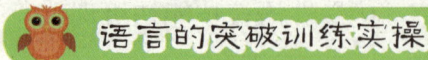

语言的突破训练实操

示例 3

你想要什么？（1张喜欢的物品图片与1张不喜欢的物品图片）

小档案	
训练时长	
辅助情况	

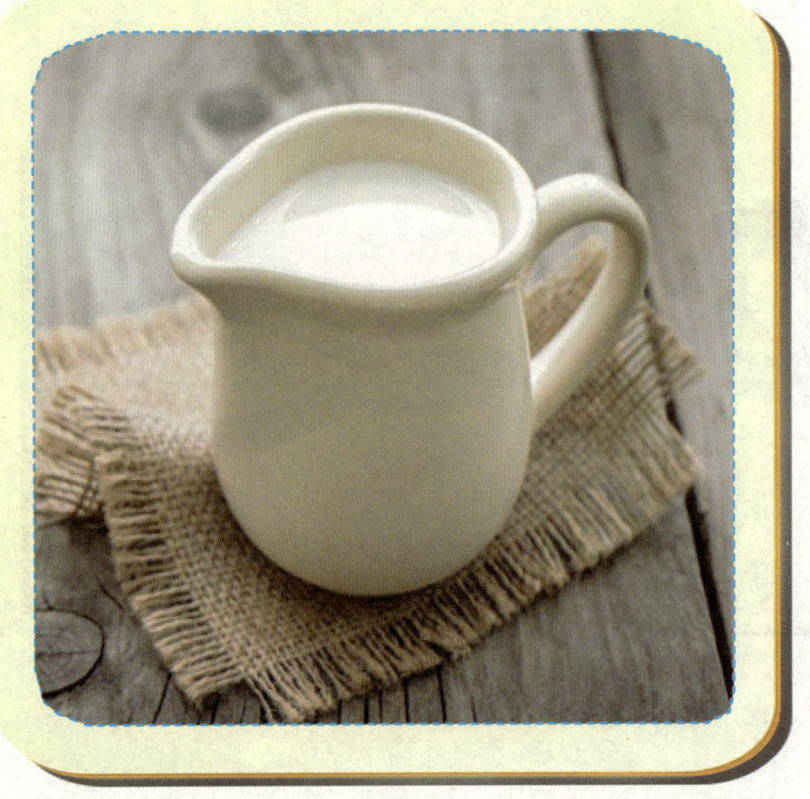

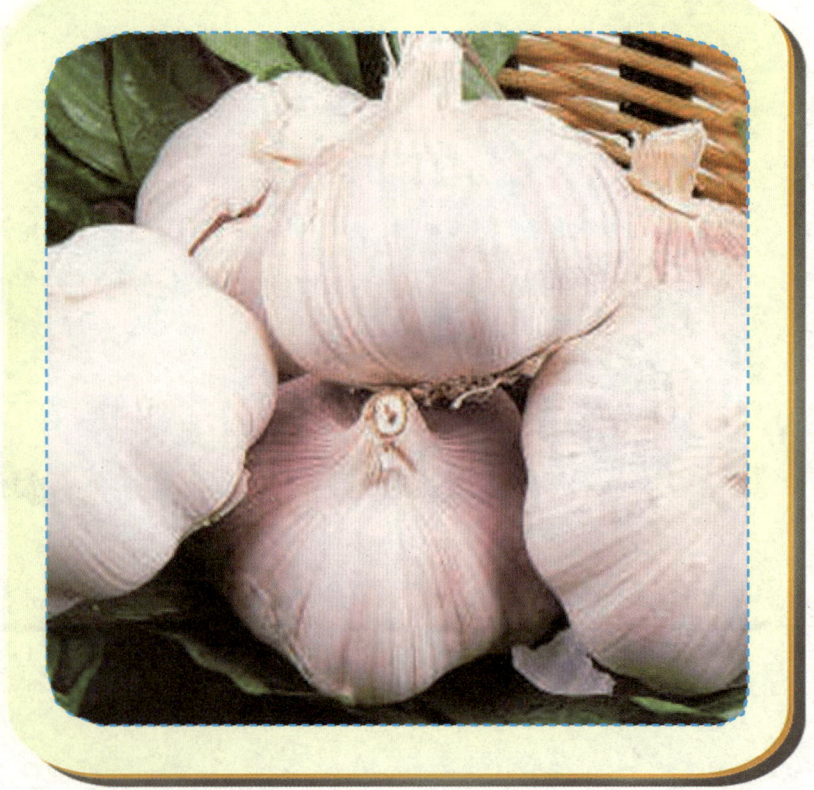

第四章
接受性语言技能初级训练

示例 4

你想要什么？（1张喜欢的物品图片与2张不喜欢的物品图片）

小档案	
训练时长	
辅助情况	

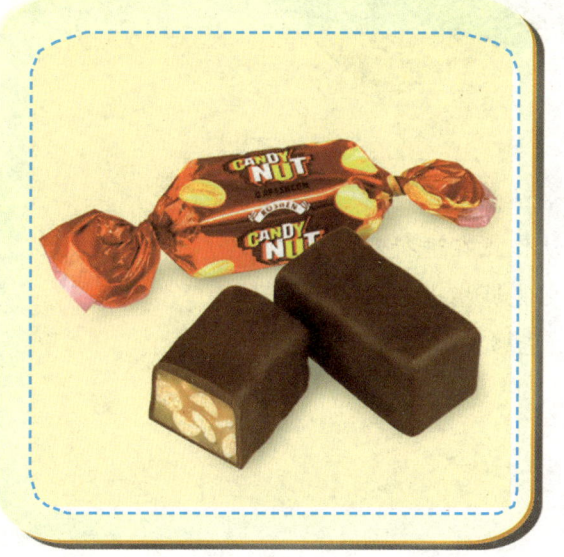
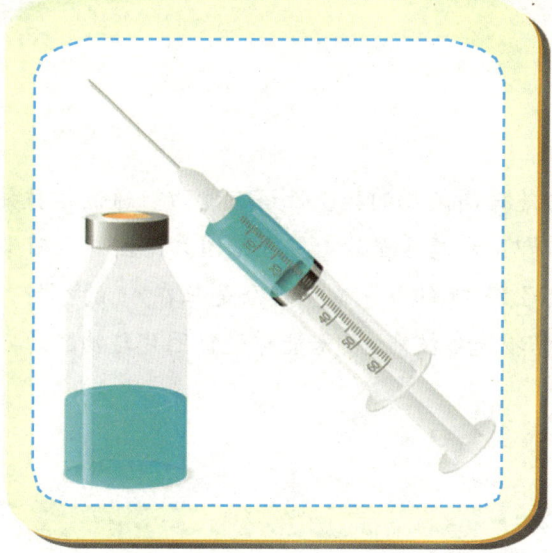
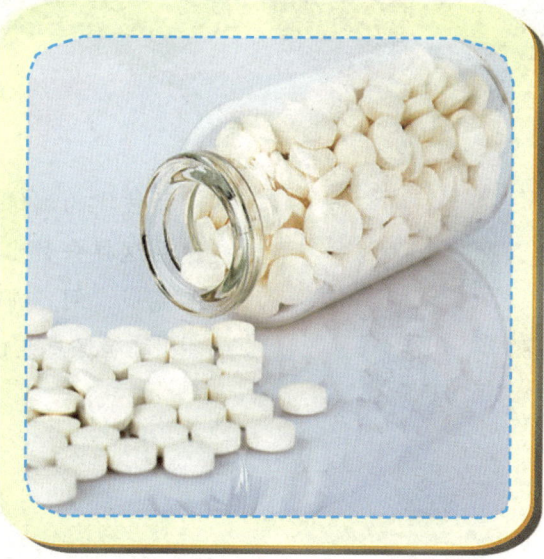

语言的突破训练实操

03 接受程度词汇

该技能的训练目的是提高患儿的接受性语言能力。通过该技能的训练，患儿应该能达到这样一种水平，即：向患儿呈现 1~3 张图片，图片上有某种动作正在进行和已经完成，问"哪个是已经**的？"或"哪个是正在**的？"，患儿能够指出正确的图片。确保患儿已经掌握先备技能，例如能够进行图片与物品的匹配，能够接受指令。

第四章
接受性语言技能初级训练

示例 1

"哪个墙是已经刷完的?"（1 个干扰项）

小档案	
训练时长	
辅助情况	

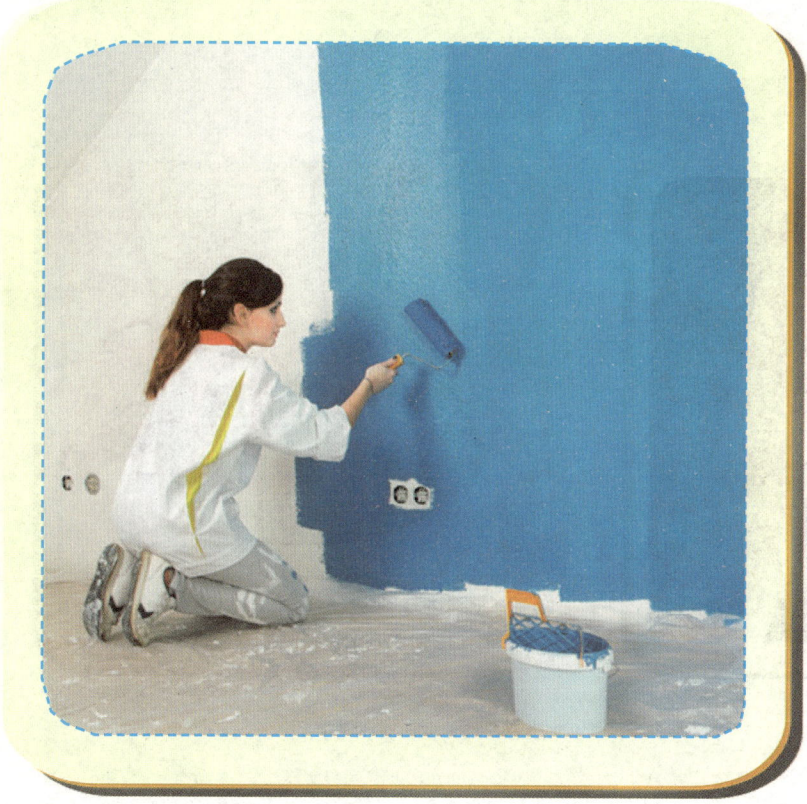

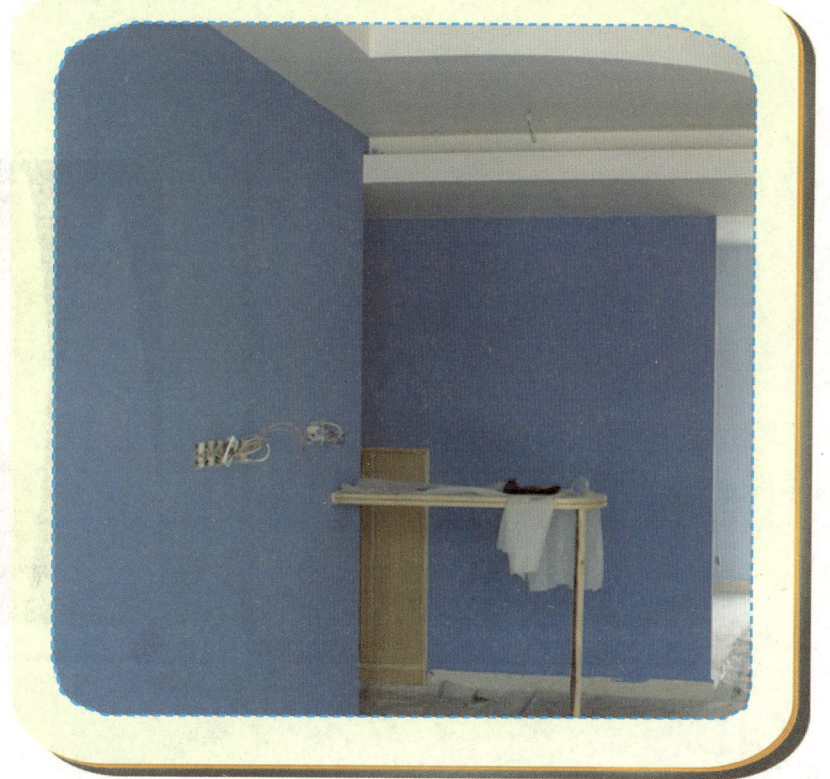

语言的突破训练实操

训练方法示例

示例 2

"哪个是已经吃完的?"(2 个干扰项)

小档案	
训练时长	
辅助情况	

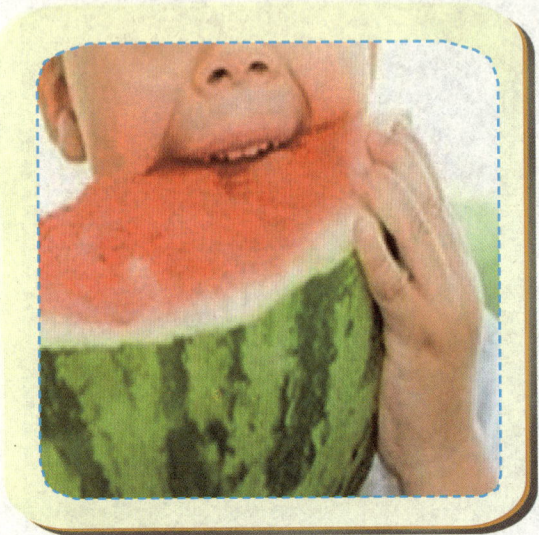 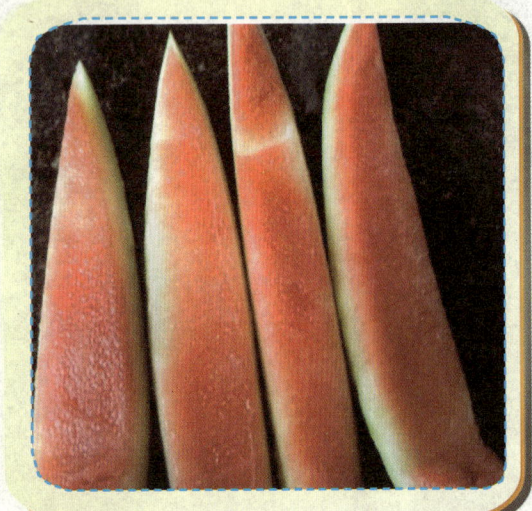 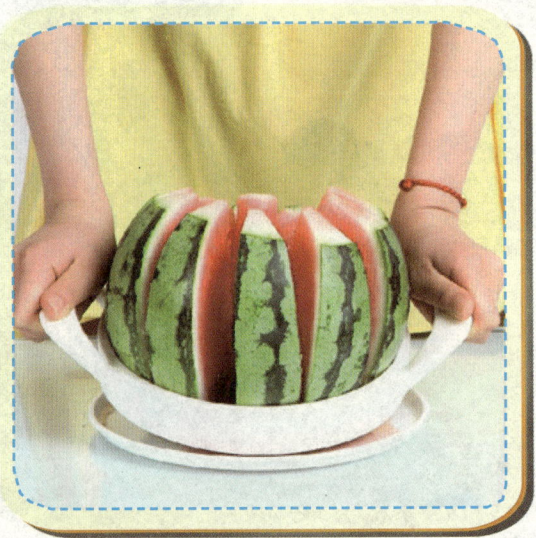

第四章
接受性语言技能初级训练

示例 3

"哪个是正在喝水的？" （1 个干扰项）

小档案	
训练时长	
辅助情况	

训练方法示例

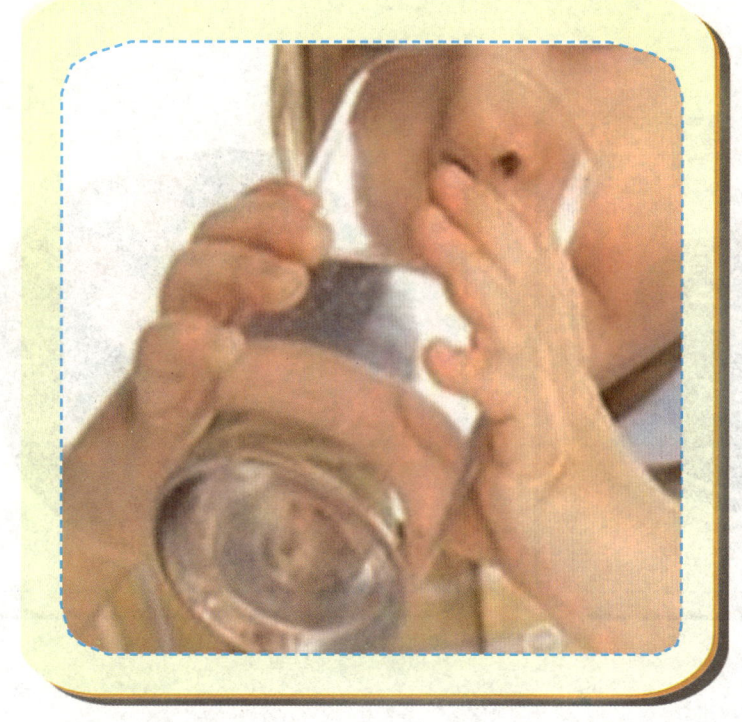

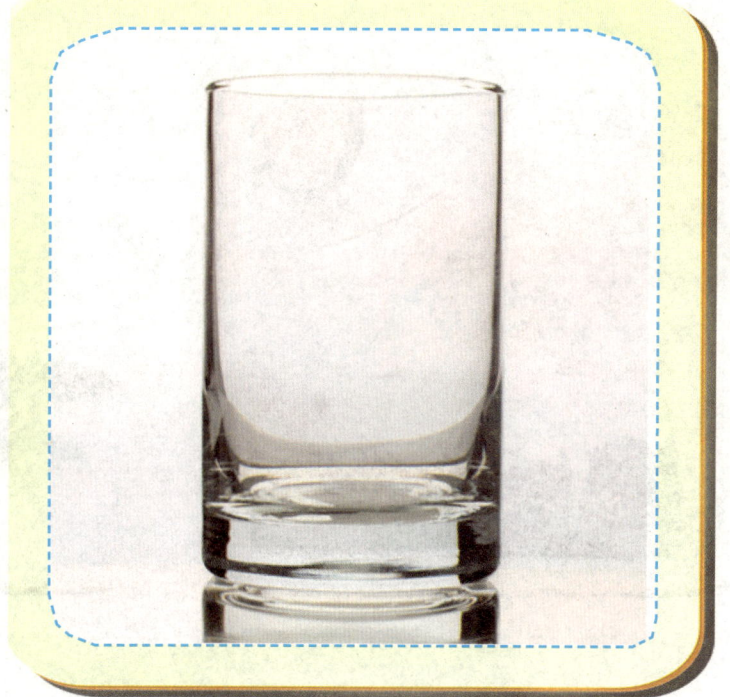

语言的突破训练实操

训练方法示例

示例 4

"哪个是正在做蛋糕?"（2个干扰项）

小档案	
训练时长	
辅助情况	

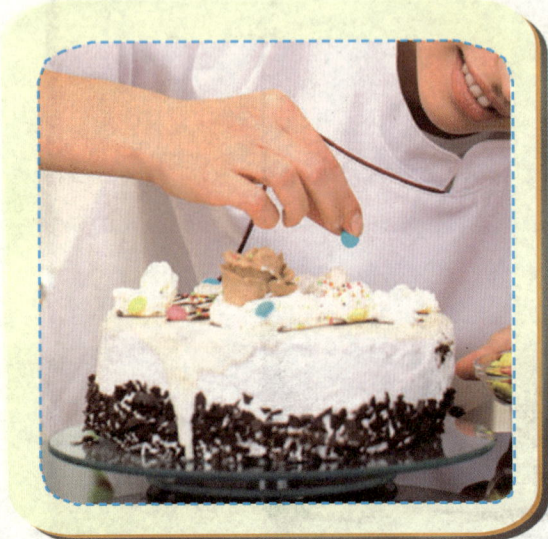 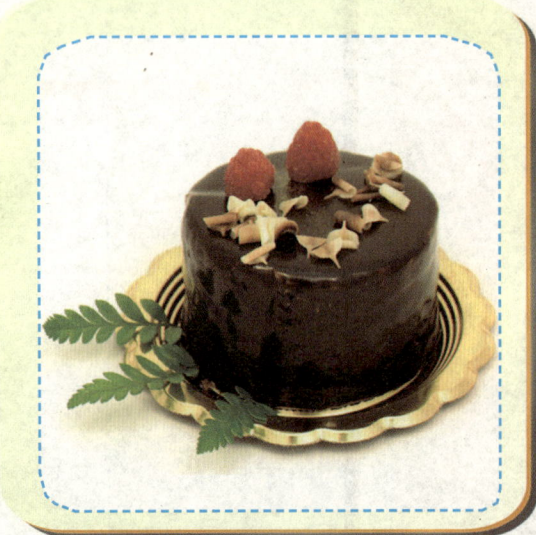 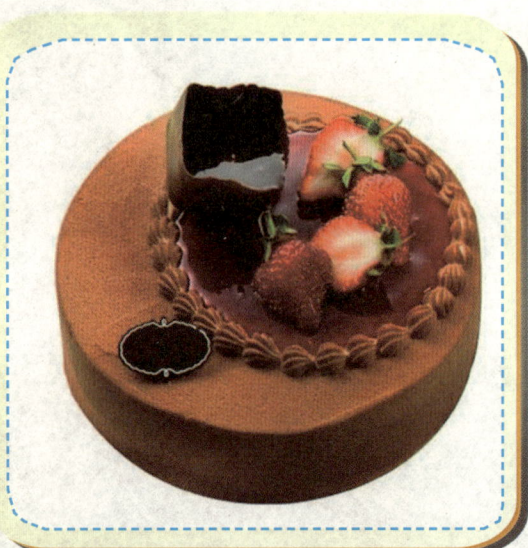

04 辨别男女

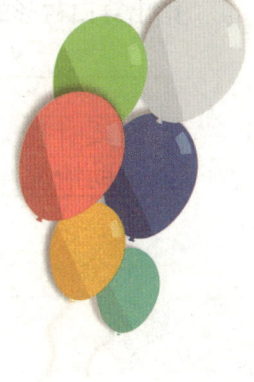

该技能的训练目的是提高患儿对性别的辨别能力。通过该技能的训练,患儿应该能达到这样一种水平,即:向患儿呈现 1~3 张图片,图片上有正在做某个动作或具有某种特征的男或女,说"指出/给我/找找/摸摸***"(如"指出穿白衬衫的男人"),患儿能够指出正确的图片。

扫描二维码,打印本技能训练配套表格

语言的突破训练实操

示例 1

指出穿白衬衫的男人。（1 个干扰项）

小档案	
训练时长	
辅助情况	

训练方法
示例

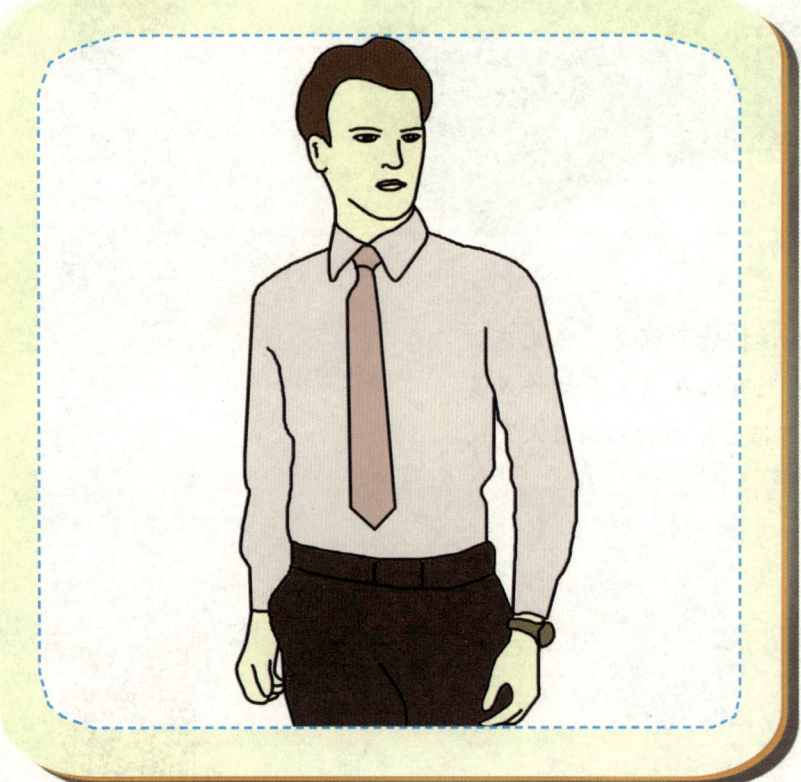

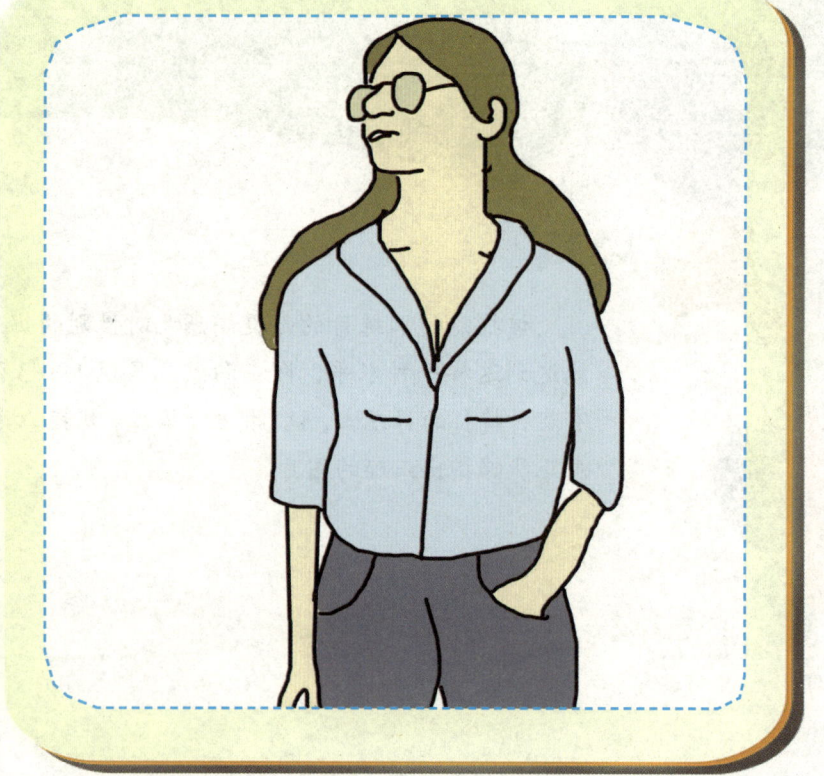

第四章 接受性语言技能初级训练

示例 2

摸摸戴手表的男人。（1 个干扰项）

小档案	
训练时长	
辅助情况	

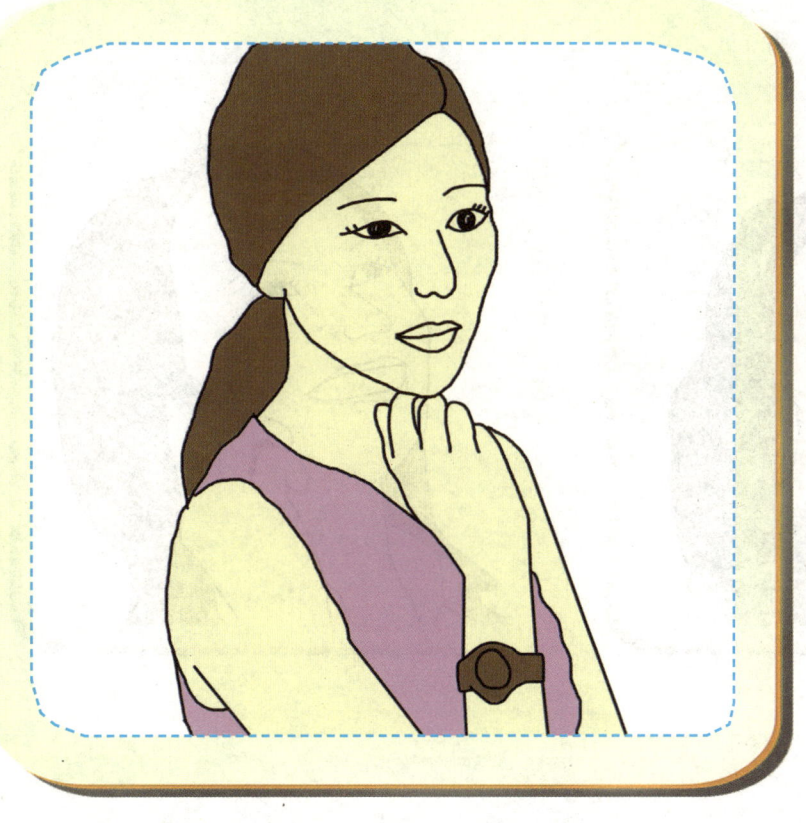

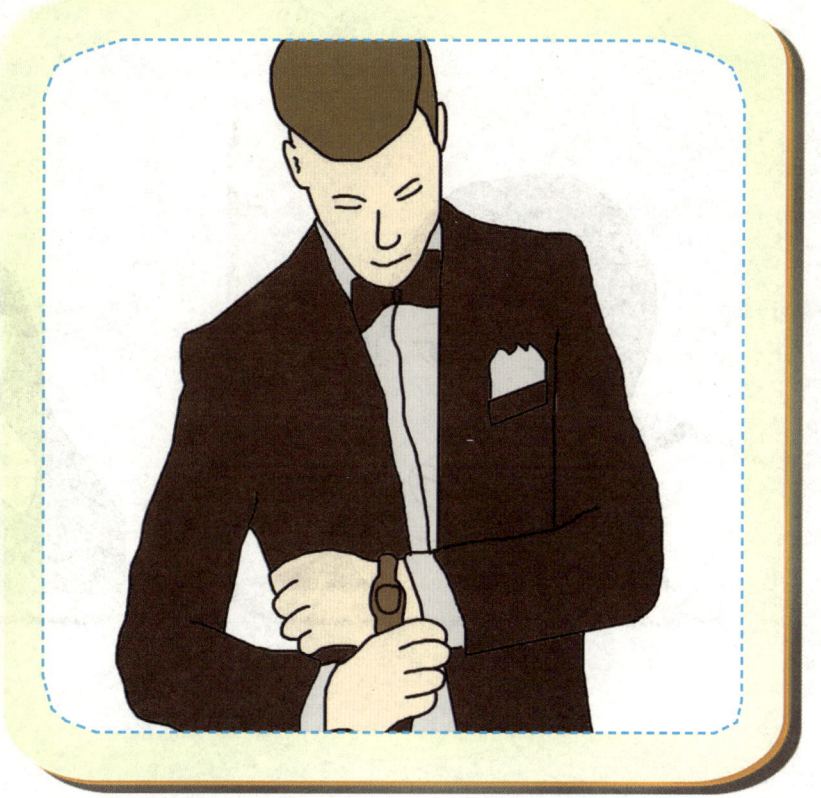

 语言的突破训练实操

训练方法示例

示例 3

找到正在打电话的男孩。（2 个干扰项）

小档案	
训练时长	
辅助情况	

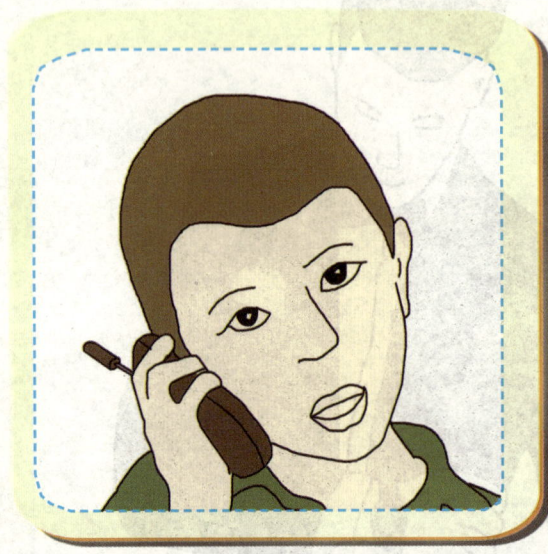
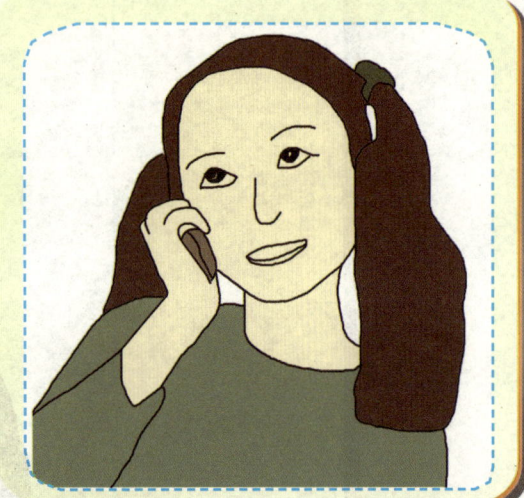
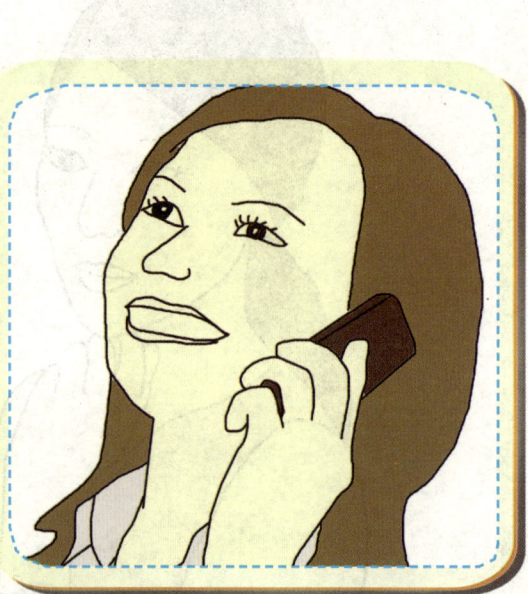

训练方法示例

示例 4

给我正在跳跃的女孩。（2 个干扰项）

小档案	
训练时长	
辅助情况	

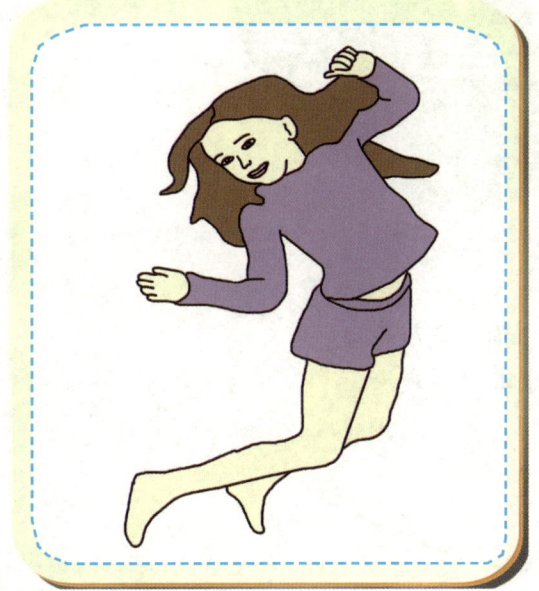
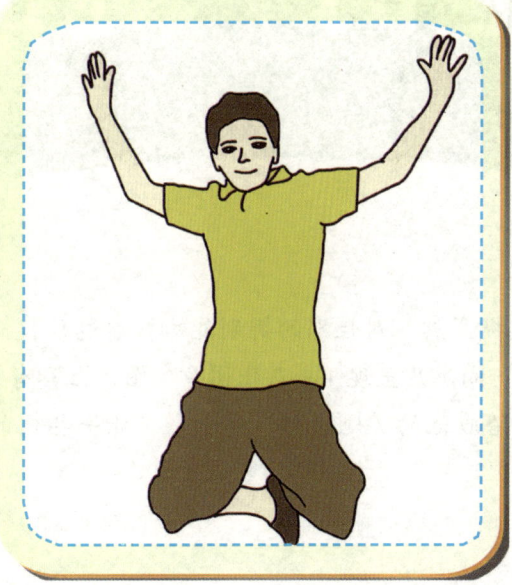
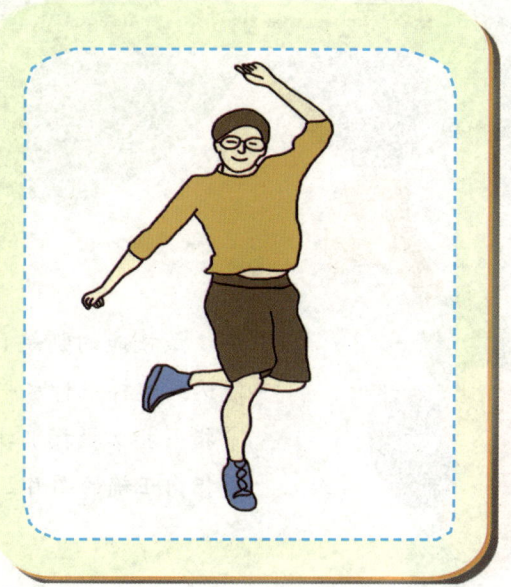

语言的突破训练实操

05 代词（他的／她的）

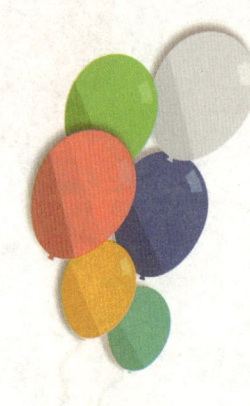

该技能的训练目的是提高患儿对性别的辨别能力。通过该技能的训练，患儿应该能达到这样一种水平，即：向患儿呈现1～3张图片，图片上具有某种特征的男或女，"指一指／摸摸／找找／给我他的／她的**"（如，"指一指他的胳膊"），患儿能够指出正确的图片。

扫描二维码，打印本技能训练配套表格

第四章
接受性语言技能初级训练

示例 1

"指一指男孩的篮球。"（1 个干扰项）

小档案	
训练时长	
辅助情况	

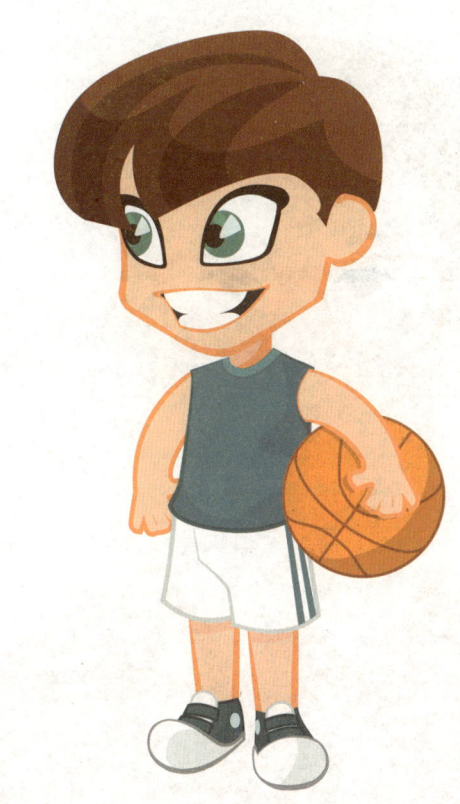

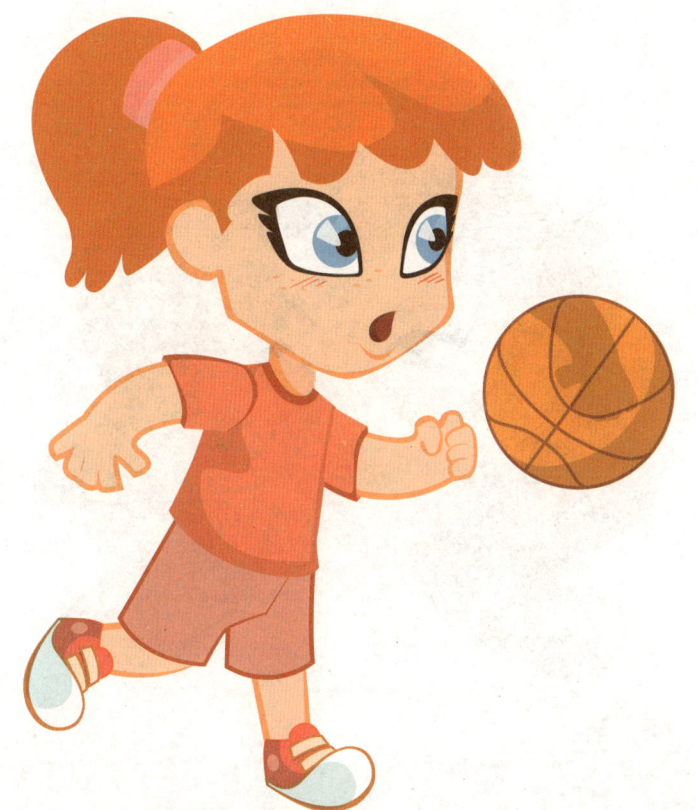

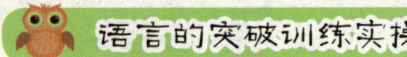
语言的突破训练实操

示例 2

"指一指男人的眼镜。"（1个干扰项）

小档案	
训练时长	
辅助情况	

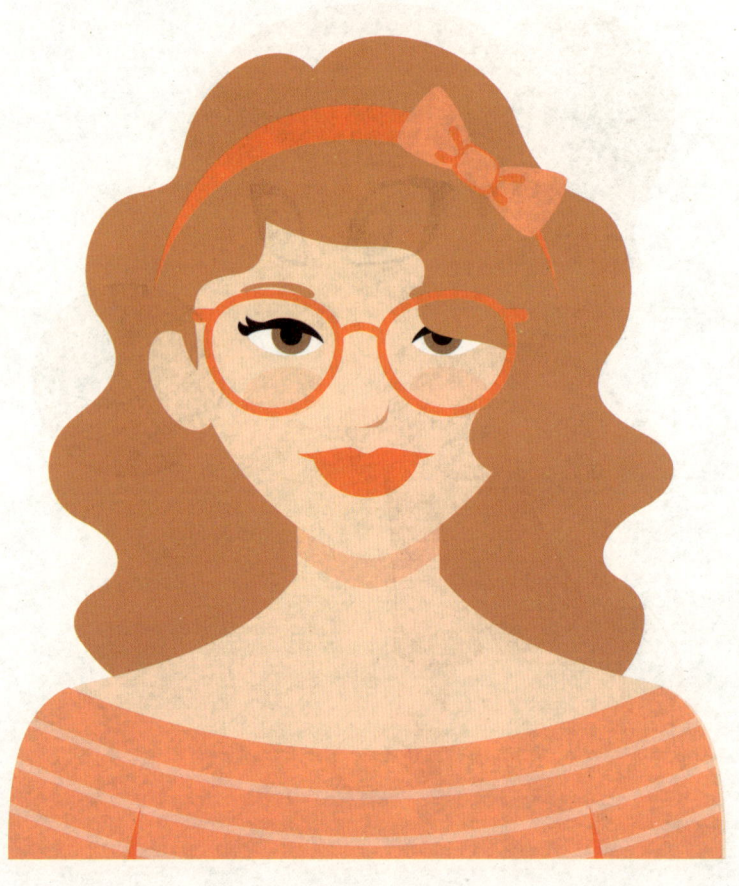
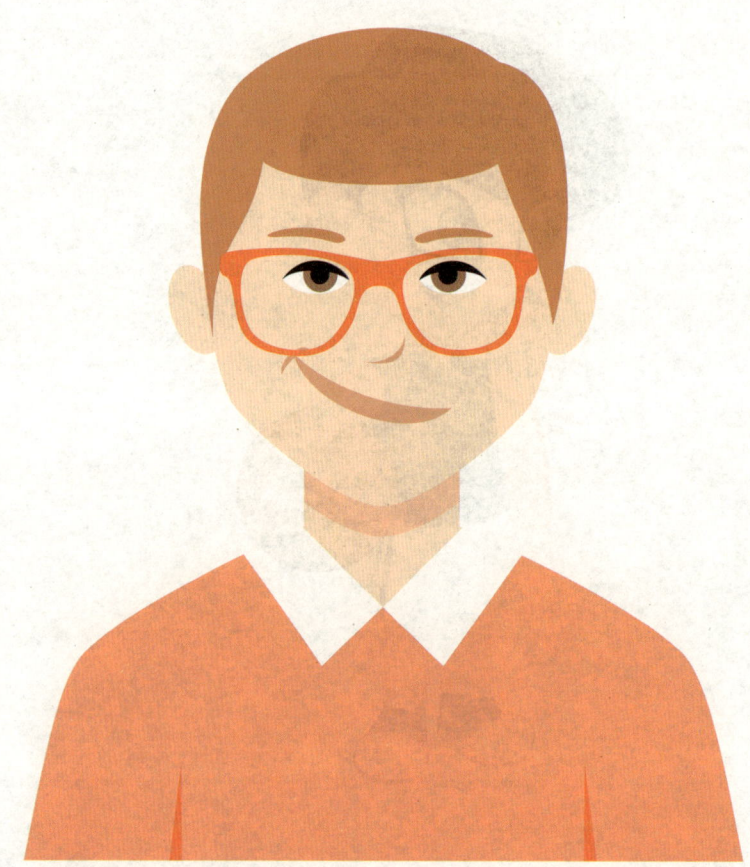

第四章
接受性语言技能初级训练

示例 3

"找一找女孩的胳膊。"（1 个干扰项）

小档案	
训练时长	
辅助情况	

训练方法示例

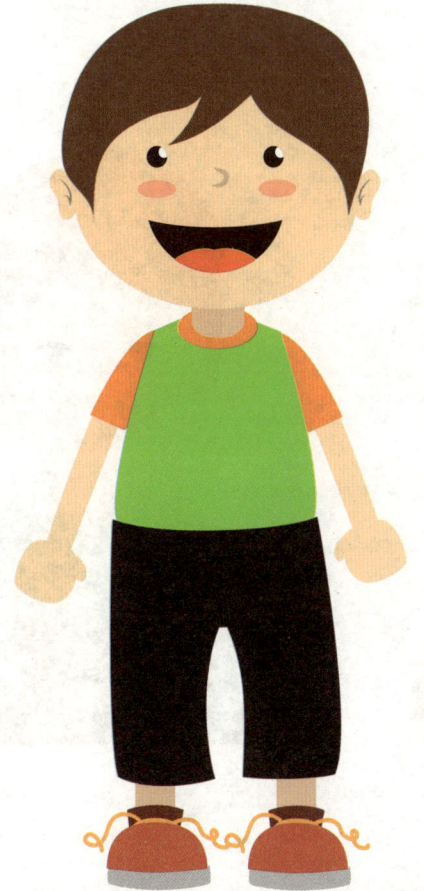

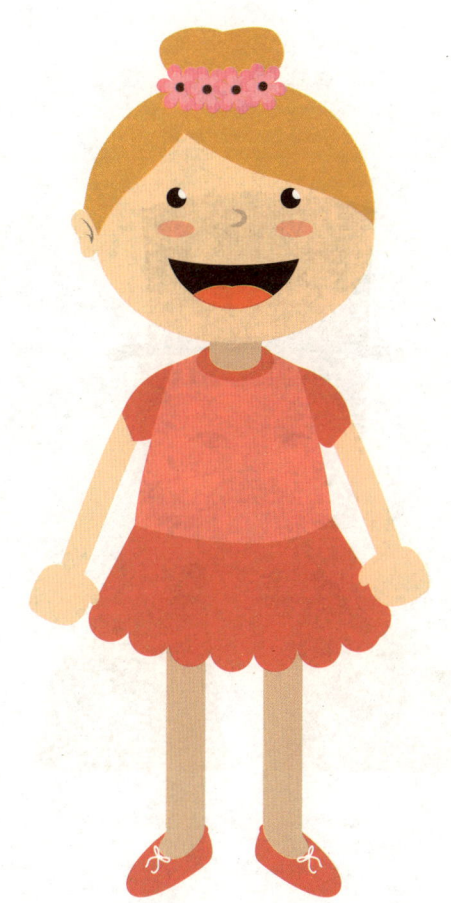

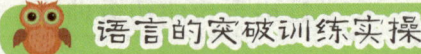 语言的突破训练实操

 训练方法示例

示例 4

"摸一摸女孩的帽子。"（2 个干扰项）

小档案	
训练时长	
辅助情况	

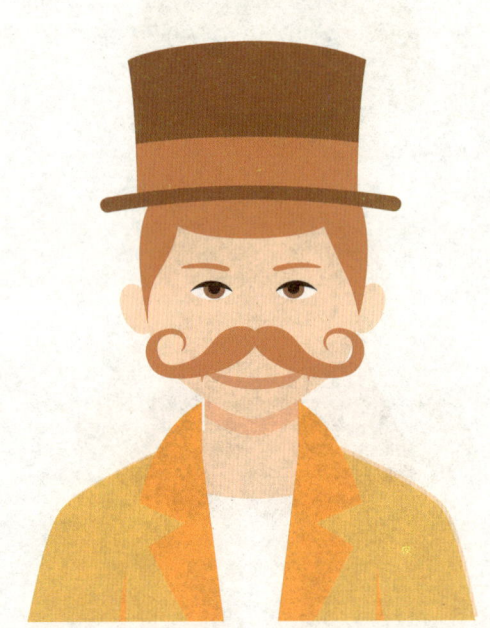
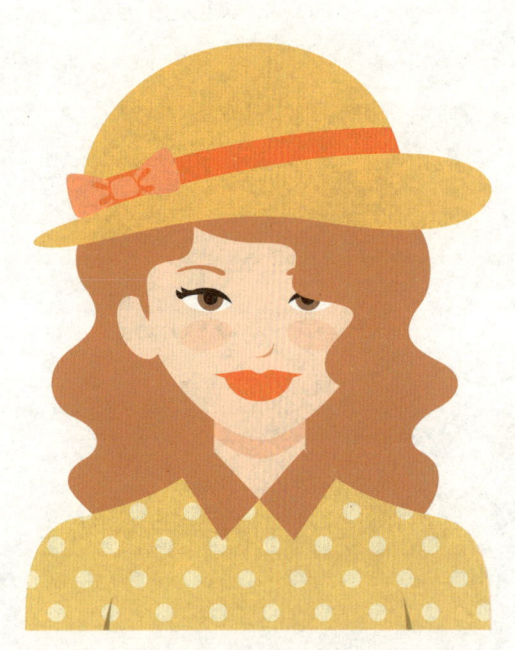
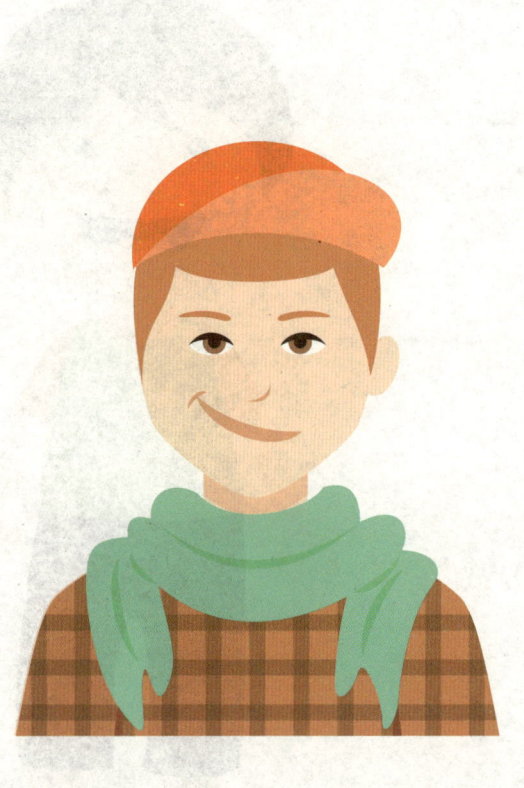

06 代词（我/你）

第四章 接受性语言技能初级训练

该技能的训练目的是提高患儿对代词的接受能力。通过该技能的训练，患儿应该能达到这样一种水平，即：向患儿呈现 1~3 张图片，图片上有训练者及受训患儿进行同一个动作，说"指一指 ** 的我"或"指一指 ** 的你"，患儿能够指出正确的图片。

扫描二维码，打印本技能训练配套表格

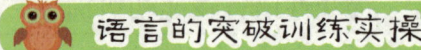
语言的突破训练实操

示例 1

指一指正在摸鼻子的我。（1 个干扰项）

小档案	
训练时长	
辅助情况	

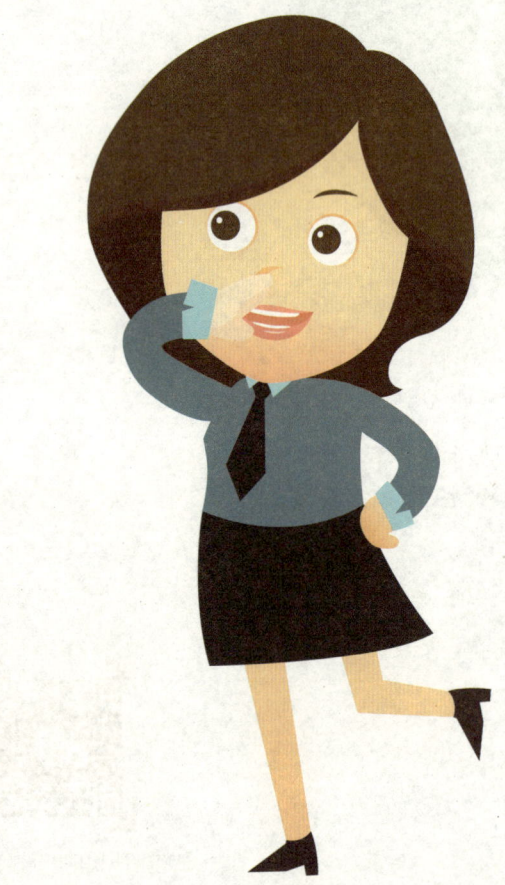

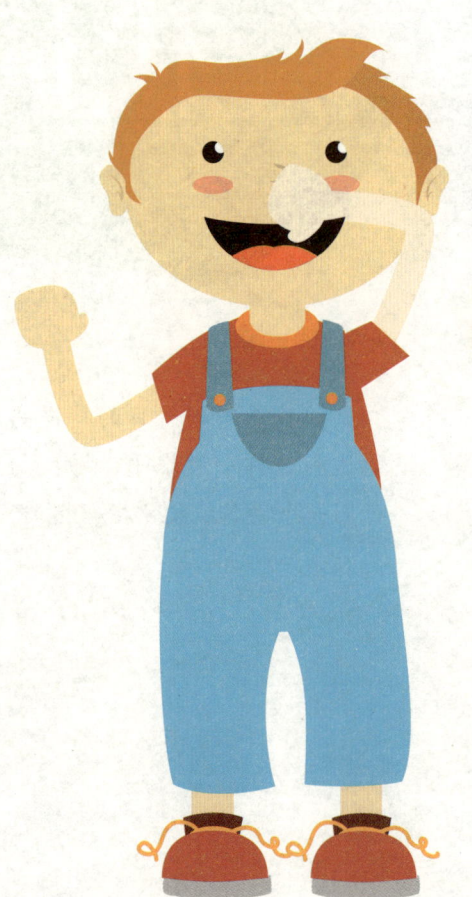

第四章
接受性语言技能初级训练

示例 2

指一指正在玩喇叭的你。（1 个干扰项）

小档案	
训练时长	
辅助情况	

训练方法示例

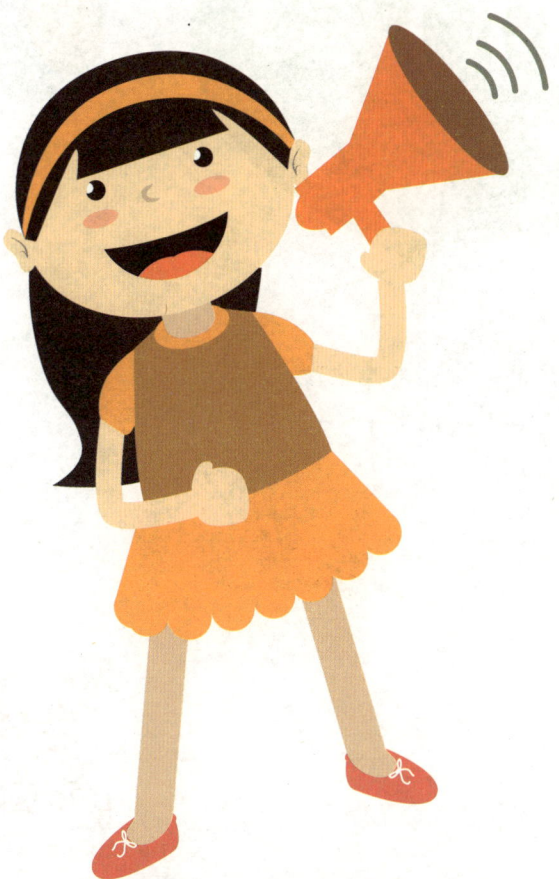

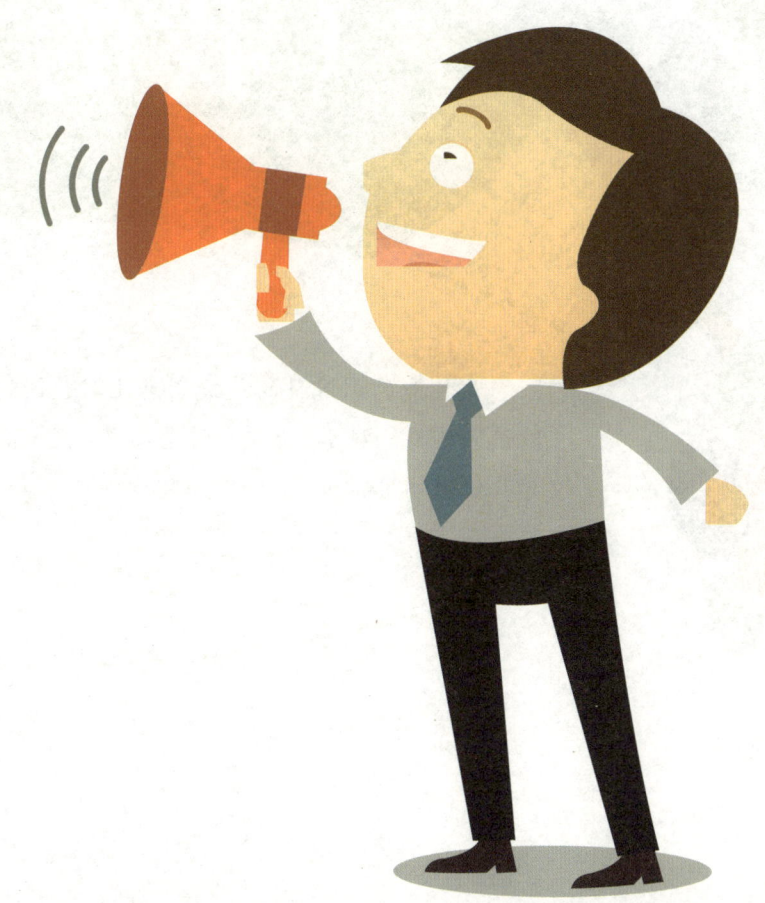

语言的突破训练实操

07 代词
（我的／你的）

该技能的训练目的是提高患儿对代词的接受能力。通过该技能的训练，患儿应该能达到这样一种水平，即：对患儿说"摸一摸我的／你的**"（如"指一指我的鞋子"），患儿能够正确指出。

扫描二维码，打印本技能训练配套表格

第四章
接受性语言技能初级训练

训练方法示例

示例 1

"摸摸我的鼻子。"（1 个干扰项）

小档案	
训练时长	
辅助情况	

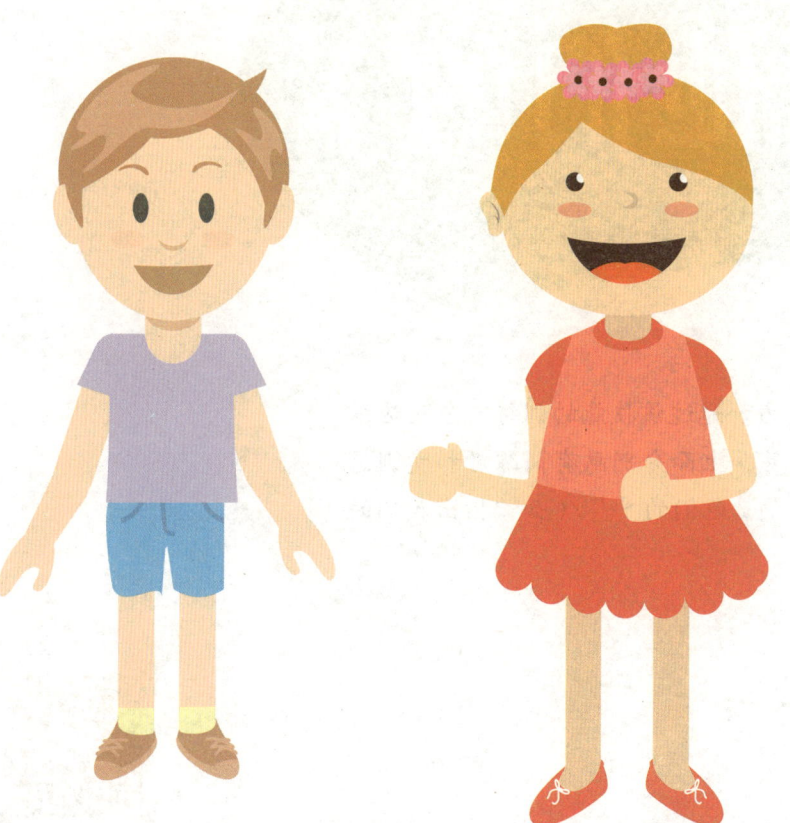

示例 2

"摸摸你的胳膊。"（1 个干扰项）

小档案	
训练时长	
辅助情况	

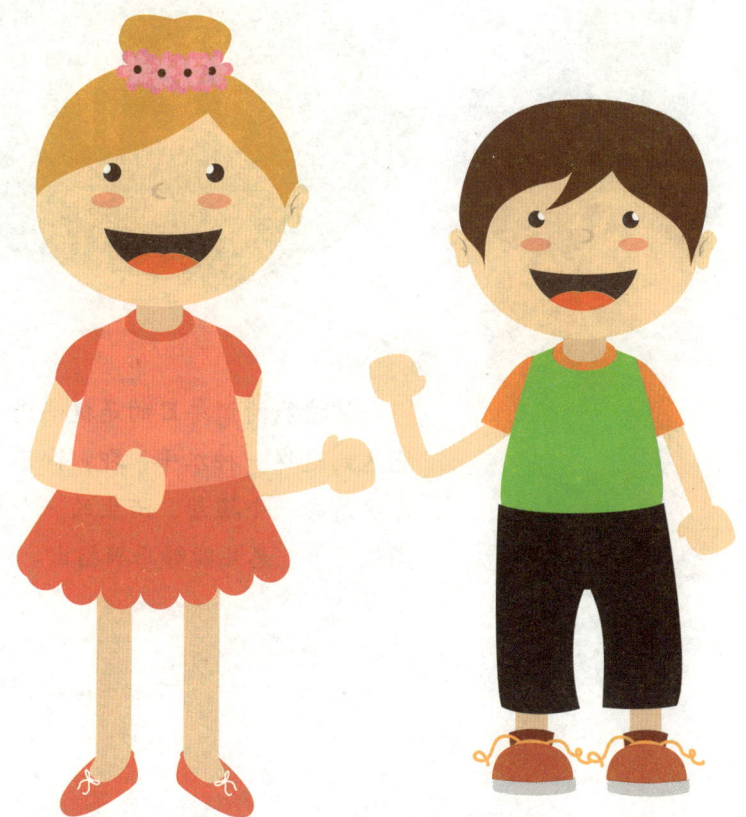

语言的突破训练实操

08 代词（我们的/他们的）

该技能的训练目的是提高患儿对代词的接受能力。通过该技能的训练，患儿应该能达到这样一种水平，即：向患儿呈现1~3张图片，上面分别画有训练者和受训患儿熟悉的一个场景，陌生的一个场景，说"指出我们/他们的**"（如"指出我们的黑板"），患儿能够正确指出。

扫描二维码，打印本技能训练配套表格

第四章
接受性语言技能初级训练

示例 1

指出我们的黑板。（1 个干扰项）

训练方法示例

小档案	
训练时长	
辅助情况	

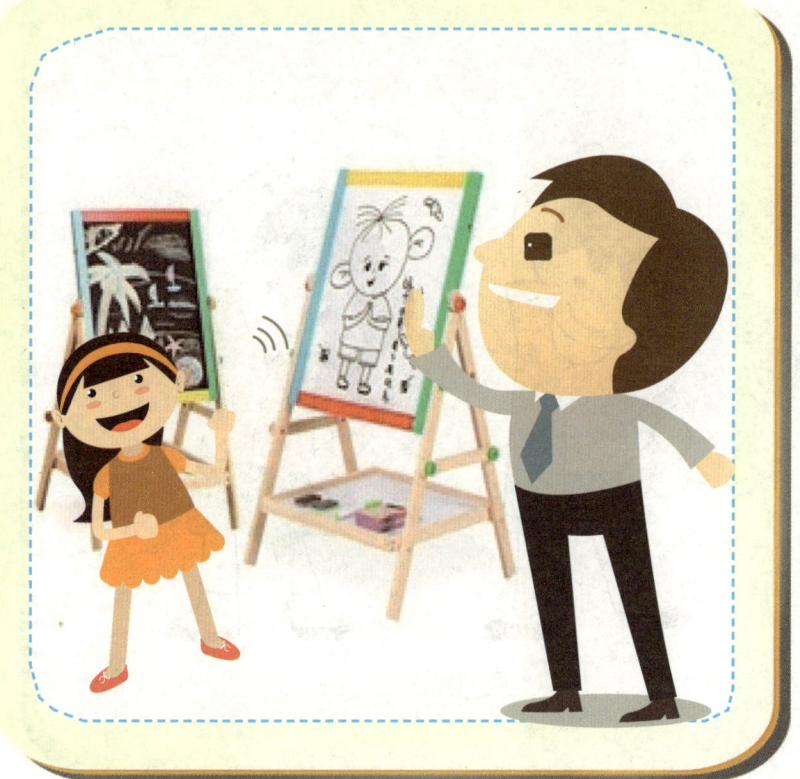

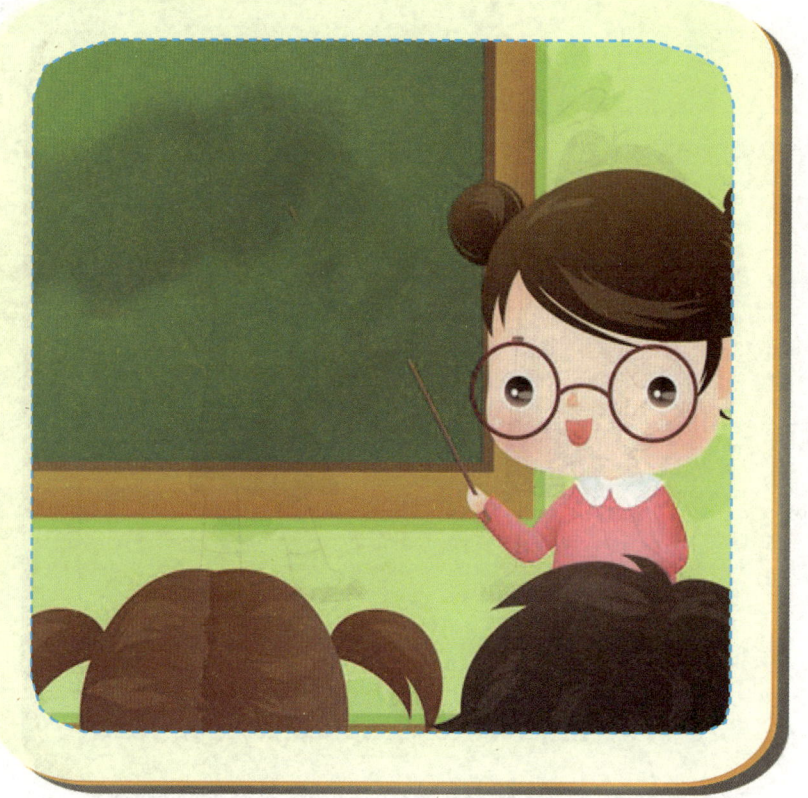

语言的突破训练实操

示例 2

指出他们的校服。（1 个干扰项）

小档案	
训练时长	
辅助情况	

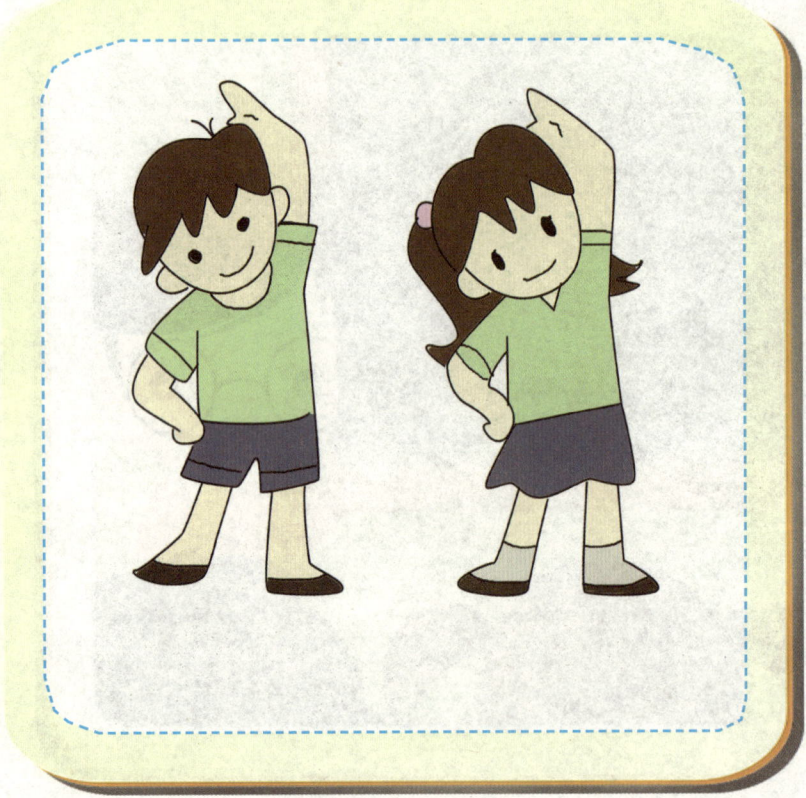

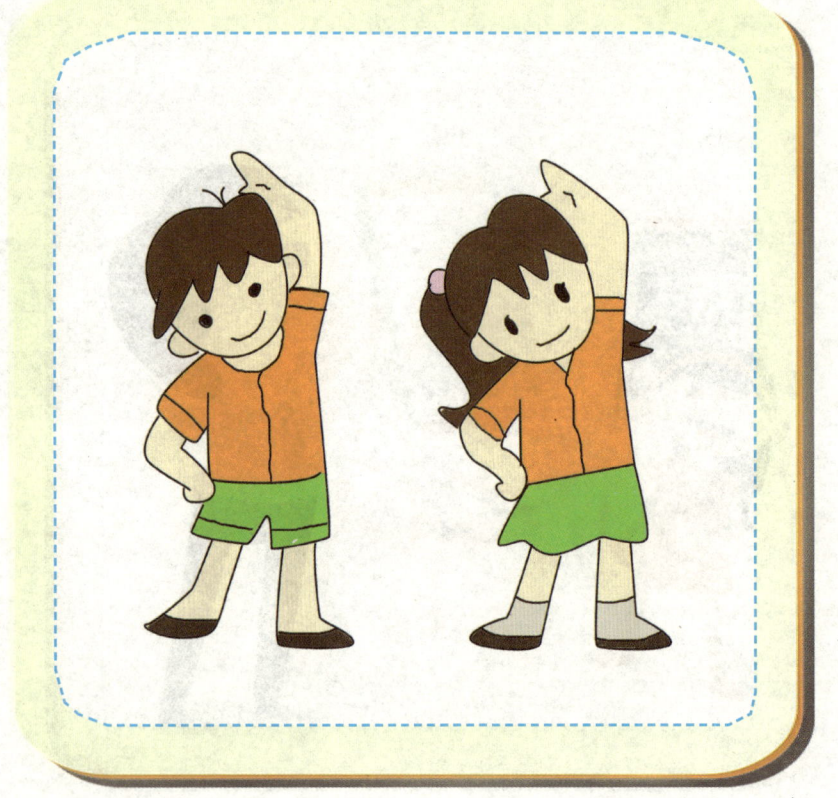

09 代词（我们/他们）

该技能的训练目的是提高患儿对代词的接受能力。通过该技能的训练，患儿应该能达到这样一种水平，即向患儿呈现 1~3 张图片，上面画有训练者和受训患儿在进行一个动作，陌生人群在进行一个动作，说："指出我们/他们正在**"。患儿能够正确指出。

扫描二维码，打印本技能训练配套表格

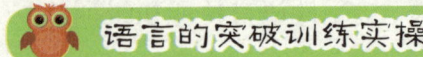

语言的突破训练实操

示例 1

指出我们正在上课。（1 个干扰项）

训练方法示例

小档案	
训练时长	
辅助情况	

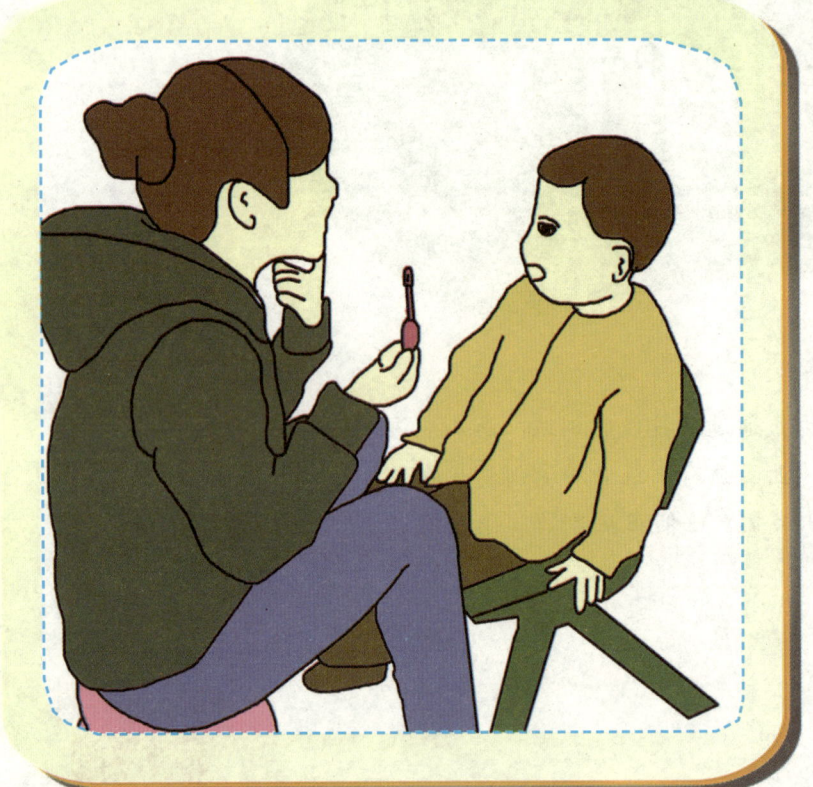

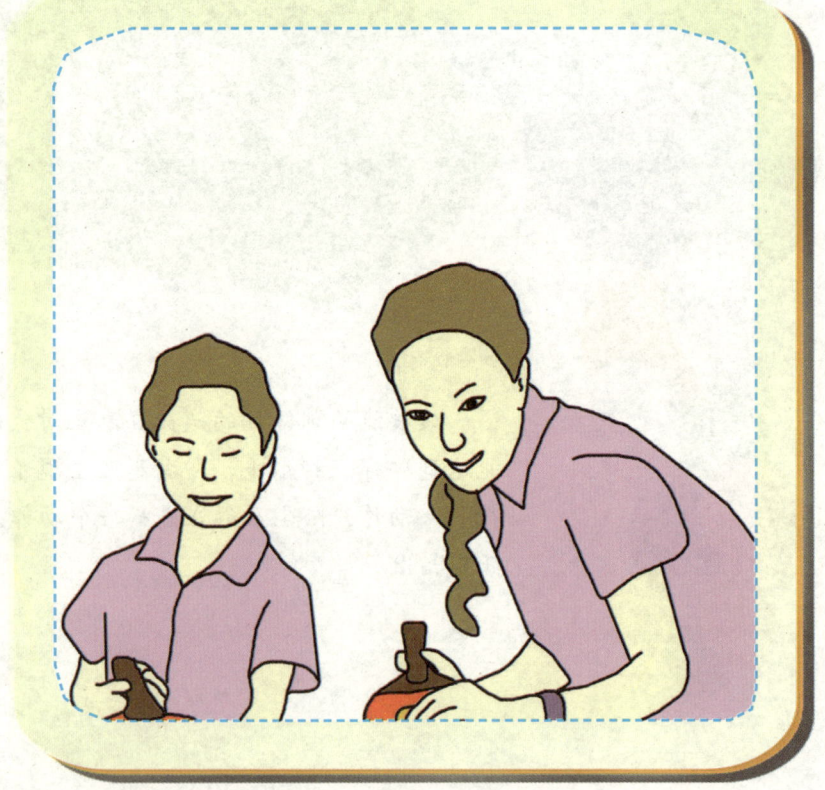

第四章
接受性语言技能初级训练

示例 1

指出他们正在吃饭。（1 个干扰项）

小档案	
训练时长	
辅助情况	

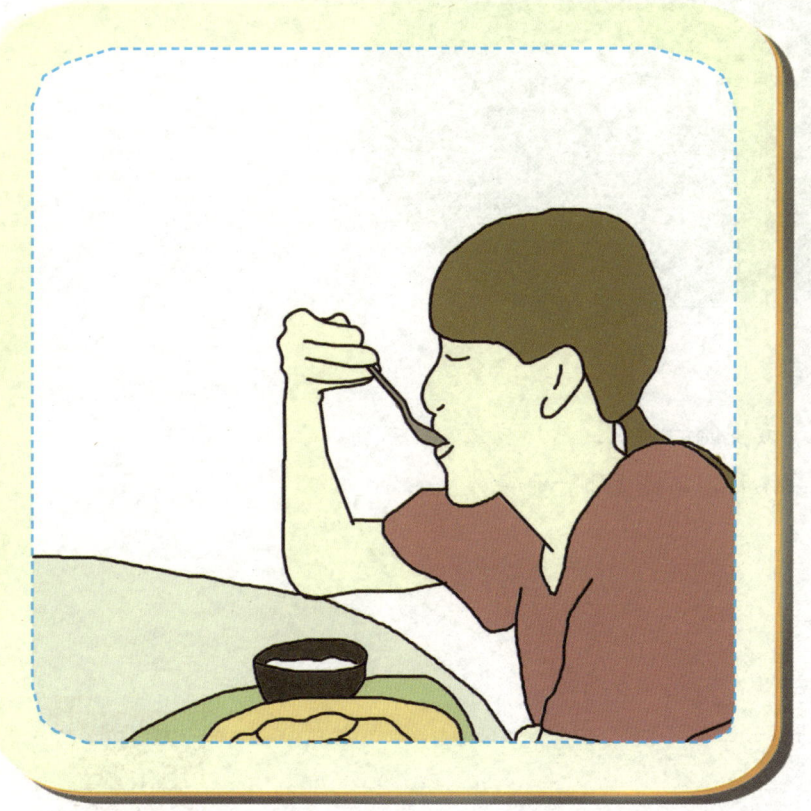

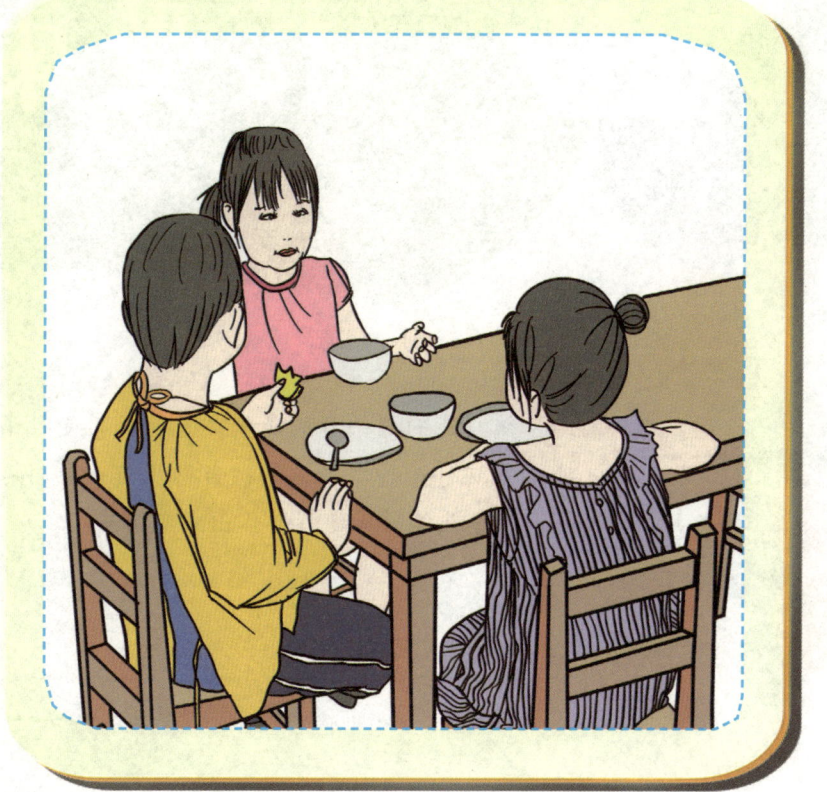

语言的突破训练实操

10 接受集体指令

该技能的训练目的是提高患儿的接受性语言能力。通过该技能的训练，患儿应该能达到这样一种水平，即：当患儿与一群同龄人组成一个集体时，训练者下一个集体指令，患儿能够跟随指令作出正确回应。

扫描二维码，打印本技能训练配套表格

第四章
接受性语言技能初级训练

训练方法示例

示例 1

举手。

小档案	
训练时长	
辅助情况	

示例 2

鼓掌。

小档案	
训练时长	
辅助情况	

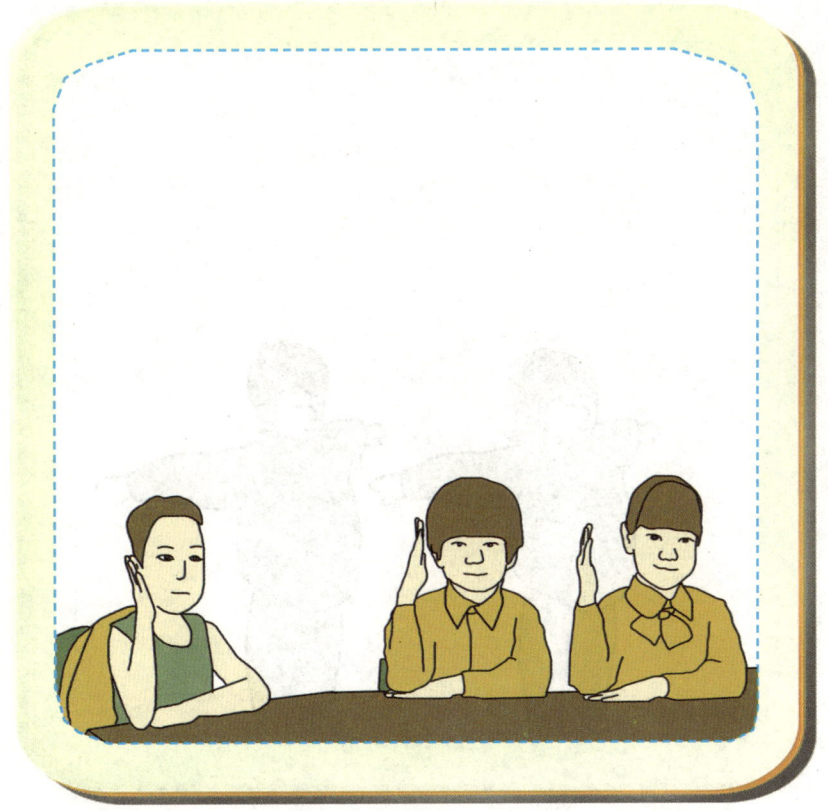

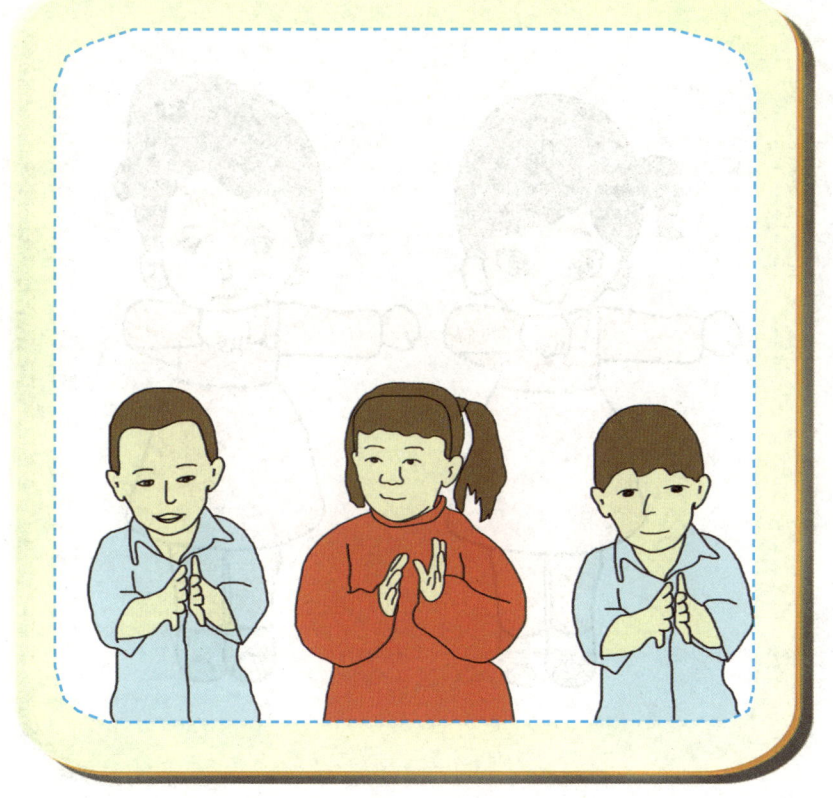

语言的突破训练实操

训练方法示例

示例 3

伸手臂。

小档案	
训练时长	
辅助情况	

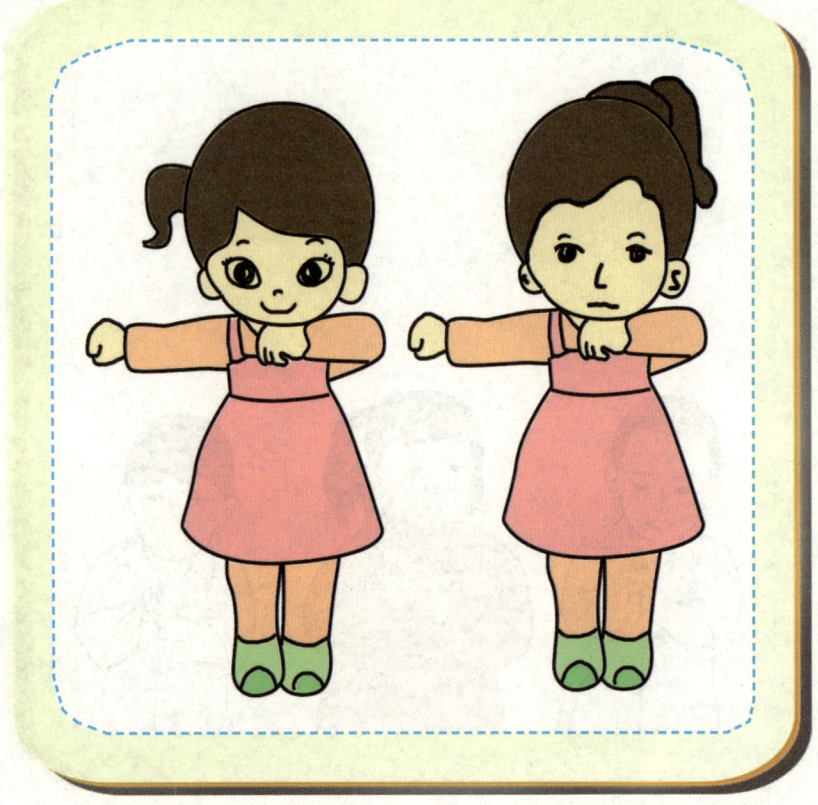

示例 4

扩胸。

小档案	
训练时长	
辅助情况	

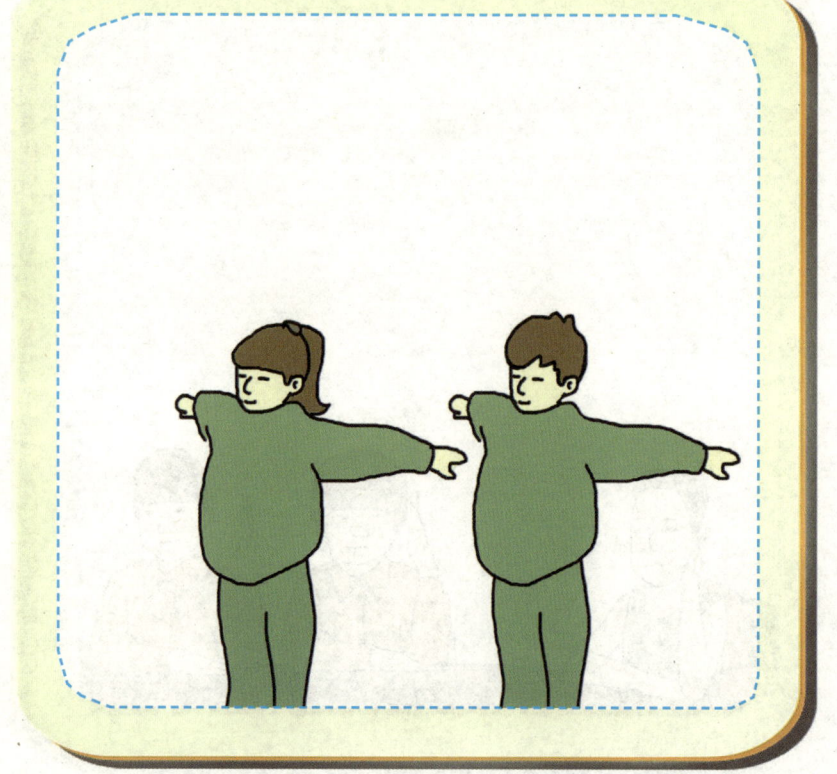

第四章 接受性语言技能初级训练

11 接受指令（两步）

该技能的训练目的是提高患儿的接受性语言能力。通过该技能的训练，患儿应该能达到这样一种水平，即：给出一个分两步完成的口头指令（例如：先拍手，再摸头；站起来，然后转身），患儿能够跟随指令作出正确回应。

扫描二维码，打印本技能训练配套表格

语言的突破训练实操

示例 1

先拍手,再摸头。

训练方法
示例

小档案	
训练时长	
辅助情况	

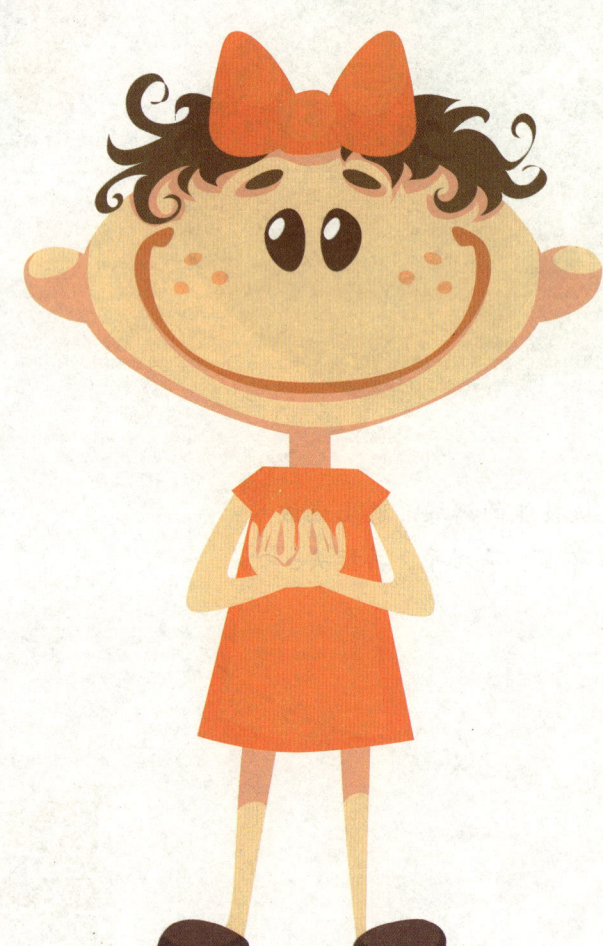
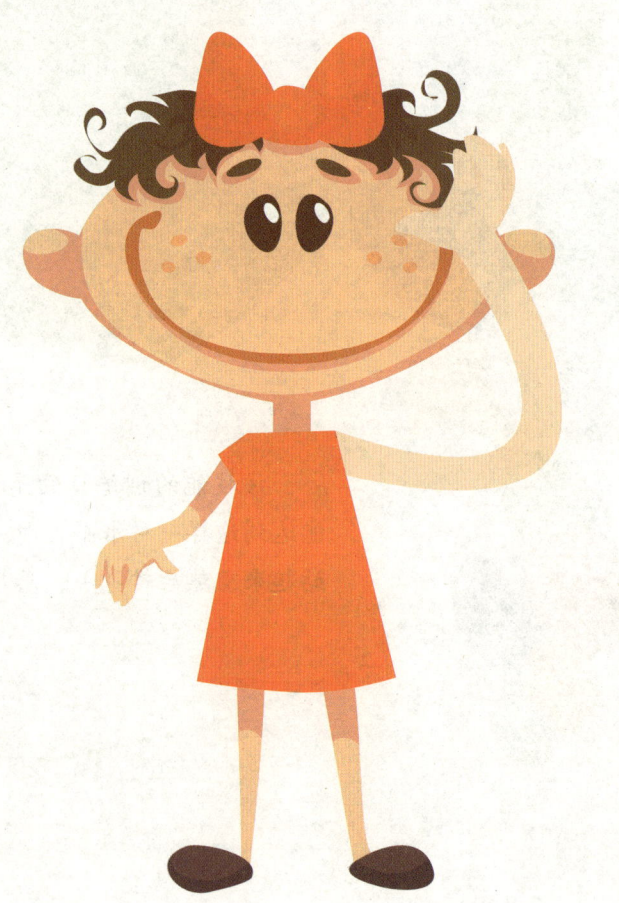

第四章
接受性语言技能初级训练

示例 2

先起立,再举手。

训练方法示例

小档案	
训练时长	
辅助情况	

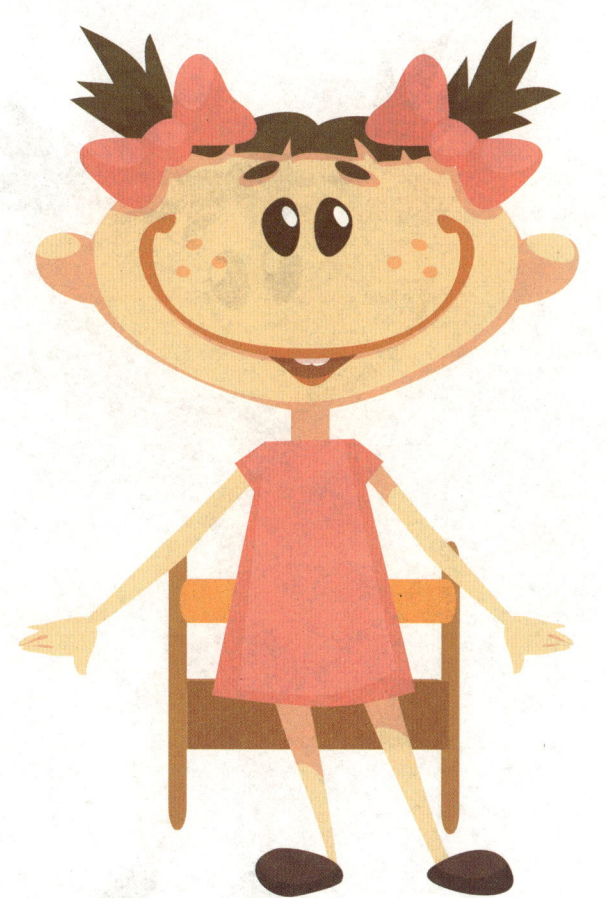
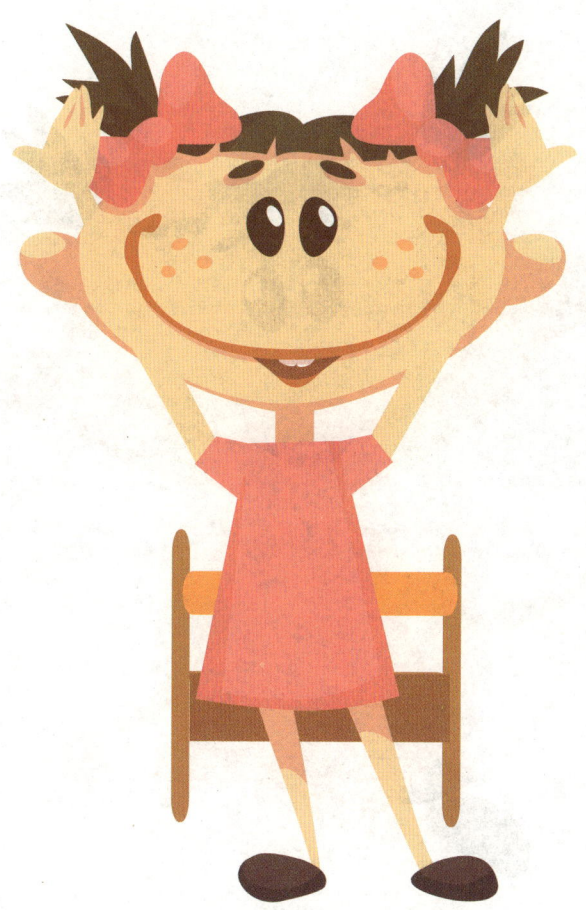

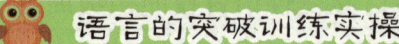

示例 3

先下蹲,再坐下。

小档案	
训练时长	
辅助情况	

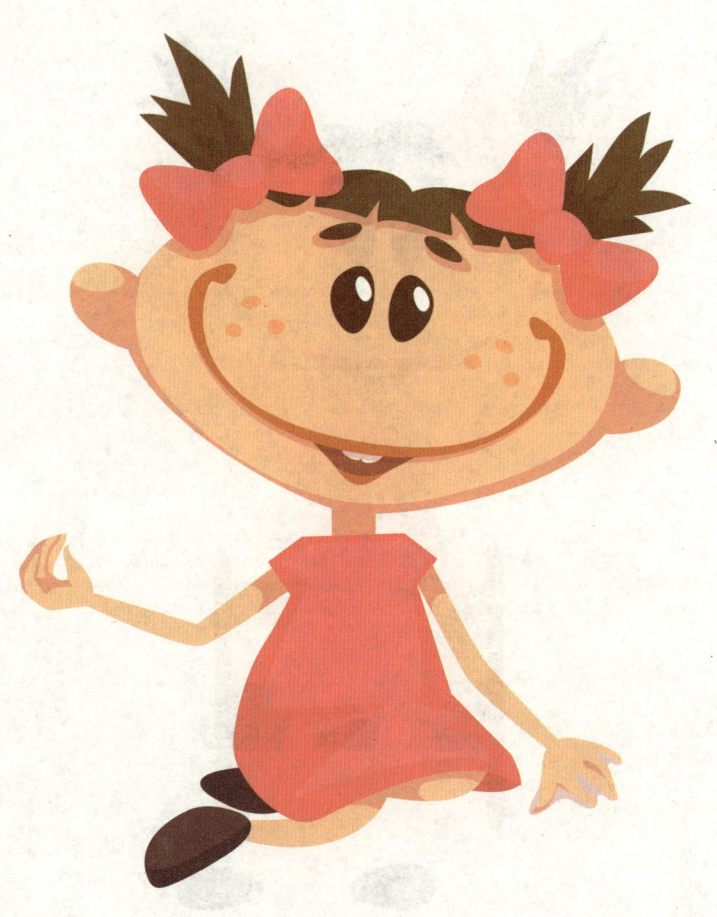
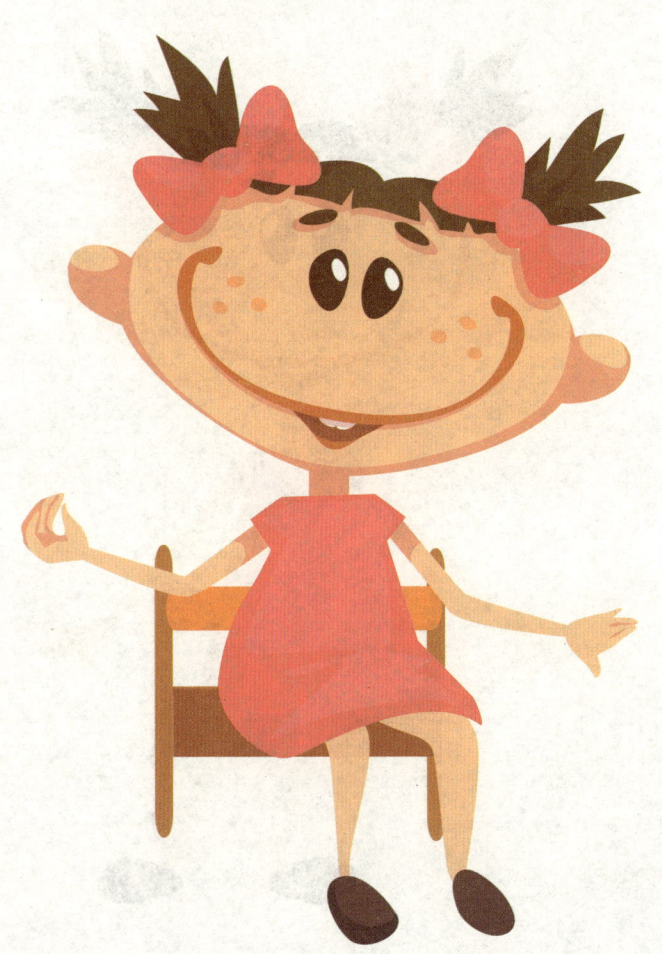

第四章
接受性语言技能初级训练

示例 5

先握拳，再竖起大拇指。

小档案	
训练时长	
辅助情况	

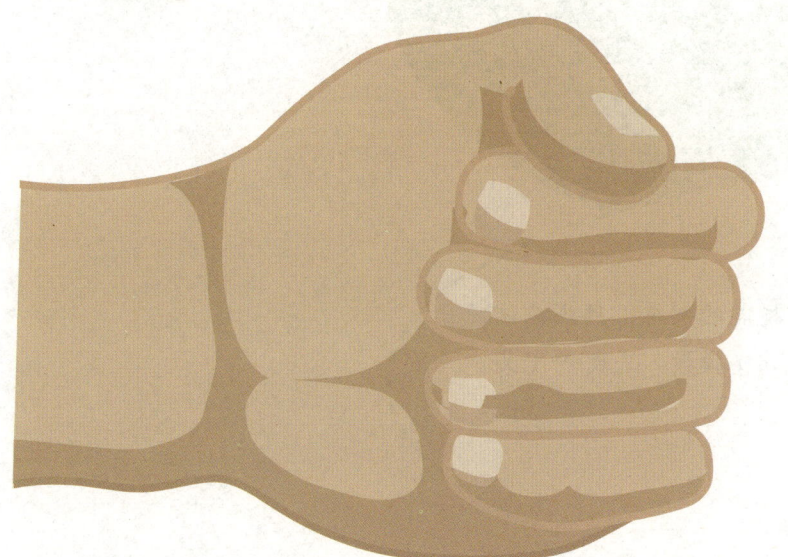

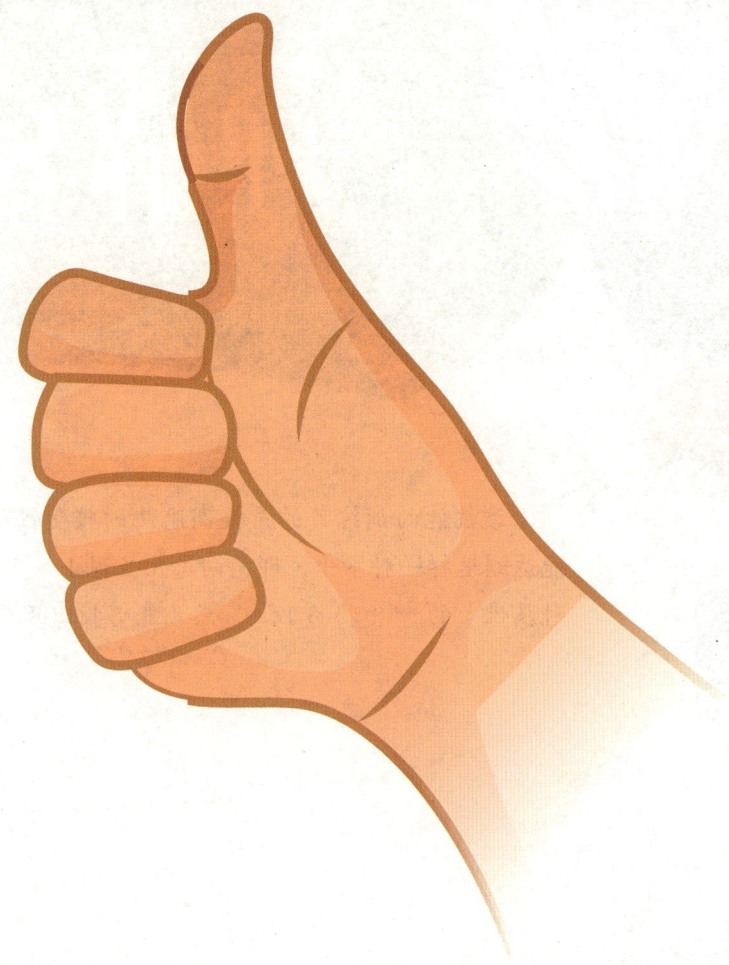

12 理解各种属性

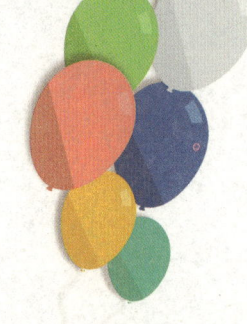

该技能的训练目的是提高患儿的接受性语言能力。通过该技能的训练,患儿应该能达到这样一种水平,即:向患儿呈现1~3张图片,并说"指出/摸摸/给我**(某种属性)的**(物品)",患儿能够指出正确属性的物品图片。

扫描二维码,打印本技能训练配套表格

第四章
接受性语言技能初级训练

示例 1

指出装满水的杯子。

小档案	
训练时长	
辅助情况	

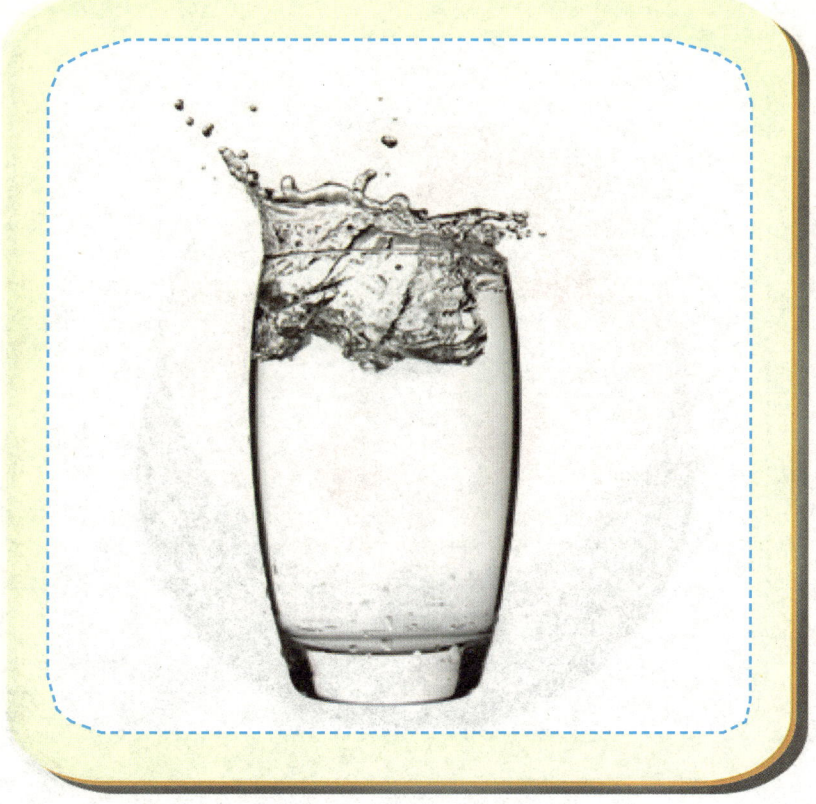

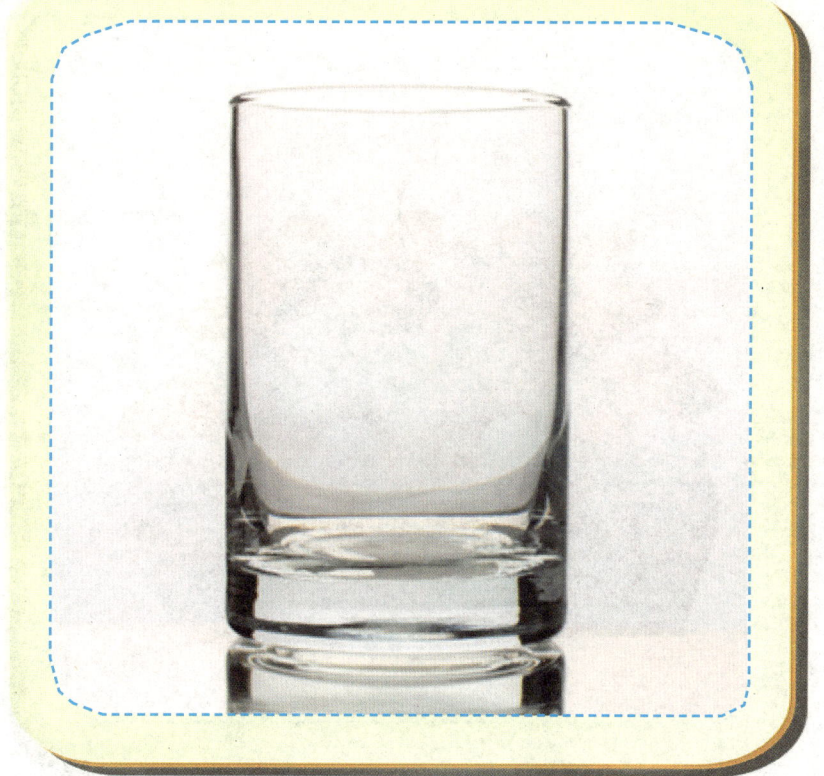

语言的突破训练实操

示例 2

摸一摸圆形的蛋糕。

小档案	
训练时长	
辅助情况	

训练方法
示例

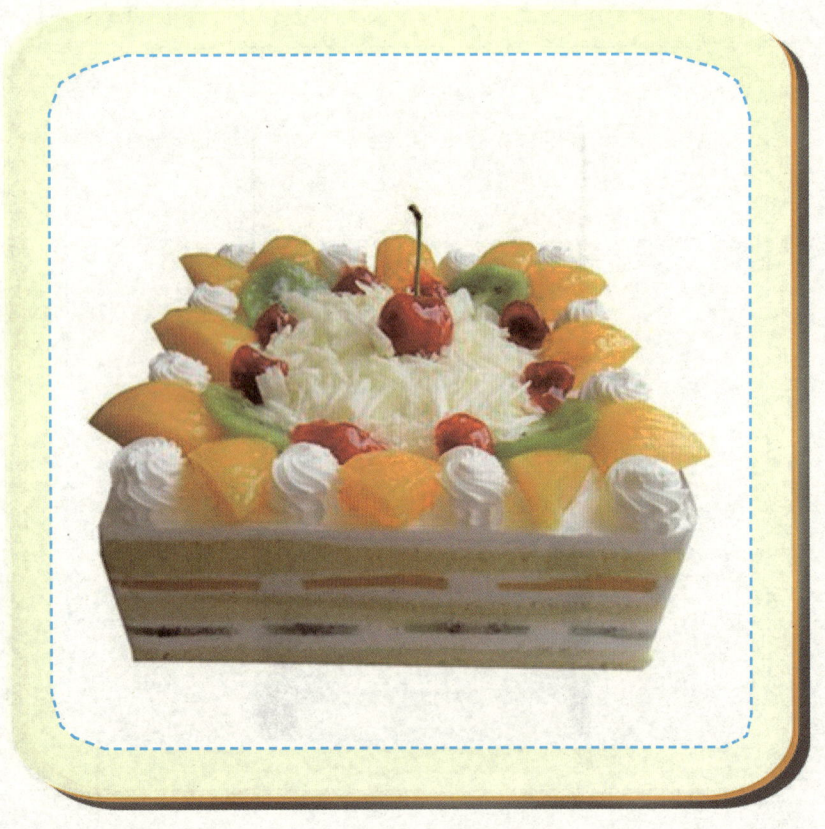

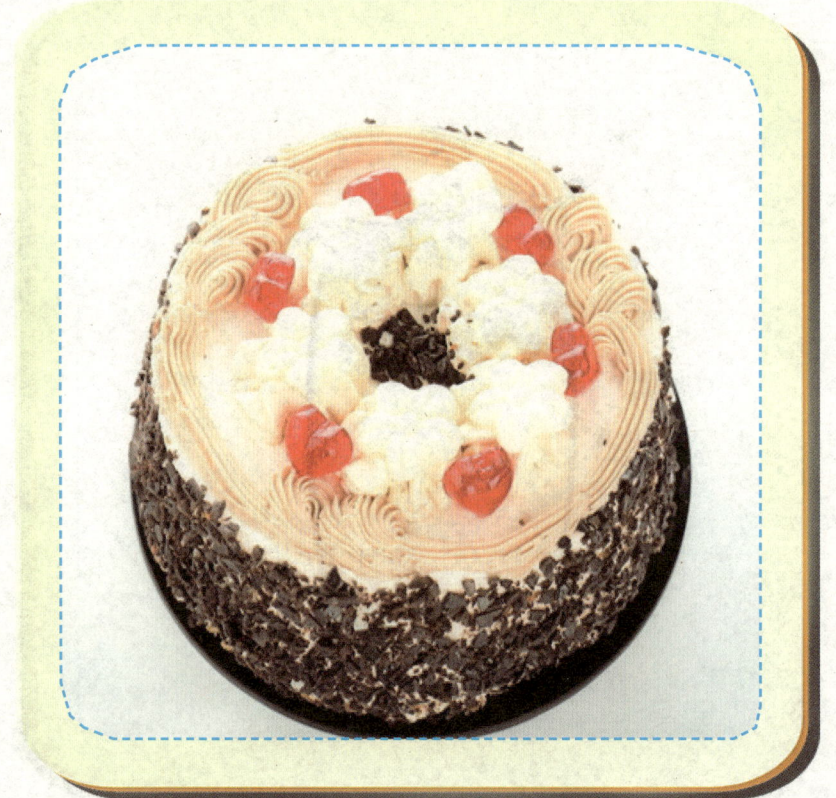

第四章
接受性语言技能初级训练

示例 3

指出湿的衣服。

小档案	
训练时长	
辅助情况	

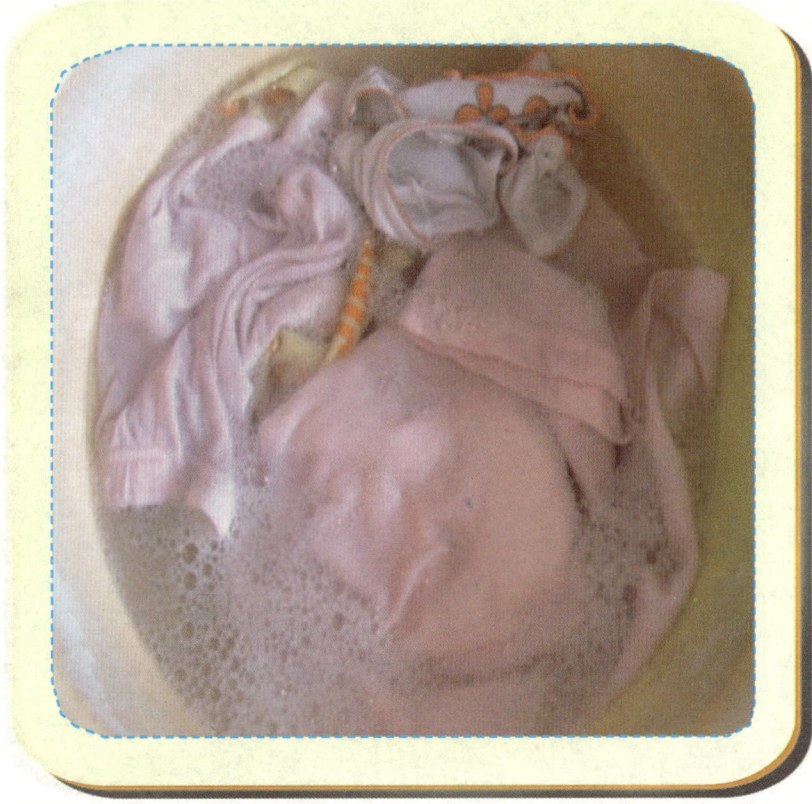

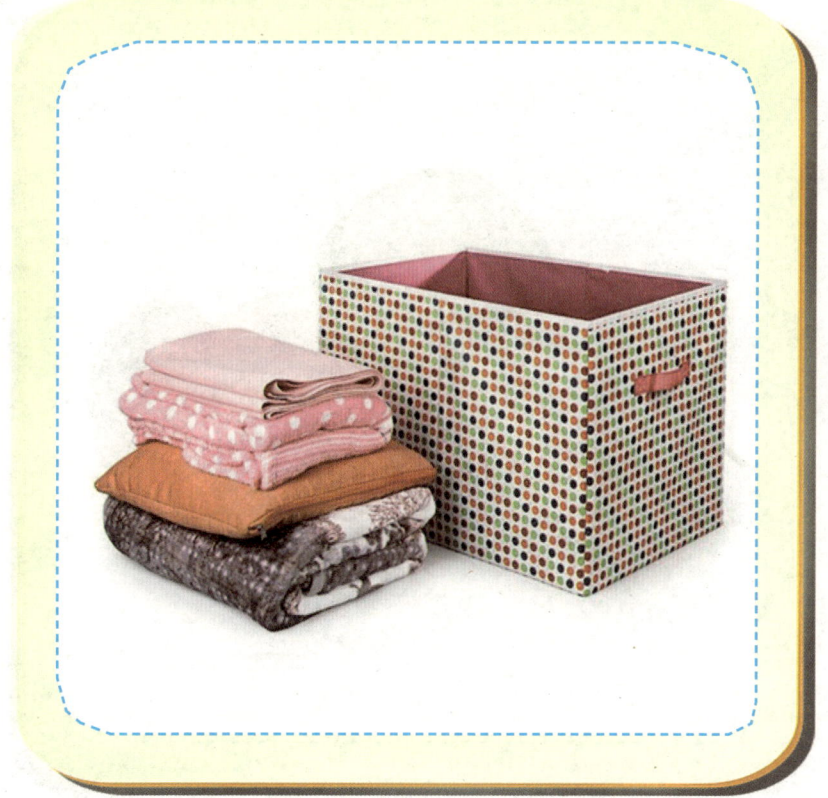

语言的突破训练实操

示例 4

给我绿色的苹果。

小档案	
训练时长	
辅助情况	

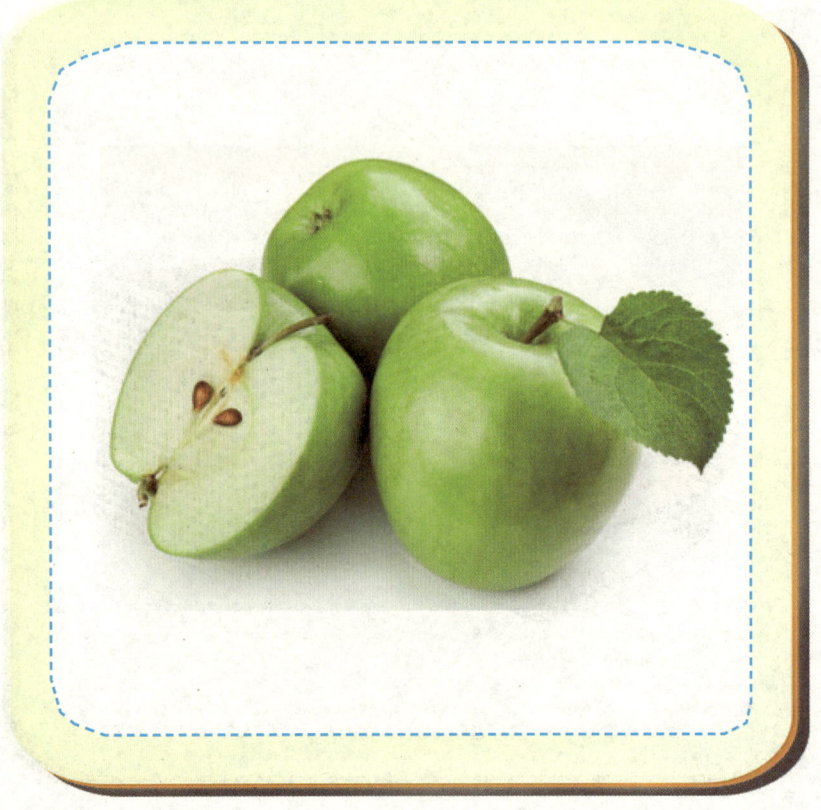
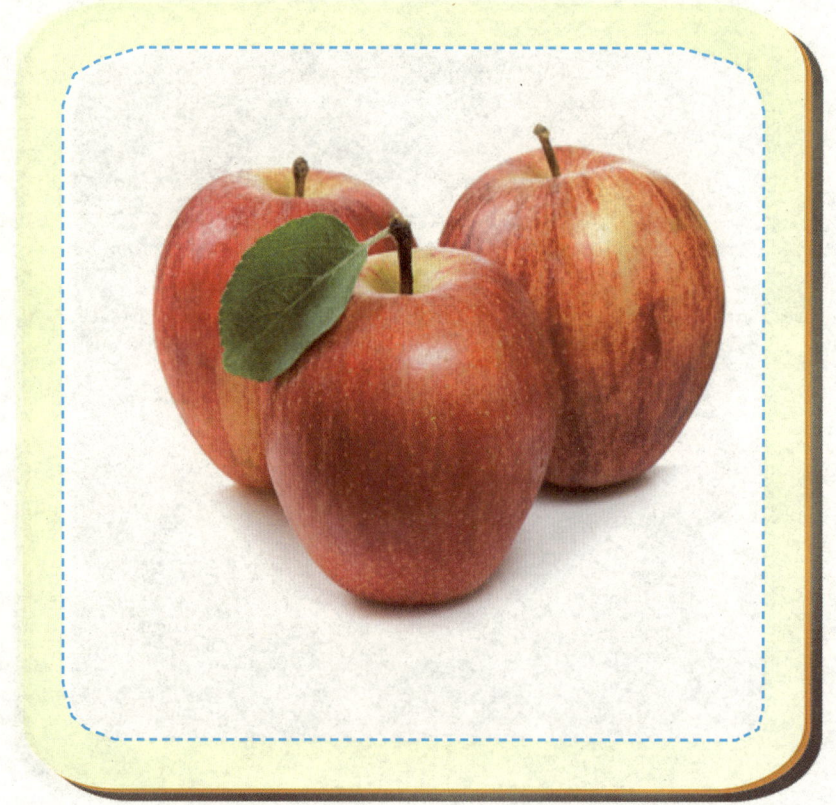

第四章 接受性语言技能初级训练

13 理解各种类别

该技能的训练目的是提高患儿的接受性语言能力。通过该技能的训练，患儿应该能达到这样一种水平，即：向患儿呈现1~3张不同类别的图片，并说"指出/摸摸/给我**"，患儿能够指出正确图片。

扫描二维码，打印本技能训练配套表格

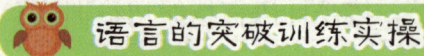

语言的突破训练实操

训练方法示例

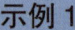 示例 1

指出食物。（2个干扰项）

小档案	
训练时长	
辅助情况	

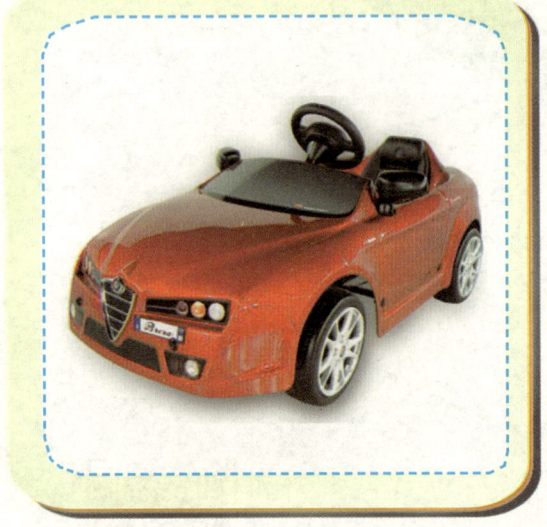
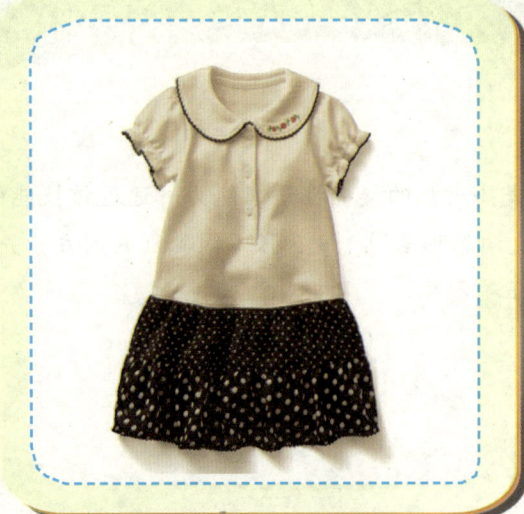
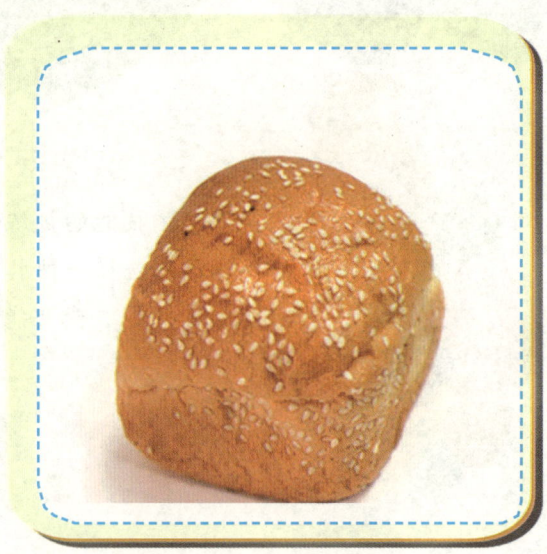

第四章
接受性语言技能初级训练

示例 2

指出动物。（2 个干扰项）

小档案	
训练时长	
辅助情况	

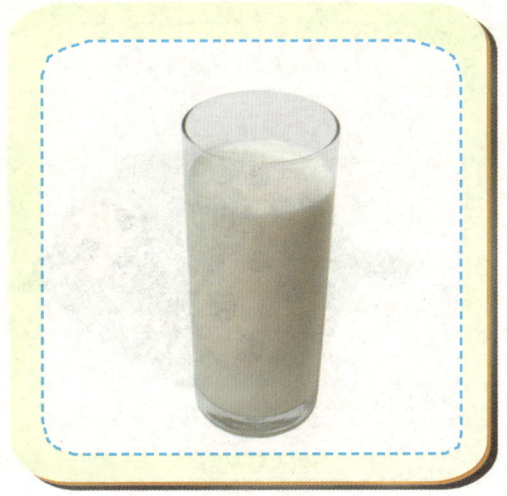
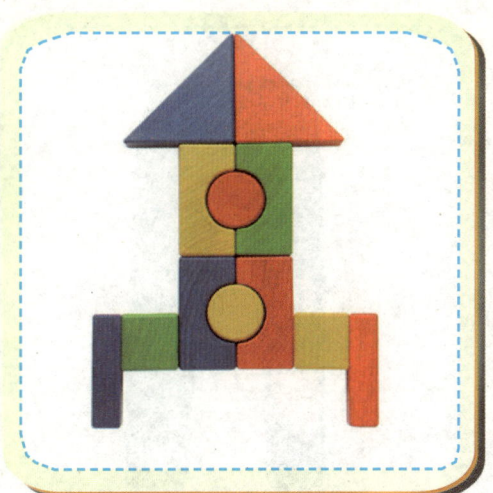
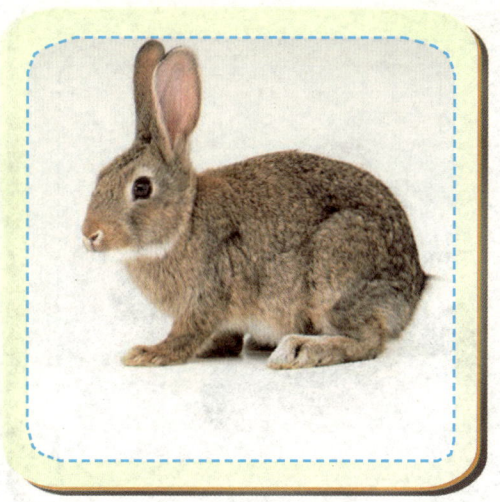

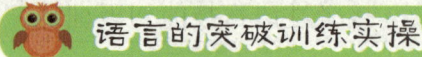

示例 3

给我衣服。（2个干扰项）

小档案	
训练时长	
辅助情况	

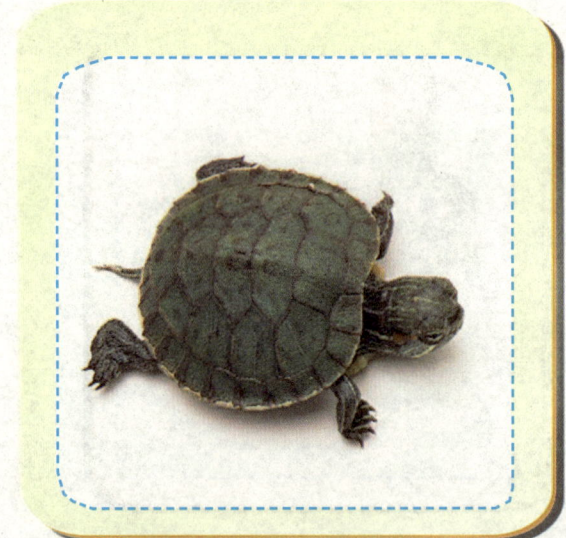

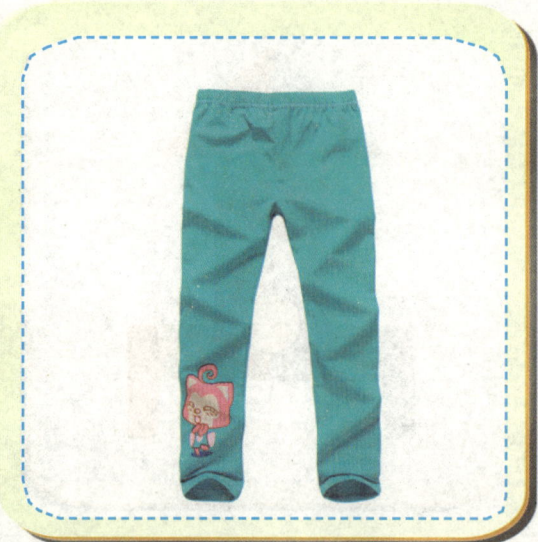

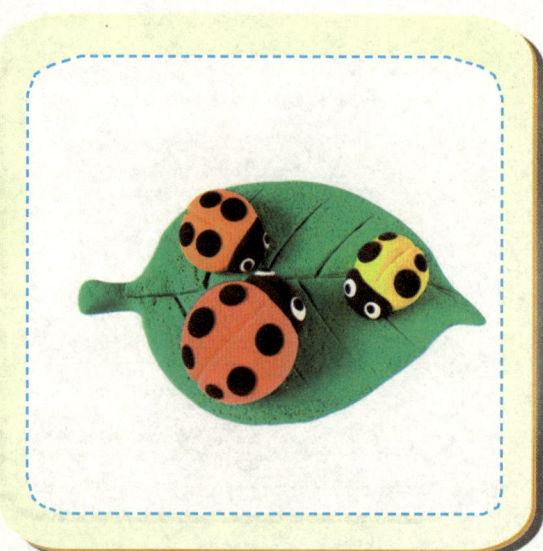

第四章 接受性语言技能初级训练

示例 4

摸摸玩具。（2个干扰项）

小档案	
训练时长	
辅助情况	

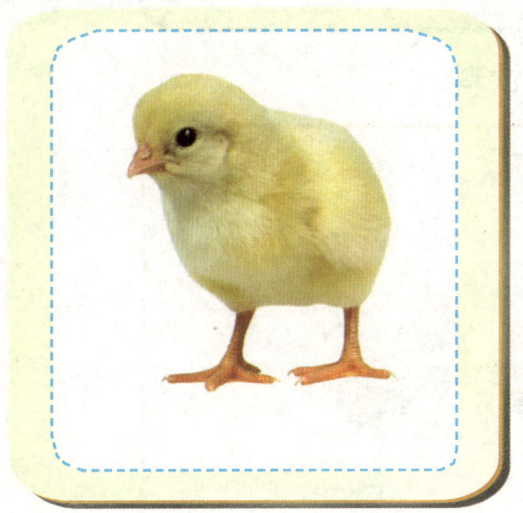
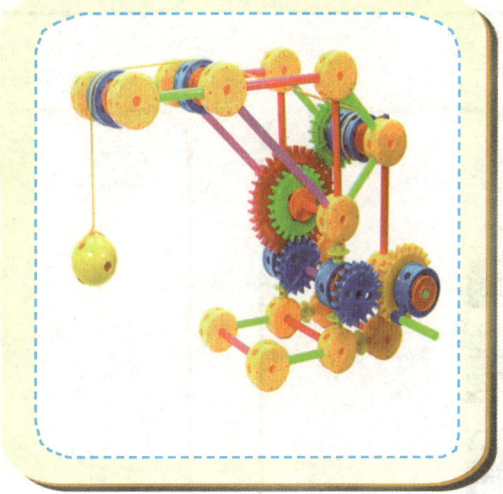
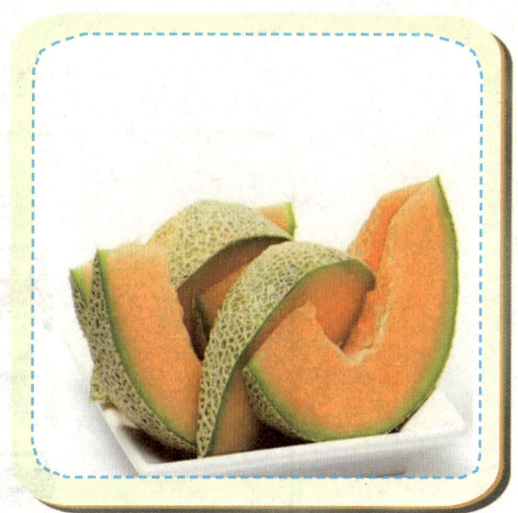

147

 语言的突破训练实操

拓展为**颜色**

拓展为**字母**

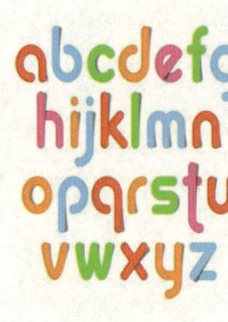

拓展为**交通工具**

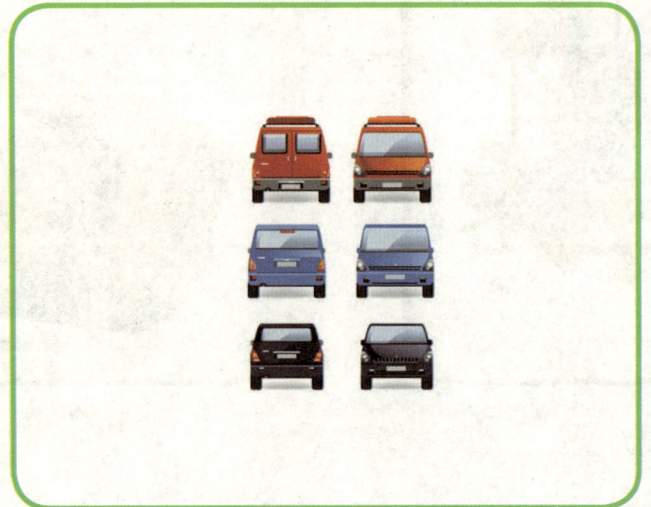

拓展为**饮料**

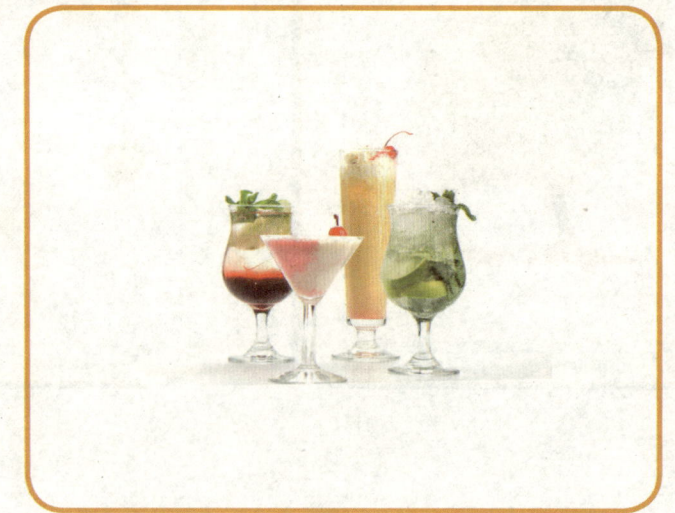

14 理解各种职业

第四章
接受性语言技能初级训练

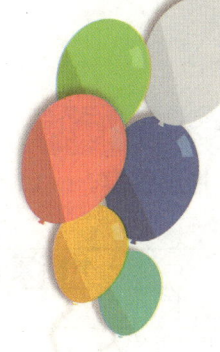

该技能的训练目的是提高患儿的接受性语言能力。通过该技能的训练，患儿应该能达到这样一种水平，即：向患儿呈现1～3张不同职业人物的图片，并说"指出/摸摸/给我**"，患儿能够指出正确图片。

扫描二维码，打印本技能训练配套表格

语言的突破训练实操

示例 1

指出警察。（1 个干扰项）

小档案	
训练时长	
辅助情况	

训练方法
示例

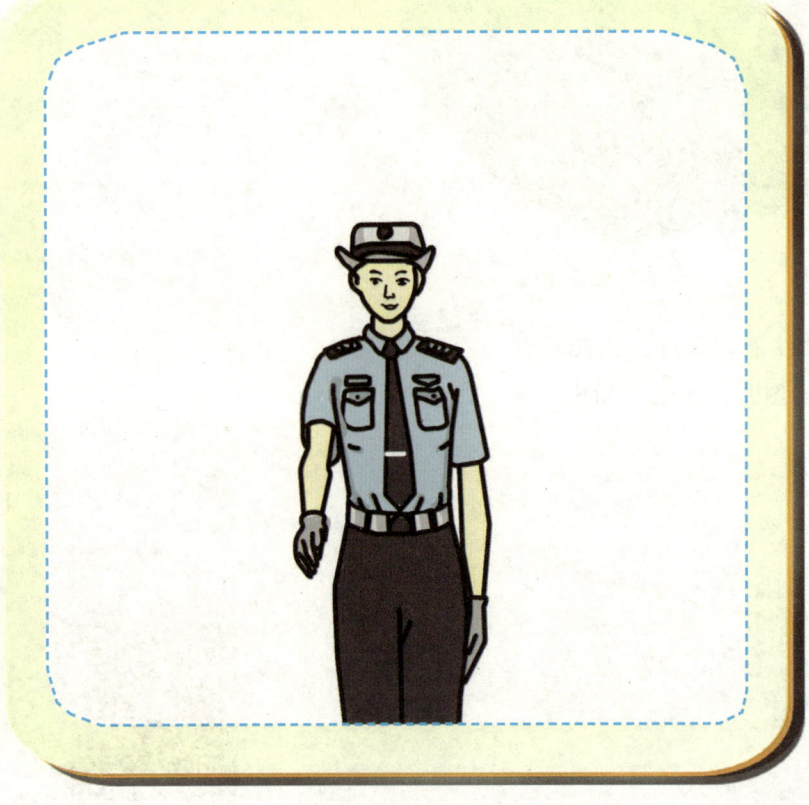

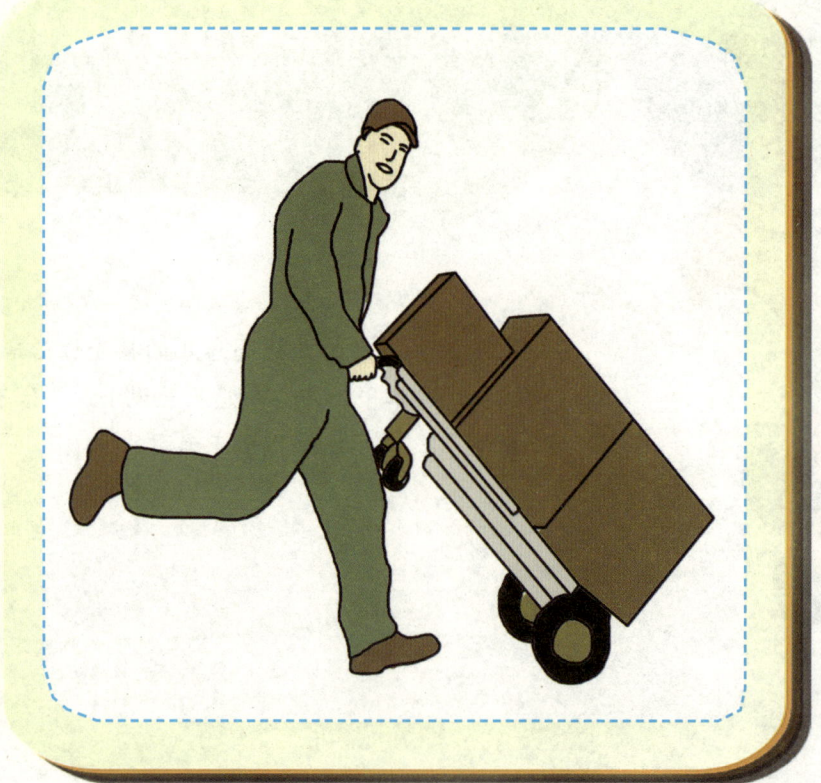

示例 2

给我消防员。（2 个干扰项）

小档案	
训练时长	
辅助情况	

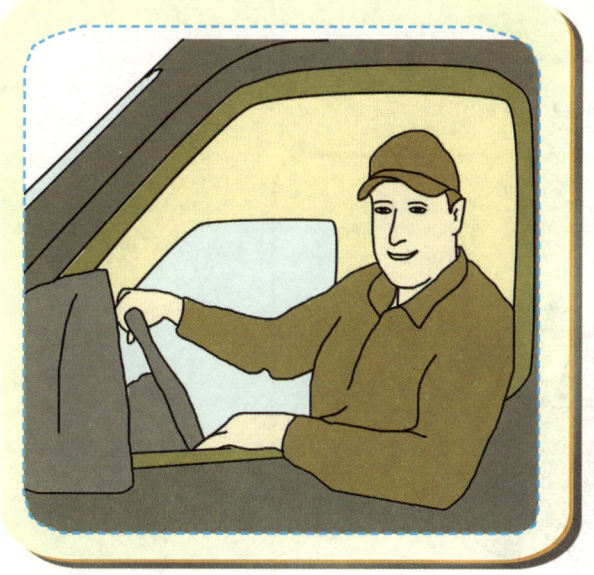
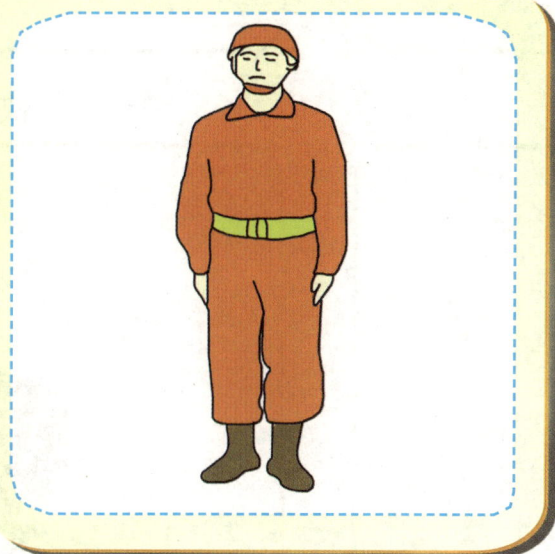
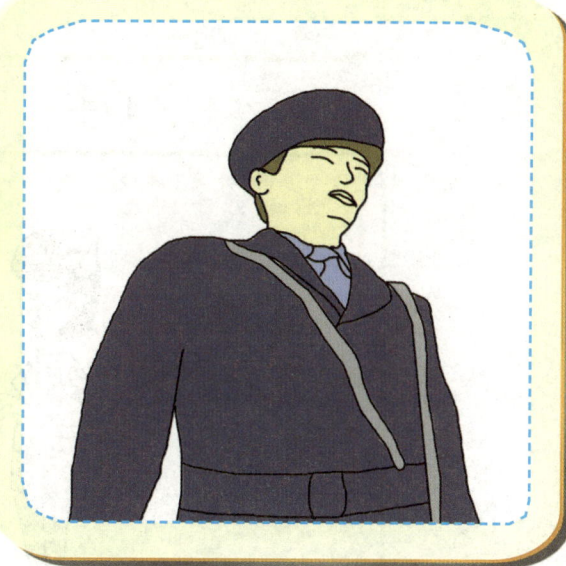

 语言的突破训练实操

拓展为**厨师**

拓展为**司机**

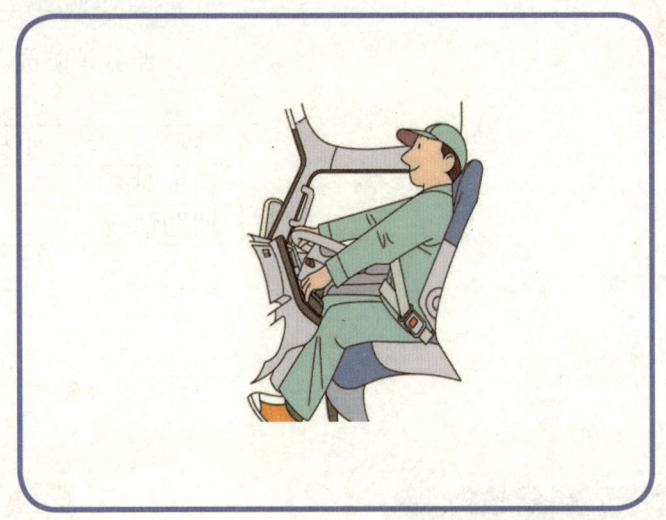

拓展为**护士**

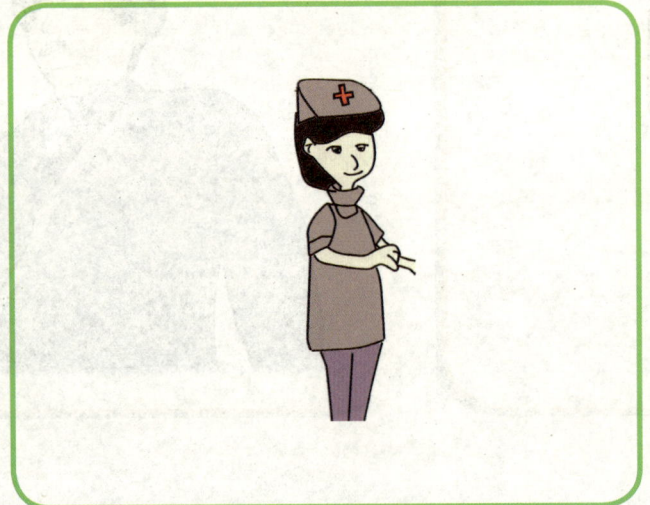

拓展为**快递员**

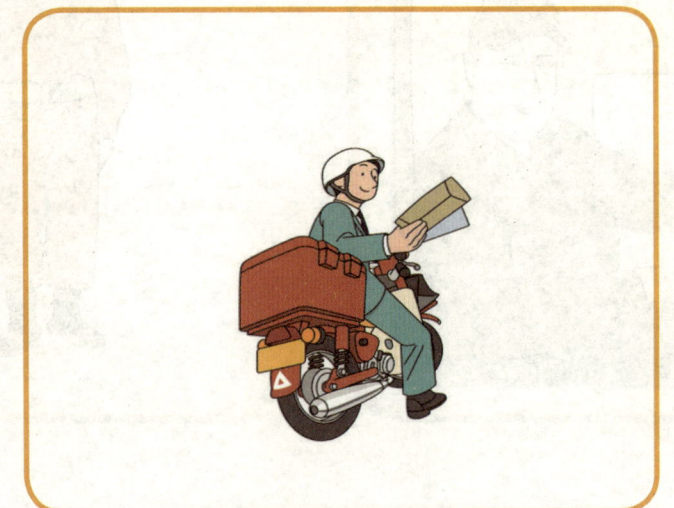

第四章 接受性语言技能初级训练

15 接受情绪词汇

该技能的训练目的是提高患儿的接受性语言能力。通过该技能的训练，患儿应该能达到这样一种水平，即：向患儿呈现 1~3 张不同情绪表情的图片，并说"指出/摸摸/给我/找找**"，患儿能够指出正确图片。

扫描二维码，打印本技能训练配套表格

语言的突破训练实操

示例 1

指出伤心的表情。（1个干扰项）

小档案	
训练时长	
辅助情况	

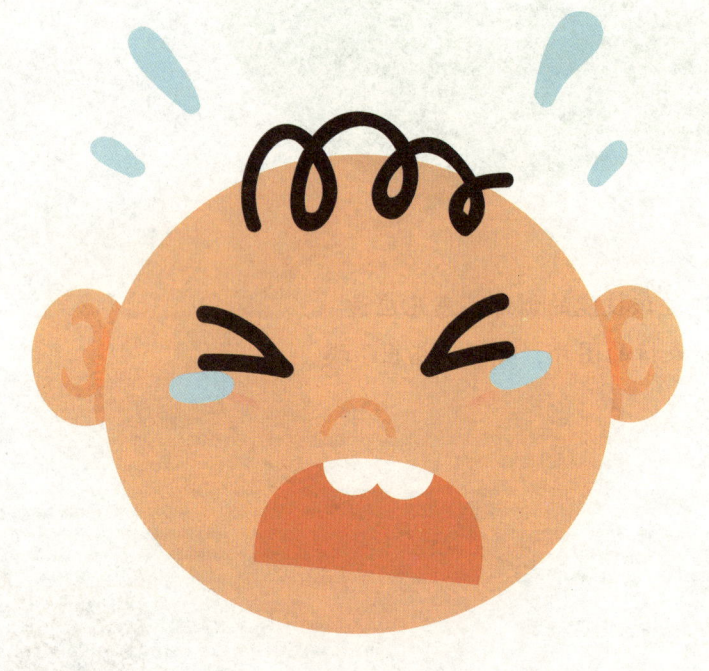

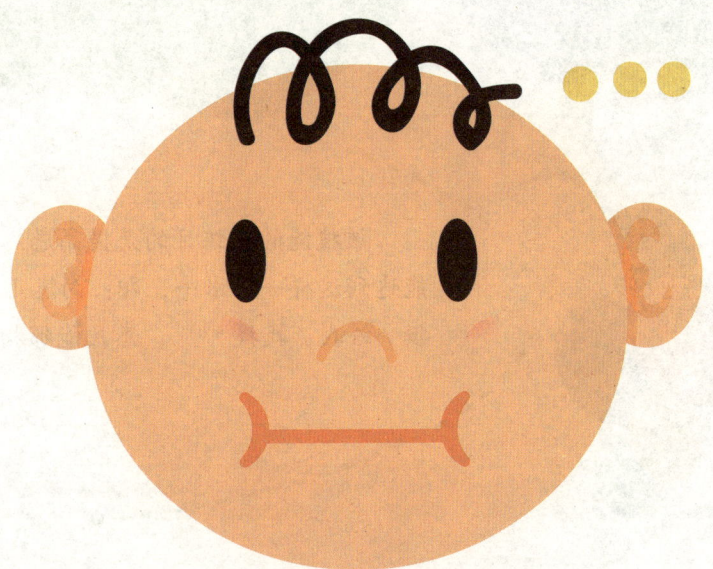

第四章
接受性语言技能初级训练

示例 2

找找高兴的表情。（2 个干扰项）

小档案	
训练时长	
辅助情况	

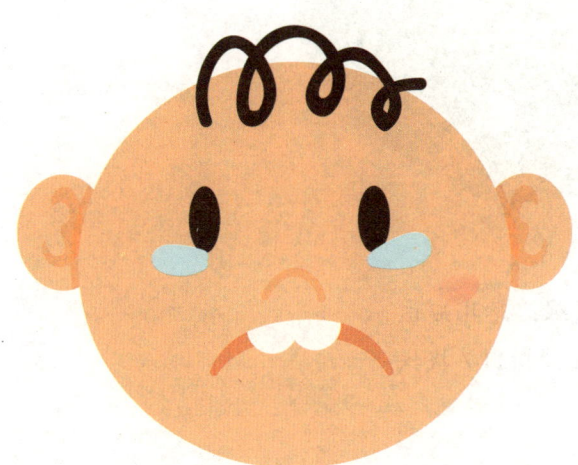
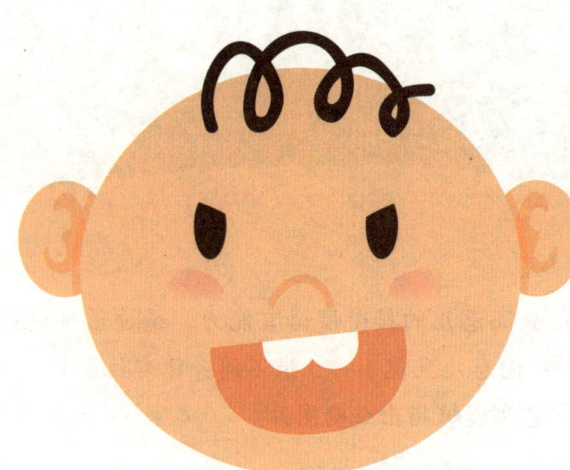
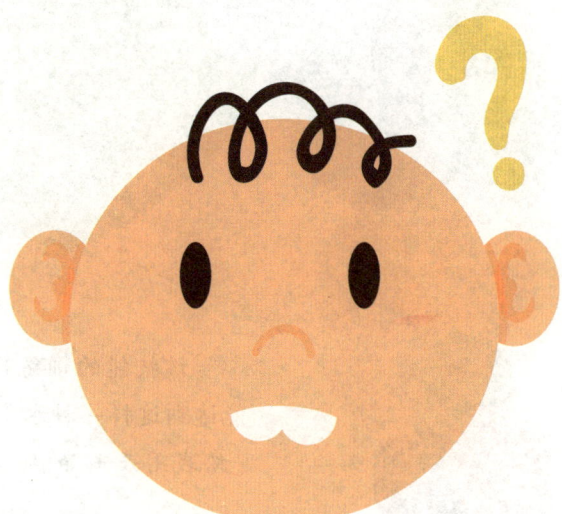

语言的突破训练实操

16 接受身体各部分功能词汇

该技能的训练目的是提高患儿的接受性语言能力。通过该技能的训练，患儿应该能达到这样一种水平，即：向患儿呈现1～3张不同身体部位图片，并说"指出 / 找找 / 给我用来 ** 的部位"，患儿能够指出正确图片。

扫描二维码，打印本技能训练配套表格

第四章
接受性语言技能初级训练

示例 1

指出用来说话的部位。（1 个干扰项）

小档案	
训练时长	
辅助情况	

训练方法示例

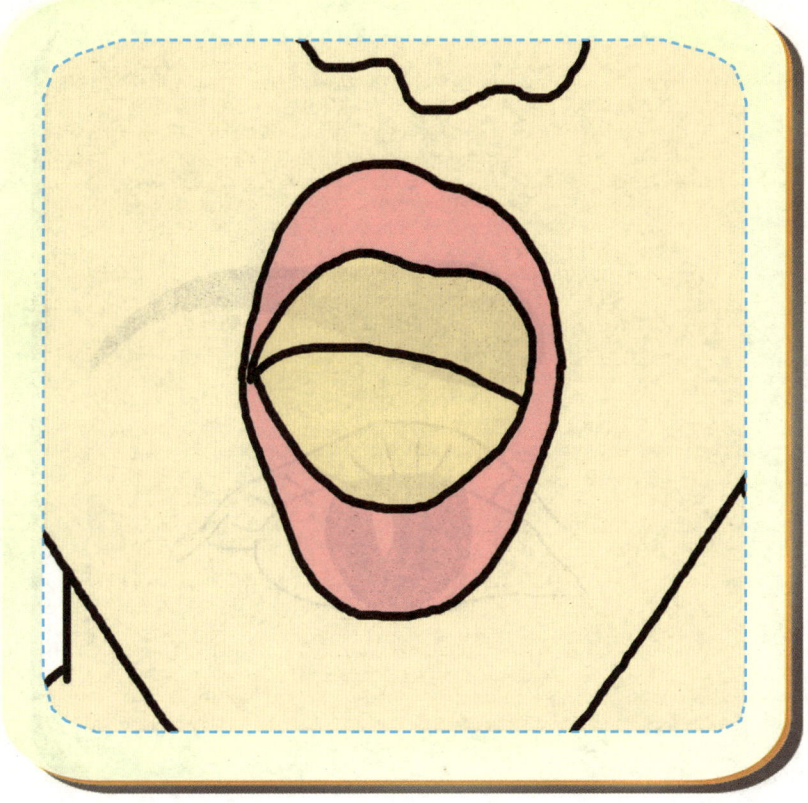

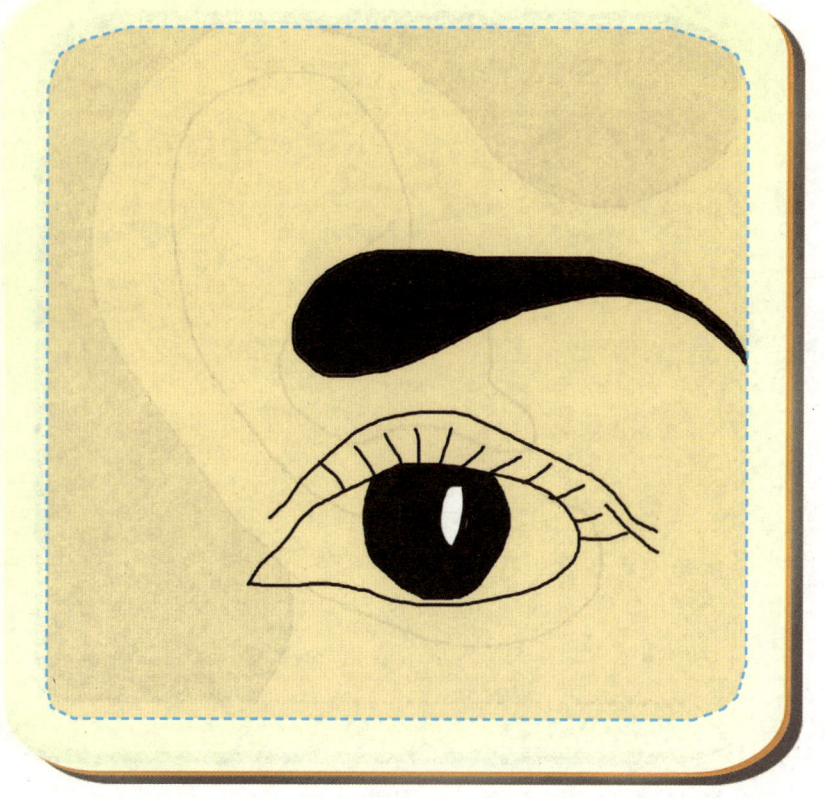

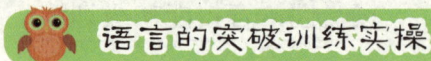

语言的突破训练实操

示例 2

指出用来看的部位。（1个干扰项）

小档案	
训练时长	
辅助情况	

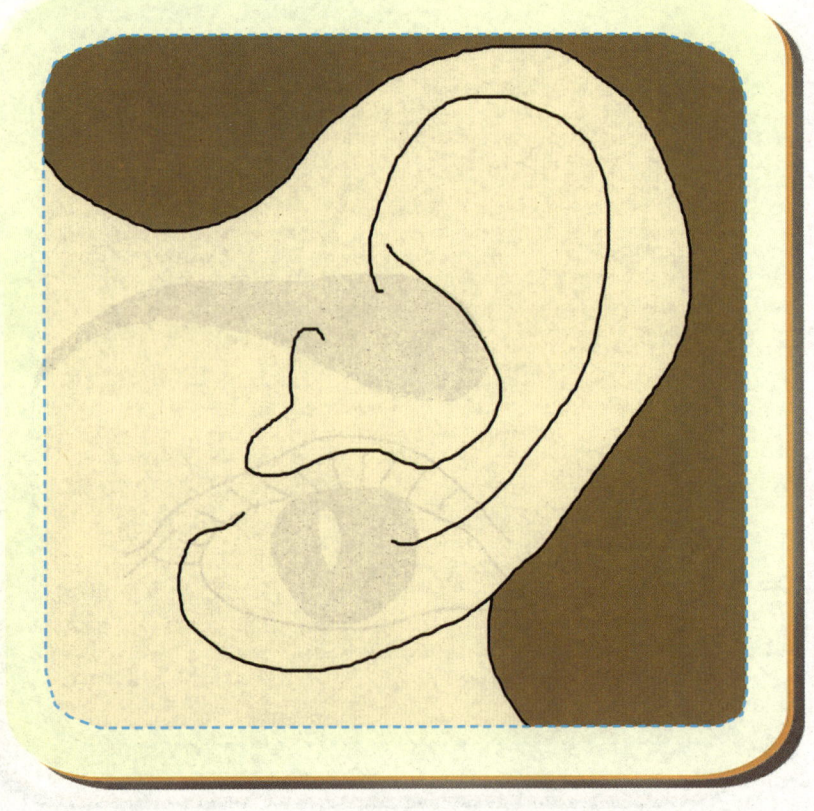

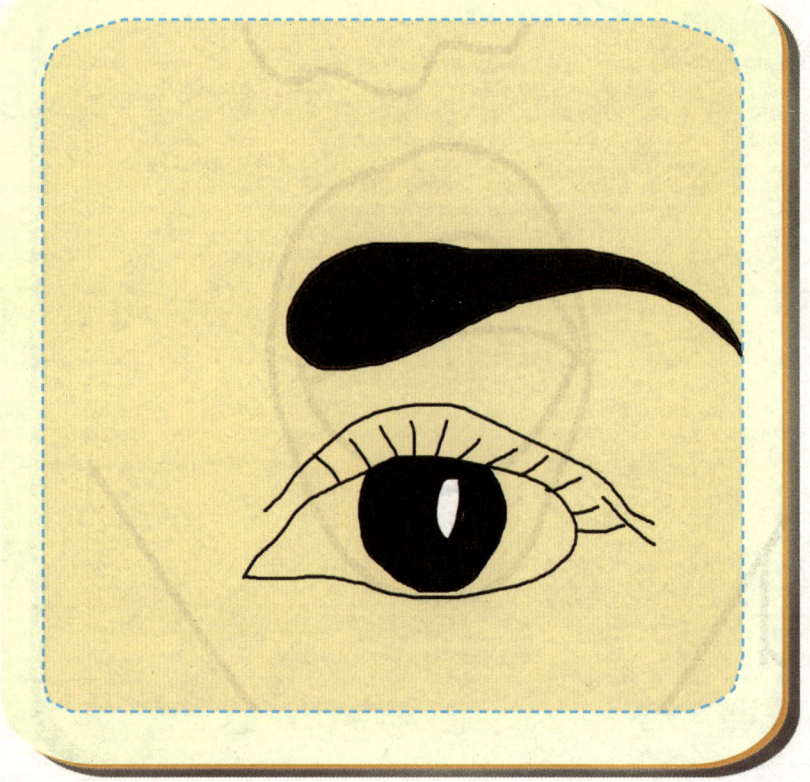

第四章
接受性语言技能初级训练

示例 3

给我用来听的部位。（2个干扰项）

小档案	
训练时长	
辅助情况	

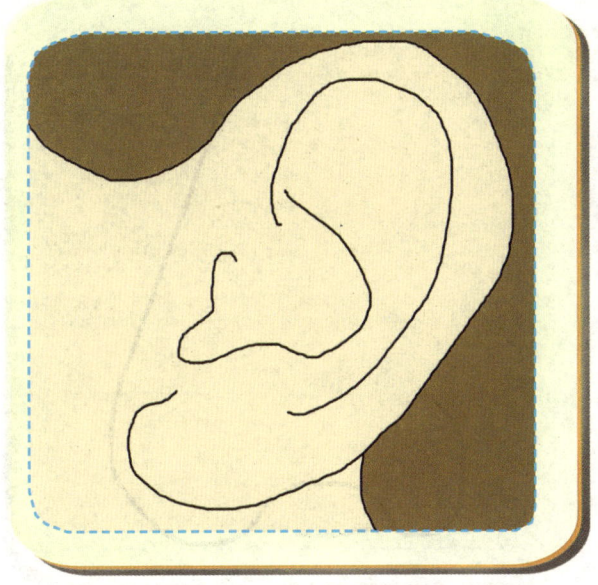
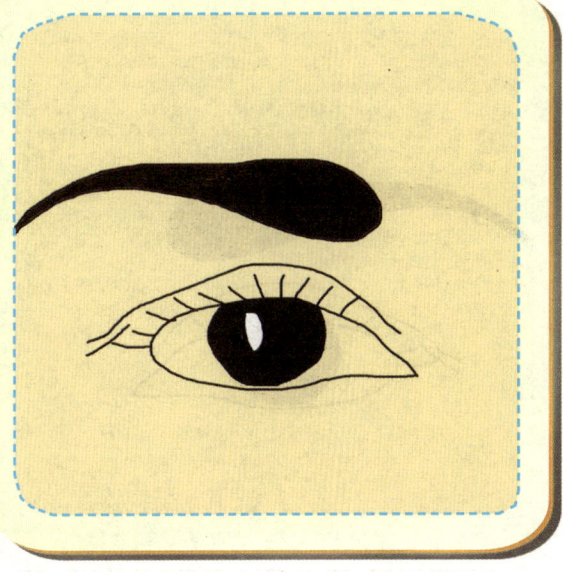
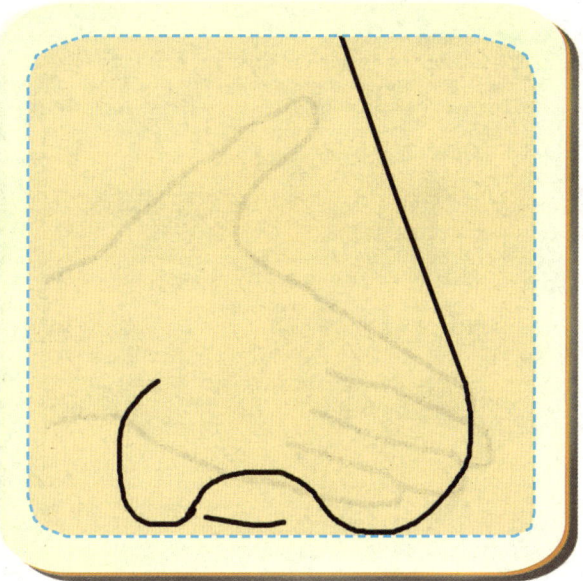

语言的突破训练实操

示例 4

找找用来握的部位。（2个干扰项）

小档案	
训练时长	
辅助情况	

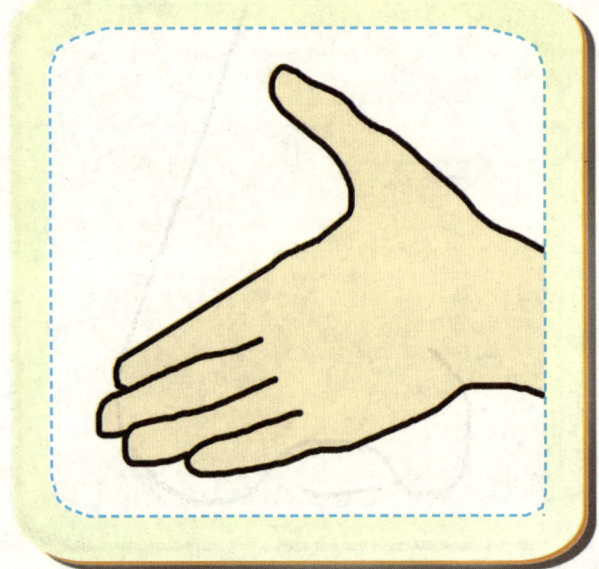 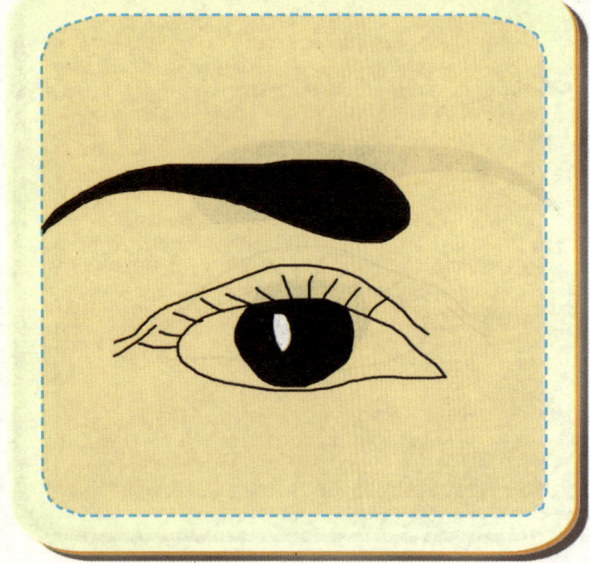 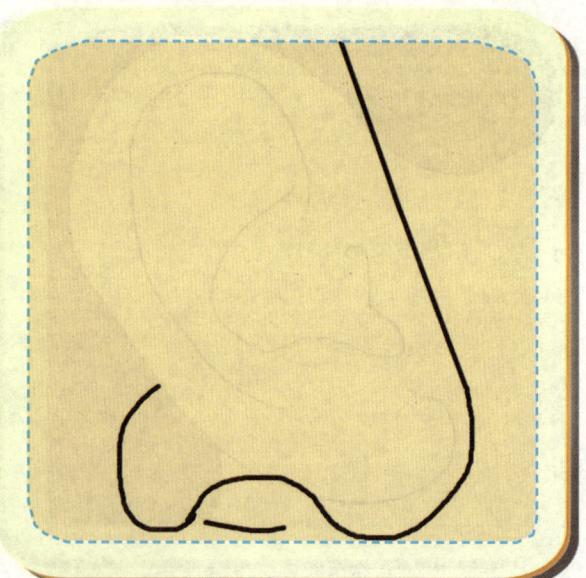

17 接受物品功能词汇

　　该技能的训练目的是提高患儿的接受性语言能力。通过该技能的训练，患儿应该能达到这样一种水平，即：向患儿呈现 1~3 张不同物品图片，并说"指出/摸摸/给我用来**的物品"，患儿能够指出正确图片。

扫描二维码，打印本技能训练配套表格

语言的突破训练实操

示例 1

指出用来骑的物品。（1 个干扰项）

训练方法示例

小档案	
训练时长	
辅助情况	

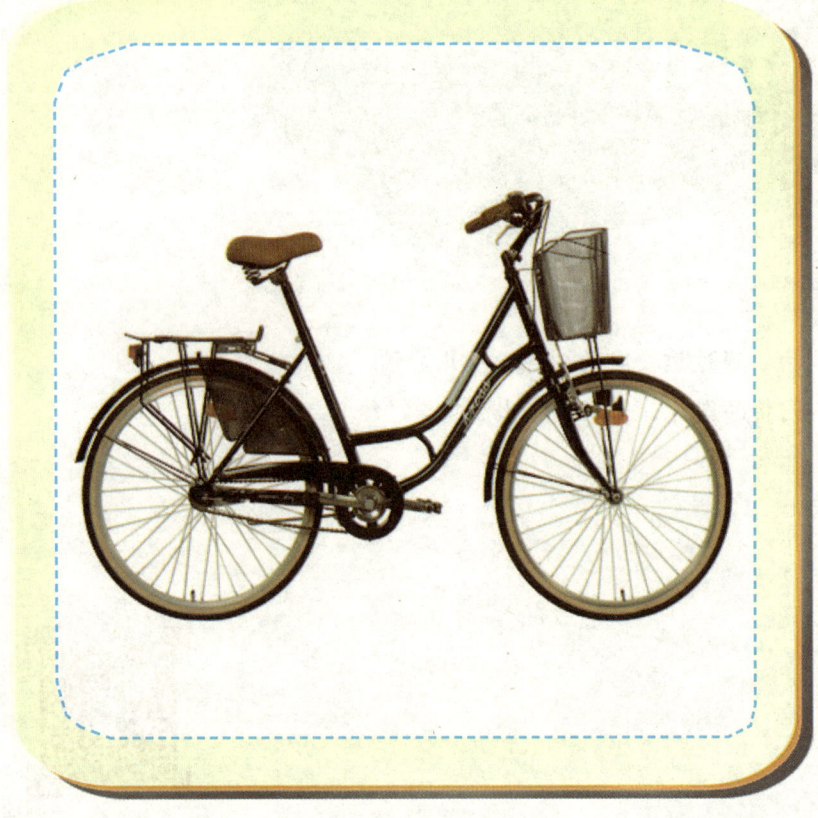
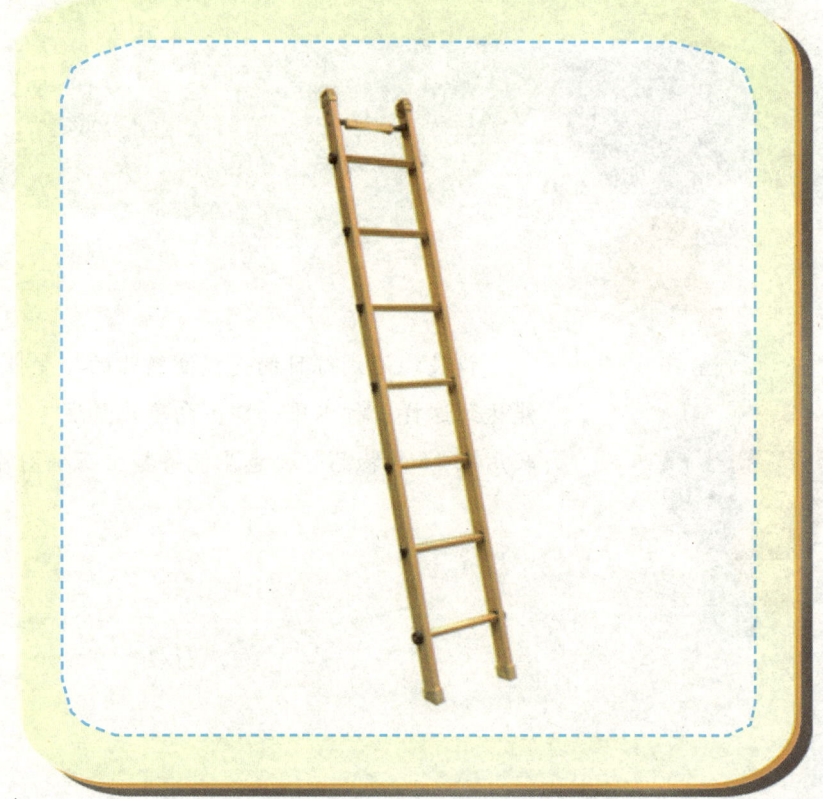

训练方法示例

> **示例 2**
>
> 给我用来打扫卫生的物品。（2个干扰项）

小档案	
训练时长	
辅助情况	

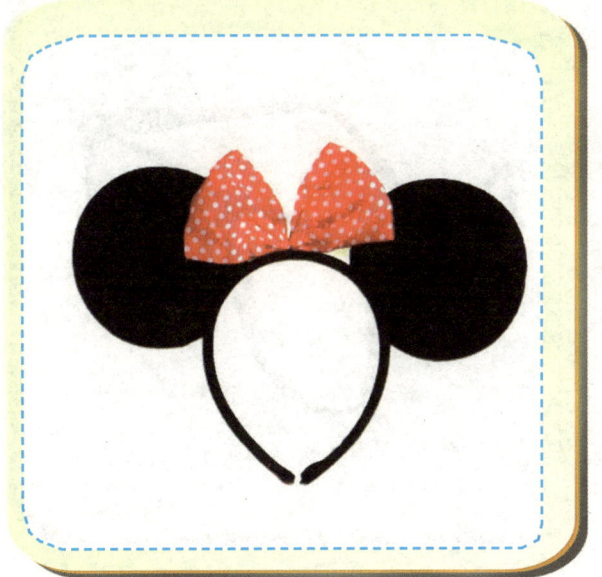 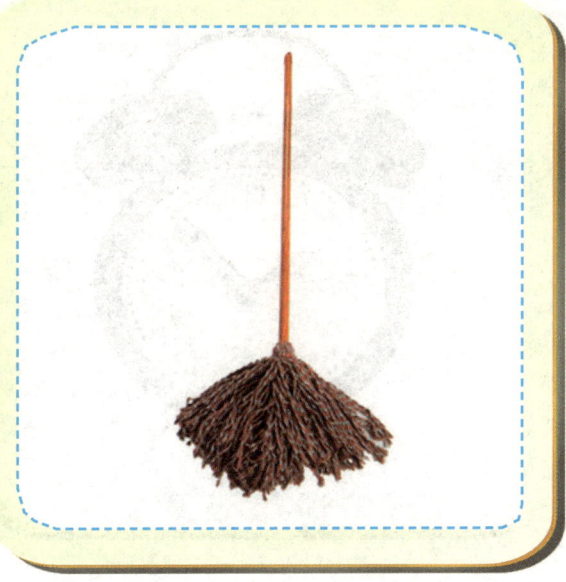 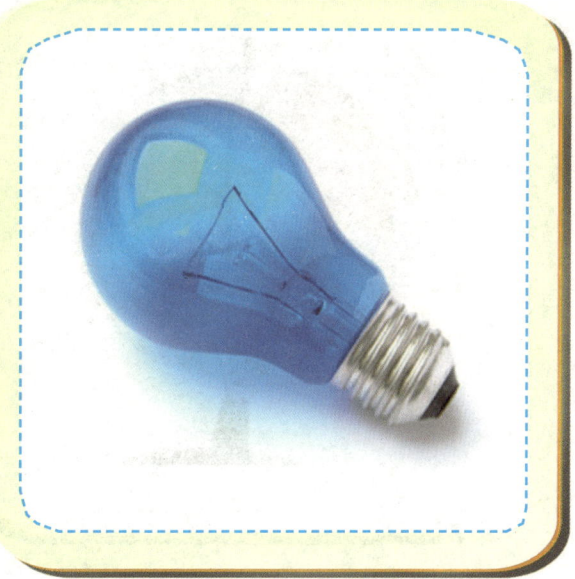

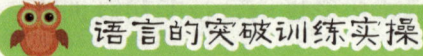

示例 3

指出用来计时间的物品。（2 个干扰项）

小档案	
训练时长	
辅助情况	

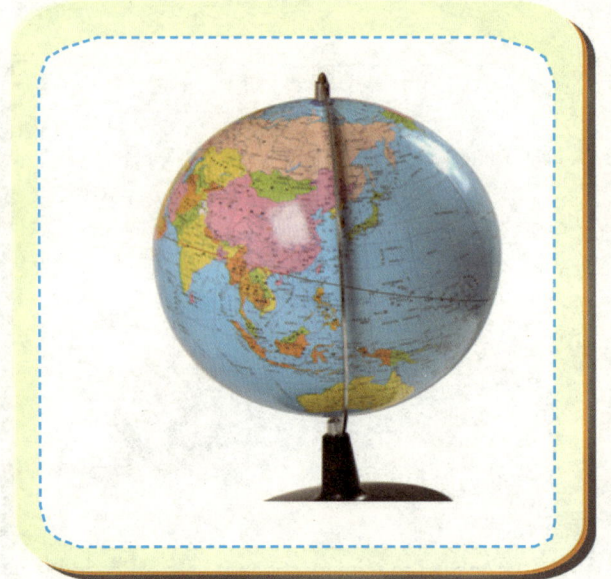

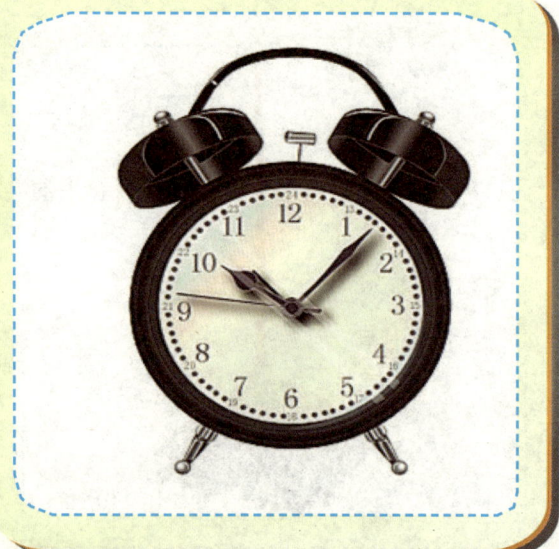

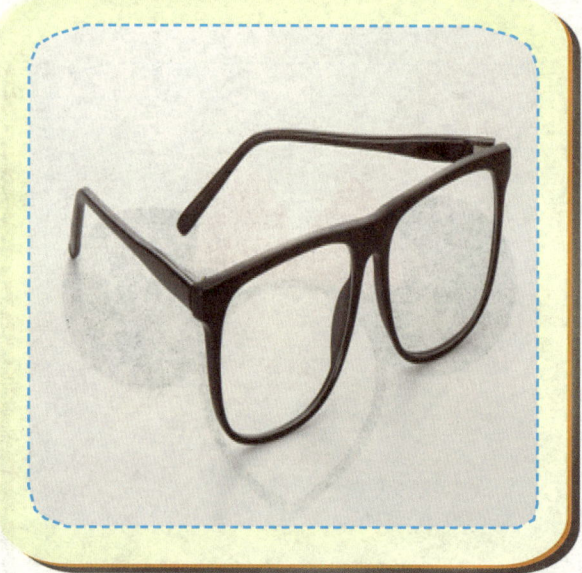

第四章 接受性语言技能初级训练

示例 3

指出用来照相的物品。（2 个干扰项）

小档案	
训练时长	
辅助情况	

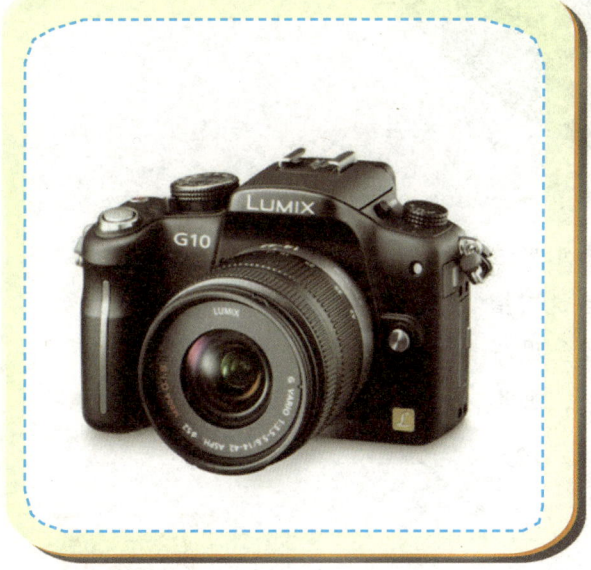

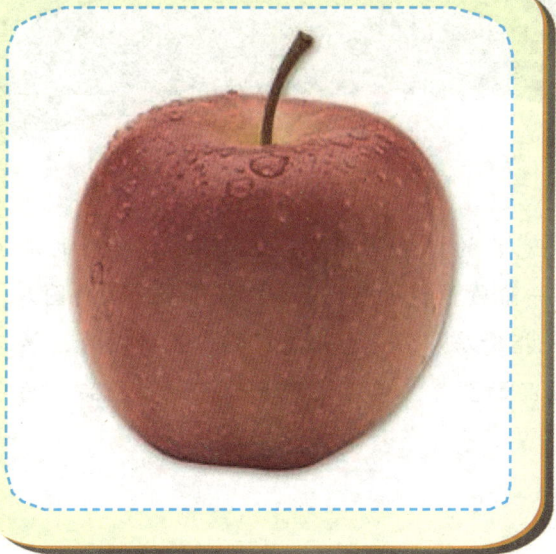

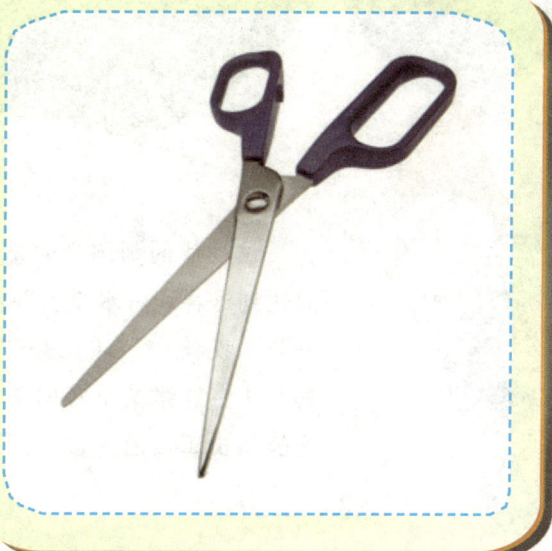

语言的突破训练实操

18 了解房间以及房间中的各项物品

该技能的训练目的是提高患儿的接受性语言能力。通过该技能的训练，患儿应该能达到这样一种水平，即：第一阶段呈现给患儿 1～3 张多个房间的图片，然后说"指一指/摸摸**"（比如"指一指厨房"），患儿能够指出正确图片，第二阶段呈现给患儿 1～3 张某个房间某个物品的图片，然后说"指出有**（物品）的房间"，患儿能够指出正确图片。

扫描二维码，打印本技能训练配套表格

第四章
接受性语言技能初级训练

示例 1

指一指卧室。（1 个干扰项）

小档案	
训练时长	
辅助情况	

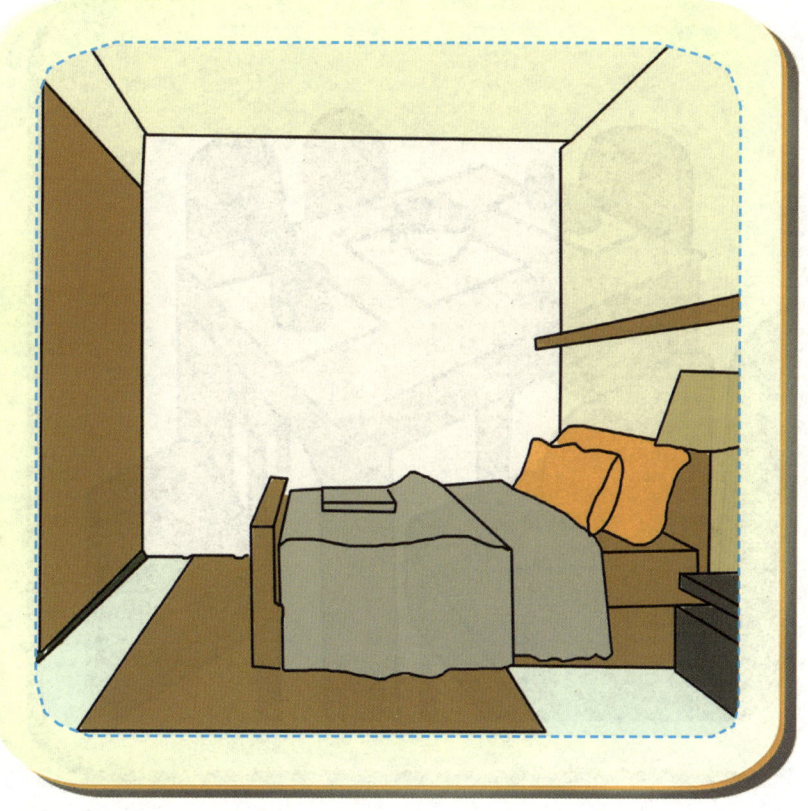
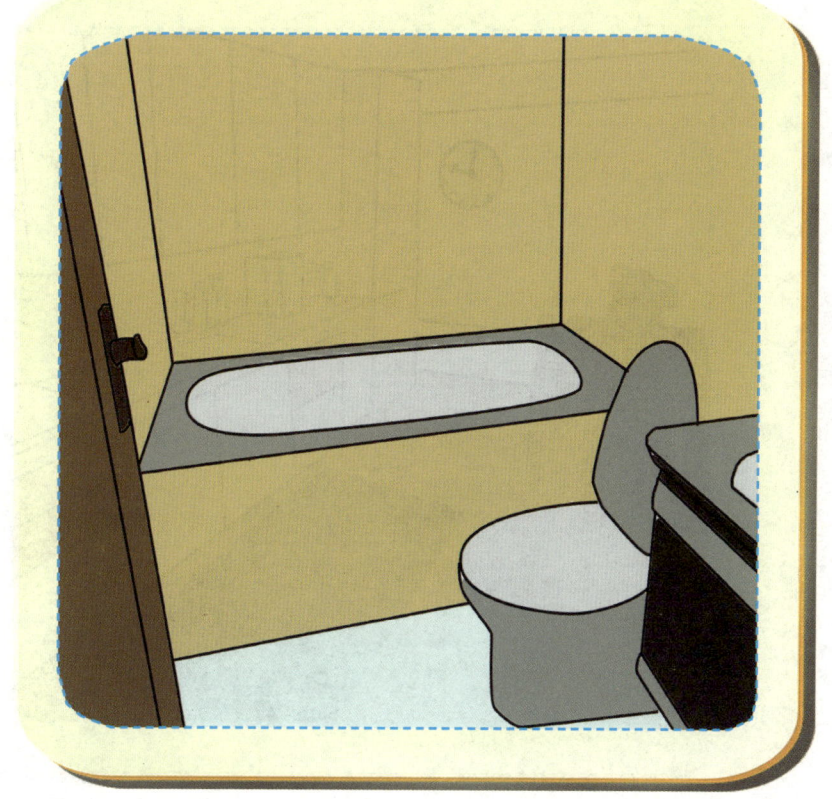

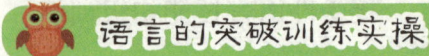

示例 2

摸一摸有钟表的厨房。（1 个干扰项）

小档案	
训练时长	
辅助情况	

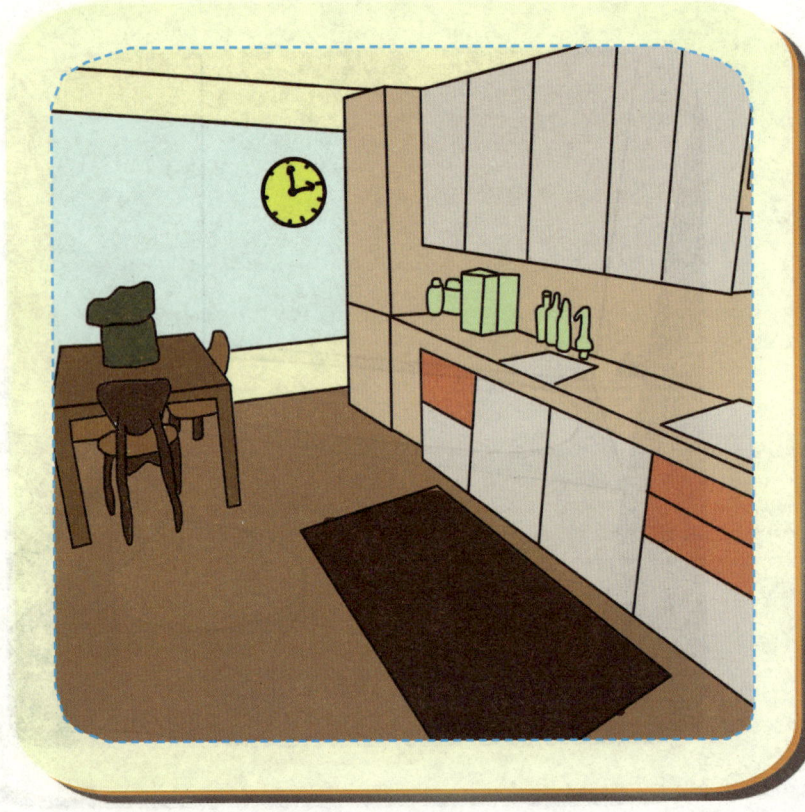

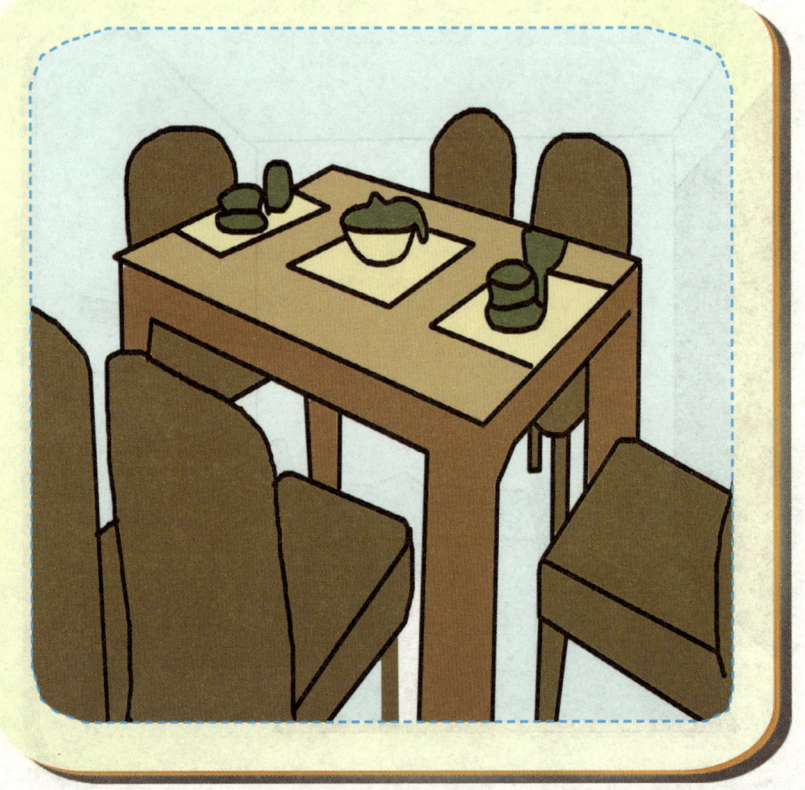

第四章
接受性语言技能初级训练

示例 3

指出有电脑的房间。（1 个干扰项）

小档案	
训练时长	
辅助情况	

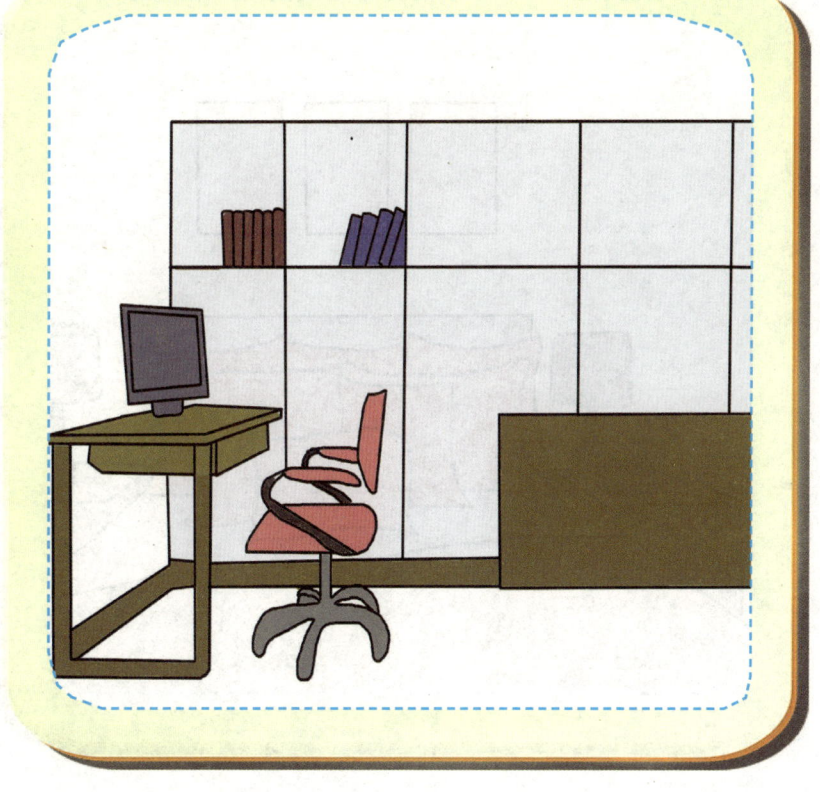

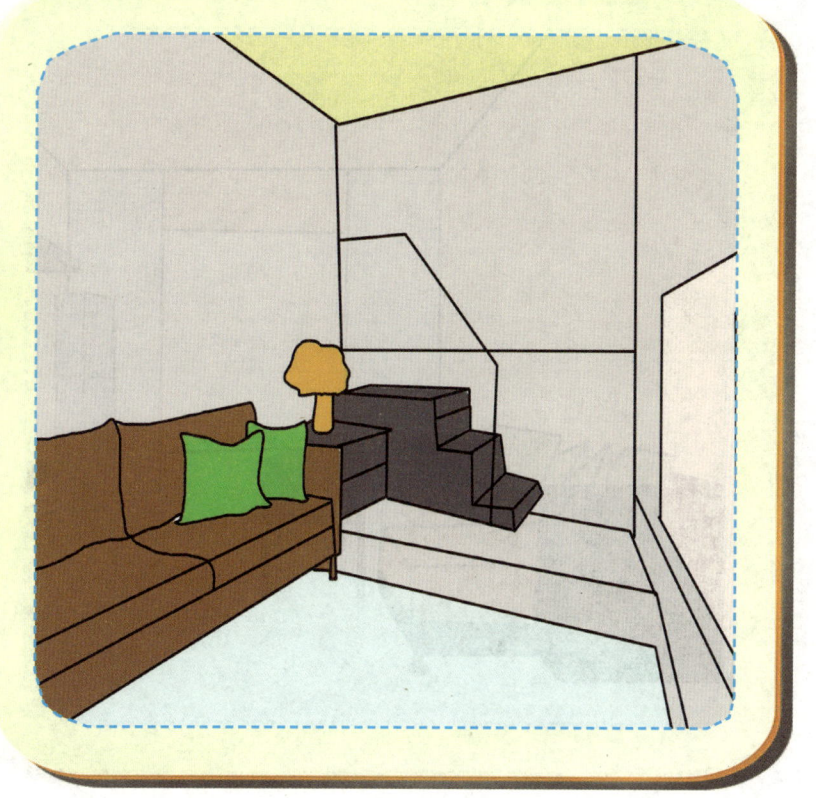

169

语言的突破训练实操

示例 4

摸摸有床的房间。（1 个干扰项）

小档案	
训练时长	
辅助情况	

训练方法示例

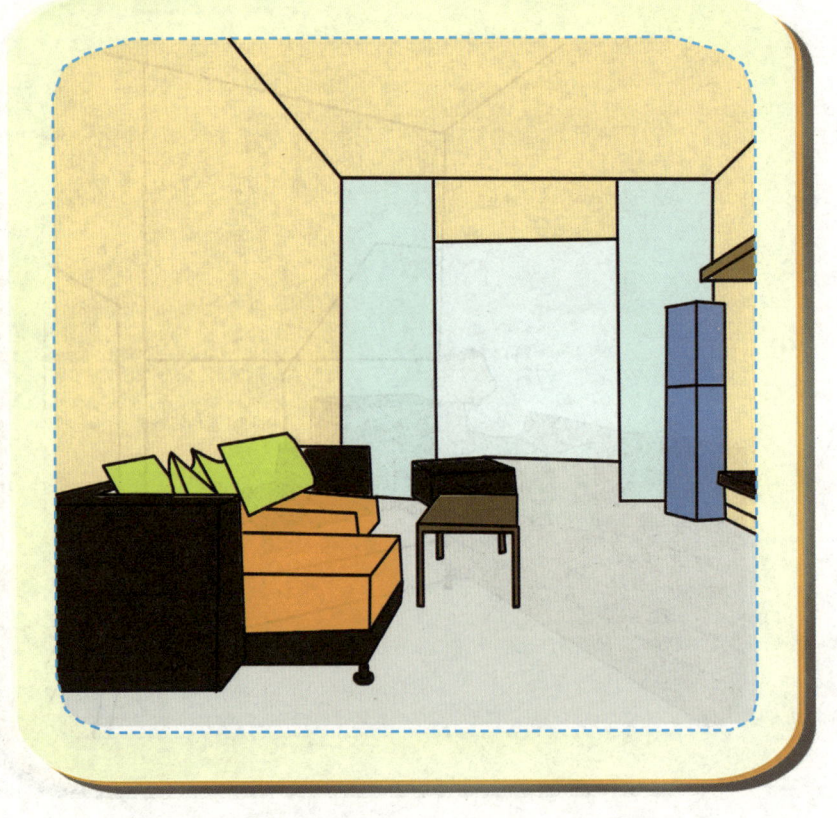

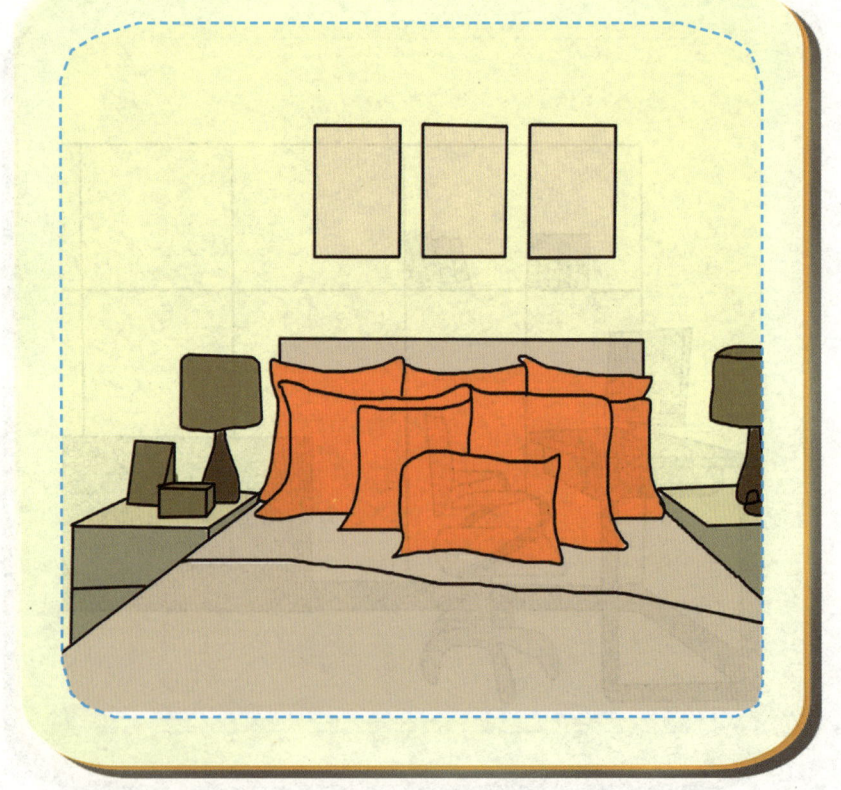

第五章

接受性语言中级技能训练

语言的突破训练实操

01 抽象词汇：喜欢的

该技能的训练目的是提高患儿的接受性语言能力。通过该技能的训练，患儿应该能达到这样一种水平，即：给患儿几张物品图片，并说："分类你喜欢的**（食物、颜色、玩具）"，患儿将挑出自己喜欢的物品图片。如果受训患儿不会使用语言，可通过手语、书写、图片交换交流系统或是辅助沟通系统回答问题。

扫描二维码，打印本技能训练配套表格

第五章
接受性语言中级技能训练

训练方法示例

示例 1

挑出你喜欢的食物。

小档案	
训练时长	
辅助情况	

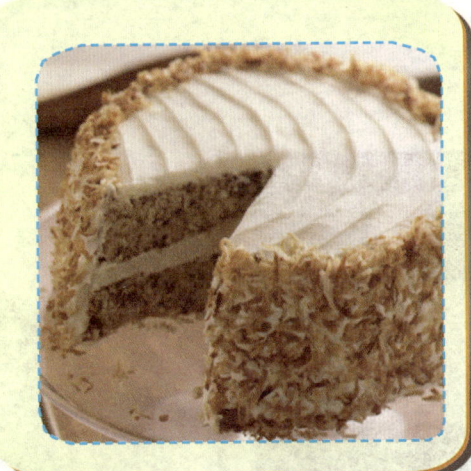
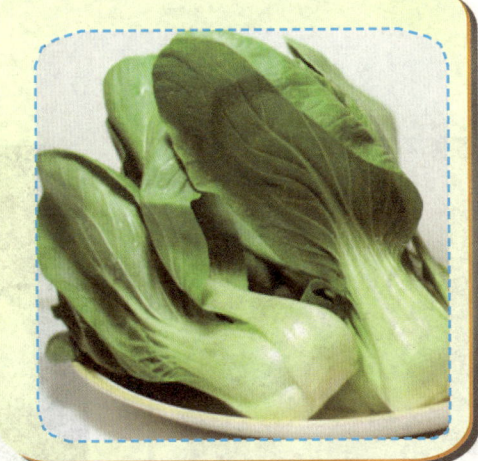
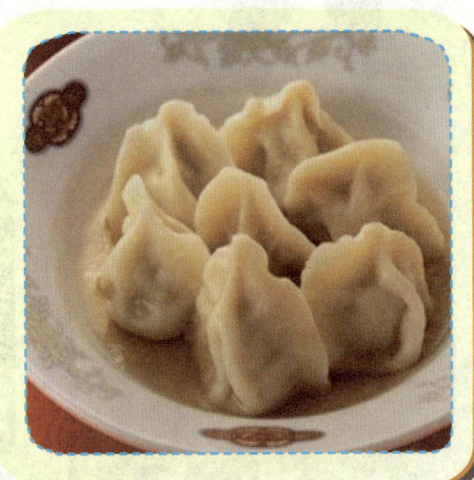
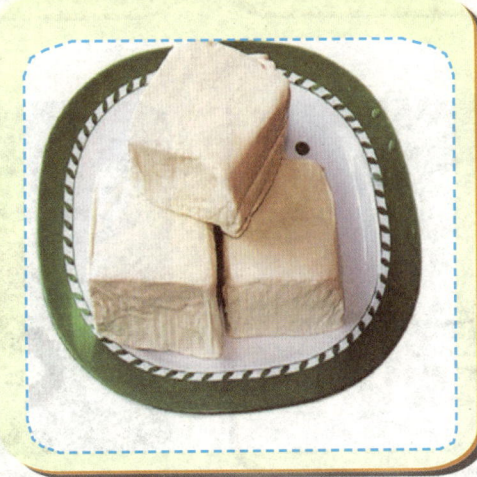
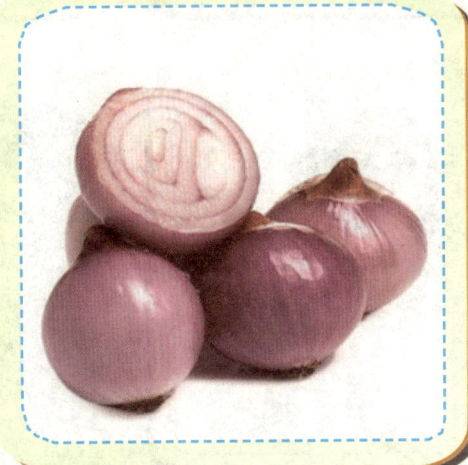
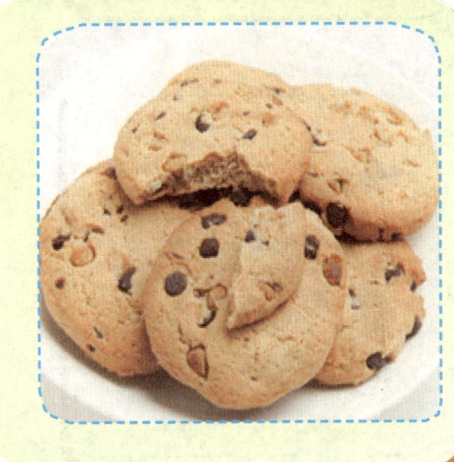

语言的突破训练实操

训练方法示例

示例 2

挑出你喜欢的动物。

小档案	
训练时长	
辅助情况	

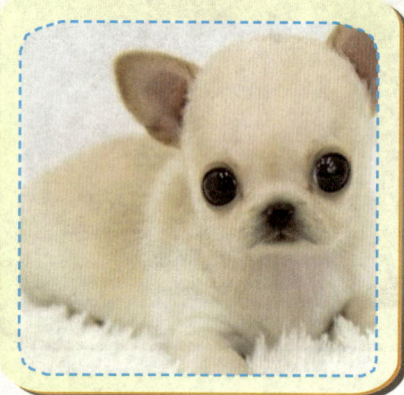
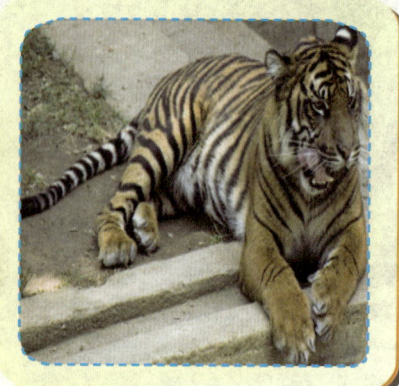
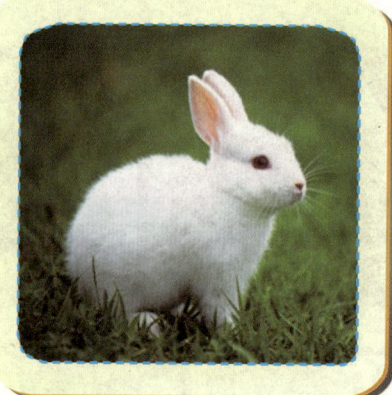
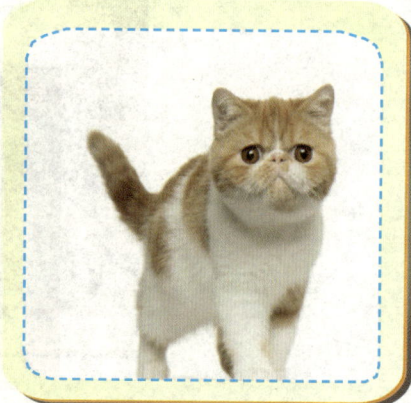
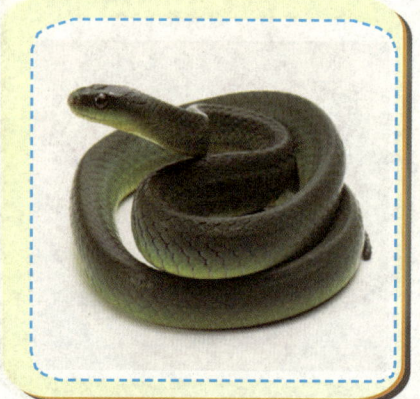
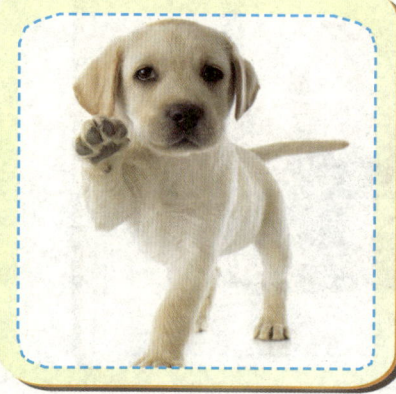
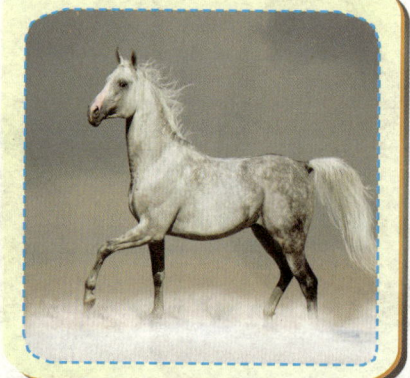
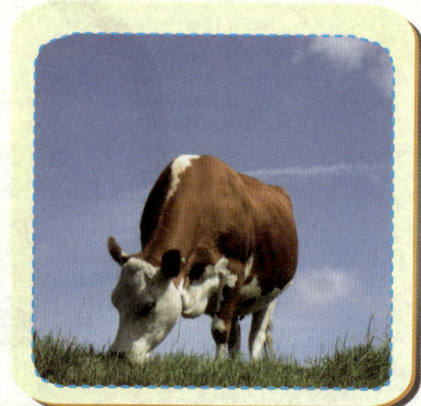

第五章
接受性语言中级技能训练

训练方法示例

示例 3

挑出你喜欢的衣服。

小档案	
训练时长	
辅助情况	

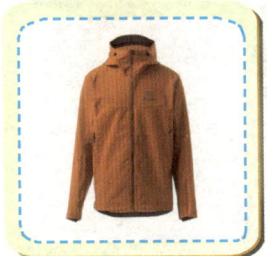 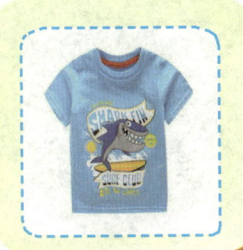 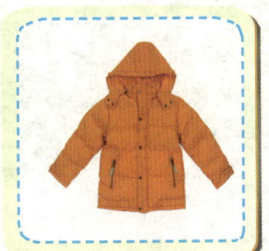 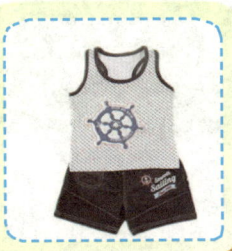 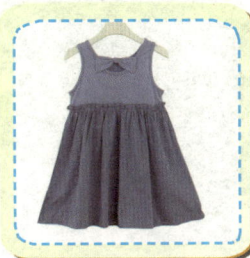 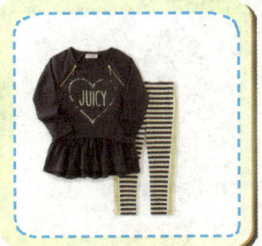
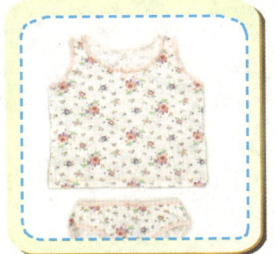 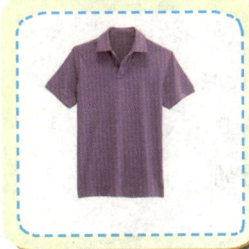 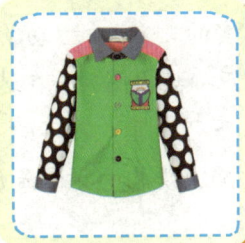 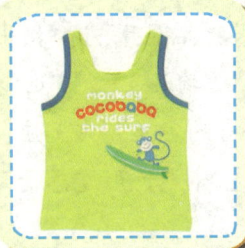 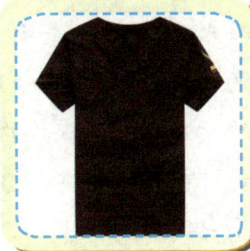 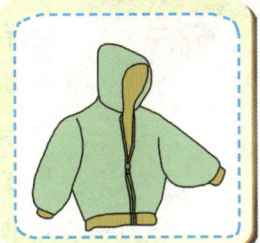
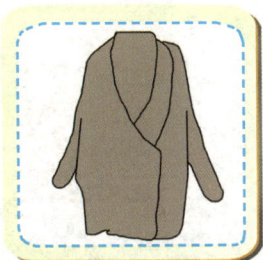 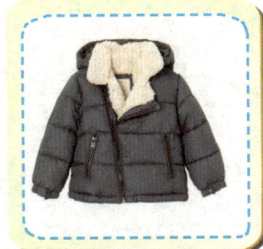 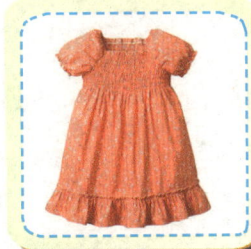 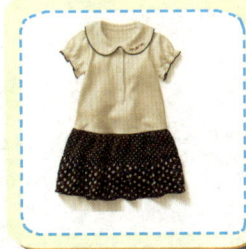 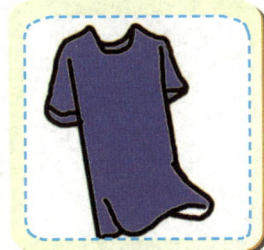 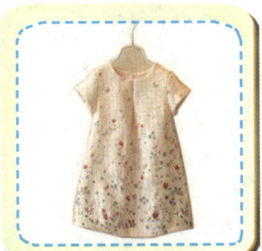

02 抽象词汇：真实与虚拟

该技能的训练目的是提高患儿的接受性语言能力。通过该技能的训练，患儿应该能达到这样一种水平，即：给患儿几张物品图片，说"挑出真实的**（人物、动物、地点、物品）""挑出虚拟的**（人物、动物、地点、物品）"，患儿能够正确挑出图片。在进行此任务分析之前，要传授给患儿真实与虚构的恰当的定义。定义应包含下列内容：真实的事物具有存在性，我们可以通过视觉、听觉、感觉、味觉、触觉感受到它们；虚构的事物是魔幻的、虚假的并且是永远不会实现的。

扫描二维码，打印本技能训练配套表格

第五章
接受性语言中级技能训练

示例 1

挑出真实的动物。

小档案	
训练时长	
辅助情况	

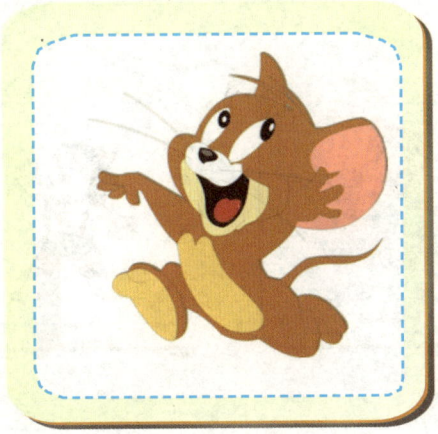 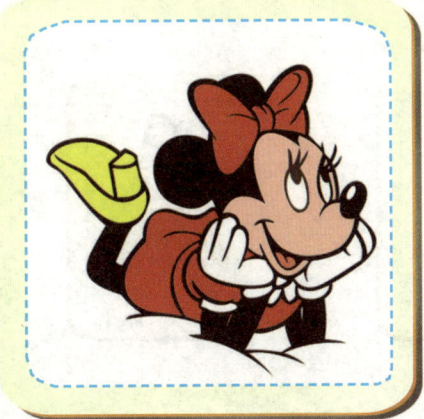 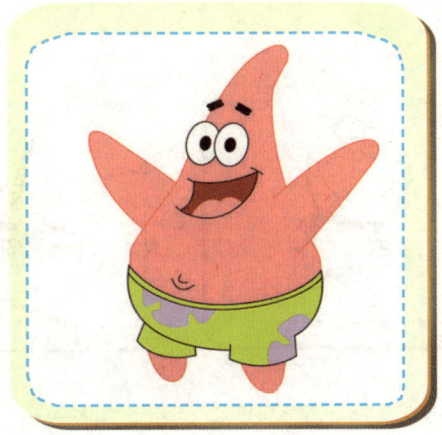

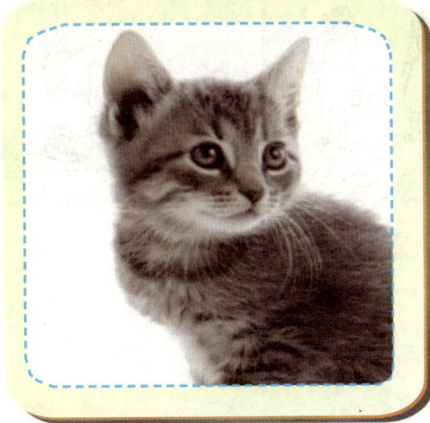 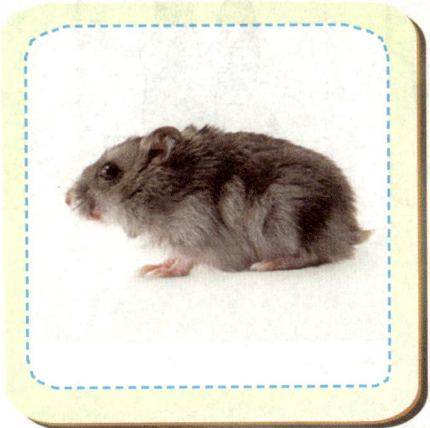 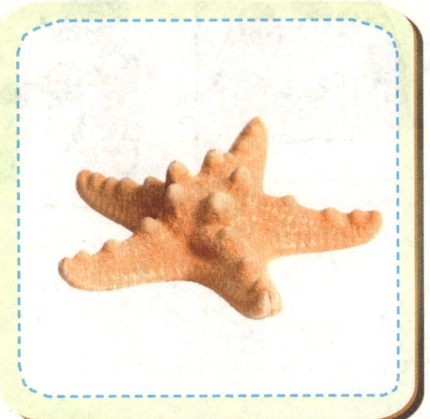

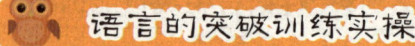

示例 3

分类真实与虚拟的人物。

小档案	
训练时长	
辅助情况	

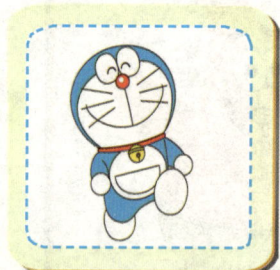 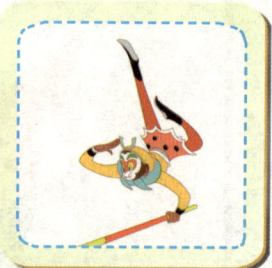 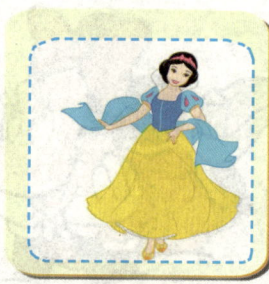 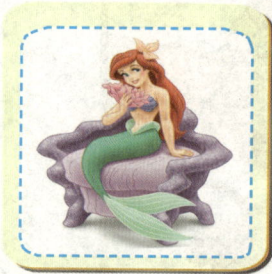 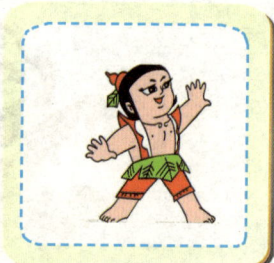

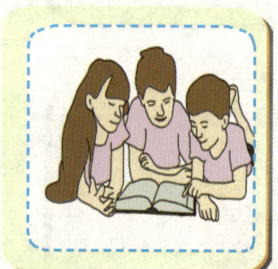 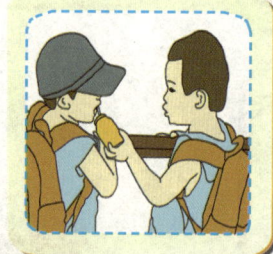 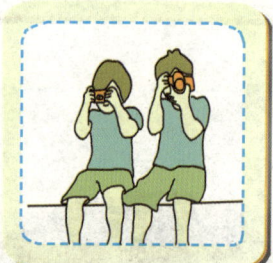 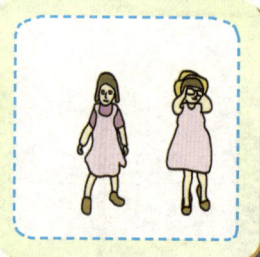 

第五章 接受性语言中级技能训练

03 抽象词汇：昨天、今天和明天

该技能的训练目的是提高患儿的接受性语言能力。通过该技能的训练，患儿应该能达到这样一种水平，即：给患儿几张活动图片，这些活动分别是患儿已经参加的、今天要参加的和明天要参加的，说"挑出你已经参加过的（今天要参加的/明天要参加的）活动图片"，患儿能够正确挑出图片。

扫描二维码，打印本技能训练配套表格

语言的突破训练实操

训练方法示例

示例 1

挑出你正在做的事情（目标和少量干扰图）。

小档案	
训练时长	
辅助情况	

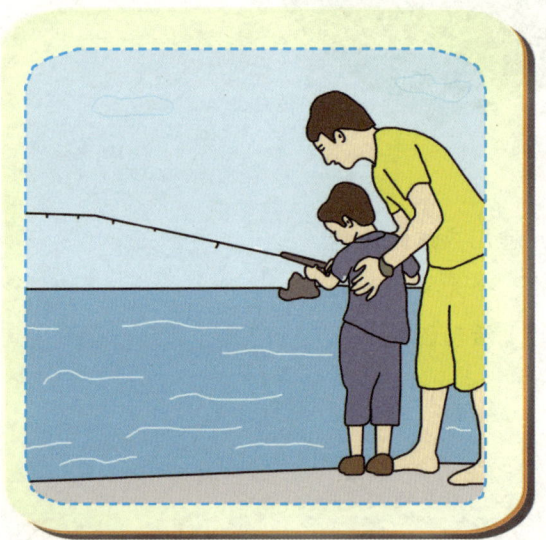
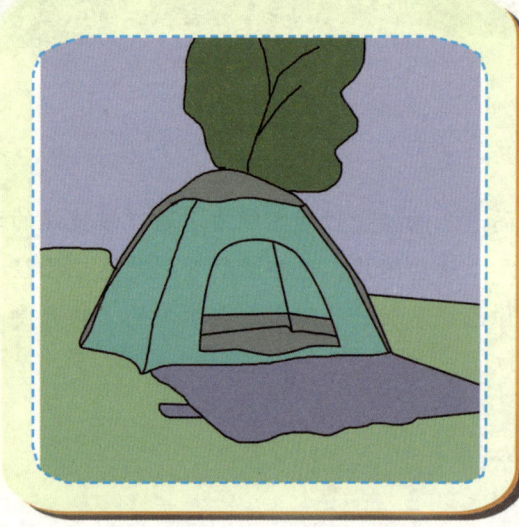
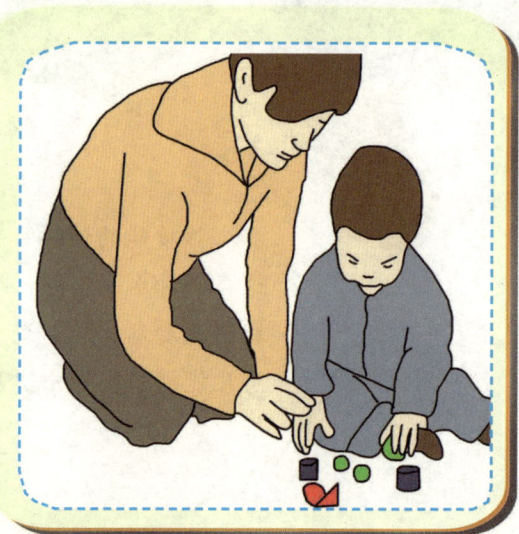

第五章
接受性语言中级技能训练

示例 2

挑出你今天在做的事情。（目标和多个干扰项）

小档案	
训练时长	
辅助情况	

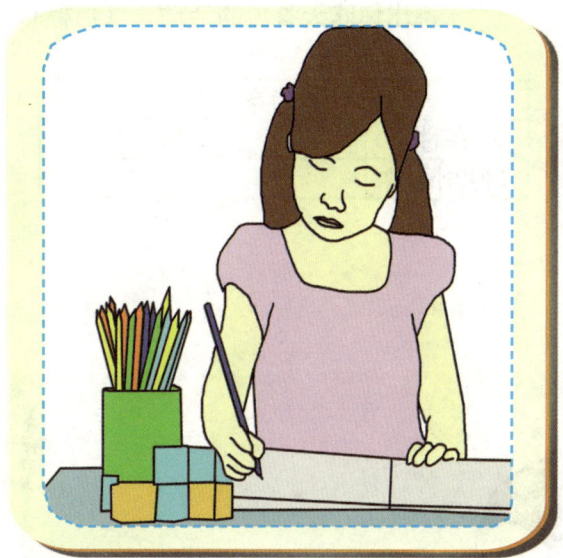
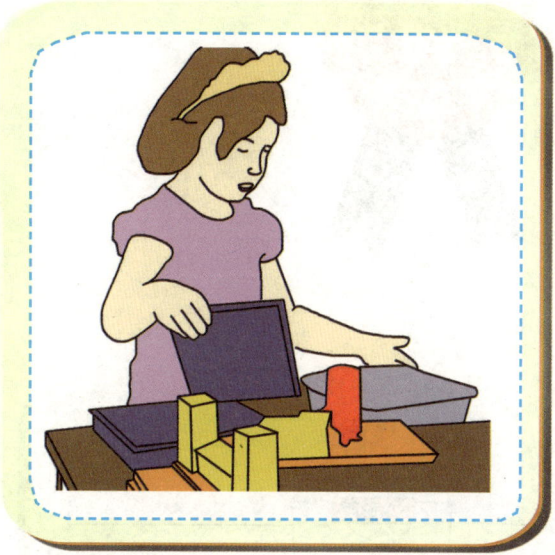
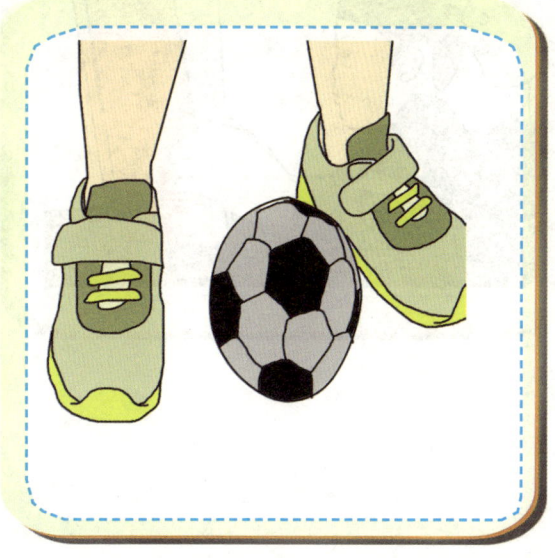
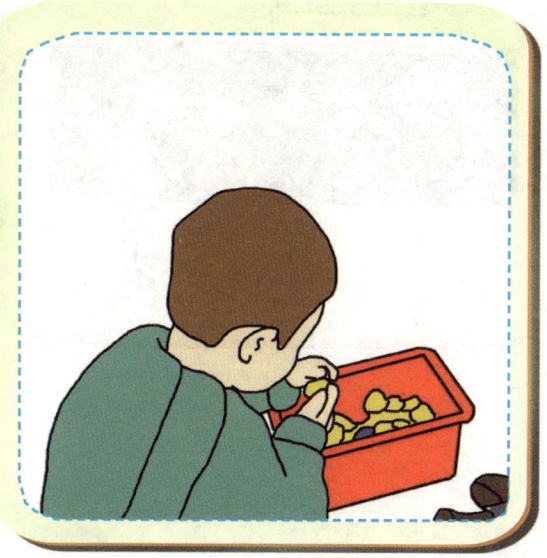

语言的突破训练实操

示例 3

挑出你昨天参加的活动。（目标和少量干扰图）

小档案	
训练时长	
辅助情况	

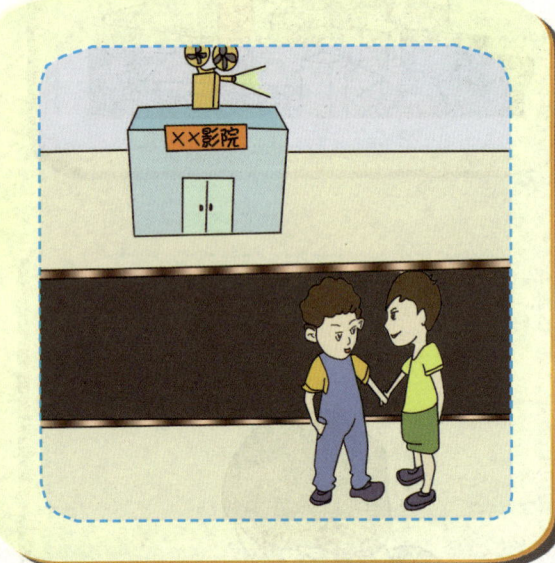
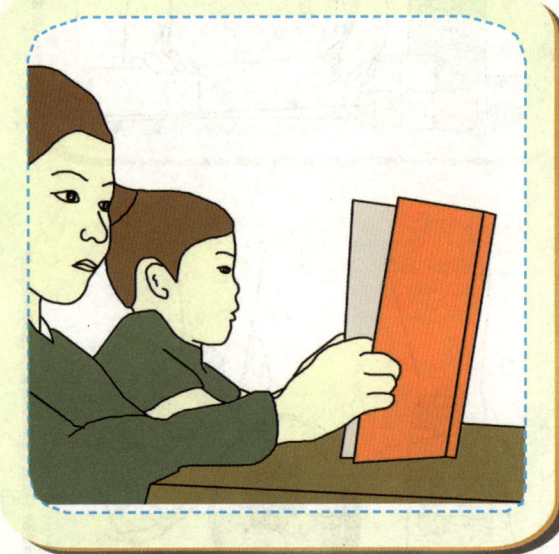
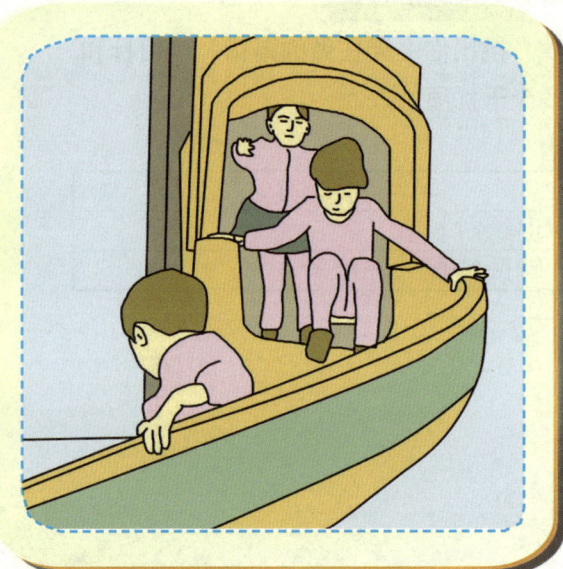

第五章
接受性语言中级技能训练

示例 4

挑出你昨天参加的活动。（目标和多个干扰项）

小档案	
训练时长	
辅助情况	

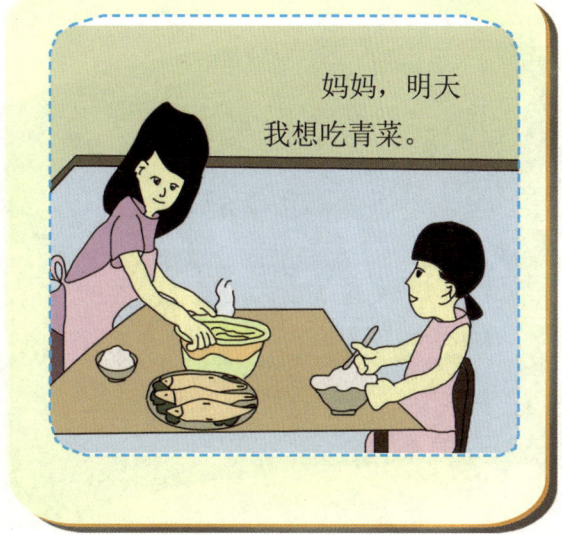

妈妈，明天我想吃青菜。

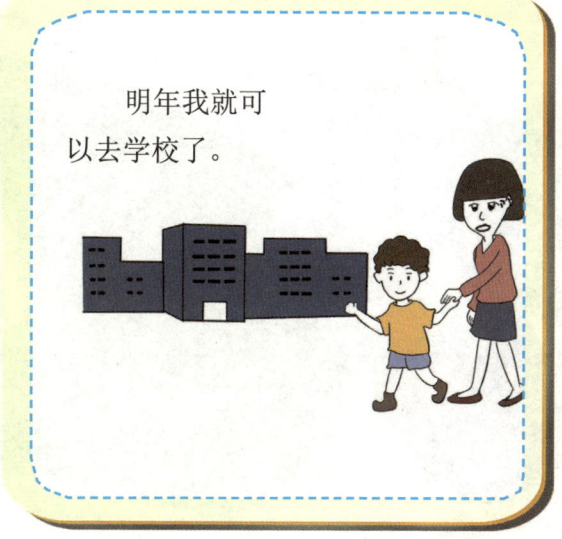

明年我就可以去学校了。

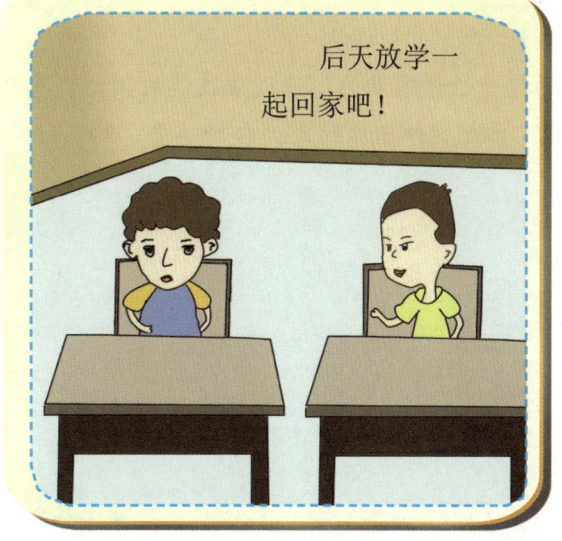

后天放学一起回家吧！

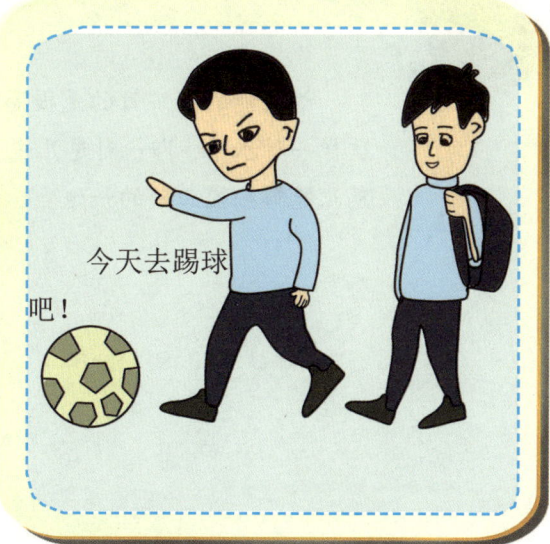

今天去踢球吧！

语言的突破训练实操

04 区分左右

该技能的训练目的是提高患儿的接受性语言能力。通过该技能的训练,患儿应该能达到这样一种水平,即:对患儿说"触摸/举起/伸出你的左/右**(手、脚、鞋、手套等)",患儿能够触摸正确的一边。

扫描二维码,打印本技能训练配套表格

第五章
接受性语言中级技能训练

示例 1

举起你的右手。

小档案	
训练时长	
辅助情况	

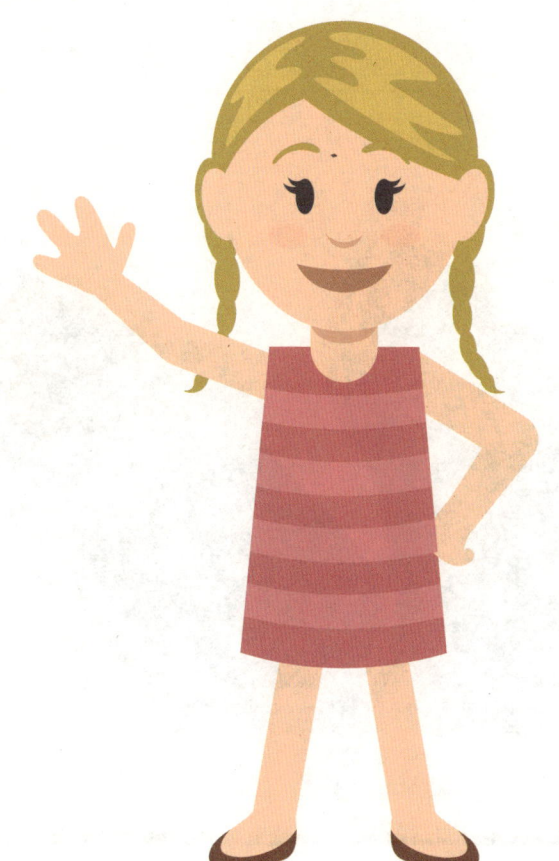

示例 2

伸出你的左脚。

小档案	
训练时长	
辅助情况	

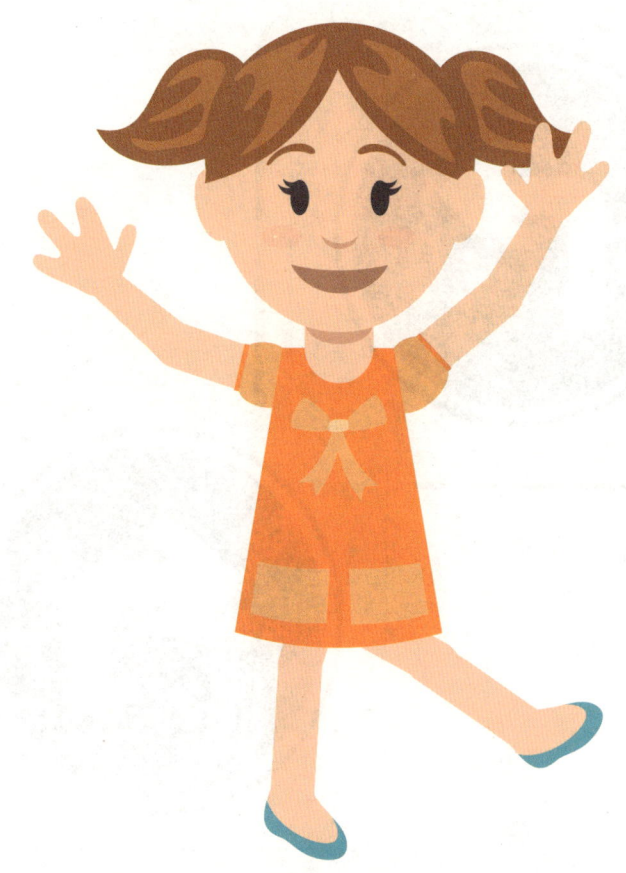

语言的突破训练实操

训练方法示例

示例 3

挑出左方向的箭头。

小档案	
训练时长	
辅助情况	

示例 4

给我穿在左脚的鞋子。

小档案	
训练时长	
辅助情况	

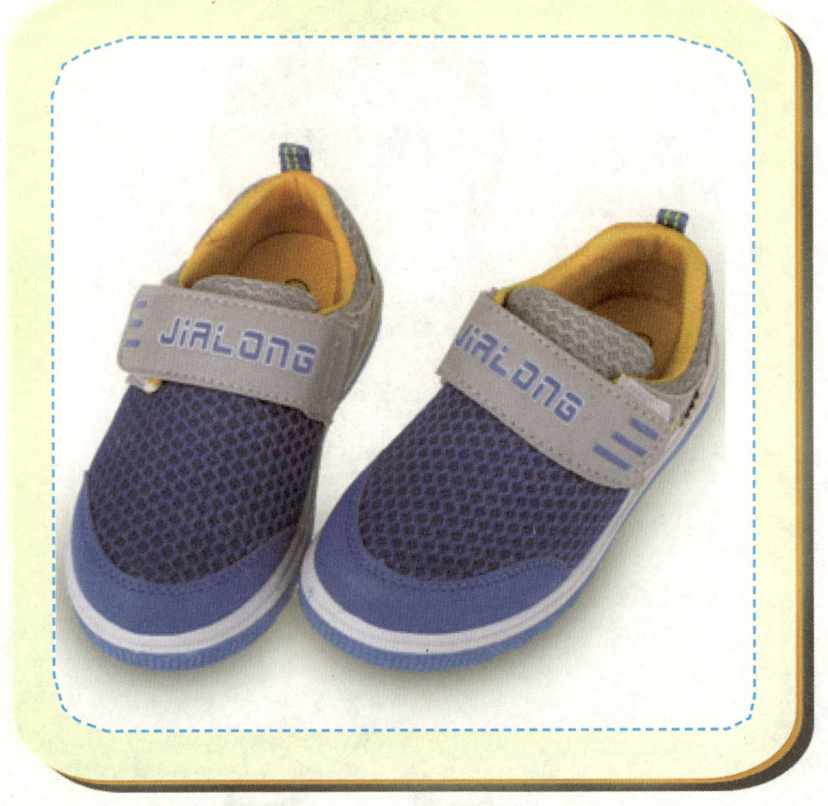

第五章
接受性语言中级技能训练

拓展为左右手套

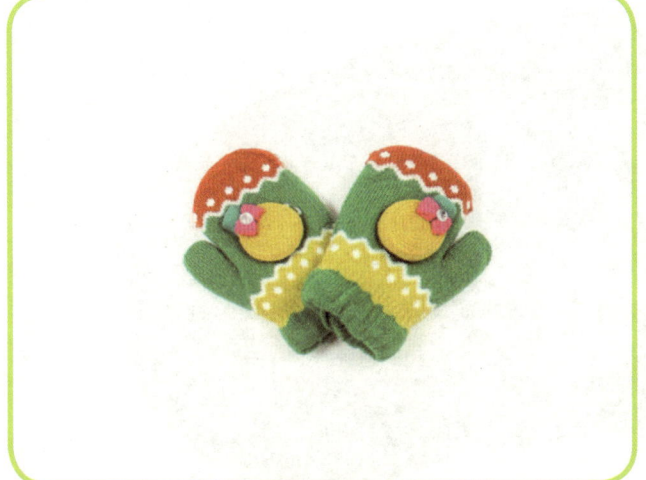

拓展为左右眼

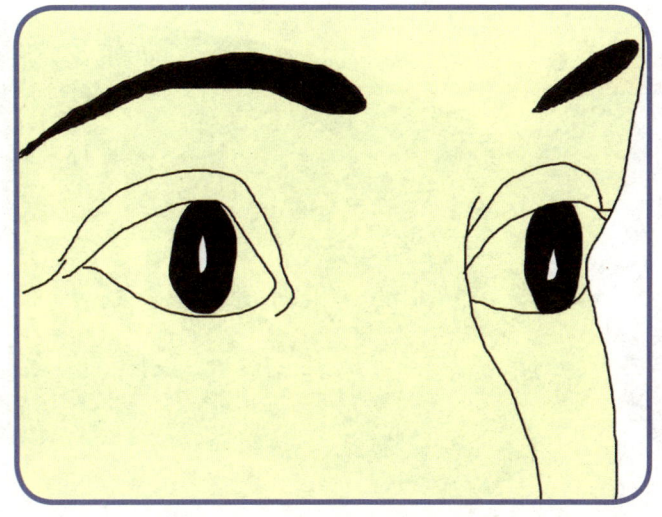

拓展为左右耳机

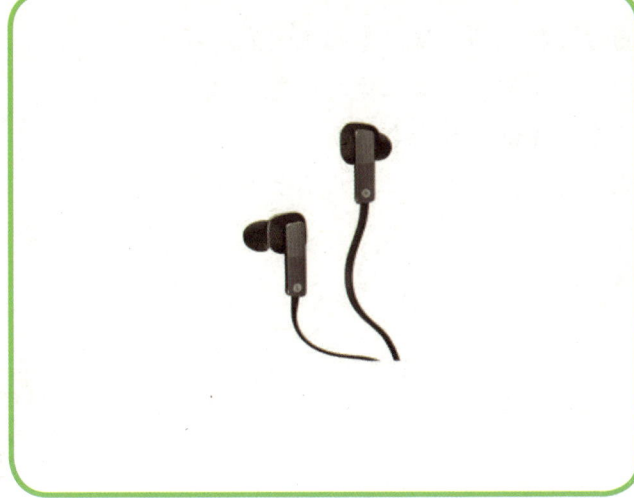

拓展为左右后视镜

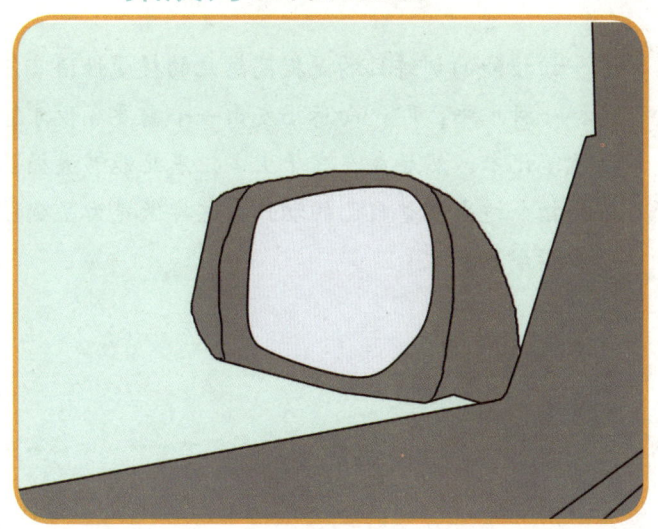

语言的突破训练实操

05 遵循多步骤指令

该技能的训练目的是提高患儿的接受性语言能力。通过该技能的训练，患儿应该能达到这样一种水平，即：向患儿发出一个需要3步才能完成的指令（例如：拿上你的书包，取出蓝色笔记本，然后放在桌子上），患儿能够遵循多步骤指令。保证刺激指令的新颖，教师应根据指令适当调整自己的动作，这样做是为了确保刺激指令的完整性，保证患儿不会预知下一步指令和答案。

扫描二维码，打印本技能训练配套表格

第五章
接受性语言中级技能训练

示例 1

依次触摸圆形、正方形、三角形。

小档案	
训练时长	
辅助情况	

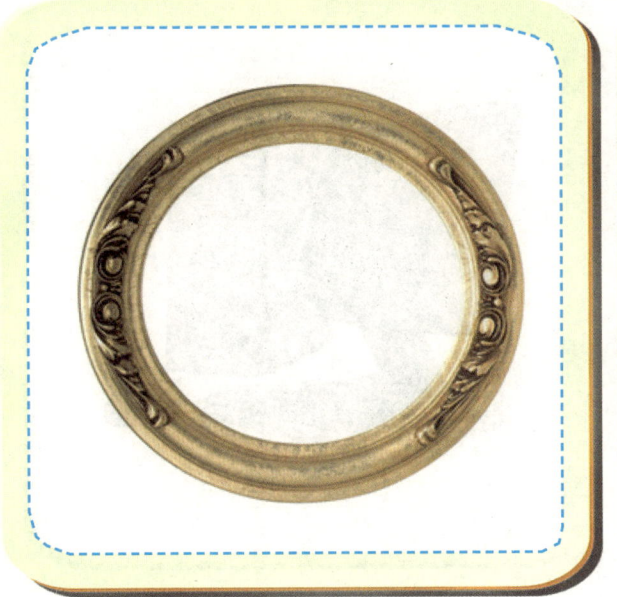
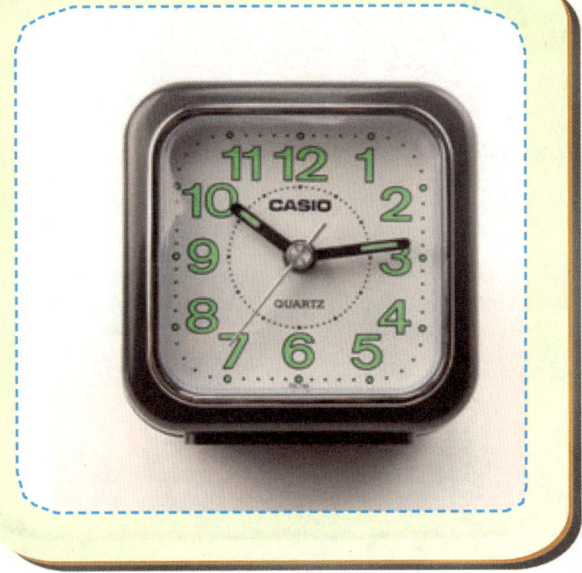
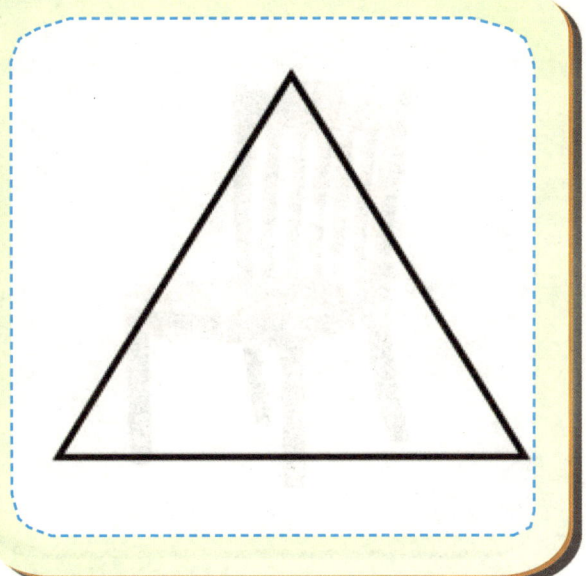

语言的突破训练实操

训练方法示例

示例 2

首先触摸木椅,然后触摸枕头,最后触摸电脑。

小档案	
训练时长	
辅助情况	

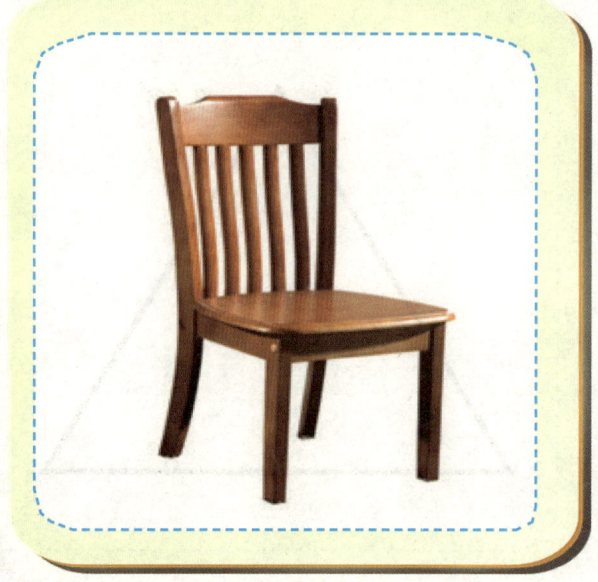 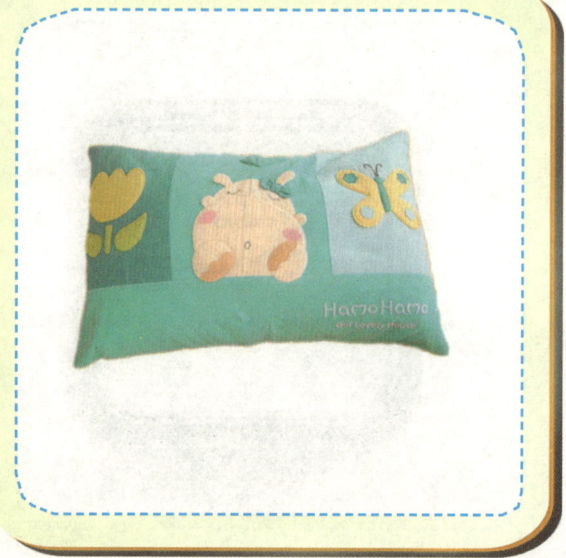 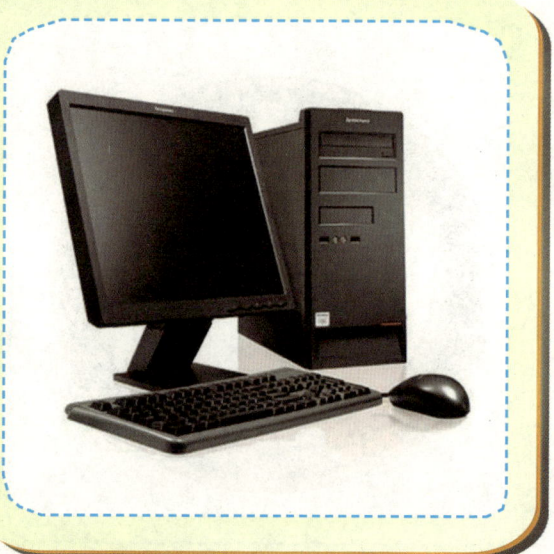

第五章
接受性语言中级技能训练

示例 3

首先做动作 1，然后做动作 2，最后做动作 3。

小档案	
训练时长	
辅助情况	

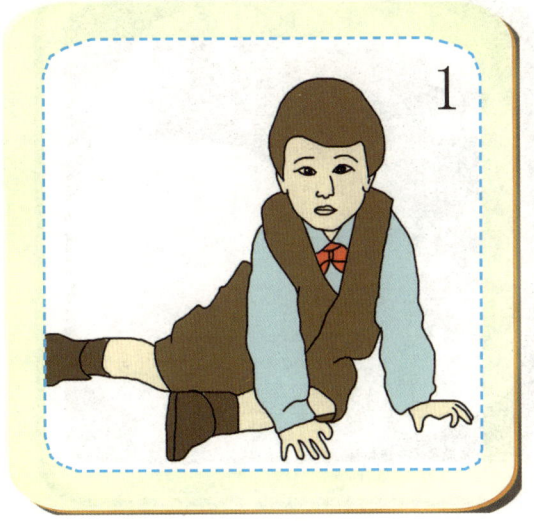

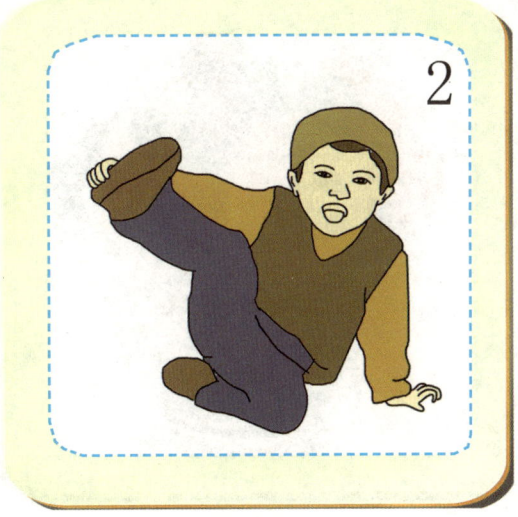

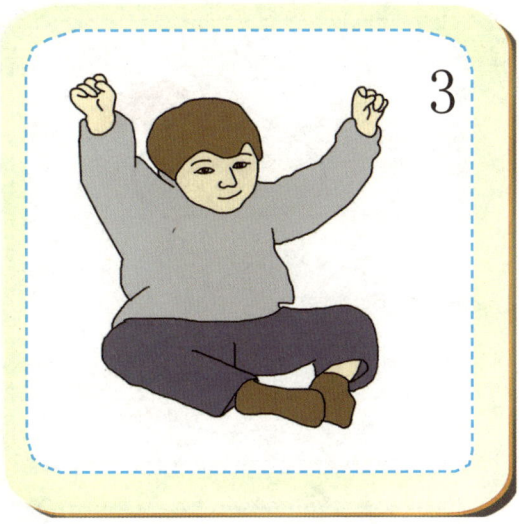

语言的突破训练实操

训练方法示例

示例 4

首先吃水果,然后吃饭,最后喝果汁。

小档案	
训练时长	
辅助情况	

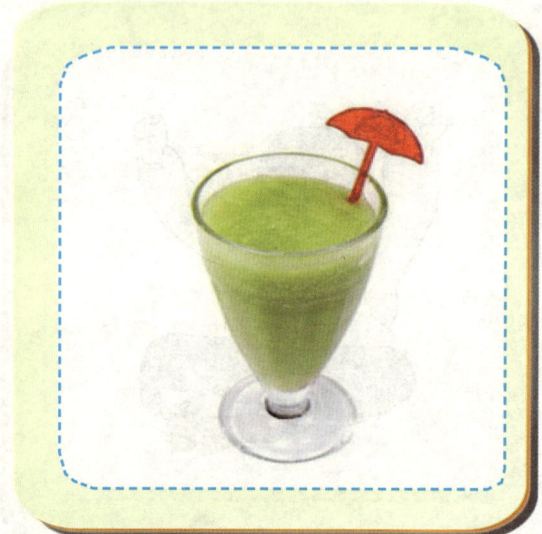
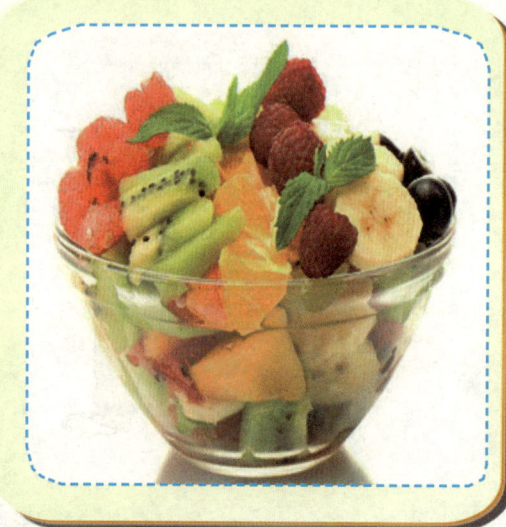
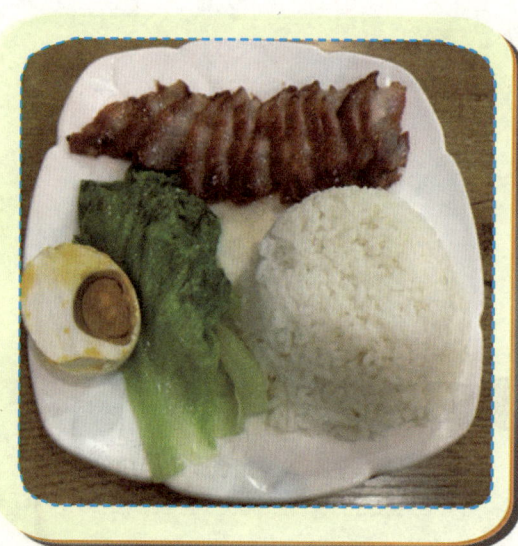

第五章 接受性语言中级技能训练

06 遵循含否定的多步指令

该技能的训练目的是提高患儿的接受性语言能力。通过该技能的训练，患儿应该能达到这样一种水平，即：向患儿发出一条多步骤含否定的口头指令。（例如"触摸椅子然后触摸桌子，但是如果灯亮着就不要触摸桌子"），患儿能够遵循多步骤指令。

扫描二维码，打印本技能训练配套表格

语言的突破训练实操

示例 1

先摸椅子,再摸没有书的桌子。

小档案	
训练时长	
辅助情况	

训练方法
示例

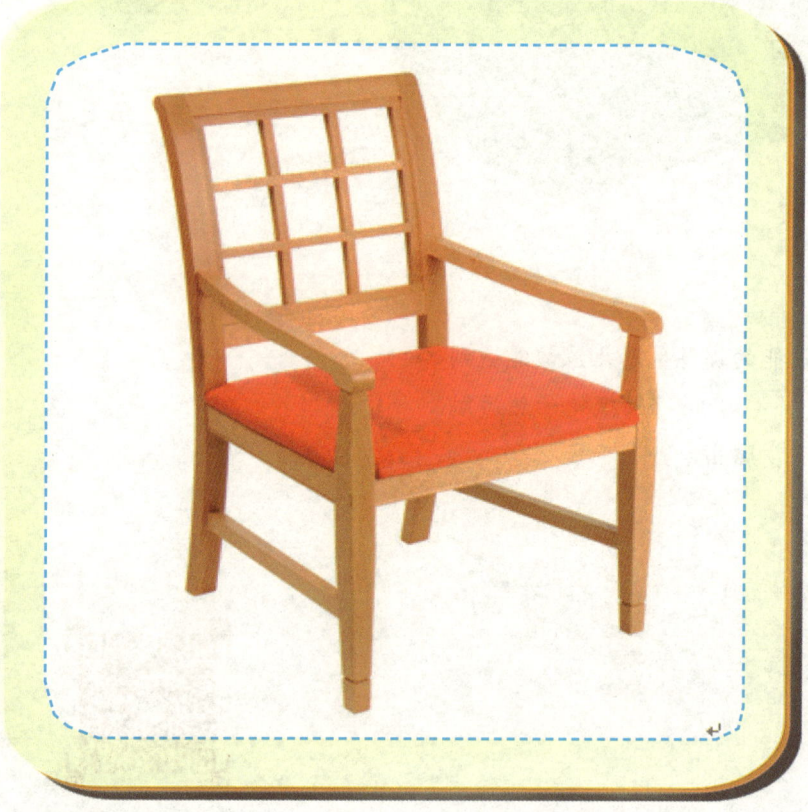

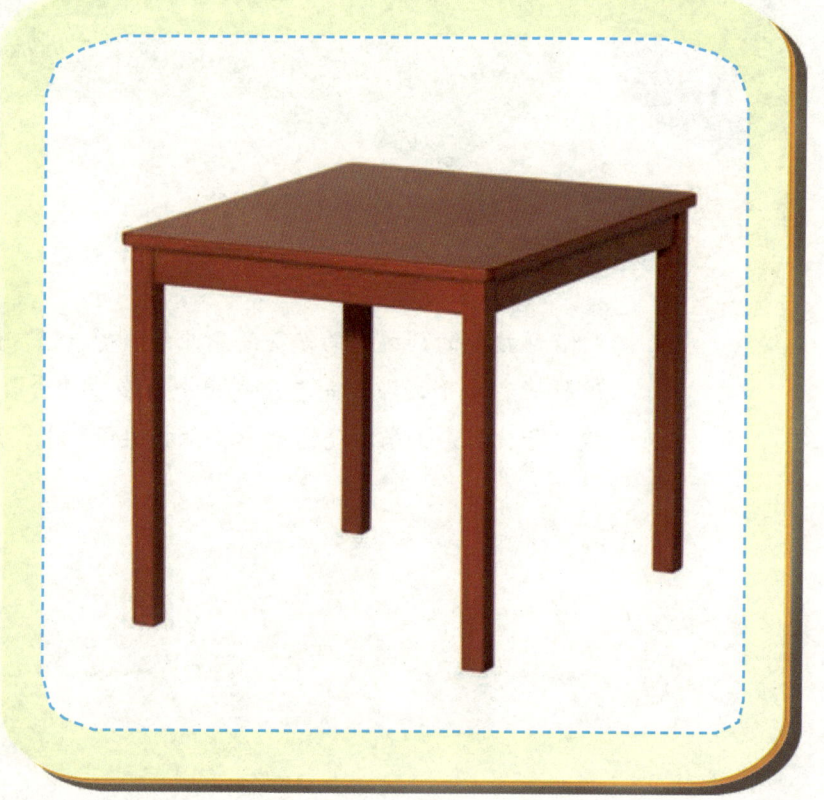

第五章
接受性语言中级技能训练

示例 2

触摸桌子,然后触摸没有亮的台灯。

小档案	
训练时长	
辅助情况	

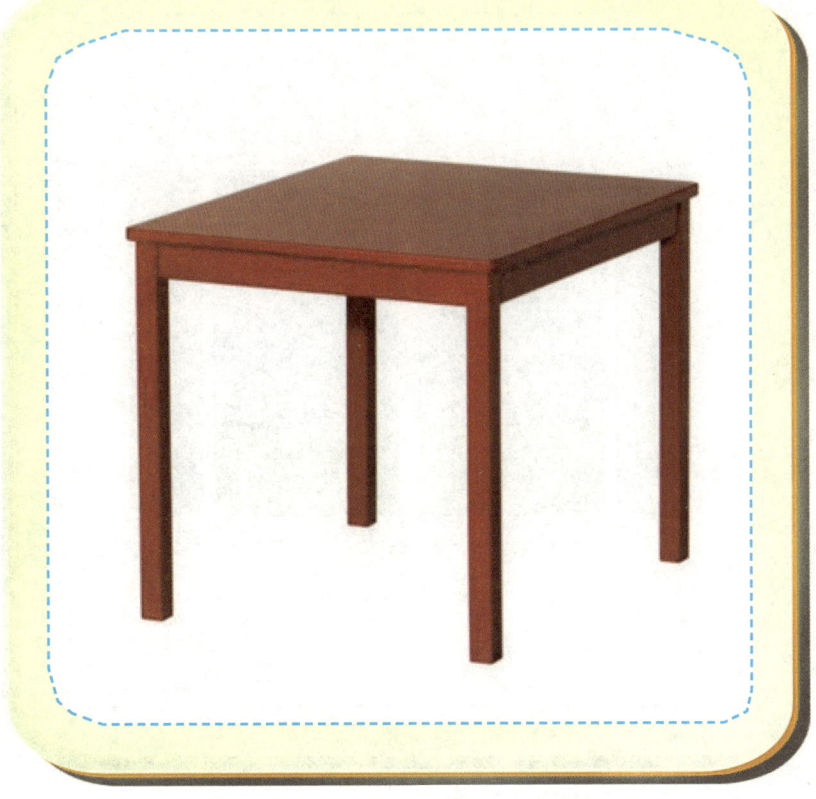

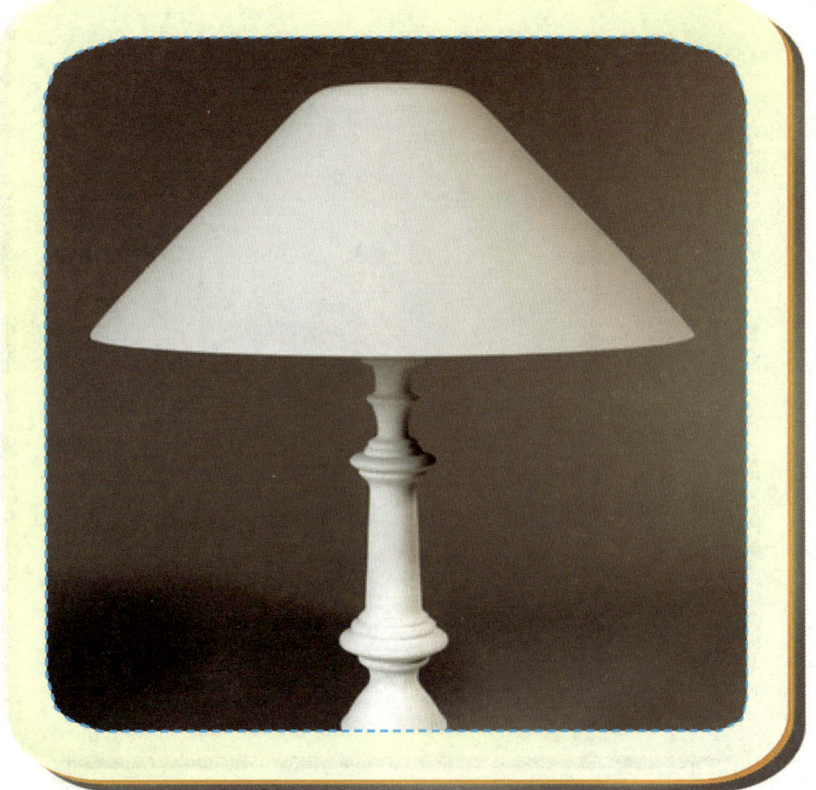

语言的突破训练实操

示例 3

如果窗户开了就拍手,没开就跺脚。

小档案	
训练时长	
辅助情况	

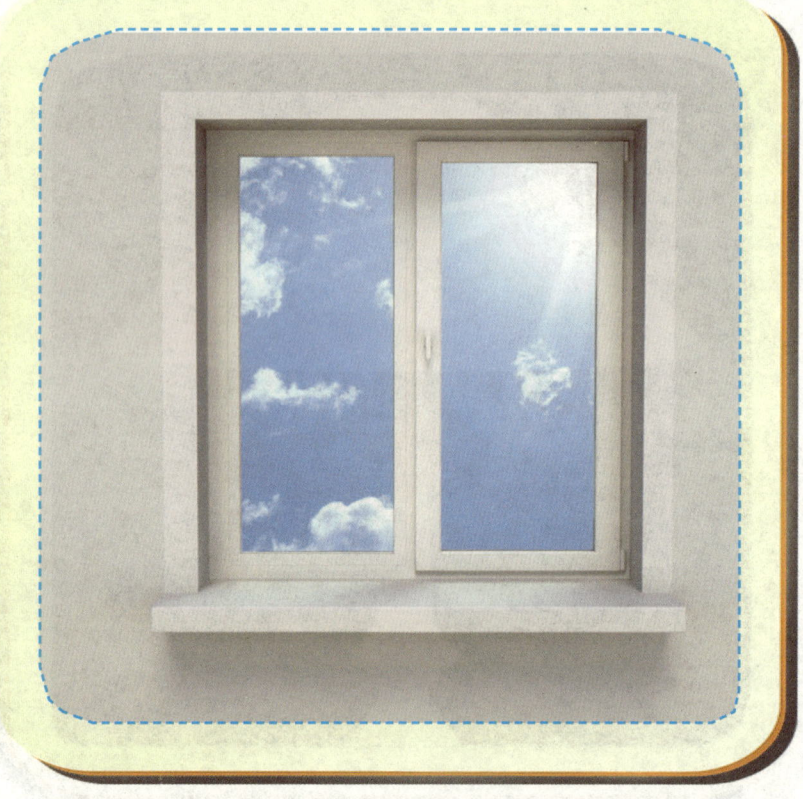

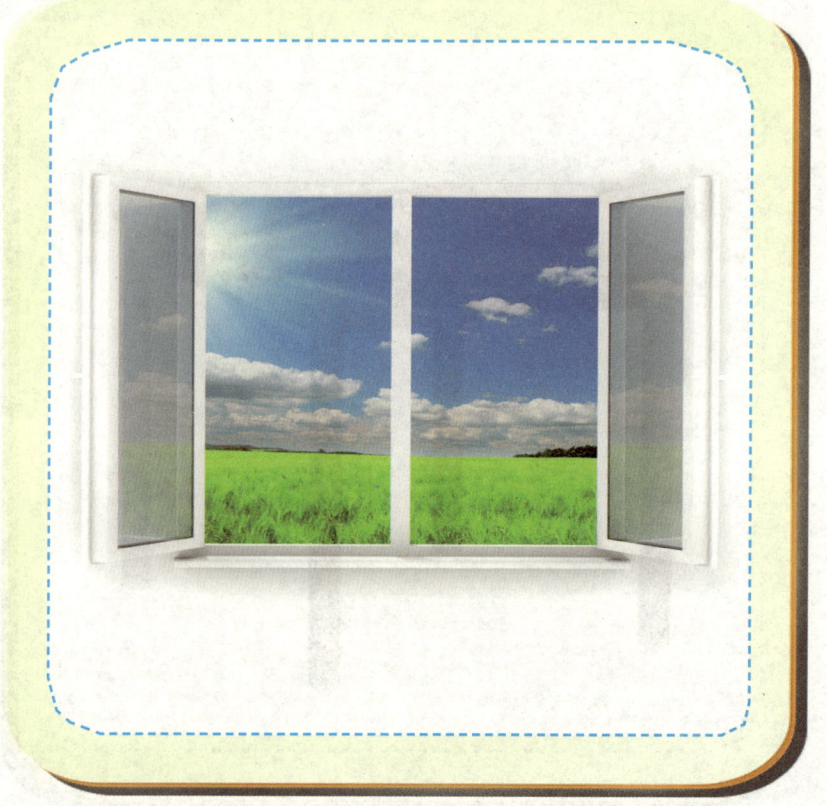

第五章
接受性语言中级技能训练

示例 4

如果我穿了黑衣服就不喊"嘿",如果不是就喊"嘿"。

小档案	
训练时长	
辅助情况	

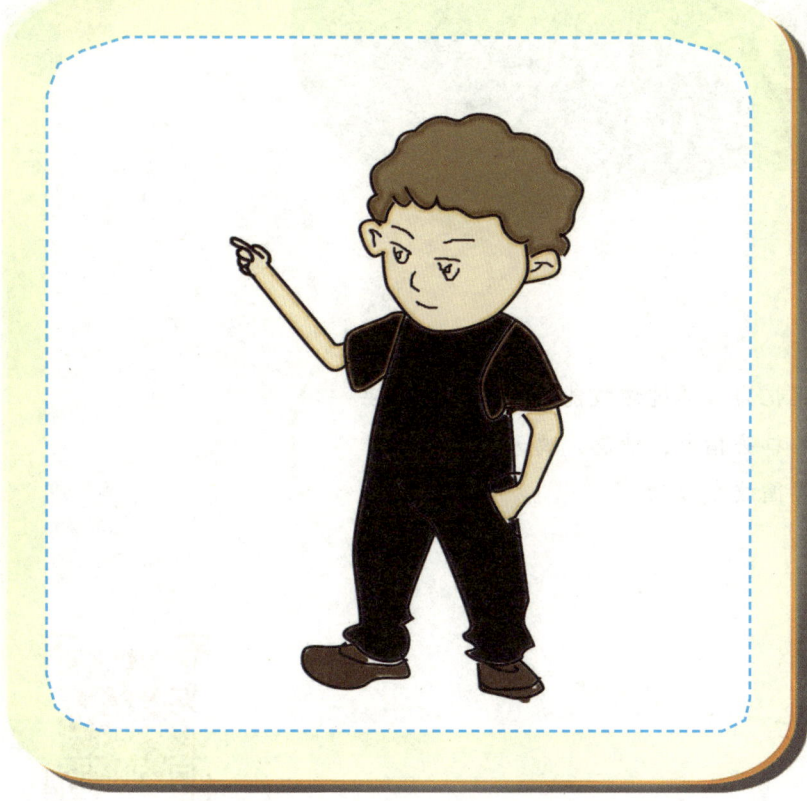

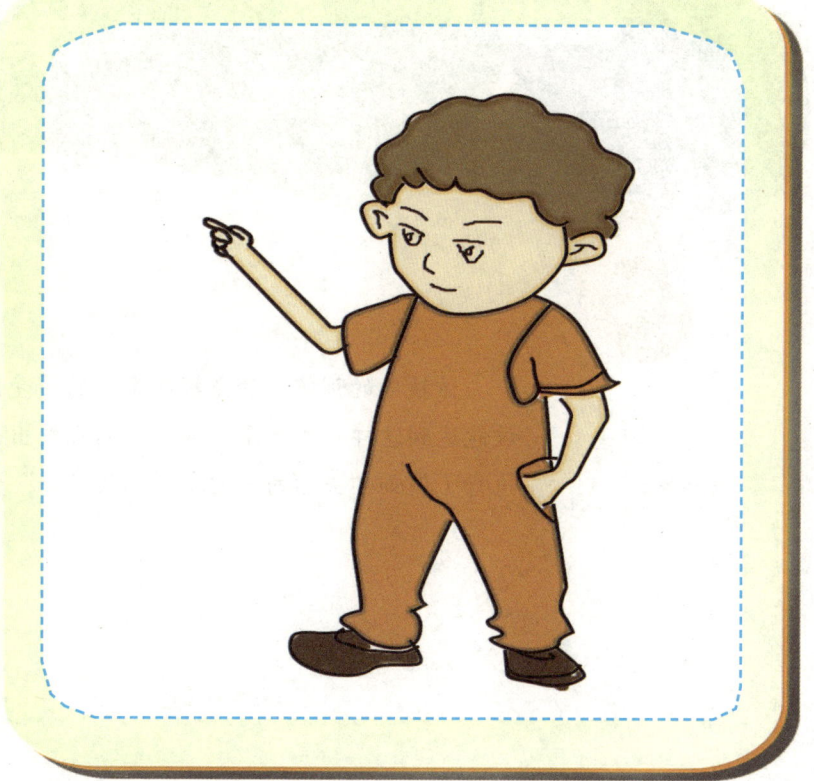

语言的突破训练实操

07 需要记忆的任务

该技能的训练目的是提高患儿的接受性语言能力和记忆力。通过该技能的训练，患儿应该能达到这样一种水平，即：向患儿发出一条两个步骤的口头指令，使患儿离开训练区域去执行（例如"去你的卧室拿到你的鞋子"），患儿能够遵循该步骤指令。

扫描二维码，打印本技能训练配套表格

第五章
接受性语言中级技能训练

训练方法
示例

示例 1

步行到走廊的尽头，触摸柜子上的花瓶。

小档案	
训练时长	
辅助情况	

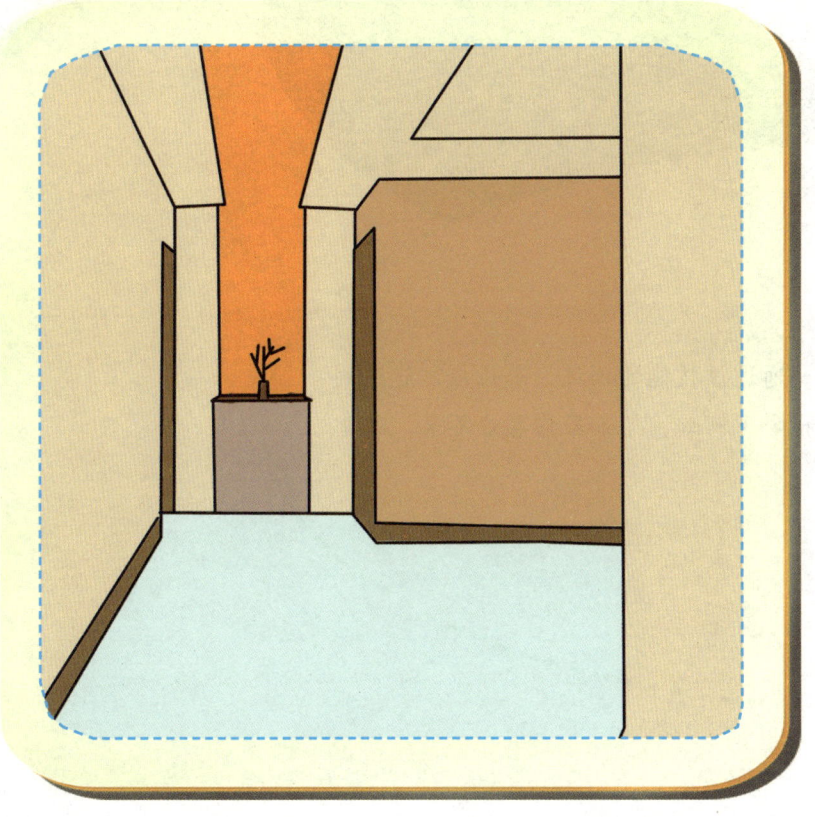

示例 2

去客厅，把开着的台灯关掉。

小档案	
训练时长	
辅助情况	

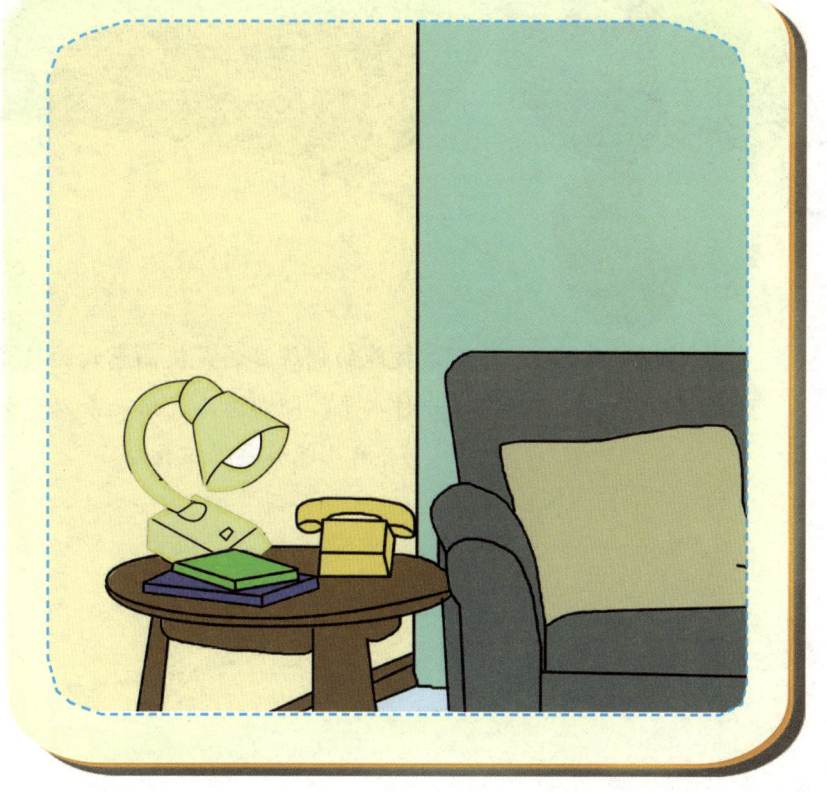

199

08 简单词汇：如果

该技能的训练目的是提高患儿的接受性语言能力。通过该技能的训练，患儿应该能达到这样一种水平，即向患儿发出一条以"如果"开头的指令（例如，"如果你喜欢苹果，就拿一个"），患儿能够遵循该指令。

第五章
接受性语言中级技能训练

示例 1

如果你穿着粉色的衣服,请原地转一圈。

小档案	
训练时长	
辅助情况	

训练方法示例

示例 2

如果你觉得开心,请吐一下舌头。

小档案	
训练时长	
辅助情况	

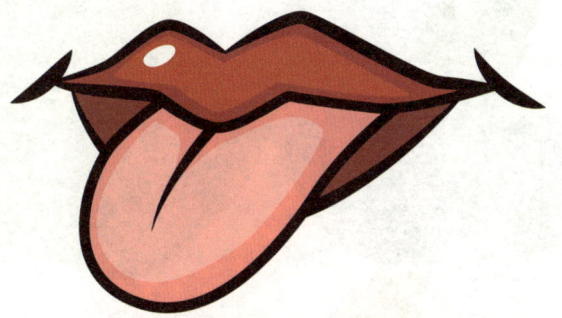

示例 3

如果你有牙齿,请做一个飞吻的动作。

小档案	
训练时长	
辅助情况	

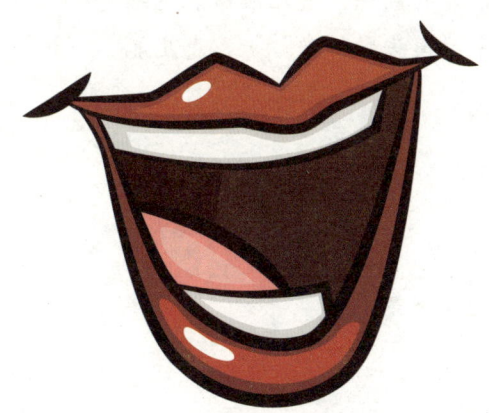

示例 4

如果你穿了袜子,请跺跺脚。

小档案	
训练时长	
辅助情况	

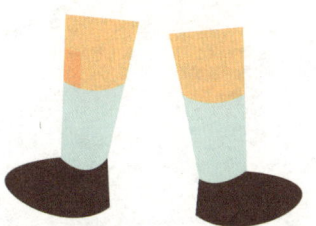

09 接受三步顺序指令

该技能的训练目的是提高患儿的接受性语言能力。通过该技能的训练，患儿应该能达到这样一种水平，即：向患儿发出一个3步口头指令（例如"拍手，摸头和转身"），患儿能够按顺序遵循指令。

扫描二维码，打印本技能训练配套表格

第五章
接受性语言中级技能训练

训练方法示例

示例 1

依次把小汽车、卡车和婴儿图片给我。

小档案	
训练时长	
辅助情况	

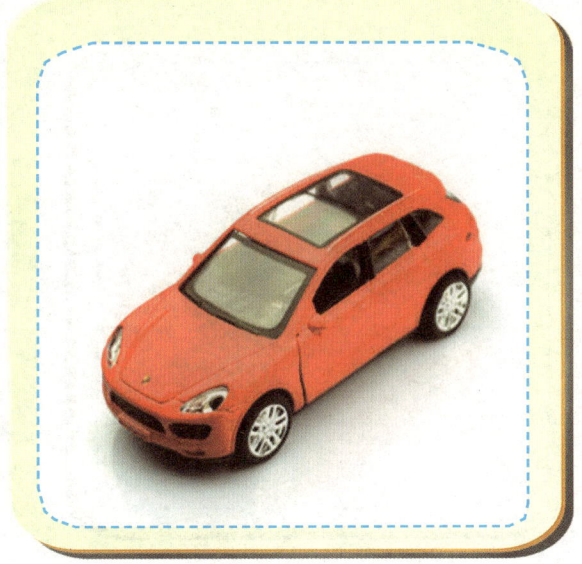
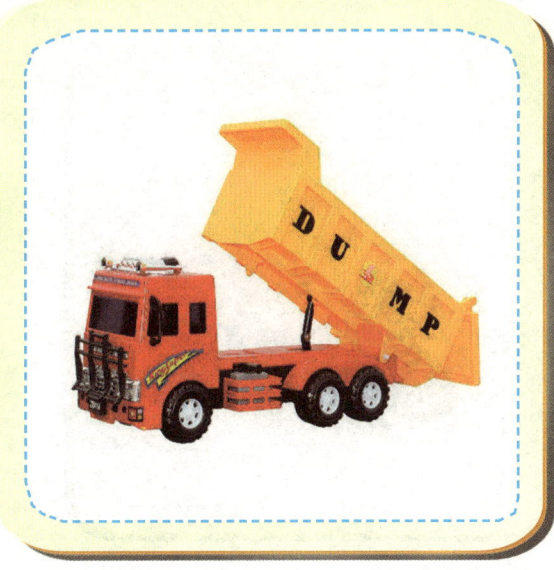
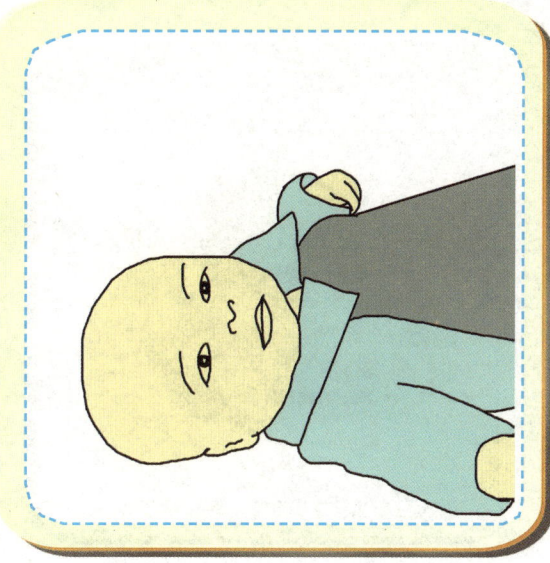

语言的突破训练实操

训练方法示例

示例 2

先指葡萄,再指苹果,最后指桃子。

小档案	
训练时长	
辅助情况	

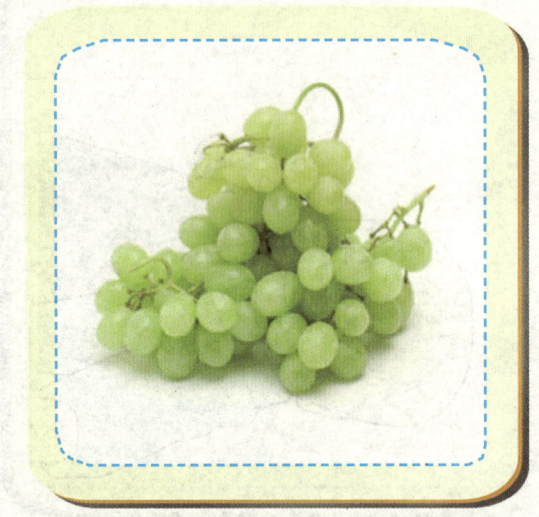 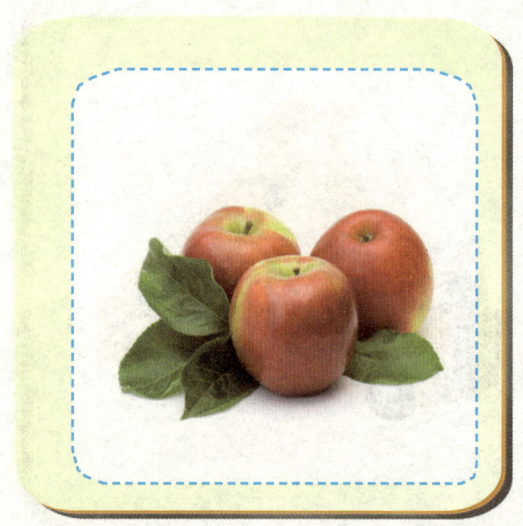 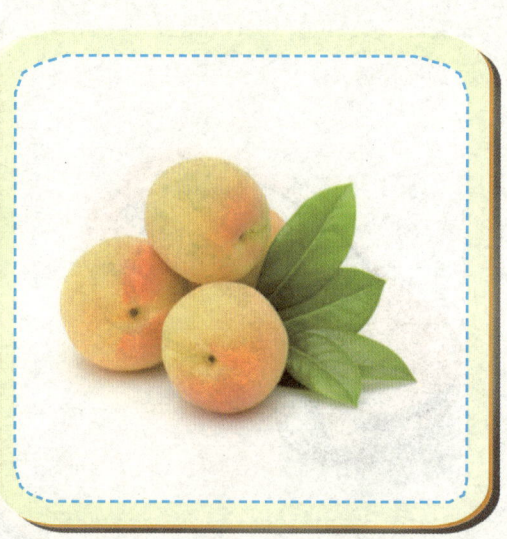

第五章
接受性语言中级技能训练

示例3

先找到数字6，再找到数字3，最后找到数字1。

小档案	
训练时长	
辅助情况	

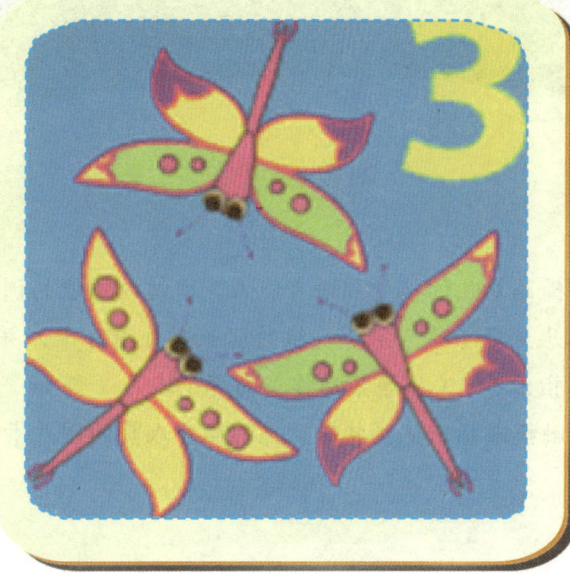
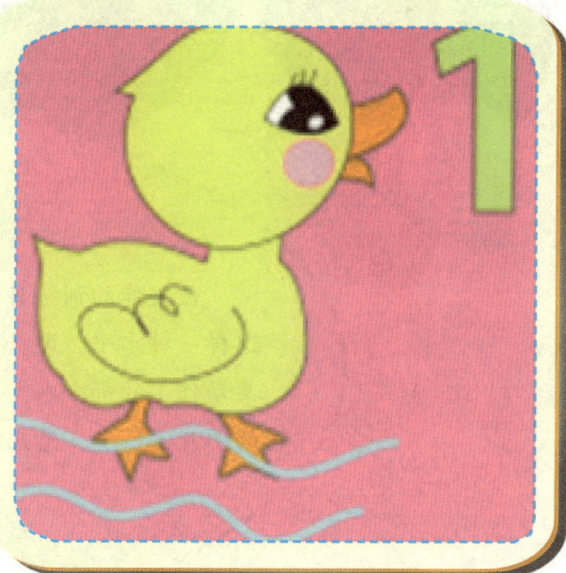

语言的突破训练实操

10 根据动作理解职业概念

该技能的训练目的是提高患儿的接受性语言能力。通过该技能的训练，患儿应该能达到这样一种水平，即：向患儿呈现1~3张为一组的职业人员图片卡，并说"触摸***（从事某动作）的那个人"或"指出***（从事某动作）的那个人"（例如"触摸听心跳的那个人的图片卡"），患儿能够触摸或指出从事特殊动作的职业人员的图片卡。

扫描二维码，打印本技能训练配套表格

第五章
接受性语言中级技能训练

示例 1

指出驾驶飞机的那个人。(1个干扰项)

小档案	
训练时长	
辅助情况	

训练方法示例

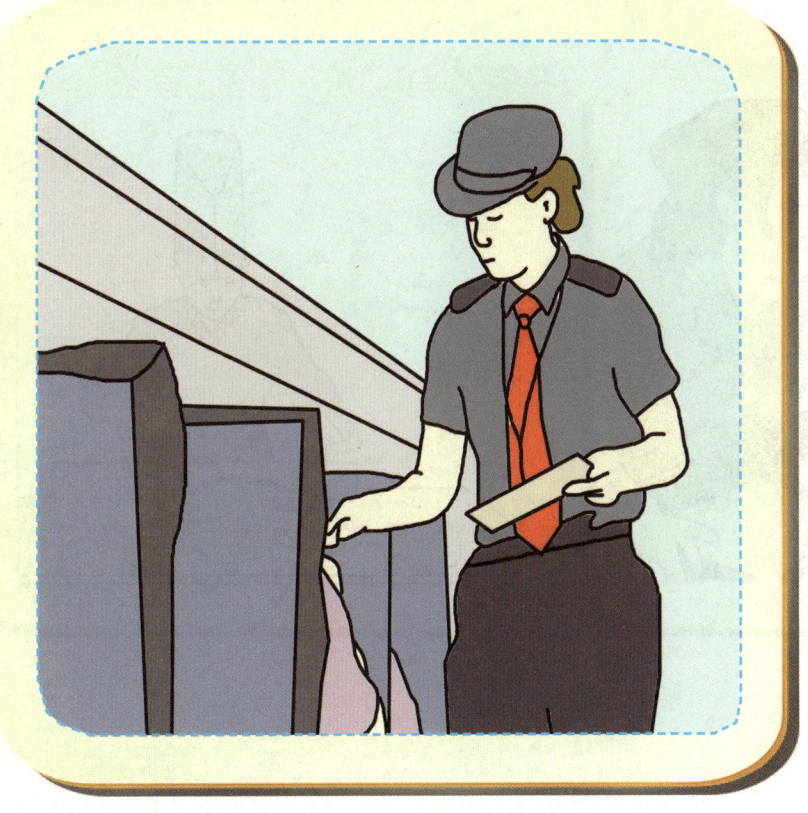

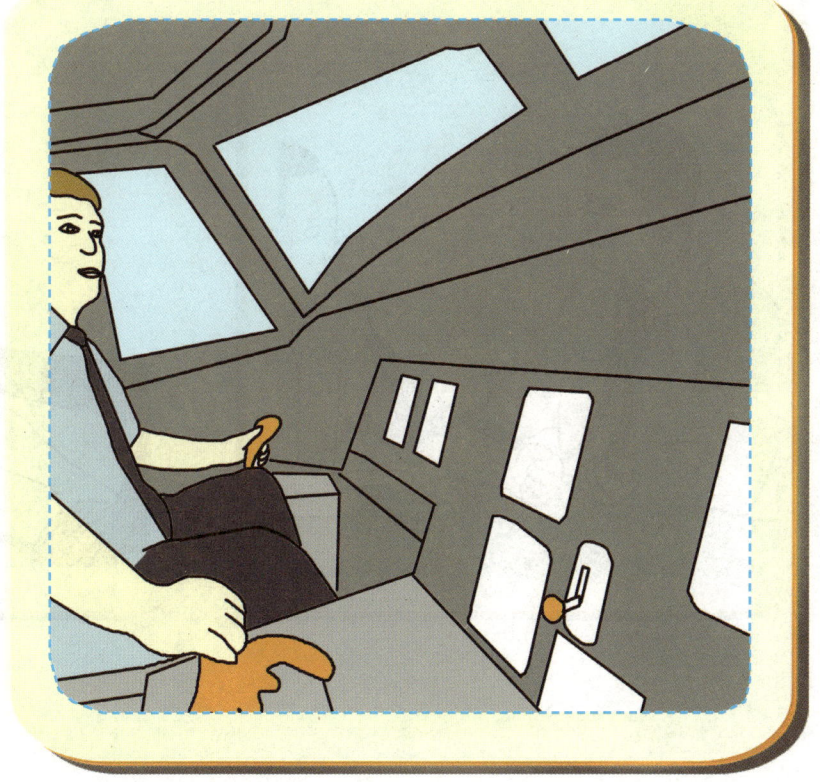

语言的突破训练实操

示例 2

指出测量血压的那个人。（2 个干扰项）

小档案	
训练时长	
辅助情况	

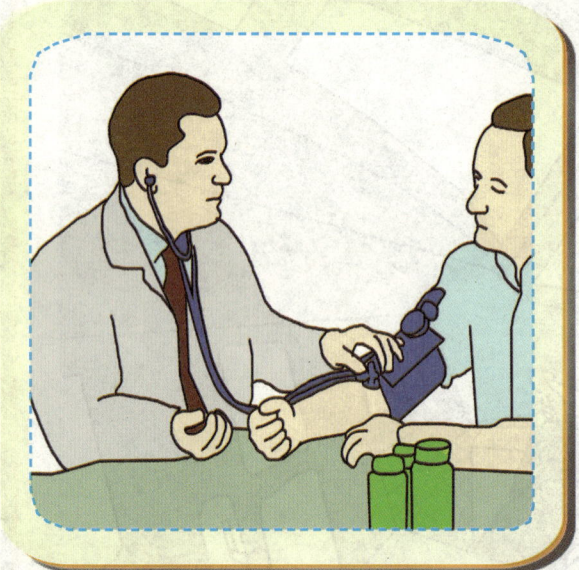 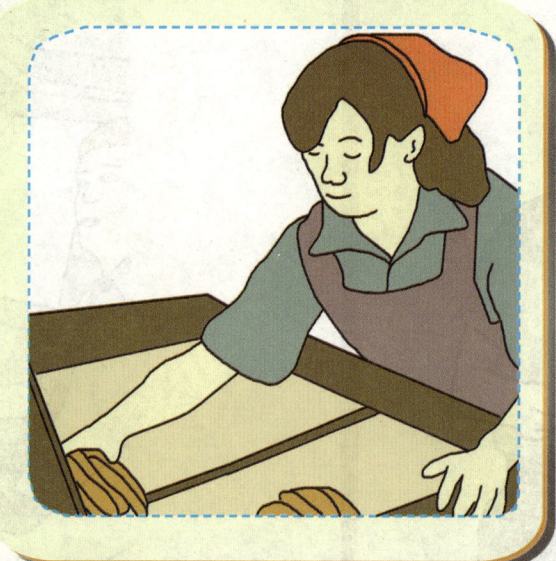 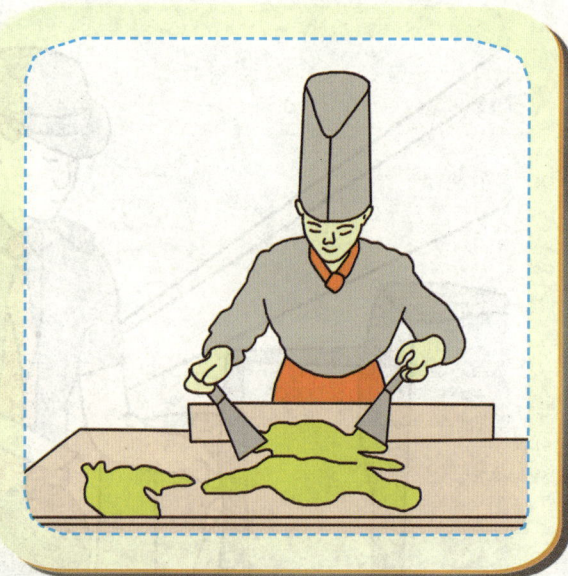

第五章
接受性语言中级技能训练

示例 3

指出正在灭火的那个人。（1 个干扰项）

小档案	
训练时长	
辅助情况	

训练方法示例

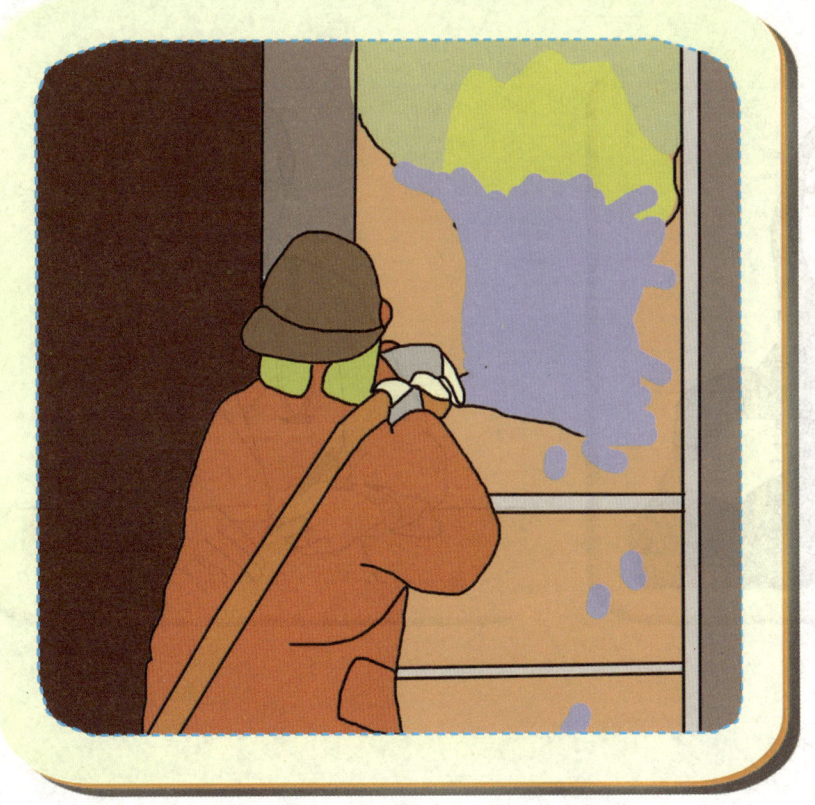

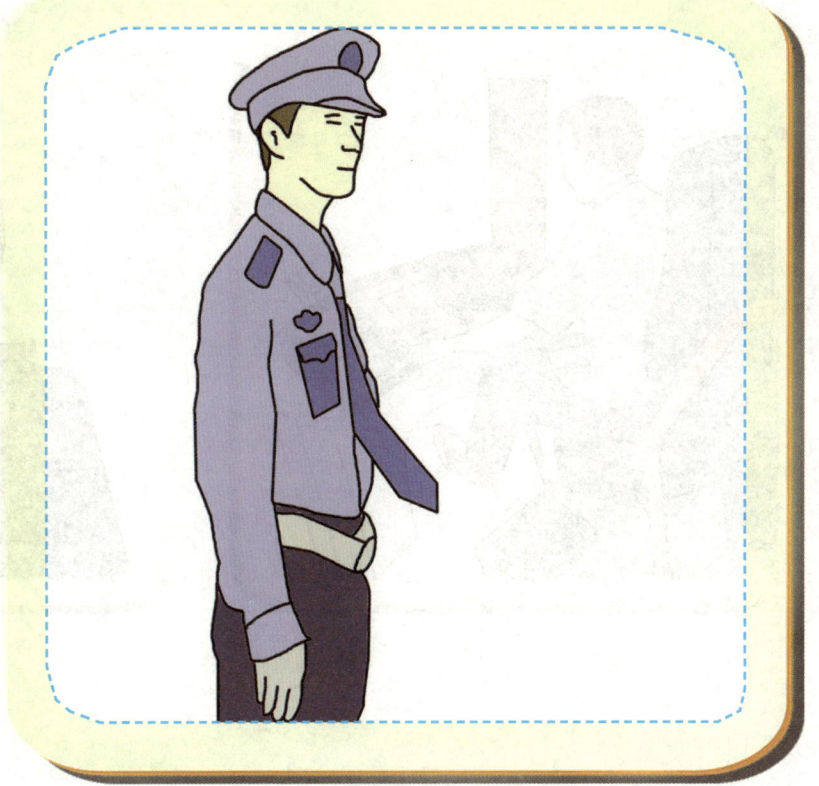

语言的突破训练实操

示例 4

指出正在驾驶公交车的那个人。（2 个干扰项）

小档案	
训练时长	
辅助情况	

训练方法 示例

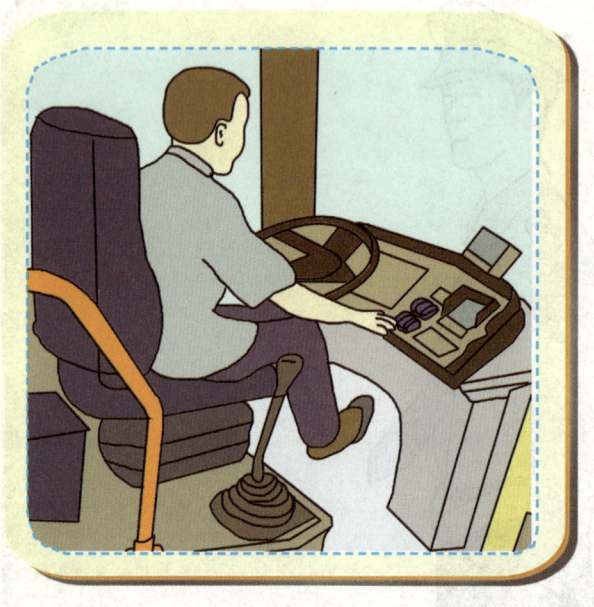
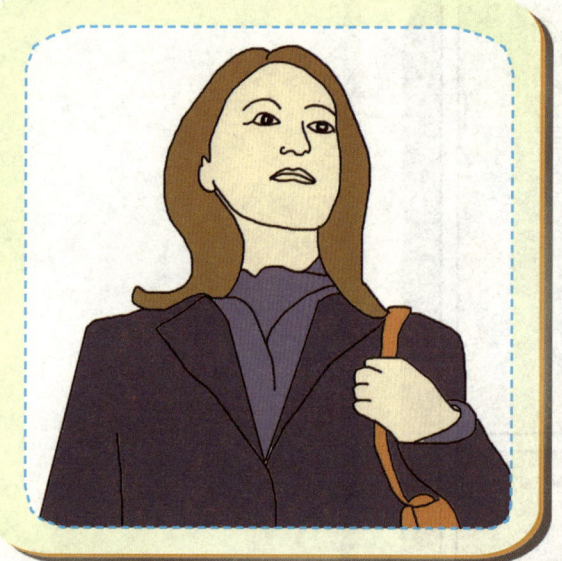
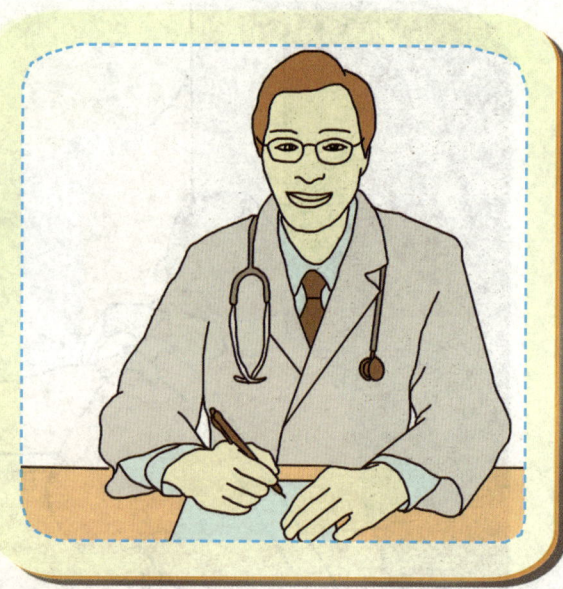

第五章
接受性语言中级技能训练

11 接受复杂分类词汇

该技能的训练目的是提高患儿的接受性语言能力。通过该技能的训练，患儿应该能达到这样一种水平，即：向患儿呈现1~3张为一组的图片卡，并说"触摸**（复杂的类别）"或"指出**（复杂的类别）"（例如，"摸一摸养在农场的动物"或"指出你夏天穿的衣服"），患儿能够从复杂的类别中触摸或指出图片。在测试中尽量运用不同的图片，避免患儿出现死记硬背的情况。例如，如果目标项是农场上的动物，你呈现给患儿包括一头奶牛、鲨鱼和长颈鹿的图片卡，然后给出刺激指令"摸一摸住在农场上的动物"。如果患儿在无提示下正确反馈，那么在第二次测试中就要呈现一只章鱼、一头大象和猪的图片卡，紧接着给出刺激指令"摸一摸住在农场上的动物"。在不同的测试中，坚持运用不同的农场动物的图片以避免患儿出现死记硬背的情况。

扫描二维码，打印本技能训练配套表格

语言的突破训练实操

训练方法
示例

示例 1

摸一摸住在农场上的动物。（1 个干扰项）

小档案	
训练时长	
辅助情况	

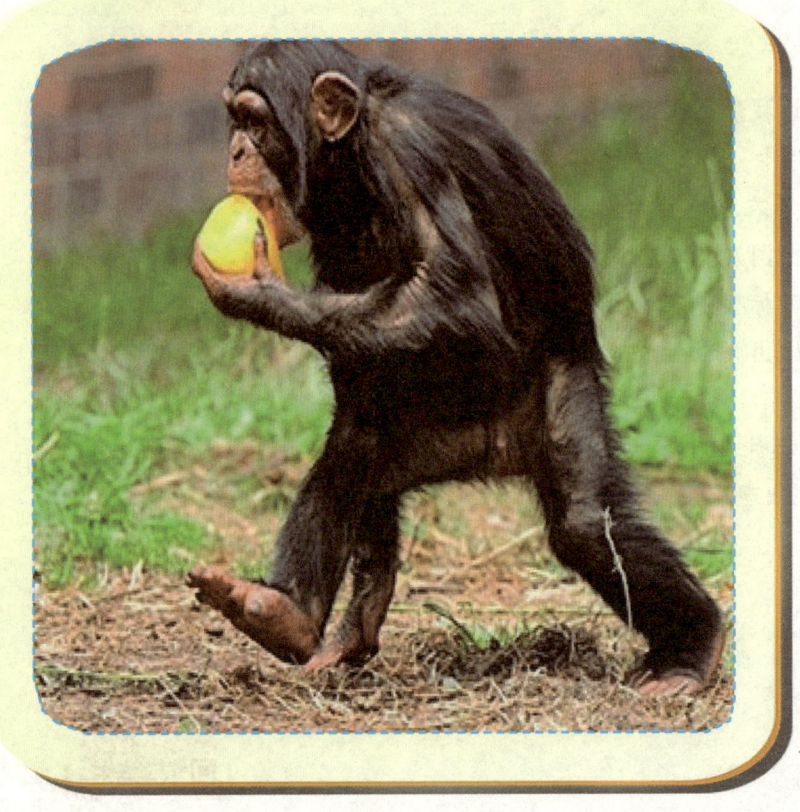
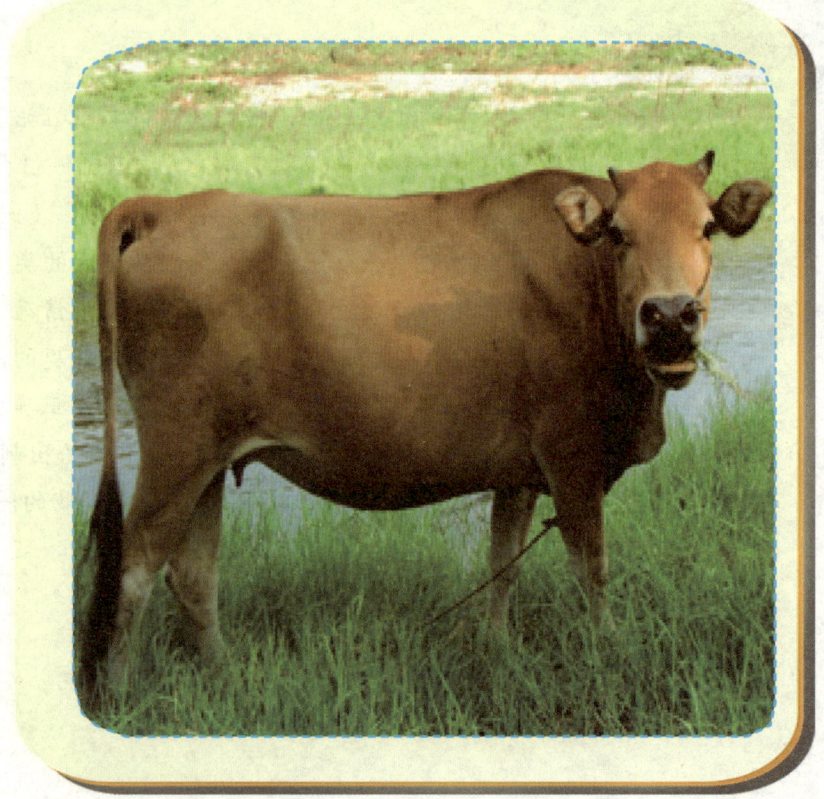

第五章
接受性语言中级技能训练

示例2

指出你夏天穿的衣服。（2个干扰项）

小档案	
训练时长	
辅助情况	

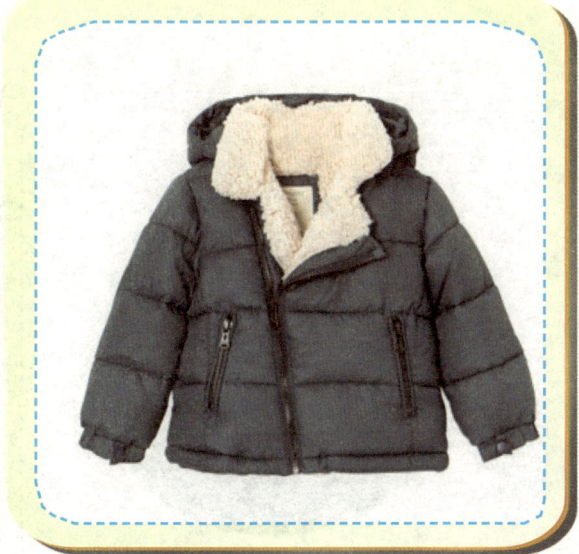
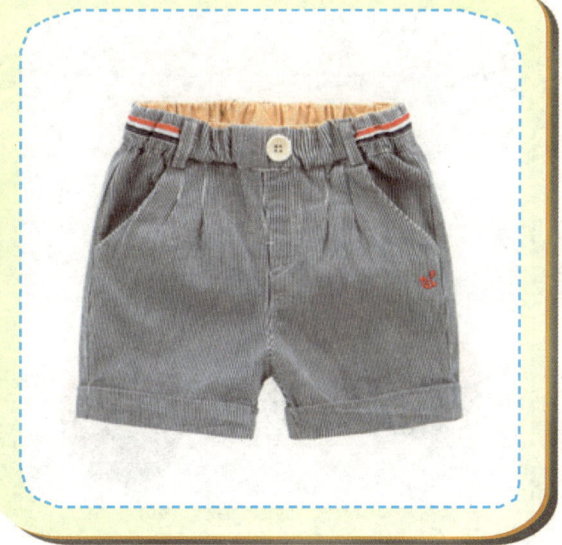
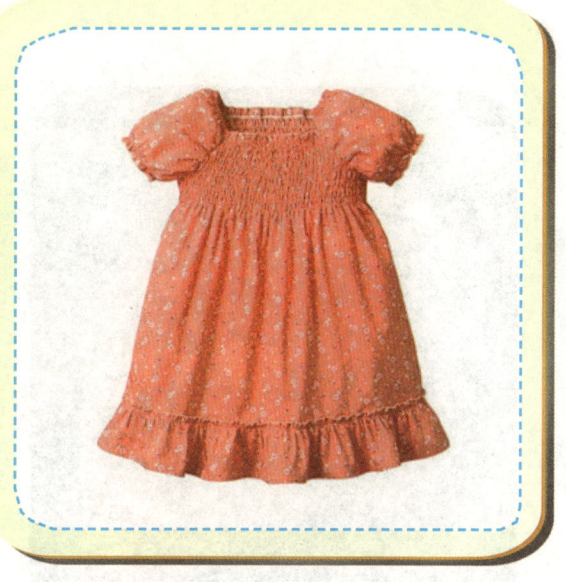

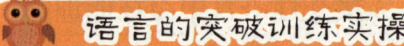 语言的突破训练实操

 训练方法示例

示例 3

指出长在树上的水果。（2个干扰项）

小档案	
训练时长	
辅助情况	

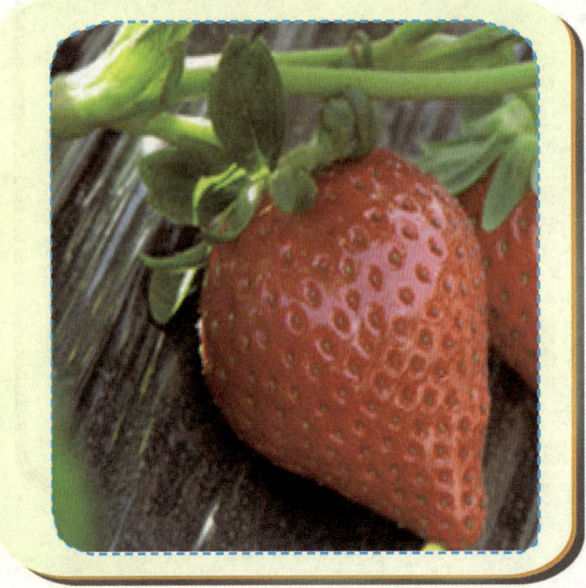 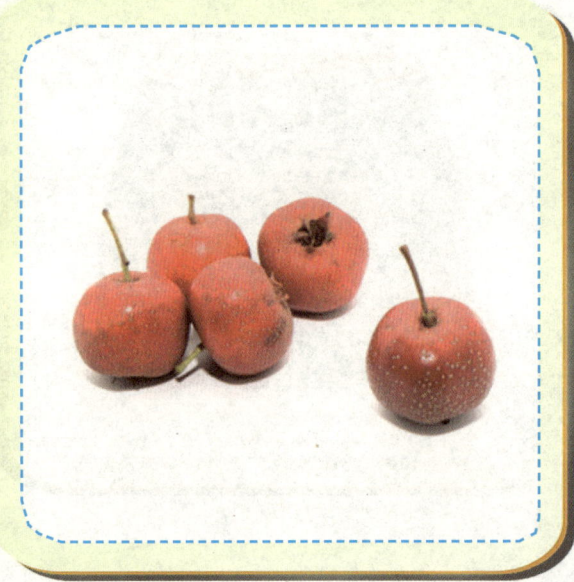 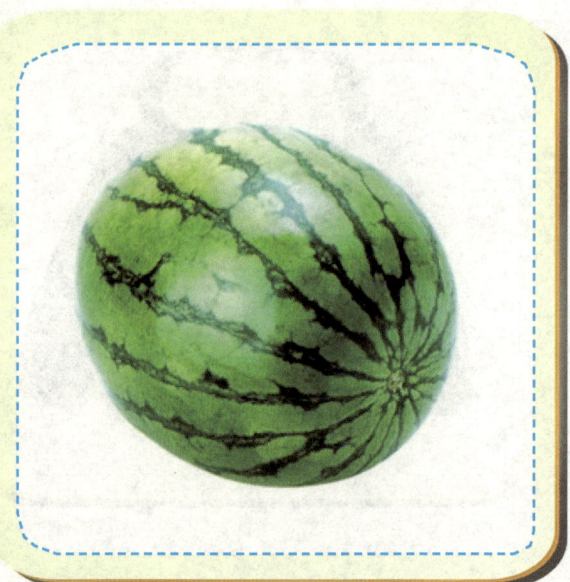

第五章
接受性语言中级技能训练

训练方法示例

示例 4

指出味道是甜的食物。（2 个干扰项）

小档案	
训练时长	
辅助情况	

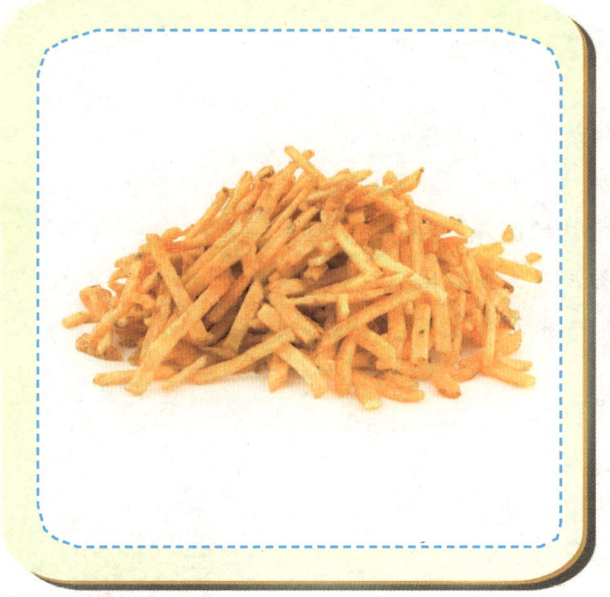
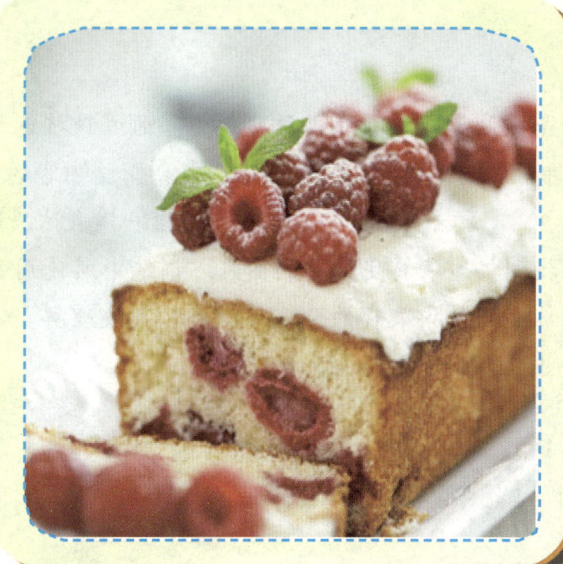
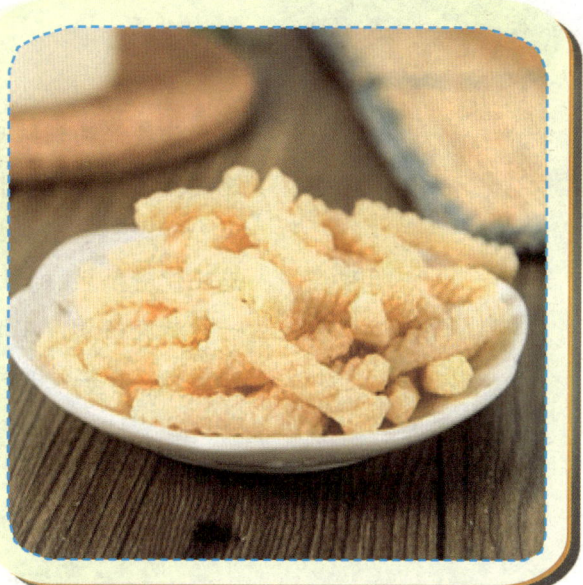

语言的突破训练实操

12 接受复杂情绪词汇

该技能的训练目的是提高患儿的接受性语言能力。通过该技能的训练，患儿应该能达到这样一种水平，即：向患儿呈现1~3张表达复杂情绪内容的图片卡，并说"触摸**""给我**""找出**"，或者"指出**"（例如，"摸一摸表达厌烦情绪的图片"），患儿能够触碰、递给、找到描述有特定情绪的图片。训练中所使用的图片应该描绘出一种社交场景，在这个社交场景中表现的情绪可以更容易被理解。例如一张面带微笑的男孩正在接受奖品的图片，所要表达的情绪是自豪。

扫描二维码，打印本技能训练配套表格

第五章
接受性语言中级技能训练

示例 1

找出表达挫败情绪的图片。（1 个干扰项）

小档案	
训练时长	
辅助情况	

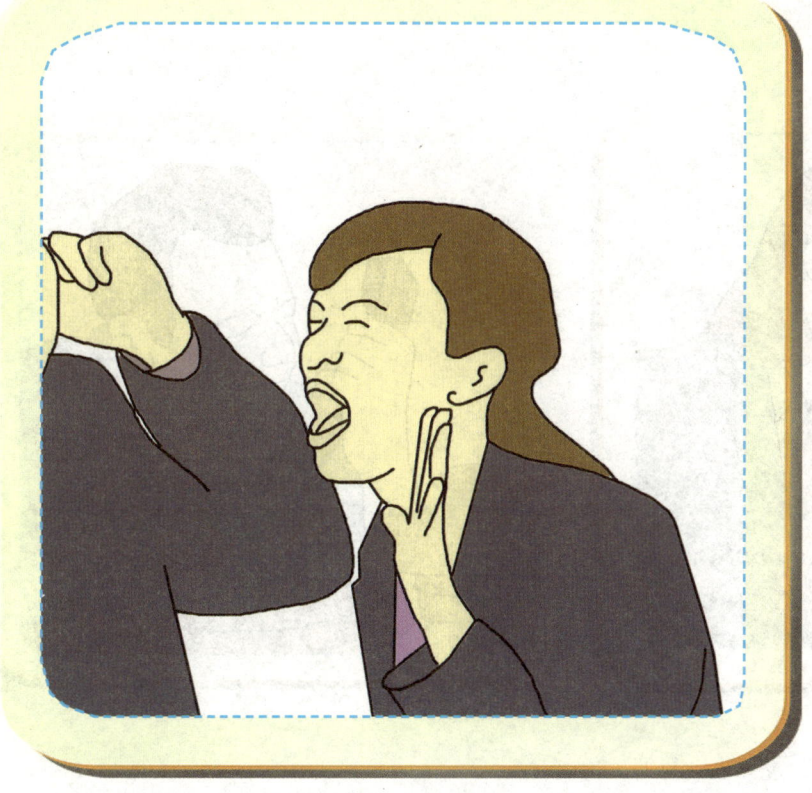
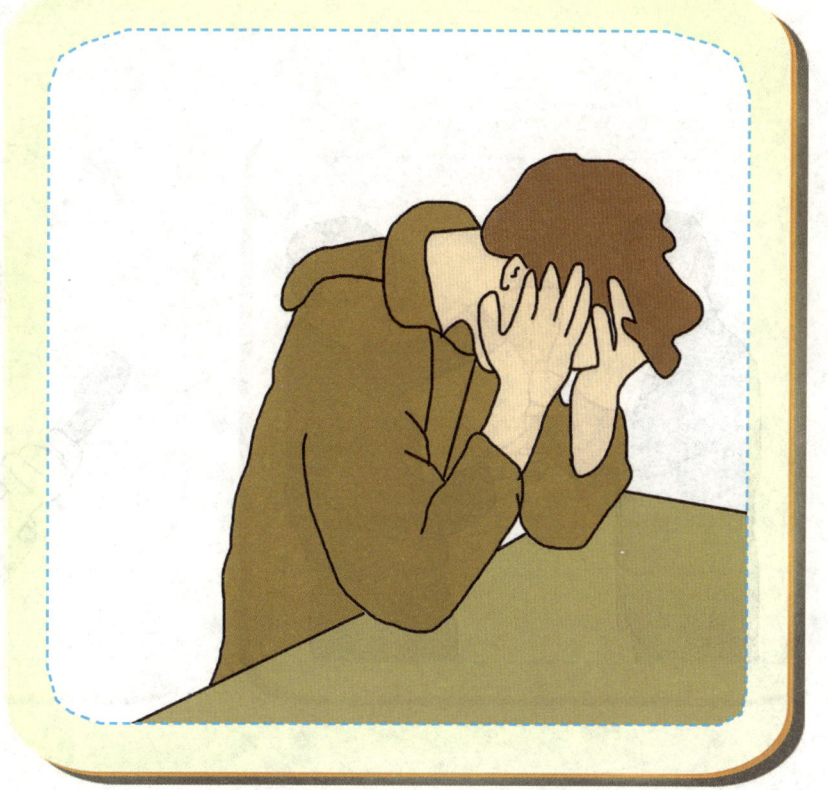

语言的突破训练实操

训练方法示例

示例 2

找出表达喜悦情绪的图片。（2 个干扰项）

小档案	
训练时长	
辅助情况	

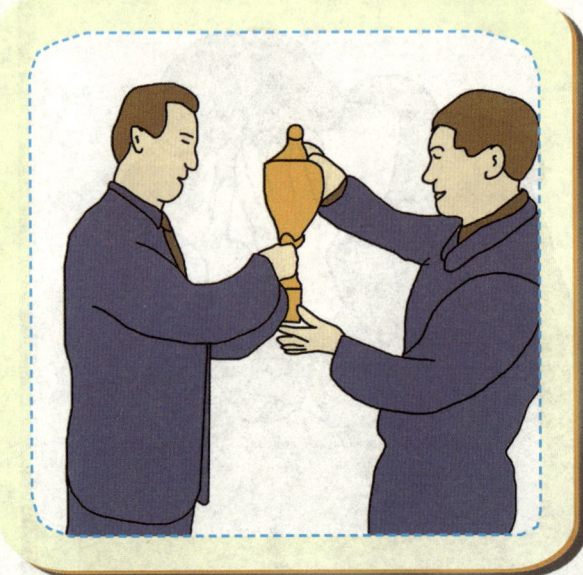
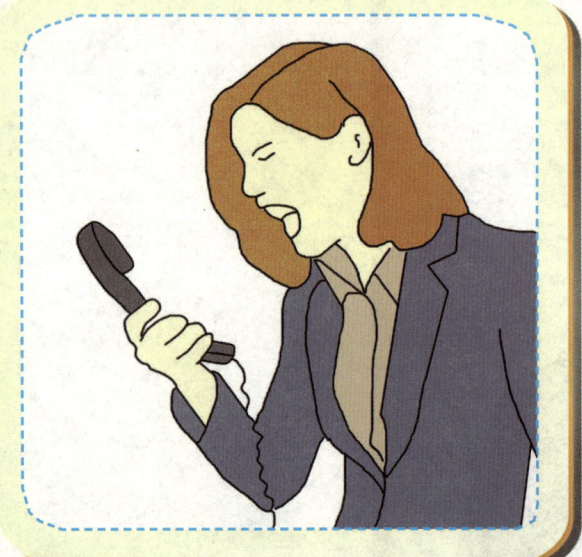
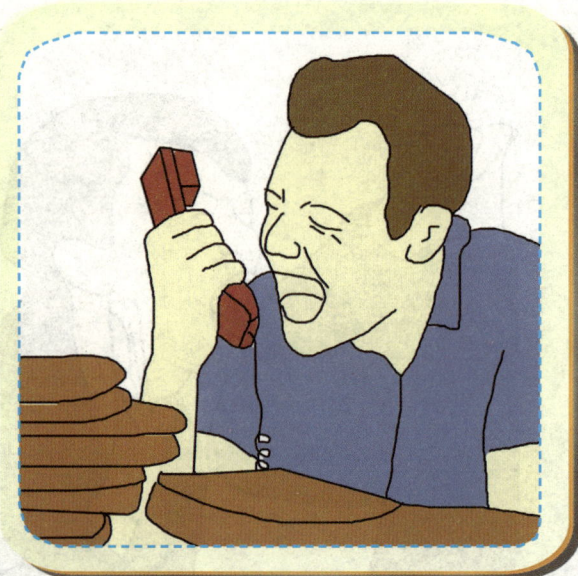

第五章
接受性语言中级技能训练

示例 3

给我表达难过情绪的图片。（1 个干扰项）

小档案	
训练时长	
辅助情况	

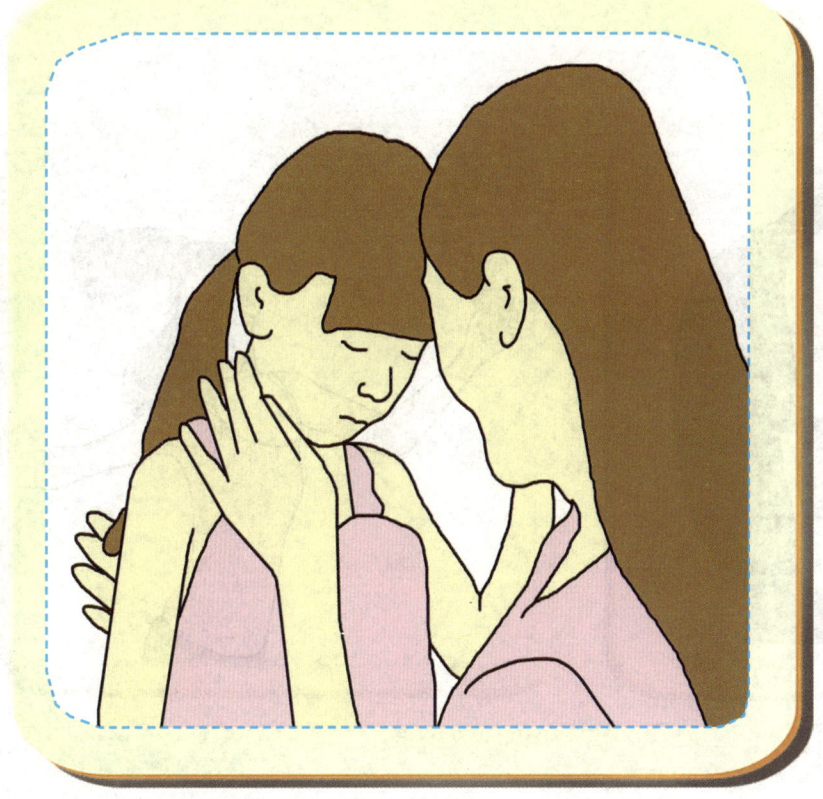

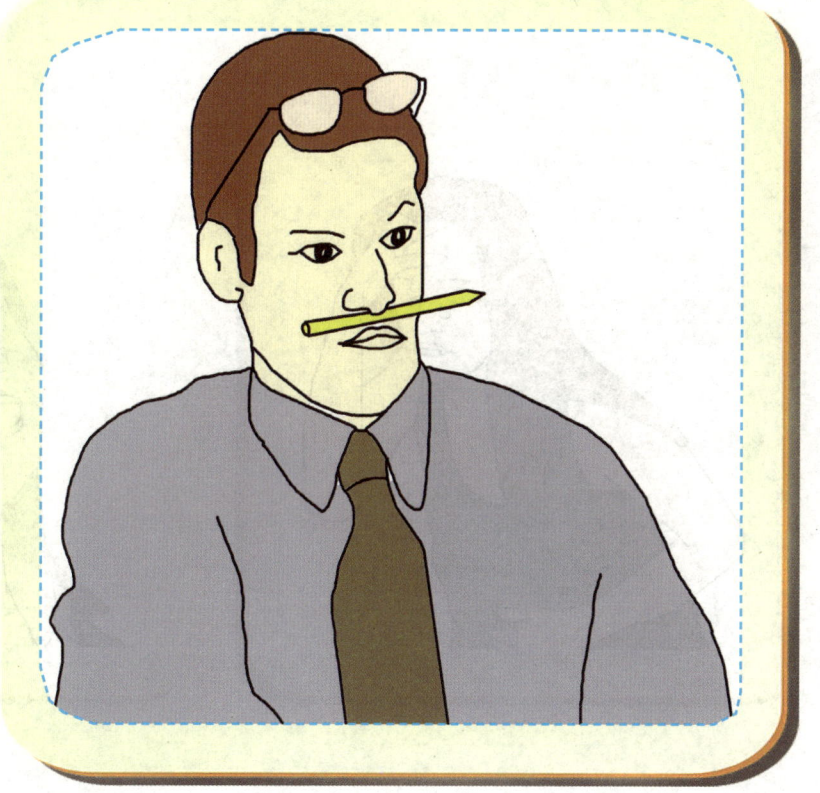

语言的突破训练实操

训练方法示例

示例 4

指一指表达难受情绪的图片。（2 个干扰项）

小档案	
训练时长	
辅助情况	

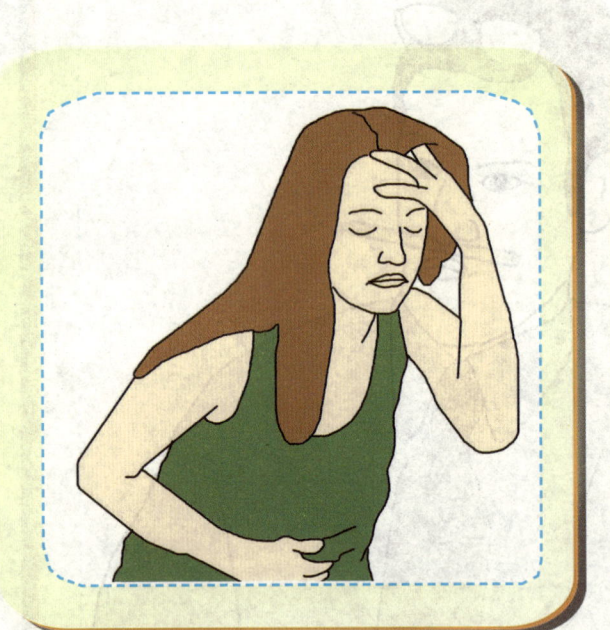
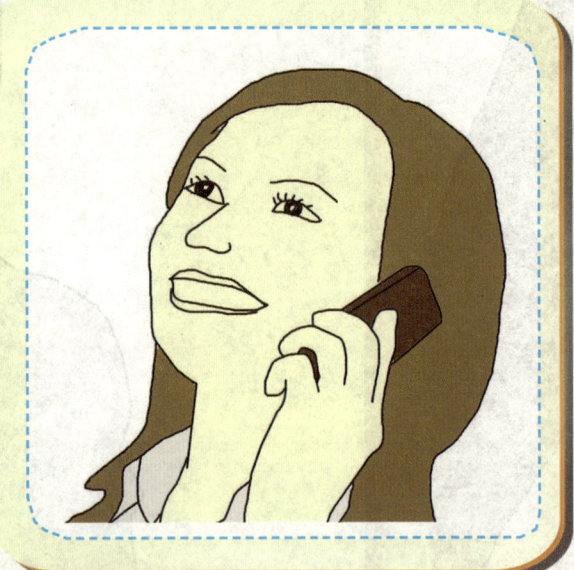
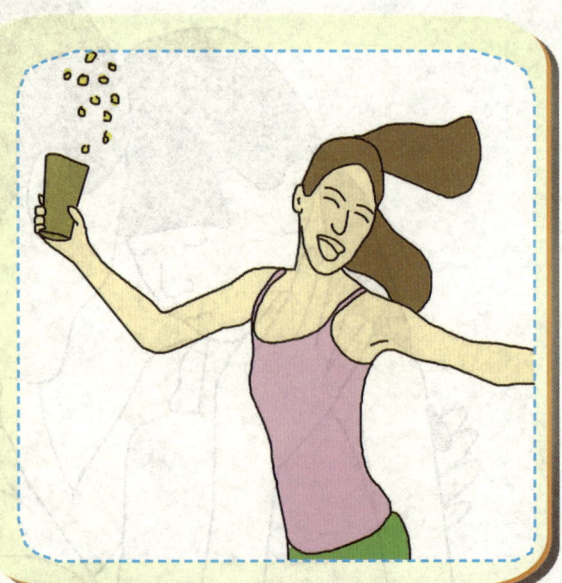

第五章 接受性语言中级技能训练

13 接受物体成分词汇

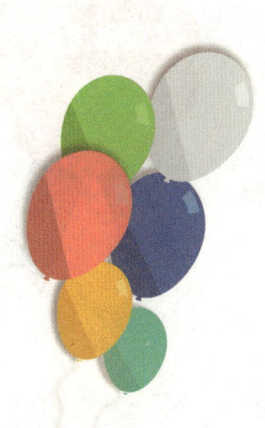

该技能的训练目的是提高患儿的接受性语言能力。通过该技能的训练，患儿应该能达到这样一种水平，即：向患儿呈现1～3件用不同材料制作的物品或者物品的图片，并说"触摸***"，"给我***"，或者"指出***"（例如，出示一张餐巾纸、一个玻璃碗、一个塑料汤勺，并说"摸一下玻璃做的物品"），患儿能够触碰、递给、指出正确的物品或图片。

扫描二维码，打印本技能训练配套表格

语言的突破训练实操

示例 1

摸一下玻璃做的物品。（1 个干扰项）

小档案	
训练时长	
辅助情况	

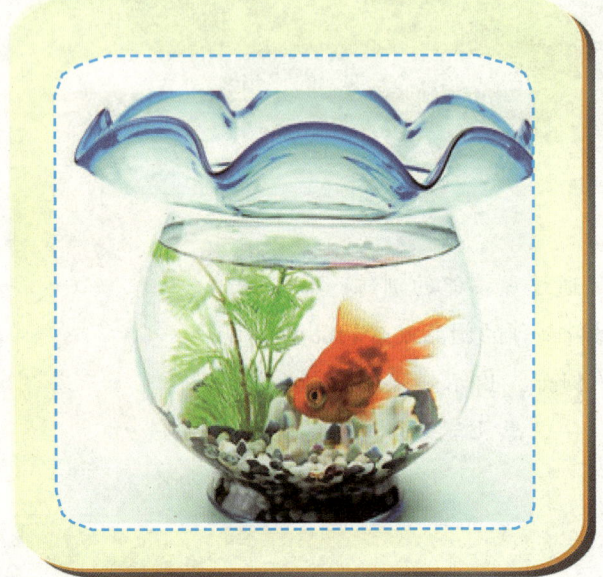 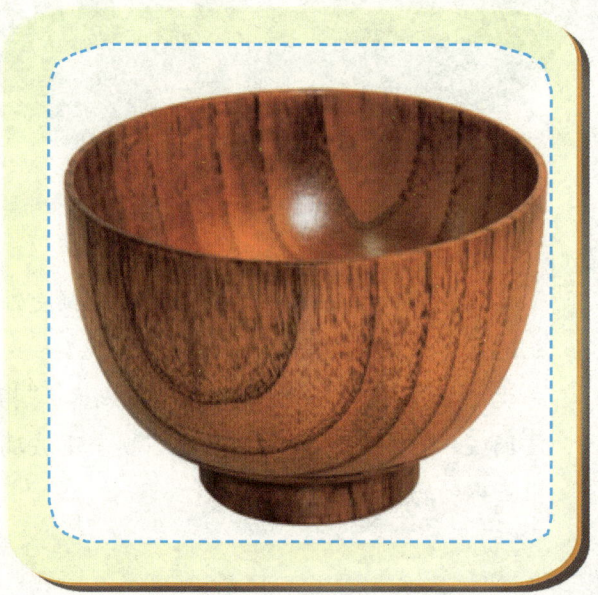

第五章
接受性语言中级技能训练

示例2

摸一下塑料做的物品。(2个干扰项)

小档案	
训练时长	
辅助情况	

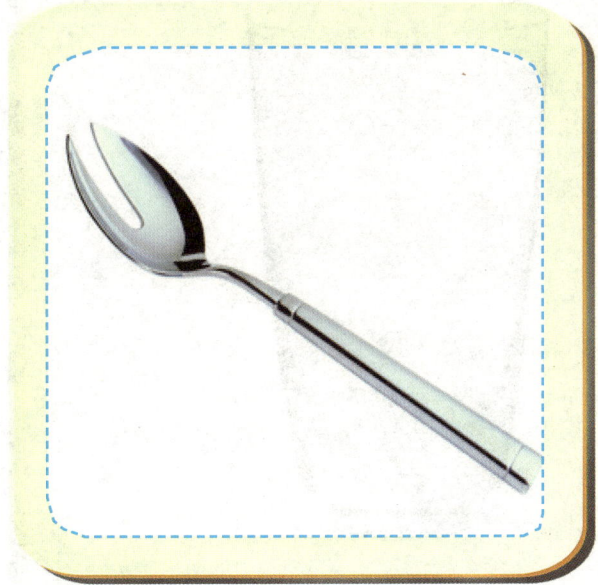 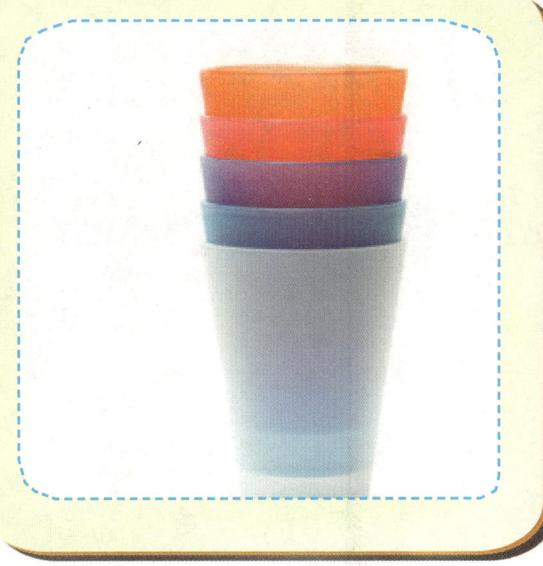 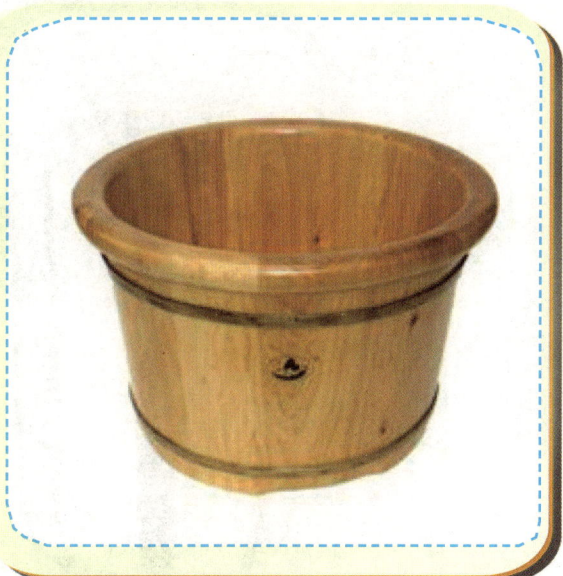

语言的突破训练实操

示例 3

给我金属做的物品。（1 个干扰项）

训练方法示例

小档案	
训练时长	
辅助情况	

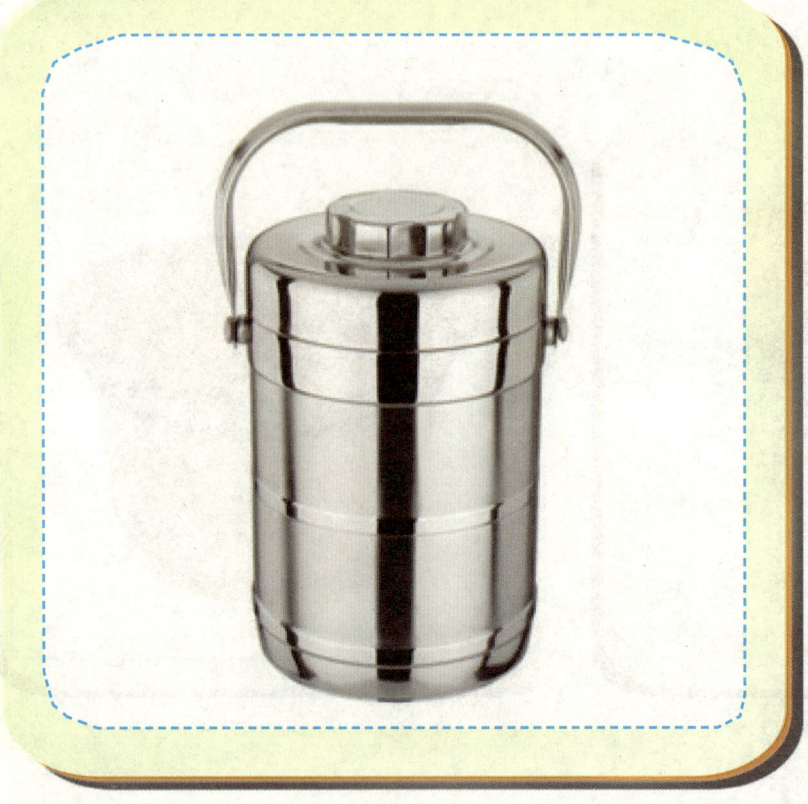

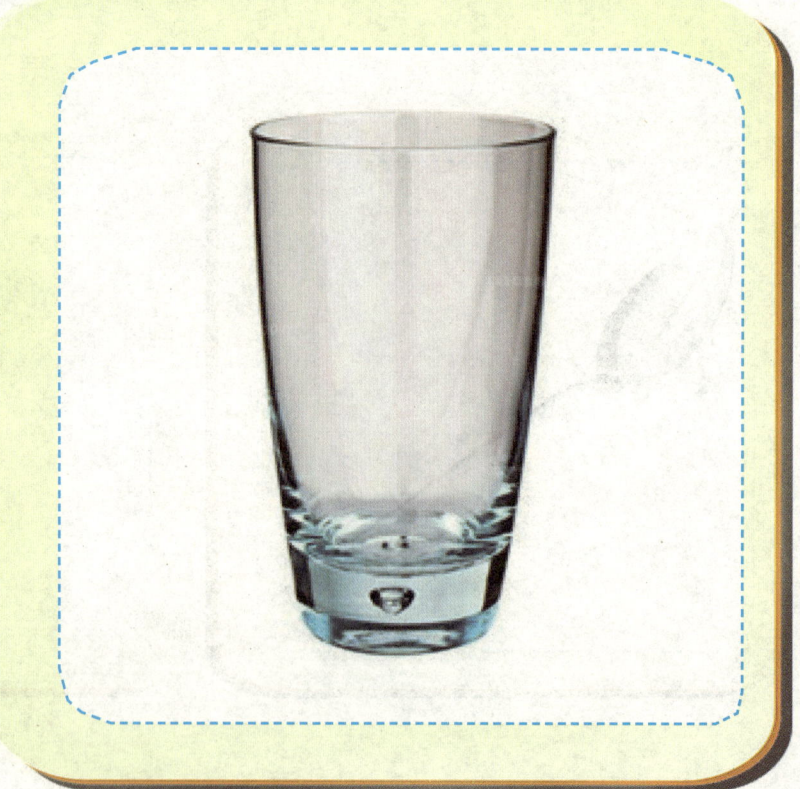

第五章
接受性语言中级技能训练

示例 4

找到木材做的物品。（2个干扰项）

小档案	
训练时长	
辅助情况	

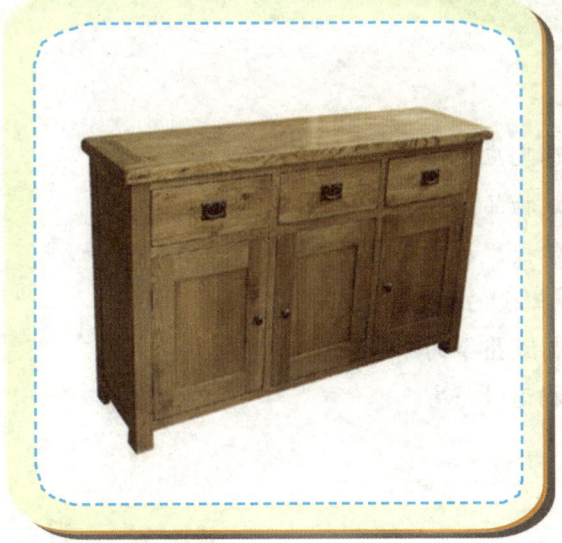
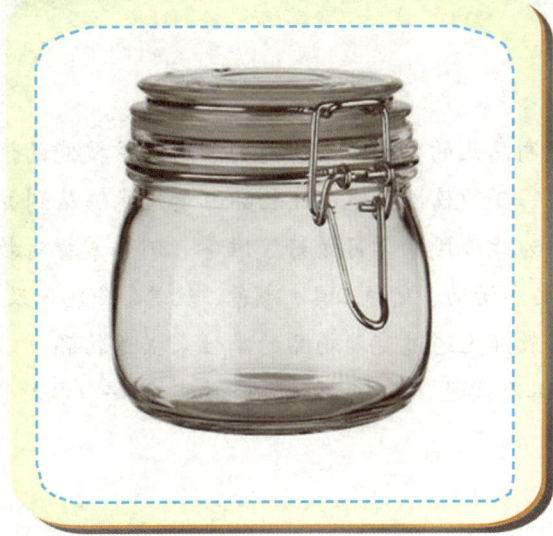
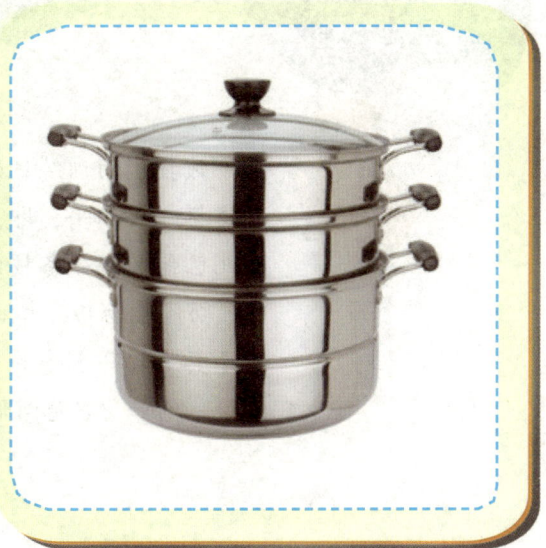

语言的突破训练实操

14 根据描述语识别相应物品

该技能的训练目的是提高患儿的接受性语言能力。通过该技能的训练，患儿应该能达到这样一种水平，即：用2～3种属性描述一件物品，患儿能够猜到并指出该物品。确保患儿已经掌握先备技能，并为此阶段的学习做好了准备。例如掌握对物品、学校设施、动物、功能性物品、休闲性物品和活动、交通工具、颜色、玩具、食物以及饮料等概念的认知。对于具有较高水平的患儿，教师应通过变换物品的属性来描述物品，以保持刺激指令的新颖性，例如"它是圆形的且具有弹性"或者"你可以投掷、脚踢、拍打它"等描述性语言。

扫描二维码，打印本技能训练配套表格

第五章
接受性语言中级技能训练

示例 1

它是圆形的且有弹性的物品。

小档案	
训练时长	
辅助情况	

示例 2

它是红色的且长在树上的水果。

小档案	
训练时长	
辅助情况	

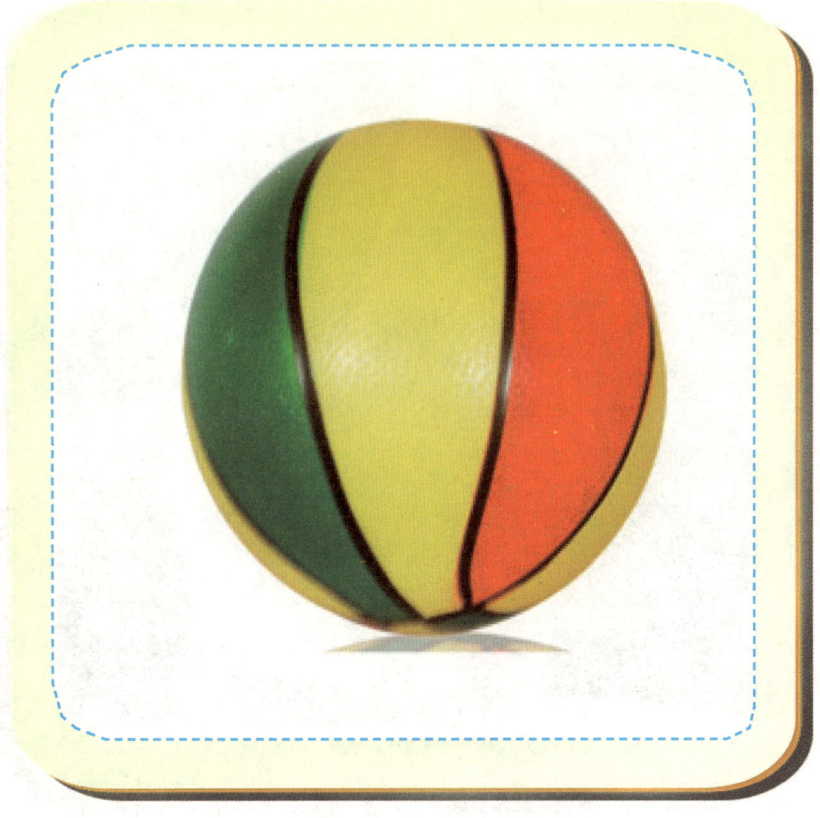

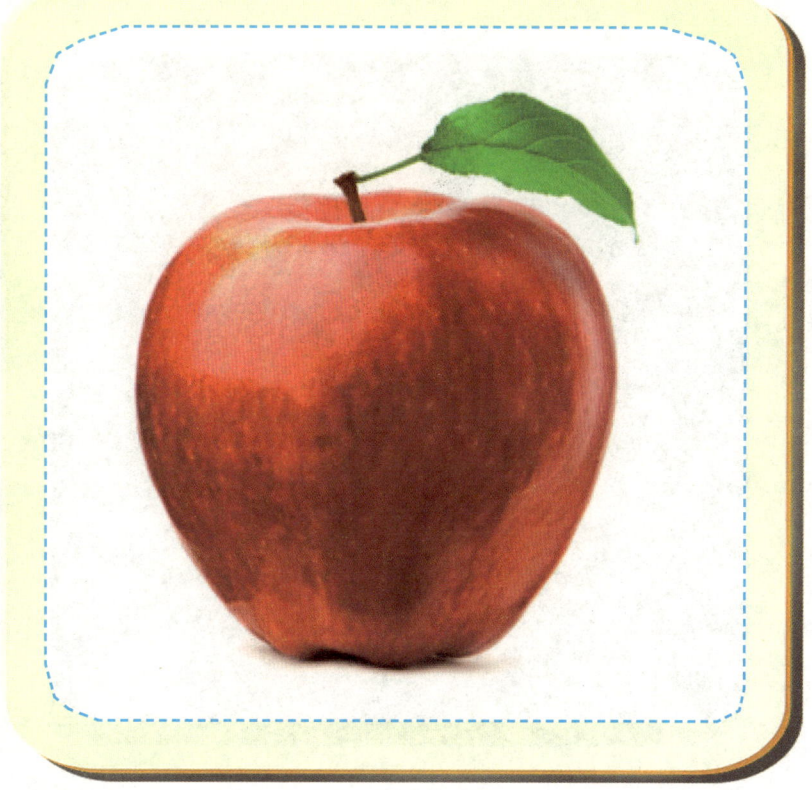

227

语言的突破训练实操

示例 3

它是黑色的且可以飞的动物。

小档案	
训练时长	
辅助情况	

训练方法示例

示例 4

它是可以喝的白色的液体。

小档案	
训练时长	
辅助情况	

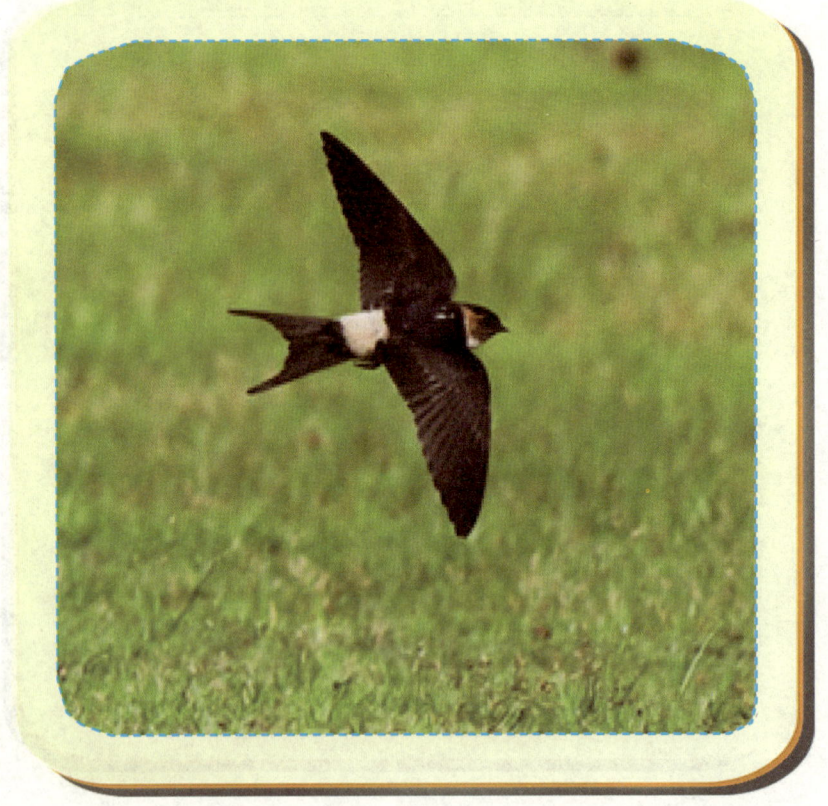

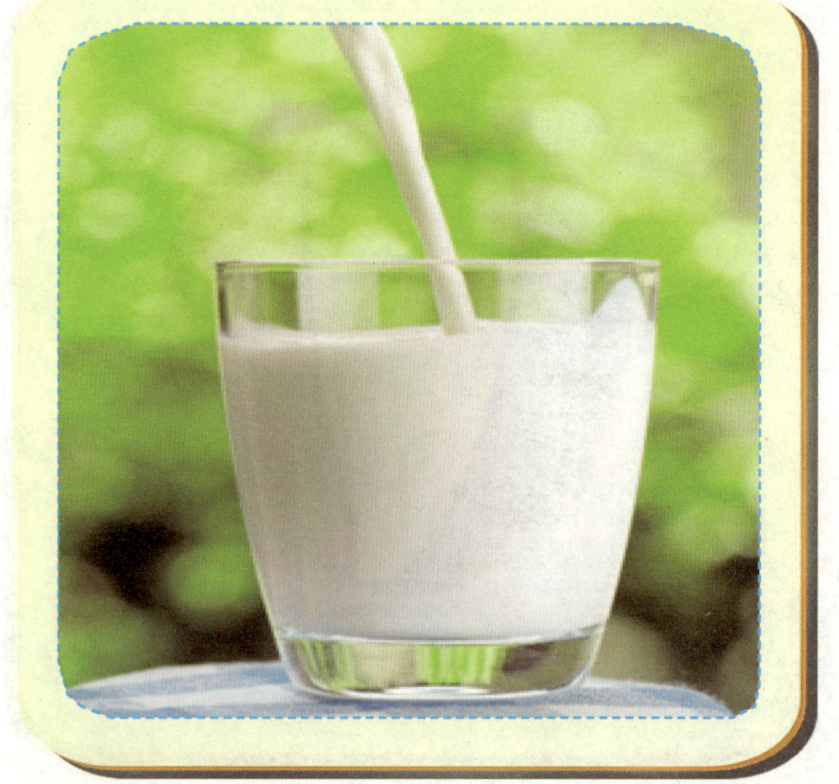

15 根据描述语理解地点词汇

该技能的训练目的是提高患儿的接受性语言能力。通过该技能的训练，患儿应该能达到这样一种水平，即：用2～3种属性描述一个地点，患儿能够猜到并指出代表该地点的图片。确保患儿已经掌握先备技能，并为此阶段的学习做好了准备。例如掌握对物品、学校设施、动物、功能性物品、休闲性物品和活动、交通工具、颜色、玩具、食物以及饮料等概念的认知。对于具有较高水平的患儿，教师应通过变换地点的属性来描述，以保持刺激指令的新颖性，例如"这里有沙子和大海"或者"你可以在这里建造沙堡和冲浪"等描述性语言。

扫描二维码，打印本技能训练配套表格

语言的突破训练实操

训练方法
示例

示例1

当你生病了可能会去的地方，这里有许多医生和护士。

小档案	
训练时长	
辅助情况	

示例2

你可以去购买食物和饮品的地方。

小档案	
训练时长	
辅助情况	

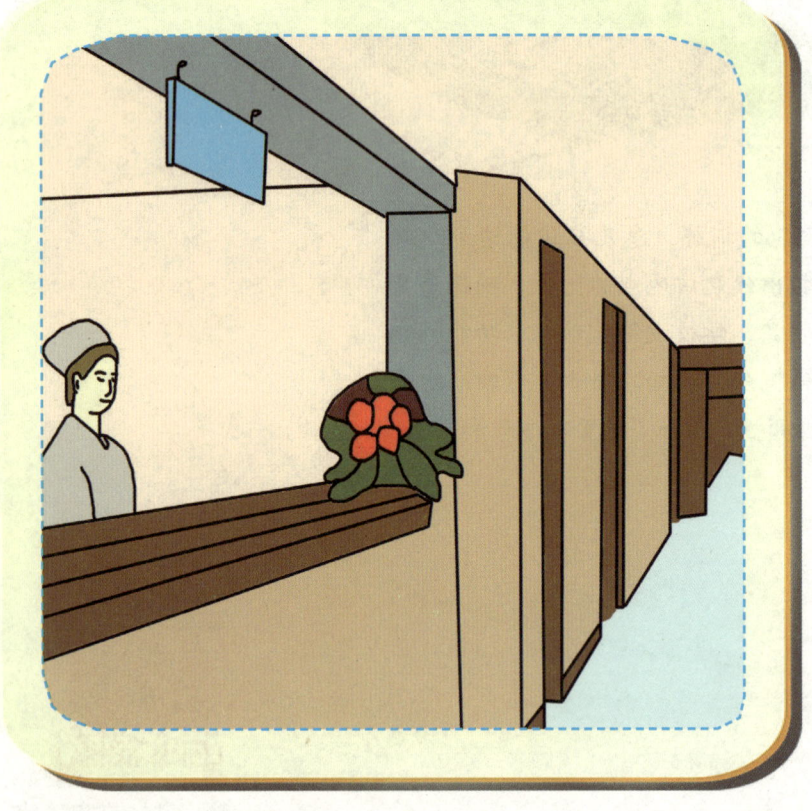

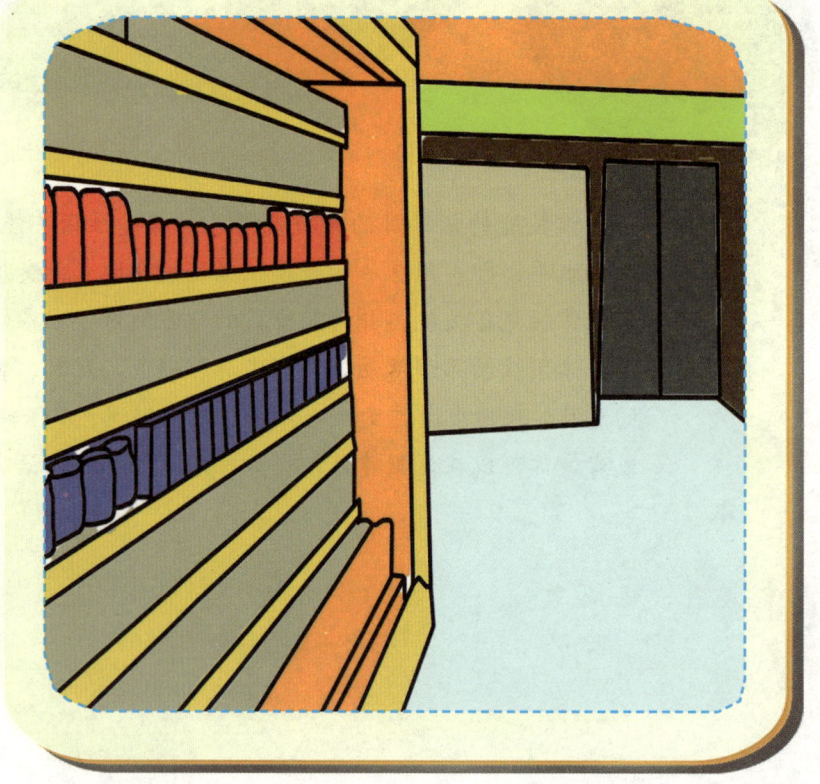

第五章
接受性语言中级技能训练

训练方法示例

示例 3

你可以去游泳的地方。

小档案	
训练时长	
辅助情况	

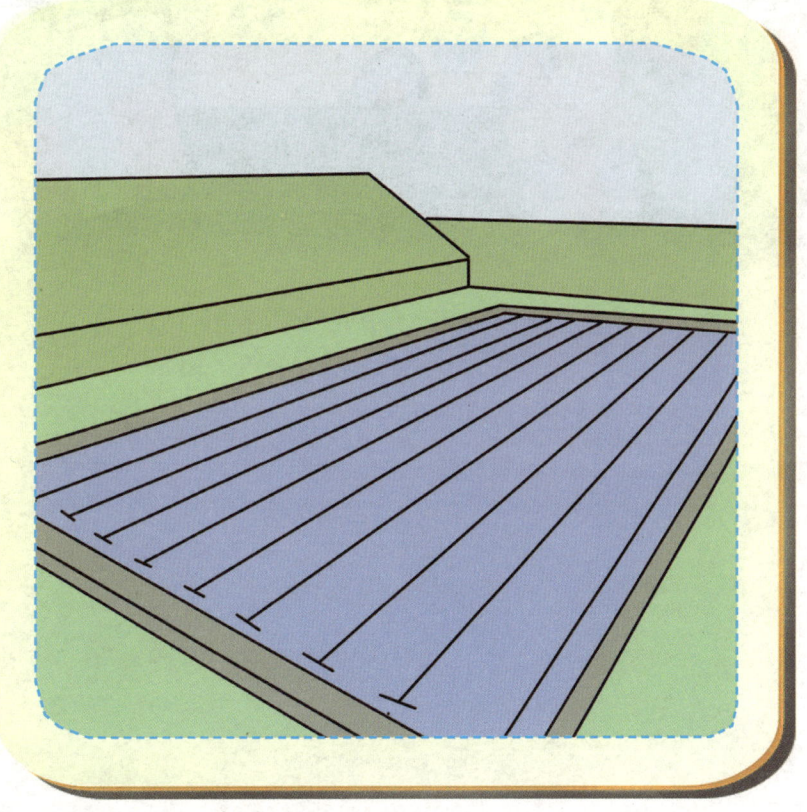

示例 4

你可以去坐旋转木马的地方。

小档案	
训练时长	
辅助情况	

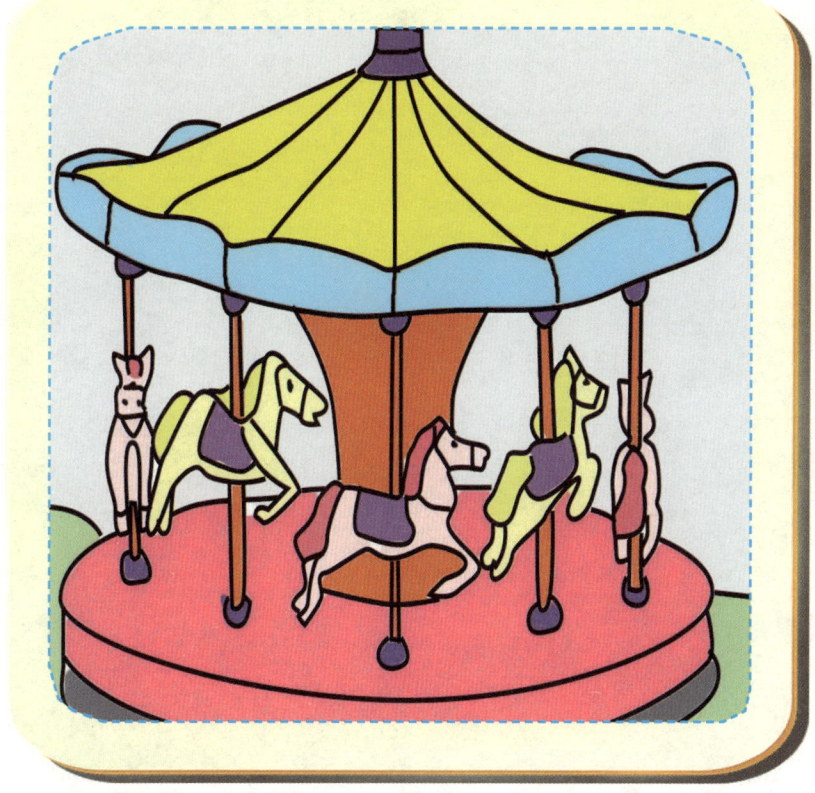

第六章

表达性语言技能基础训练

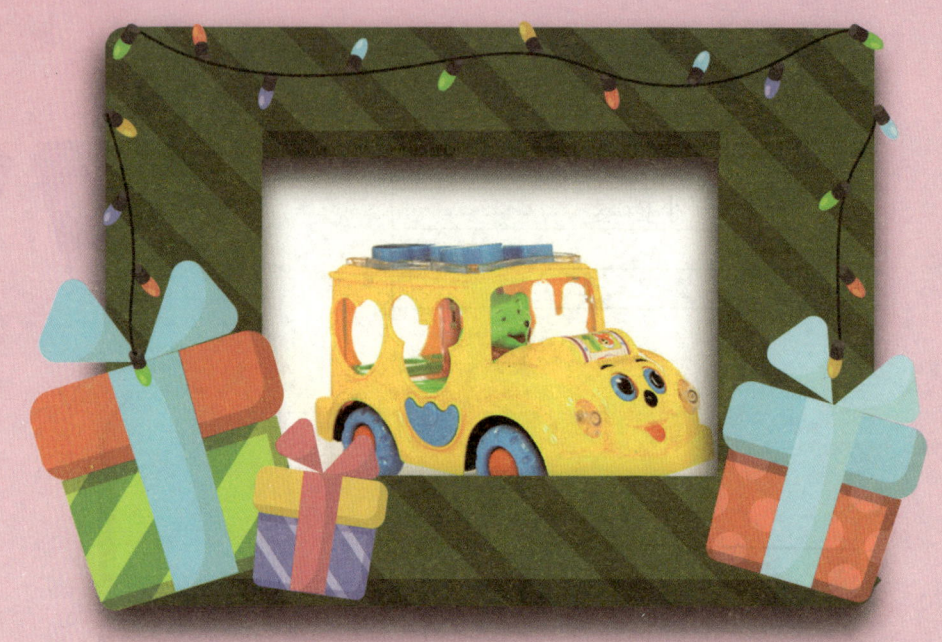

第六章 表达性语言技能基础训练

01 手势沟通

该技能的训练目的是提高患儿的表达能力（包括语言和非语言）。通过该技能的训练，患儿应该能达到这样一种水平，即：第一阶段向患儿示范一个基本的手势，然后说"这样做"，患儿通过模仿手势做出回应。第二阶段对患儿说，"做**给我看"（如"做'不'的手势给我看"或"做'过来'的手势给我看"），患儿能够展示该手势。第三阶段向患儿示范一个手势，并问他"这是什么意思？"，患儿能够对该手势进行命名。

扫描二维码，打印本技能训练配套表格

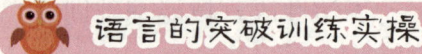

语言的突破训练实操

示例 1

这样做。

小档案	
训练时长	
辅助情况	

训练方法示例

示例 2

这样做。

小档案	
训练时长	
辅助情况	

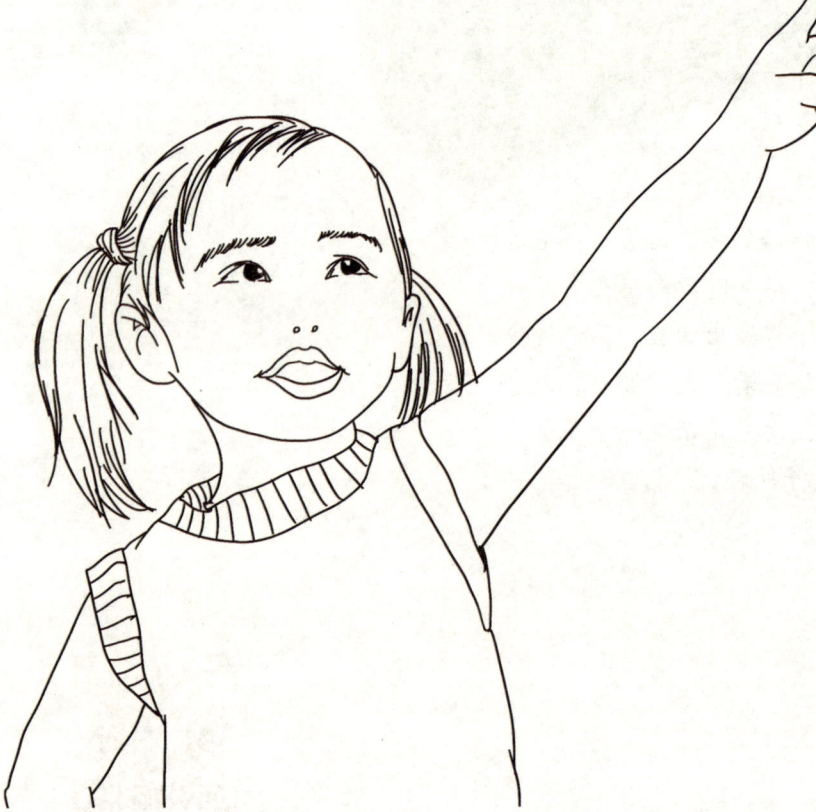
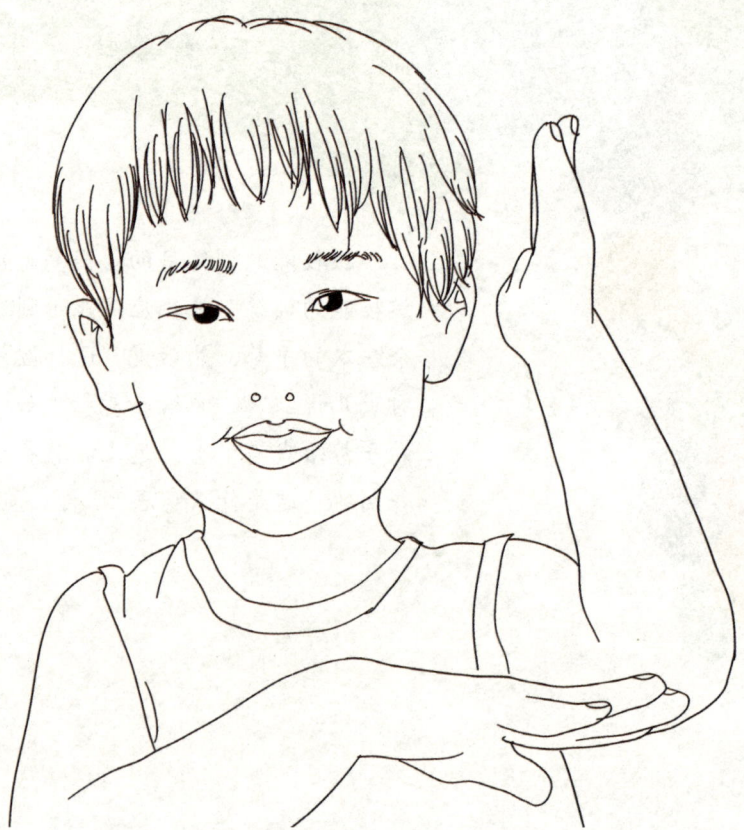

第六章
表达性语言技能基础训练

训练方法示例

示例 3

做"过来"的手势给我看。

小档案	
训练时长	
辅助情况	

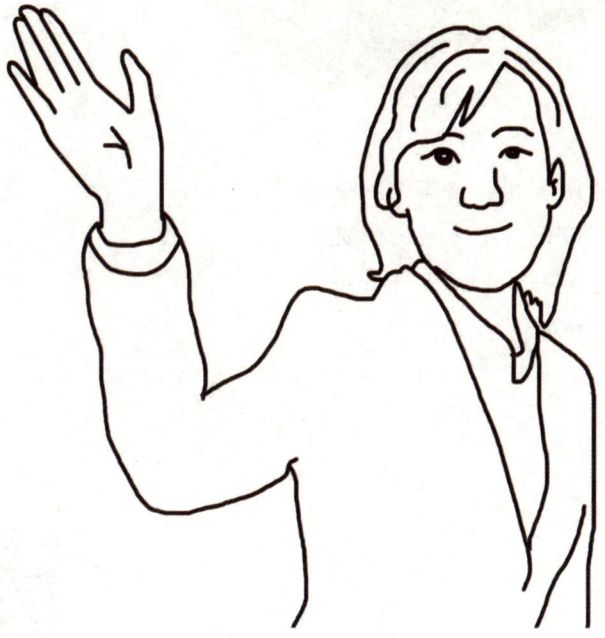

示例 4

做"停止"的手势给我看。

小档案	
训练时长	
辅助情况	

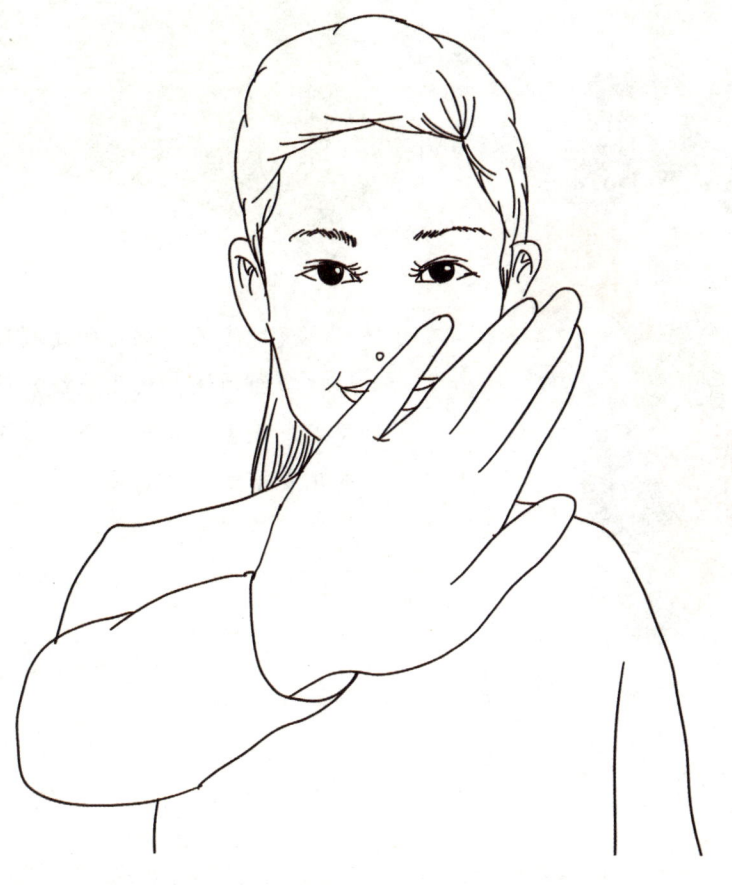

语言的突破训练实操

02 通过诱导进行手势沟通

该技能的训练目的是提高患儿的表达能力（包括语言和非语言）。通过该技能的训练，患儿应该能达到这样一种水平，即：假设一个可控的情况，要求患儿主动发起一个动作来表达需求的动作或物品（如：拿着果汁盒子，患儿表示想要"喝果汁"），患儿能够通过正确的姿势做出回应。

扫描二维码，打印本技能训练配套表格

第六章
表达性语言技能基础训练

训练方法示例

示例 1

患儿想喝水时，杯子里没有水。

小档案	
训练时长	
辅助情况	

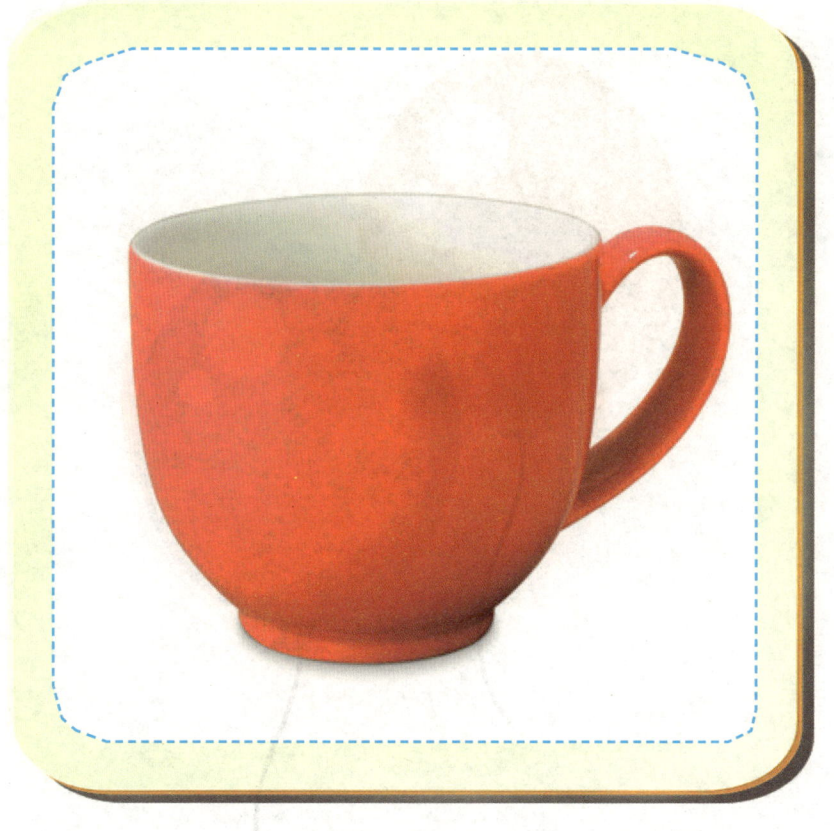

示例 2

患儿想要高处柜子上的苹果。

小档案	
训练时长	
辅助情况	

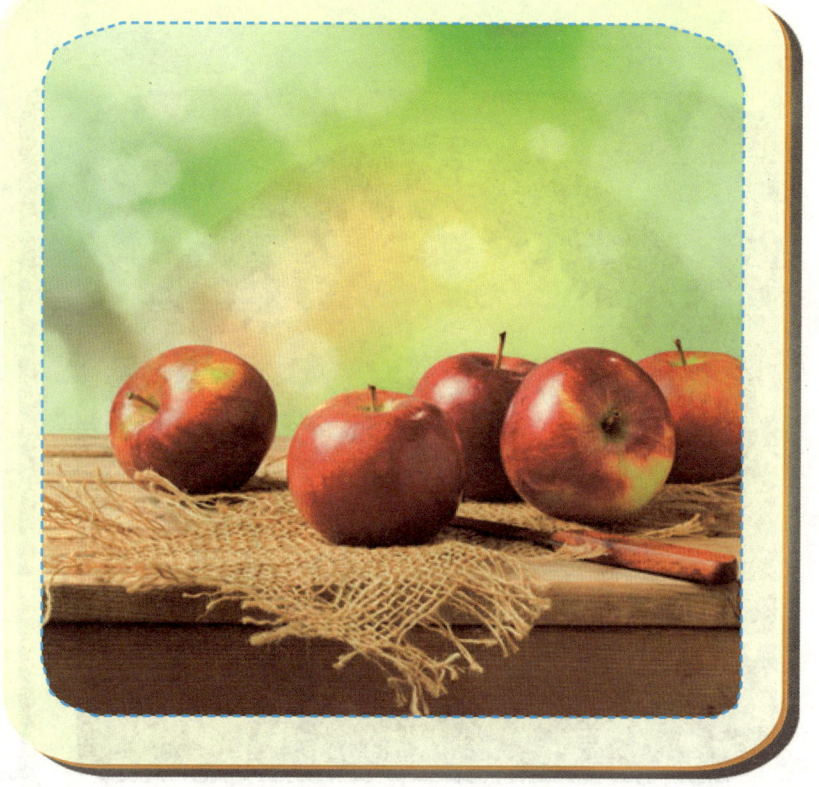

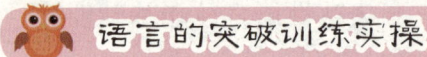

语言的突破训练实操

训练方法示例

示例 3

患儿还想要吃一碗饭。

小档案	
训练时长	
辅助情况	

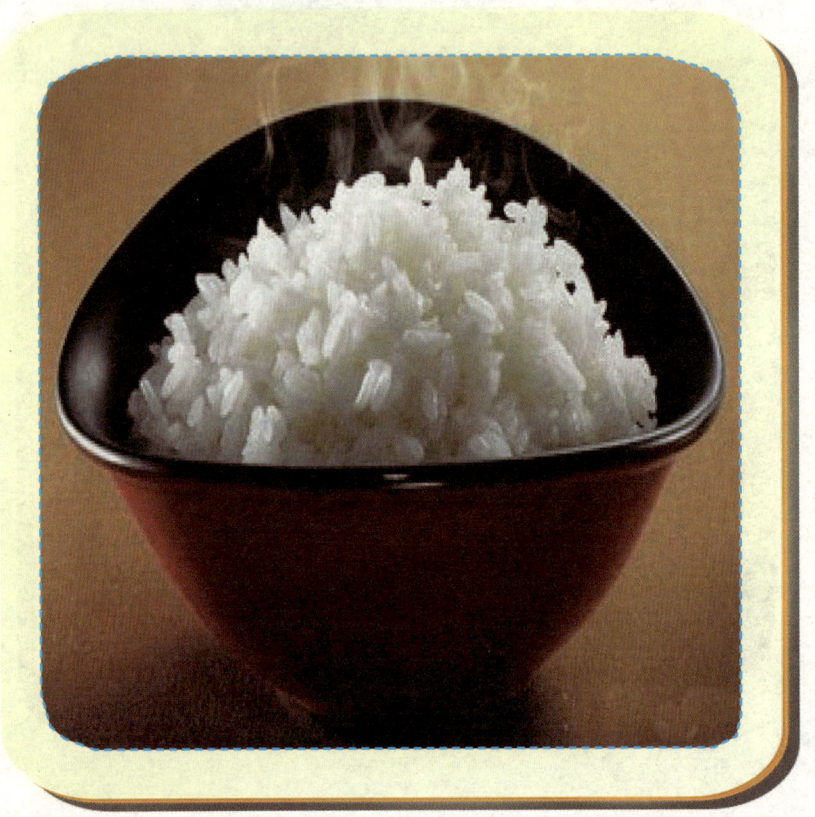

示例 4

患儿想要空中的气球。

小档案	
训练时长	
辅助情况	

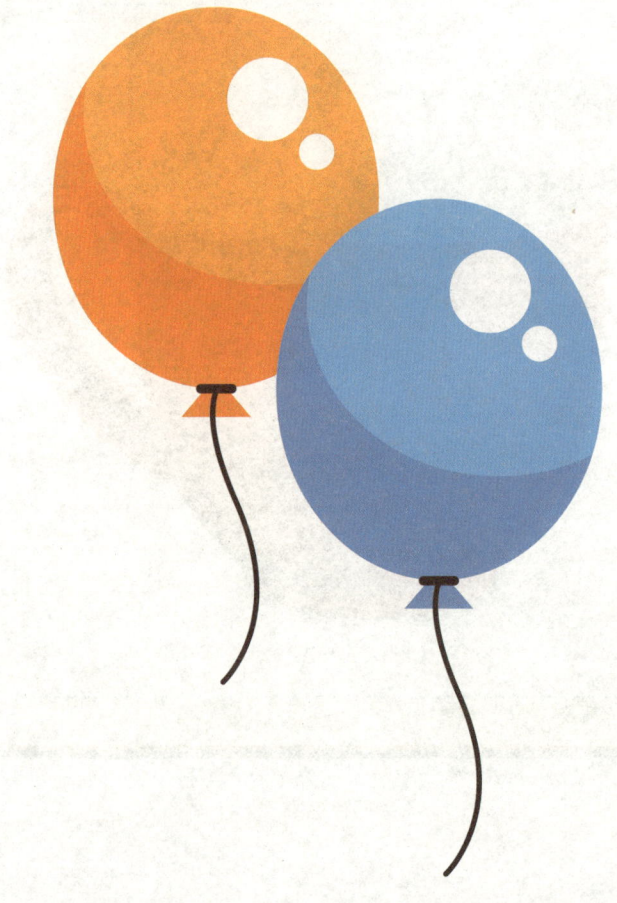

03 获得成人的关注

该技能的训练目的是提高患儿的表达能力（包括语言和非语言）。通过该技能的训练，患儿应该能达到这样一种水平，即：拿着患儿自己完成的作品，说"让我们把**拿去给**看"（例如，"让我们把拼图拿给妈妈看"），患儿可以轻拍成人的肩膀或胳膊，或者直接喊他们引起他们的注意。

扫描二维码，打印本技能训练配套表格

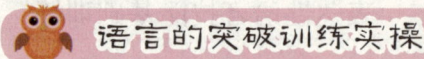
语言的突破训练实操

示例 1

让我们把拼图拿去给妈妈看。

小档案	
训练时长	
辅助情况	

训练方法示例

示例 2

让我们把迷宫图拿去给老师看。

小档案	
训练时长	
辅助情况	

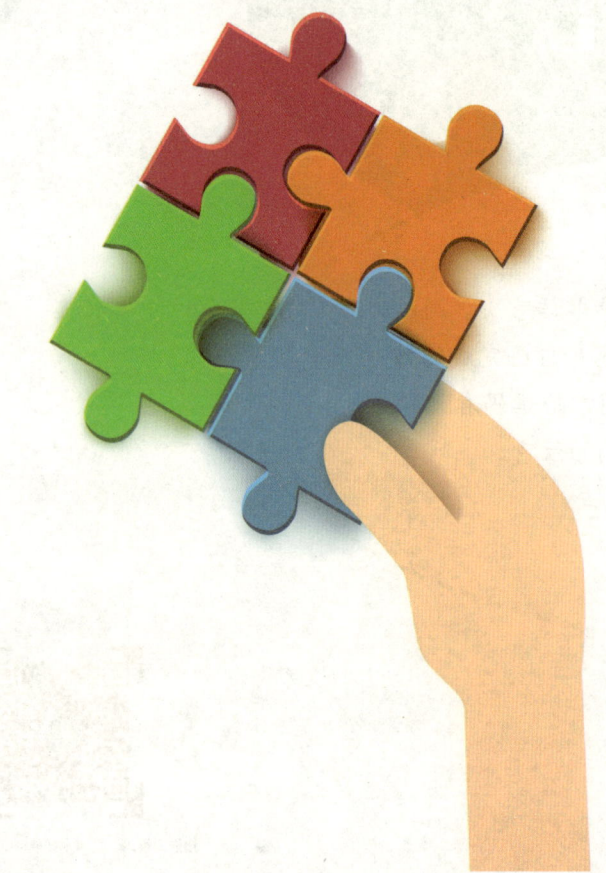

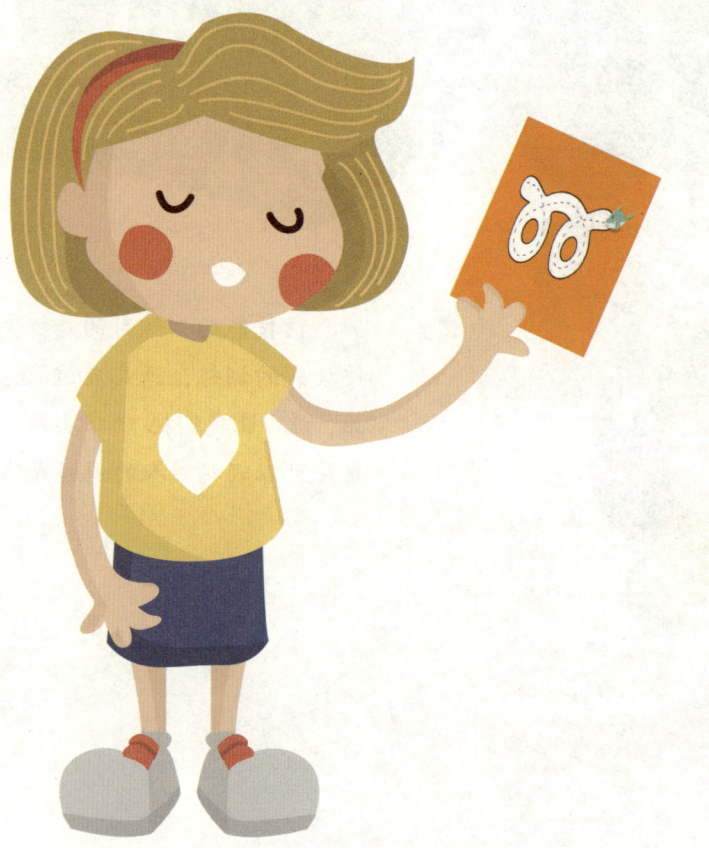

第六章
表达性语言技能基础训练

训练方法
示例

示例 3

让我们把画拿去给丽丽看。

小档案	
训练时长	
辅助情况	

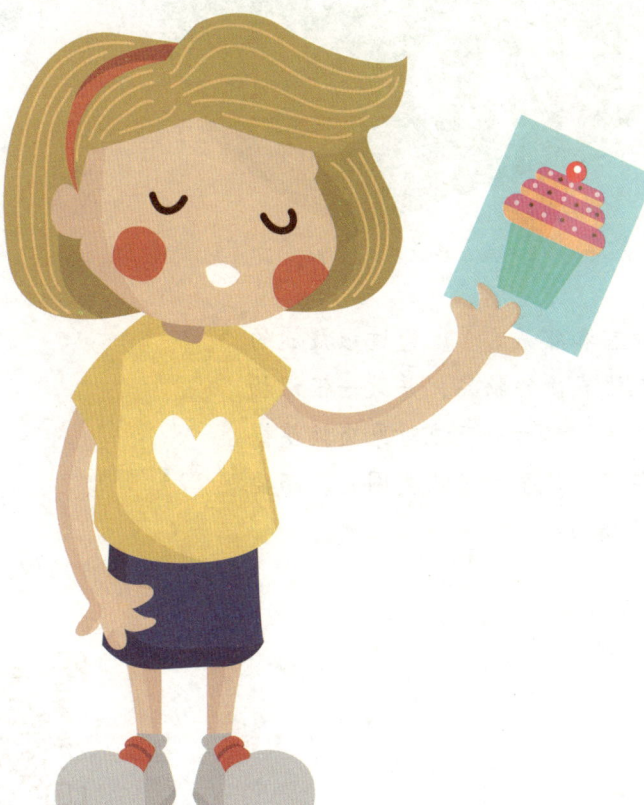

示例 4

让我们把积木拿去给爸爸看。

小档案	
训练时长	
辅助情况	

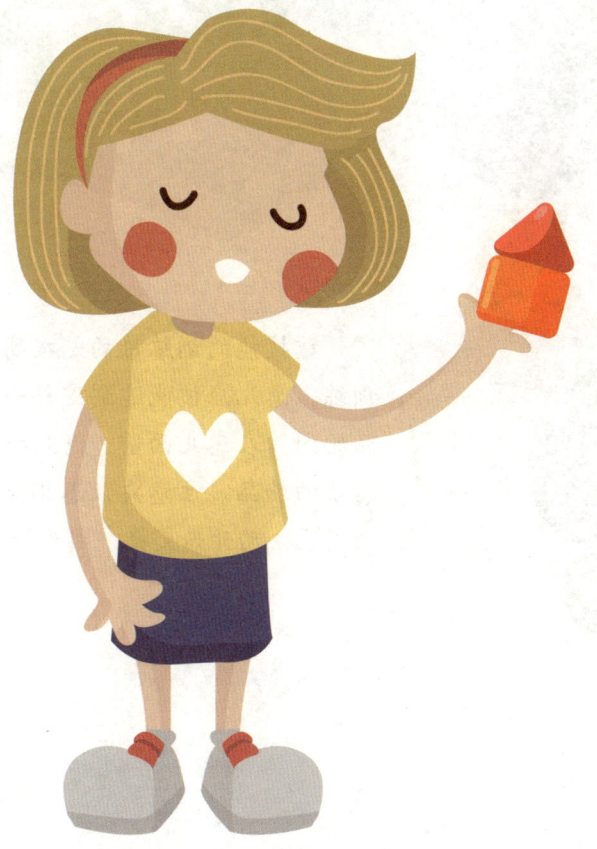

04 图片交换沟通系统（阶段1：以图换物）

该技能的训练目的是提高患儿的表达能力（包括语言和非语言）。通过该技能的训练，患儿应该能达到这样一种水平，即：向患儿呈现他喜欢的物品，并放一张该物品的图片在患儿面前，患儿将会拿起他们喜欢的物品图片，然后与交流对象交换获得喜欢的物品。注意要让患儿能够主动发起图片交换（即不要伸手向患儿要图片，而要让患儿主动开始交换，因为伸手对患儿来讲是一个手势提示）。

扫描二维码，打印本技能训练配套表格

第六章
表达性语言技能基础训练

示例 1

饮料图片换饮料。

小档案	
训练时长	
辅助情况	

训练方法示例

示例 2

玩偶图片换玩偶。

小档案	
训练时长	
辅助情况	

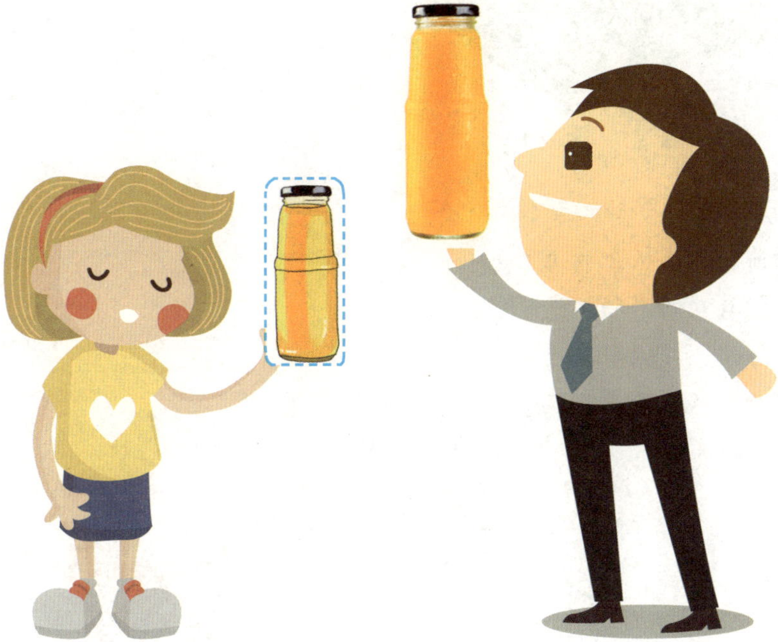

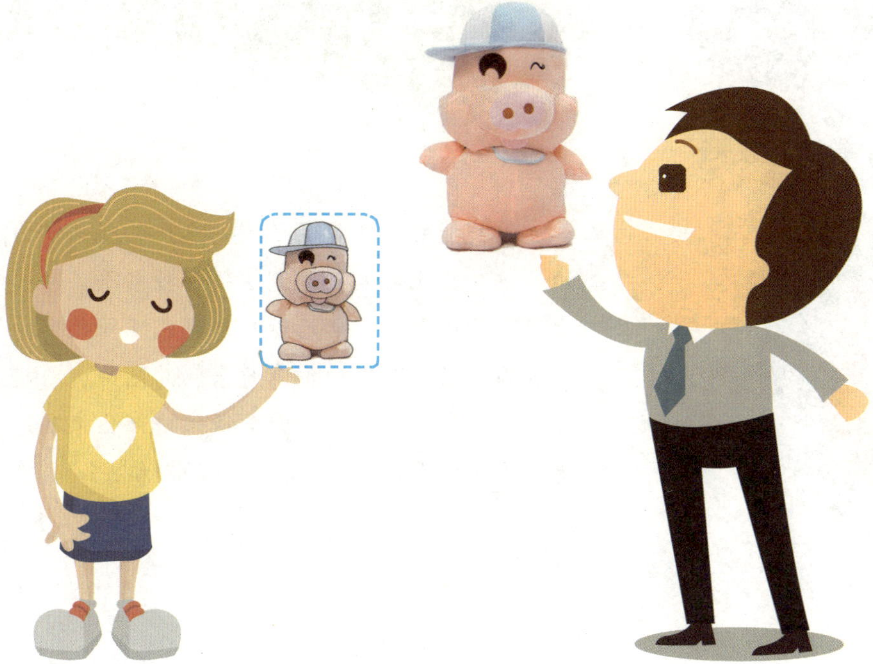

05 图片交换沟通系统（阶段2：增加距离）

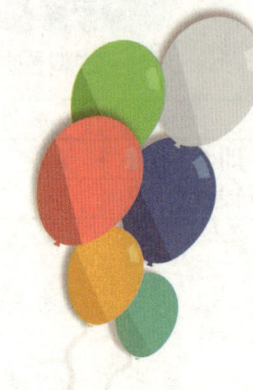

该技能的训练目的是提高患儿的表达能力（包括语言和非语言）。通过该技能的训练，患儿应该能达到这样一种水平，即：老师在患儿面前的沟通板上放上他喜欢的事物的图片，然后站在与患儿不同距离的位置上展示他们喜欢的事物，患儿能够从沟通板上取下他们喜欢事物的图片，引起老师的注意，并用图片换取喜欢的物品。在训练开始之前，需要做偏好评估来确定患儿喜欢的事物，从而使患儿能够产生通过选择图片来获取该事物的动机。

扫描二维码，打印本技能训练配套表格

第六章
表达性语言技能基础训练

训练方法示例

示例 1

患儿能够与半米外的沟通对象进行图片交换。

小档案	
训练时长	
辅助情况	

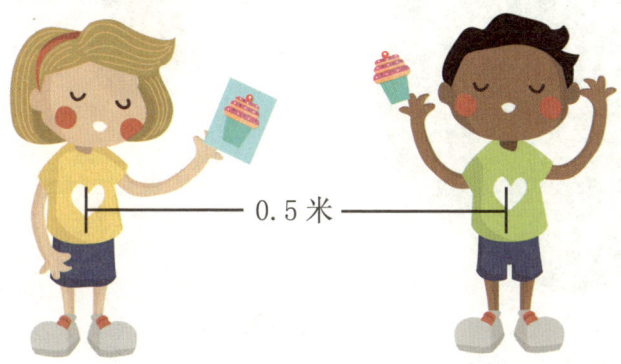

0.5 米

示例 2

患儿能够与 2 米外的沟通对象进行图片交换。

小档案	
训练时长	
辅助情况	

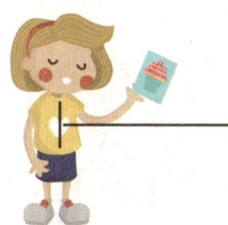 ← 2 米 →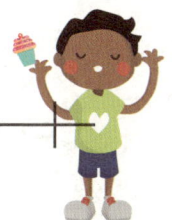

示例 3

患儿从距离 1 米的沟通板上拿到图片，然后穿过房间与沟通者进行图片交换。

小档案	
训练时长	
辅助情况	

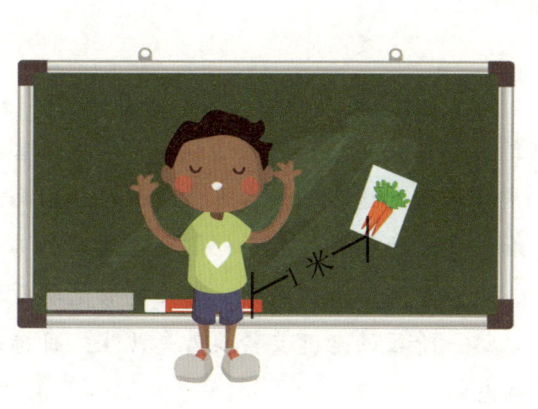

1 米

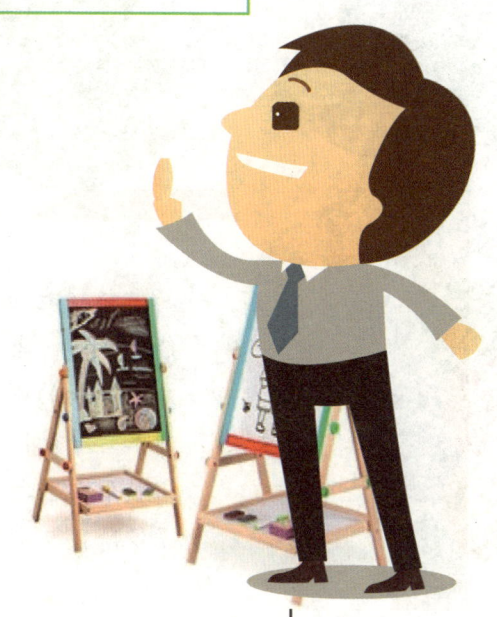

245

语言的突破训练实操

06 图片交换沟通系统（阶段 3A：对特别喜爱的图标与干扰图标之间进行图片辨别）

该技能的训练目的是提高患儿的表达能力（包括语言和非语言）。通过该技能的训练，患儿应该能达到这样一种水平，即：在患儿面前的沟通板上放上他喜欢的事物的图片和一些干扰图片，展示他们喜欢的事物（例如，在沟通板上放饮料和鞋子的图片，老师手里拿着饮料），患儿能够选取所喜欢事物的图片与沟通者换取相应物品。这一阶段的老师要紧挨着患儿坐，目标是教会患儿区辨，而不是像阶段2中寻找老师。

扫描二维码，打印本技能训练配套表格

第六章
表达性语言技能基础训练

示例 1

患儿喜欢的面包和 1 个干扰项。

小档案	
训练时长	
辅助情况	

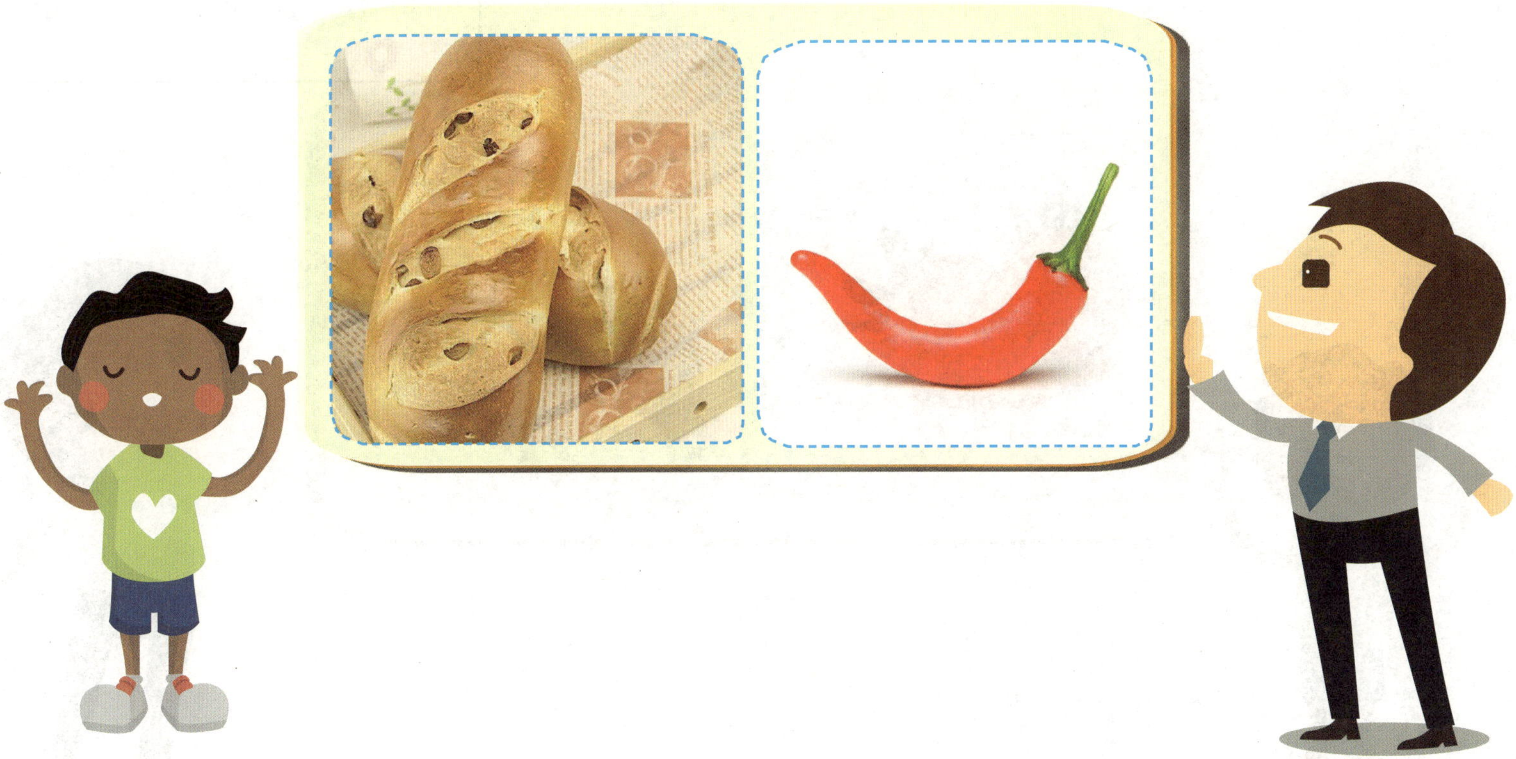

训练方法示例

语言的突破训练实操

示例 2

患儿喜欢的草莓和 1 个干扰项。

小档案	
训练时长	
辅助情况	

训练方法示例

如果患儿拿了干扰图片，请按照 4 步错误矫正程序执行。包括：示范、提示、延迟、重复。

①示范：指出正确的图片。

②提示：伸开手靠近正确的图片（或者朝正确图片做一个手势）。

③延迟：如果患儿拿到了正确的图片，表扬他，但是不要给他相关的物品。给患儿发一个他已经掌握的指令，几秒钟之后，让患儿的注意力从图片上转移，这样我们强化的不是在提示下做出的反应。

④重复：重复给他图片，如果患儿做对了，则对他进行表扬或奖励。

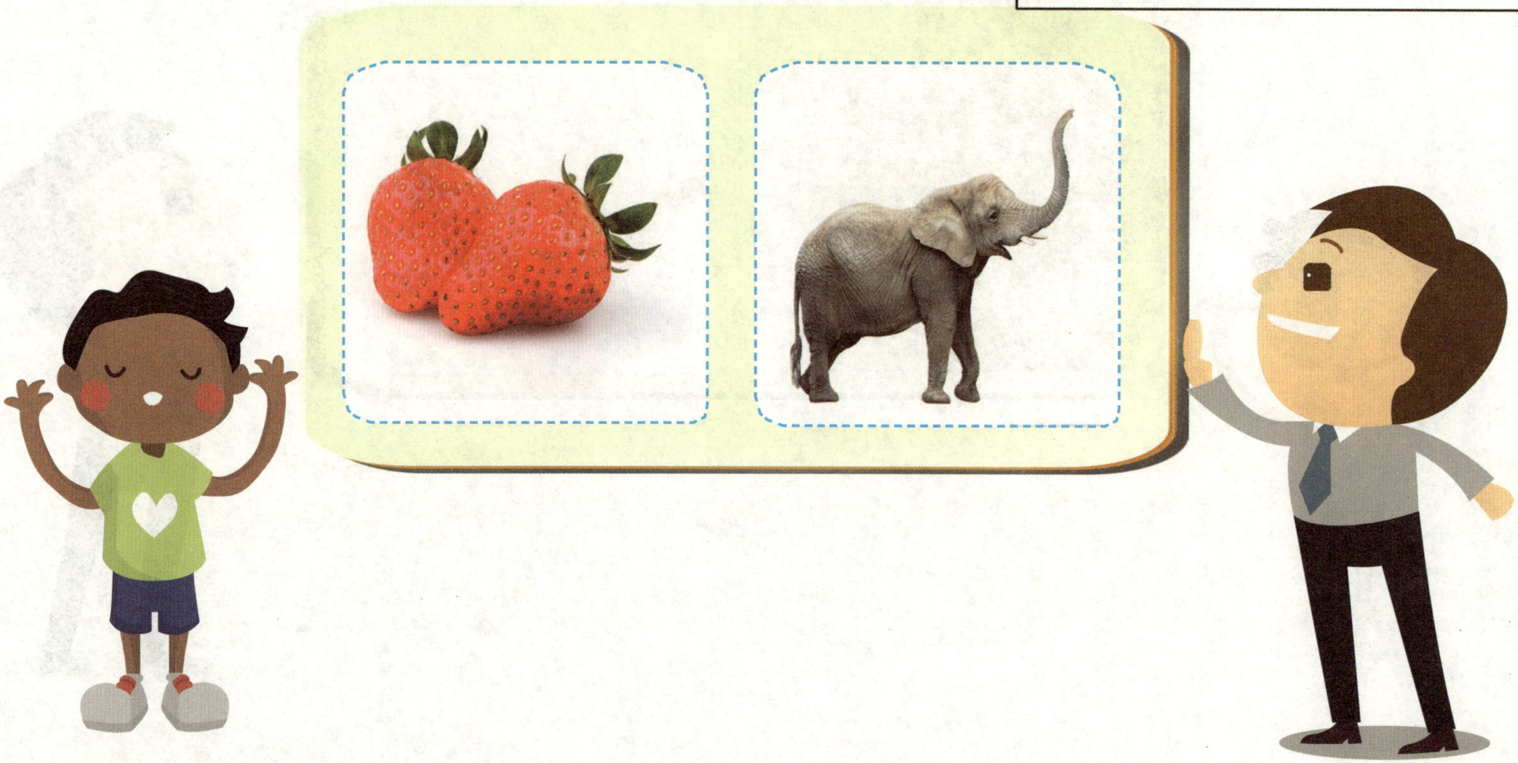

训练方法
示例

示例 3

患儿喜欢的玩具球和 1 个干扰项。

小档案	
训练时长	
辅助情况	

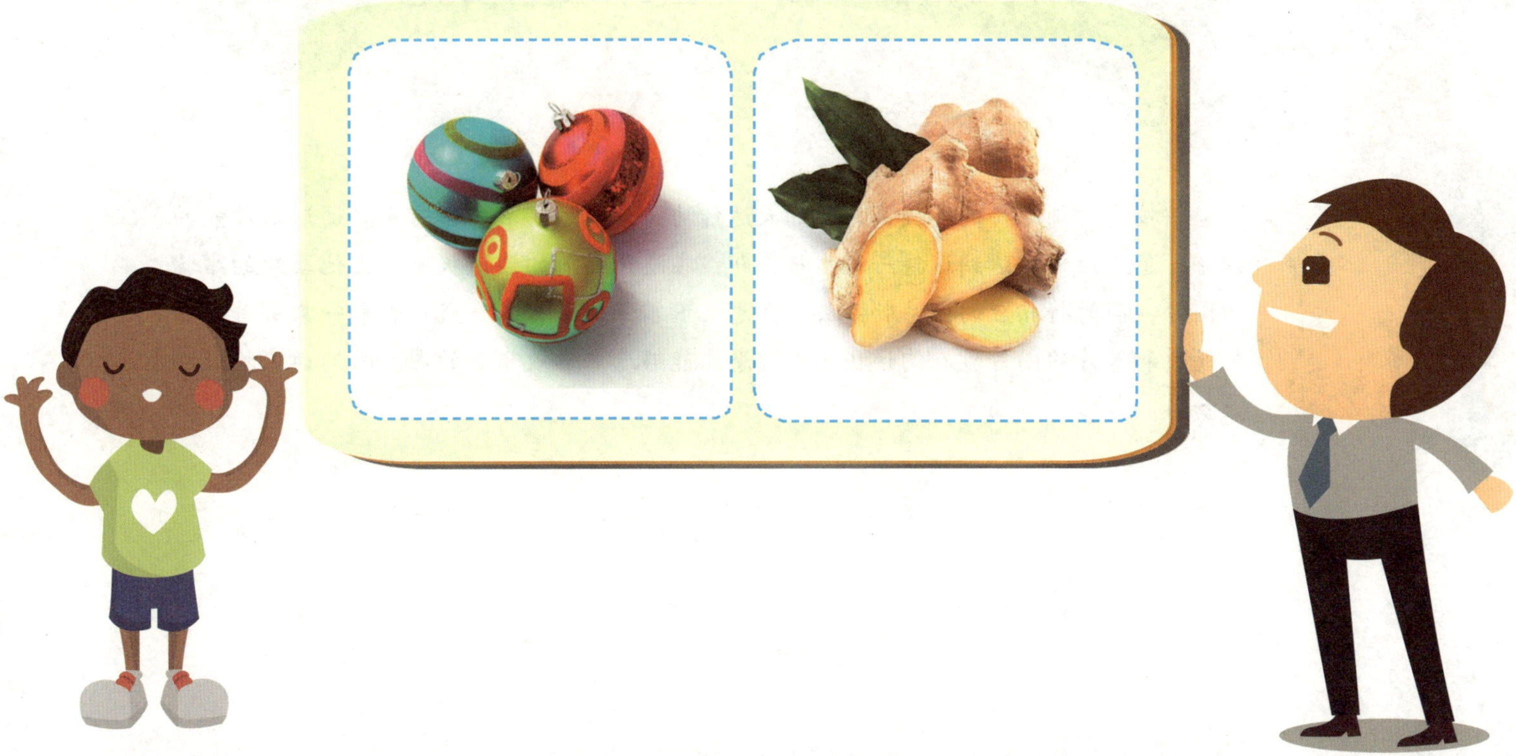

语言的突破训练实操

07 图片交换沟通系统（阶段 3B：在都喜欢的图片中进行识别）

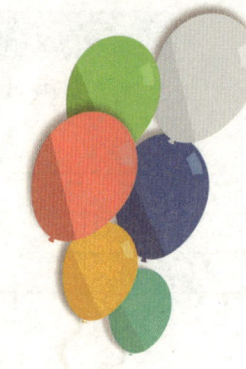

该技能的训练目的是提高患儿的表达能力（包括语言和非语言）。通过该技能的训练，患儿应该能达到这样一种水平，即：在患儿面前的沟通板上放上他喜欢的事物的图片，同时将相应的图片物品展示在患儿面前（例如，拿一瓶饮料和一袋薯片，并把饮料和薯片的图片放在沟通板上），患儿能够选取喜欢事物的图片与沟通者换取相应物品。

扫描二维码，打印本技能训练配套表格

第六章
表达性语言技能基础训练

示例 1

患儿喜欢的面包和薯条的图片。

小档案	
训练时长	
辅助情况	

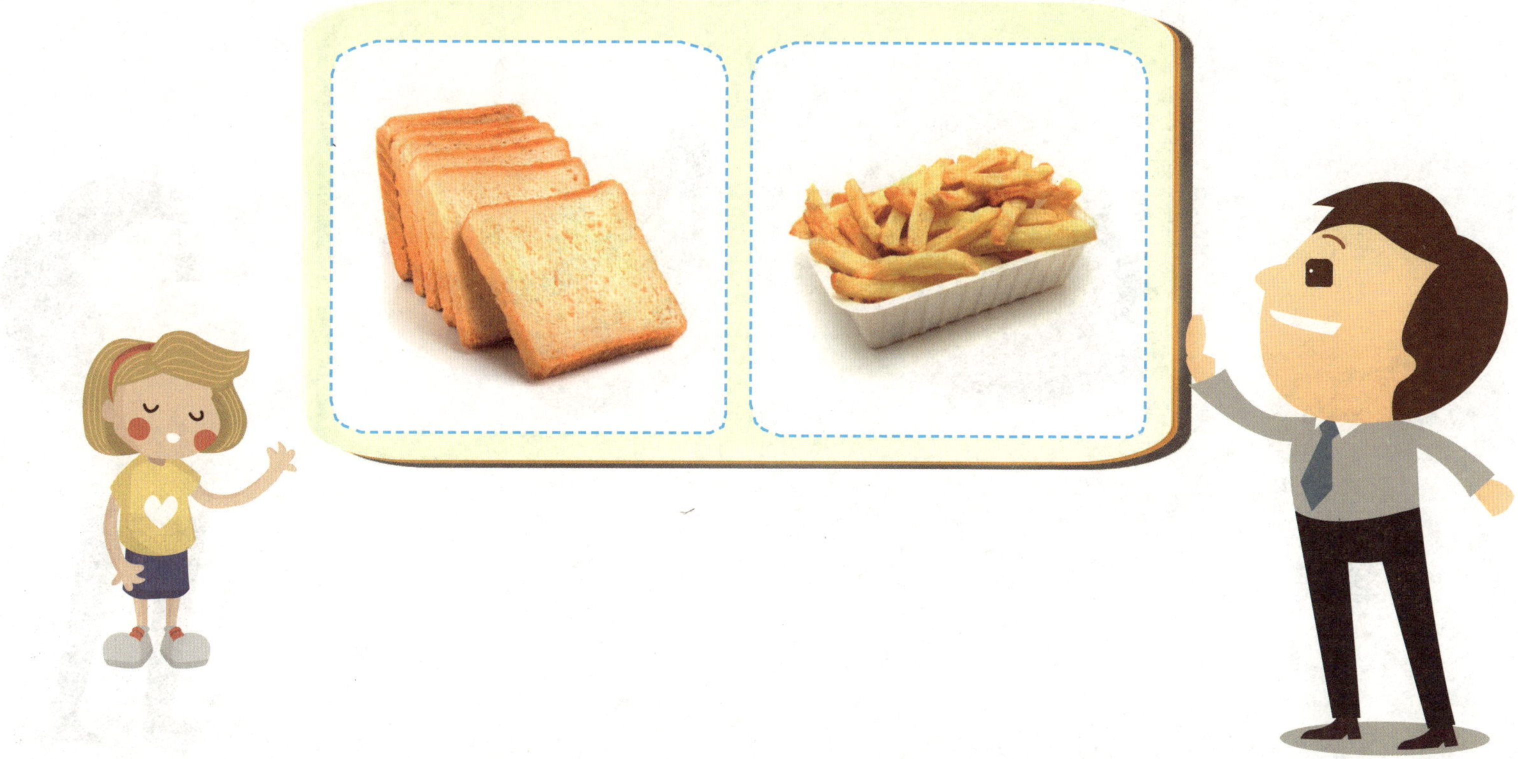

训练方法示例

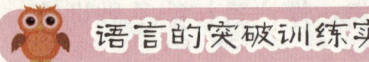

语言的突破训练实操

示例 2

患儿喜欢的草莓和香蕉的图片。

小档案	
训练时长	
辅助情况	

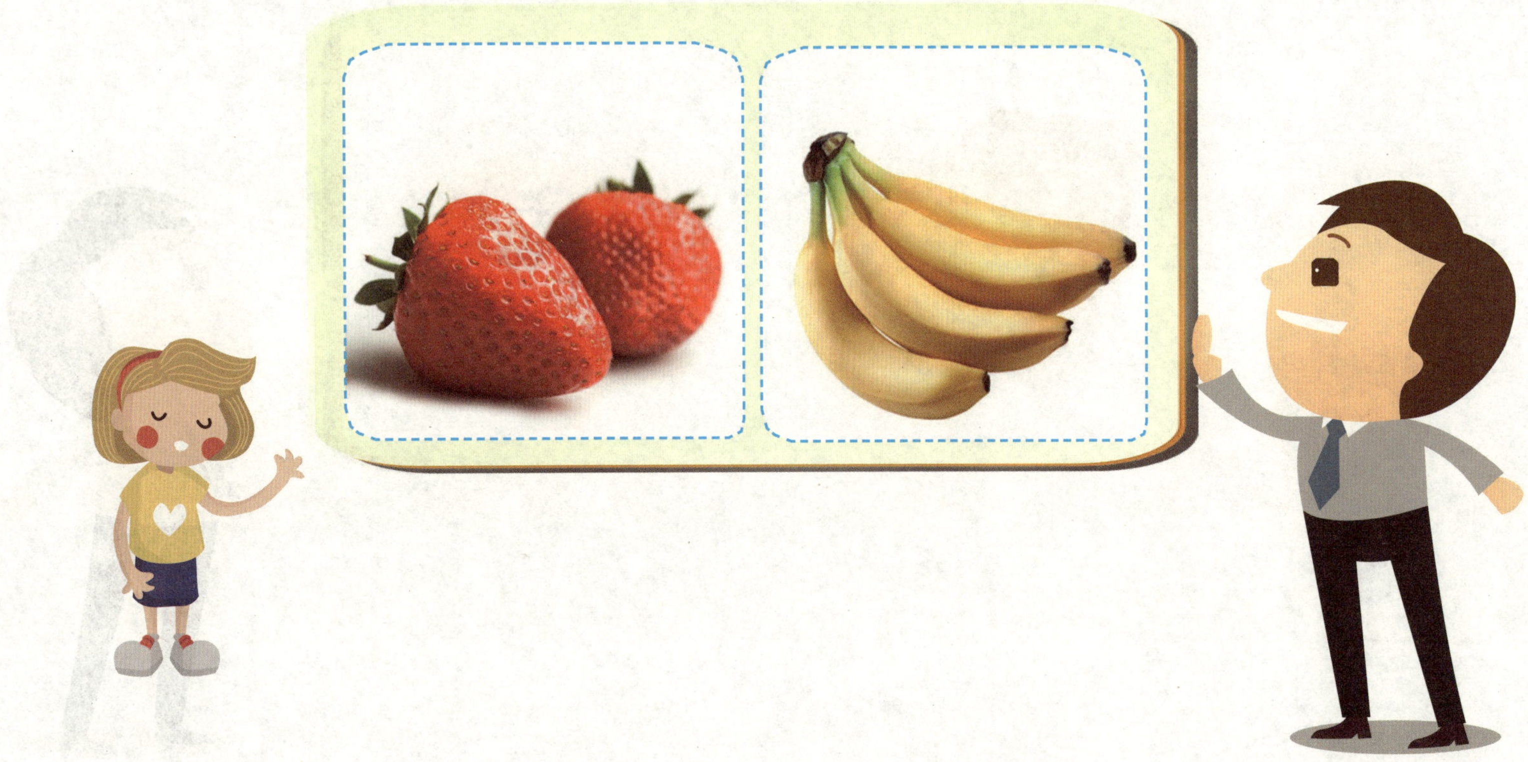

训练方法示例

第六章
表达性语言技能基础训练

示例 3

患儿喜欢的玩具球和小汽车的图片。

小档案	
训练时长	
辅助情况	

训练方法示例

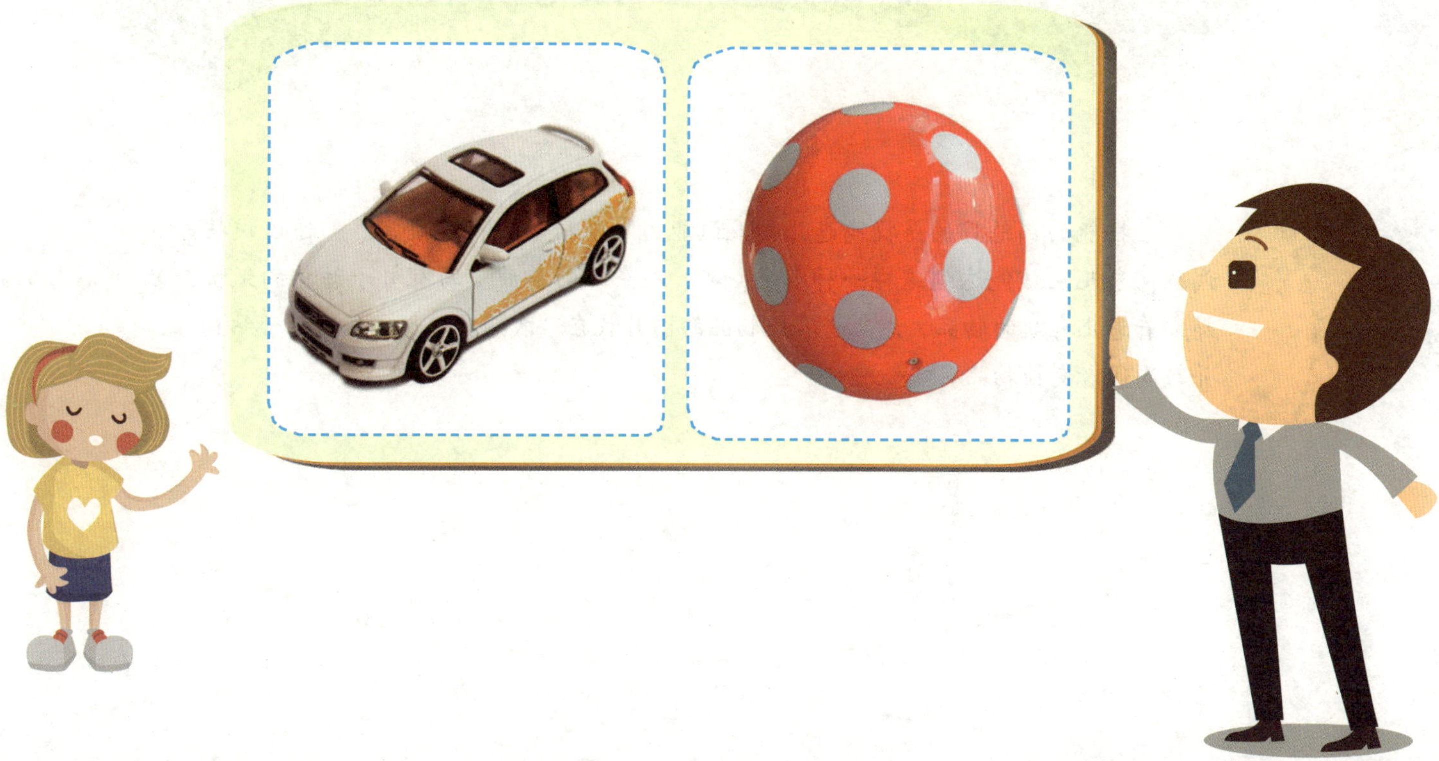

语言的突破训练实操

08 图片交换沟通系统（阶段 4：句子结构）

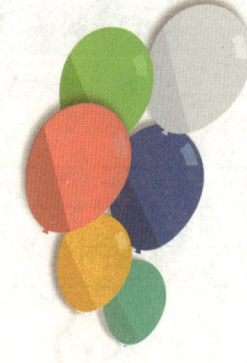

该技能的训练目的是提高患儿的表达能力（包括语言和非语言）。通过该技能的训练，患儿应该能达到这样一种水平，即：在患儿面前放置写有句子结构的纸板，教师拿着患儿喜欢的物品，患儿将喜欢物品的图片放在"我想要____"的句子结构上，并与沟通者交换物品。

扫描二维码，打印本技能训练配套表格

第六章
表达性语言技能基础训练

小档案	
训练时长	
辅助情况	

训练流程

第1步：患儿拿着句带给沟通对象。

→ 第2步：患儿从沟通册中拿下"我要_____"的句带给沟通对象。

→ 第3步：患儿把自己喜欢的物品的图片放句带上给沟通对象。

→ 第4步：患儿从沟通册上拿下喜欢物品的图片贴在"我要____"的句带上给沟通对象。

↓

第5步：患儿把"我要"和喜欢的物品图片贴在句带上并交给沟通对象。

← 第6步：患儿从沟通册上拿下"我要"和喜欢的物品图片放句带上，并给沟通对象。

← 第7步：患儿重新拿到沟通册，并重复进行第六步。

09 图片交换沟通系统（阶段5：对于"你想要什么？"做出反应）

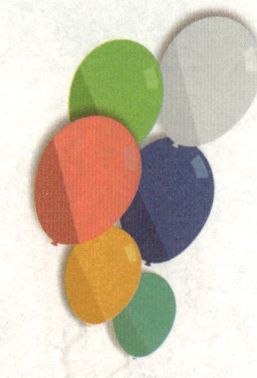

该技能的训练目的是提高患儿的表达能力（包括语言和非语言）。通过该技能的训练，患儿应该能达到这样一种水平，即：向患儿提问："你想要什么？"，患儿能够拿着贴完整的句式结构，与沟通者交换物品。

扫描二维码，打印本技能训练配套表格

第六章　表达性语言技能基础训练

示例 1

患儿喜欢的面包和薯条的图片。

小档案	
训练时长	
辅助情况	

训练方法
示例

示例 2

患儿喜欢的草莓和香蕉的图片。

小档案	
训练时长	
辅助情况	

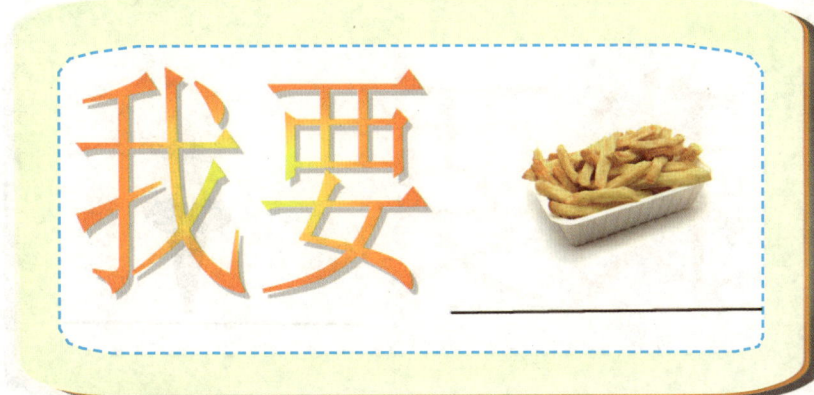

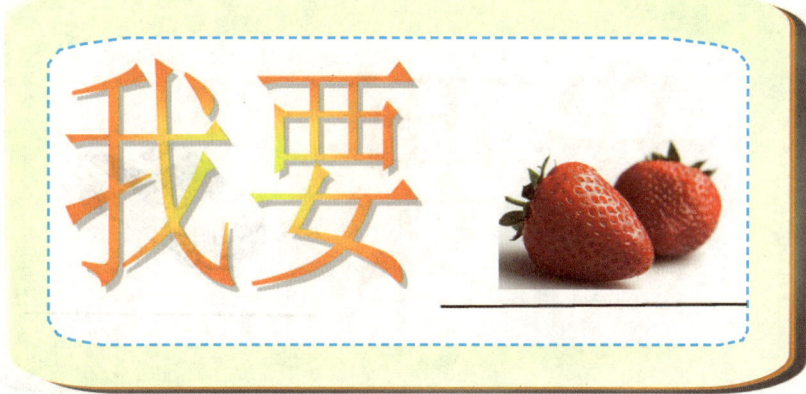

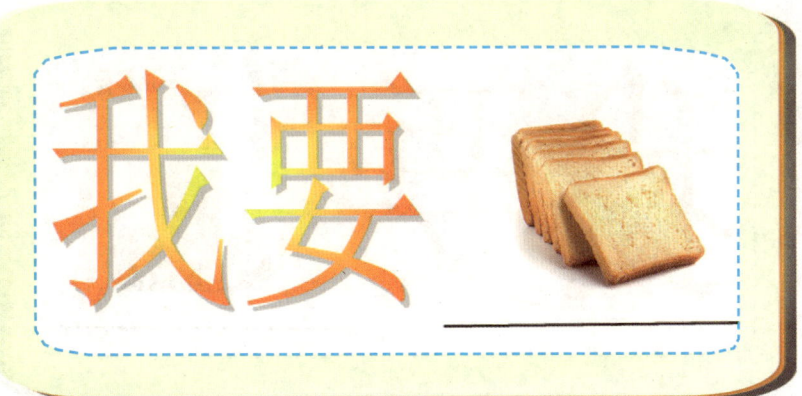

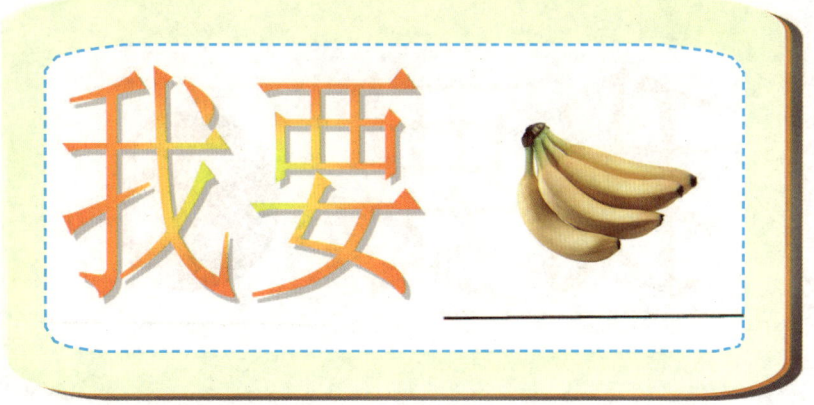

语言的突破训练实操

示例 3

患儿喜欢的玩具球和小汽车的图片。

小档案	
训练时长	
辅助情况	

训练方法示例

示例 4

患儿喜欢的饮料和冰激凌的图片。

小档案	
训练时长	
辅助情况	

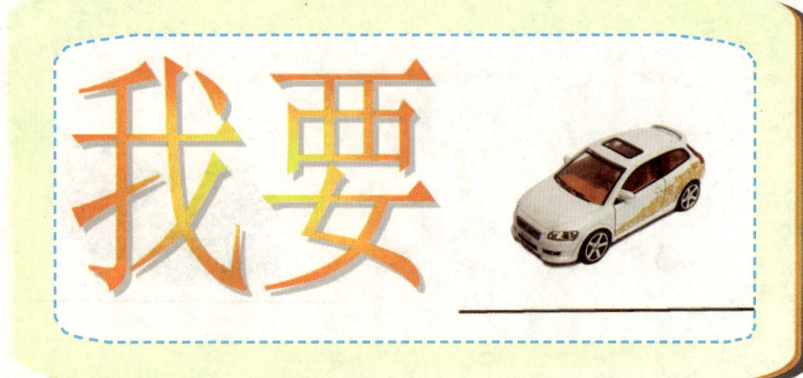

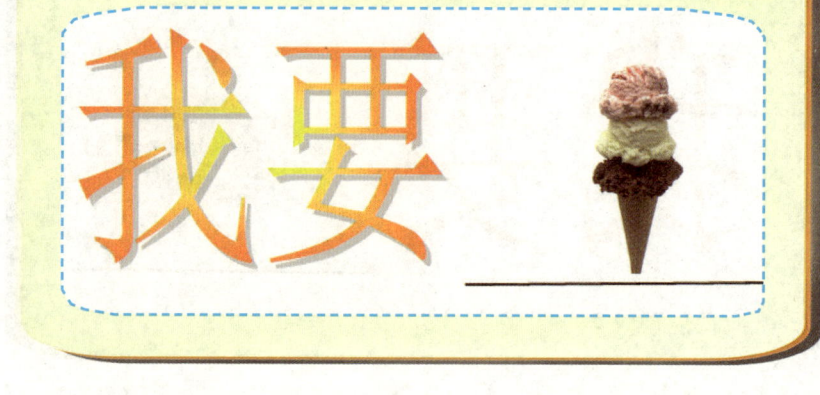

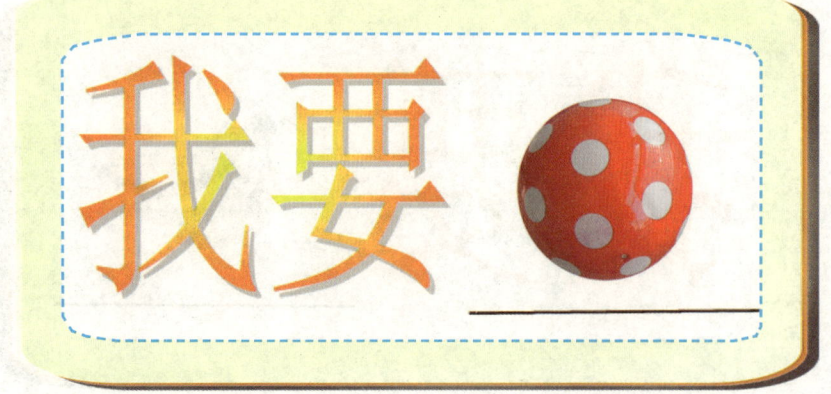

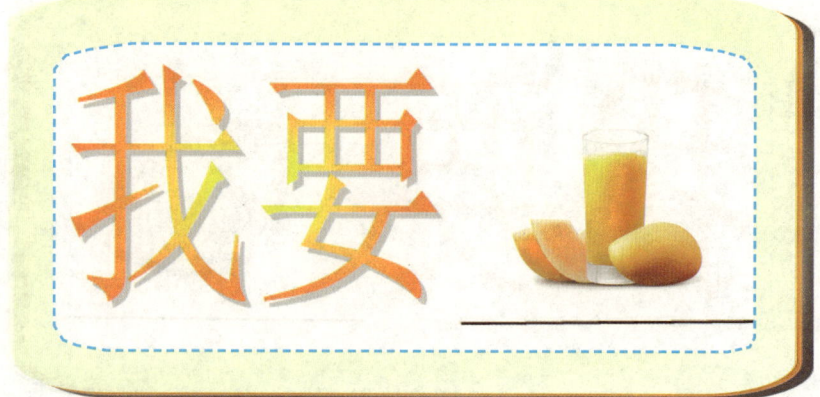

第六章 表达性语言技能基础训练

10 图片交换沟通系统（阶段6：评论）

该技能的训练目的是提高患儿的表达能力（包括语言和非语言）。通过该技能的训练，患儿应该能达到这样一种水平，即向患儿提问："你想要什么？"或"你听到了什么？"患儿能够拿着贴完整的句式结构，与沟通者交换物品。

扫描二维码，打印本技能训练配套表格

语言的突破训练实操

训练方法示例

示例 1
你看到什么?

小档案	
训练时长	
辅助情况	

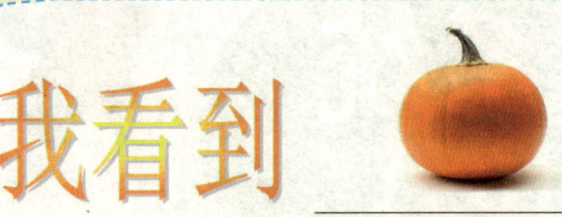
我看到 _____

示例 2
你听到什么?

小档案	
训练时长	
辅助情况	

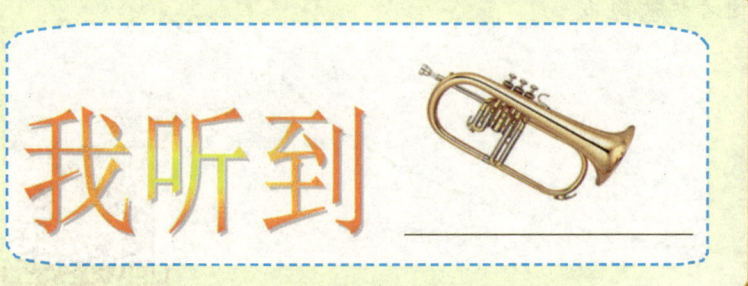
我听到 _____

示例 3
你想要什么?

小档案	
训练时长	
辅助情况	

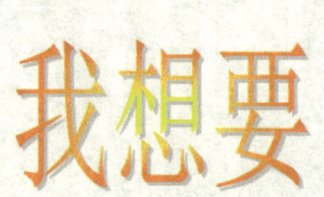
我想要 _____

示例 4
这是什么?

小档案	
训练时长	
辅助情况	

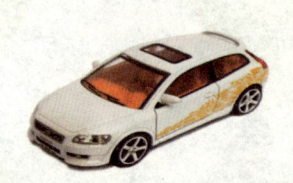
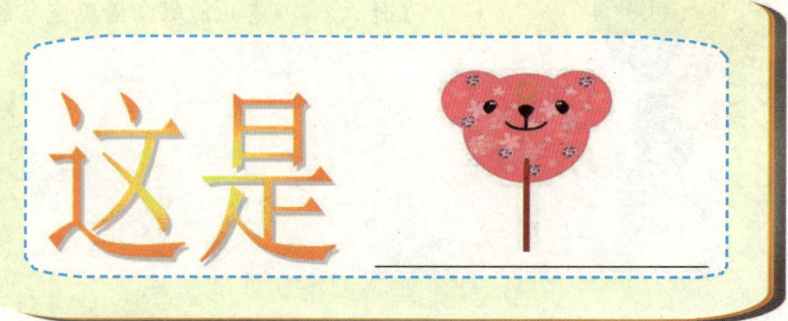
这是 _____

11 语言模仿

该技能的训练目的是提高患儿的表达能力（包括语言和非语言）。通过该技能的训练，患儿应该能达到这样一种水平，即：对患儿说"模仿发*音"，患儿能够正确模仿发音。训练过程中可以通过镜子使患儿看到其在发音时唇、舌、下巴的动作和位置。如果患儿是先天性失语（几乎无法发音），则考虑设计相应的方案增加患儿的发声（任何能听见的声音），直到他开始模仿你的声音。

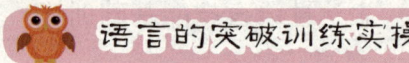

语言的突破训练实操

示例1

模仿发拼音韵母"a"。

小档案	
训练时长	
辅助情况	

训练方法示例

示例2

模仿发拼音韵母"e"。

小档案	
训练时长	
辅助情况	

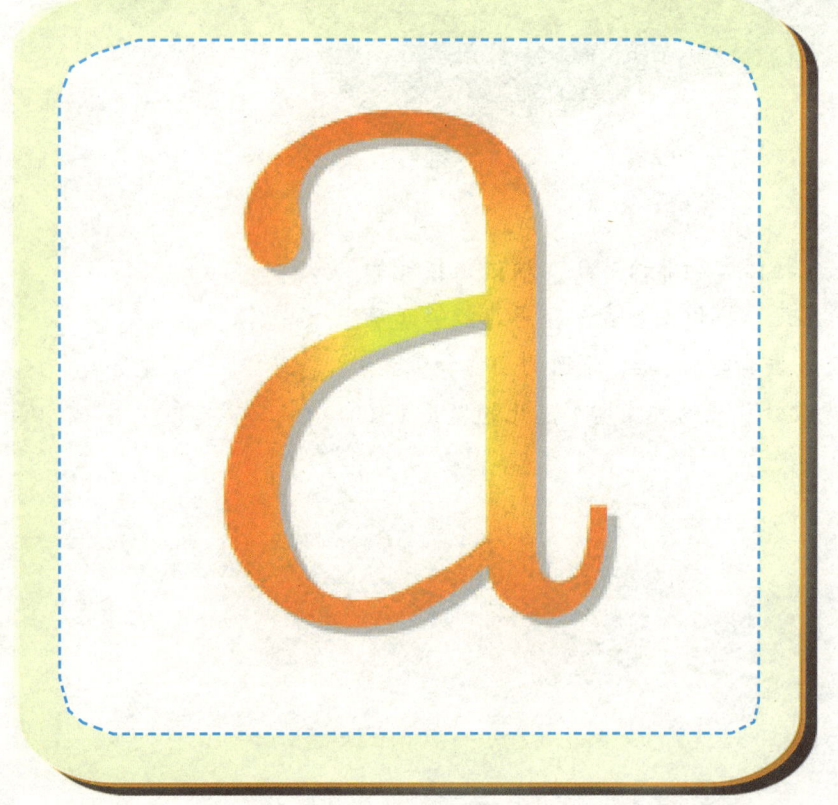

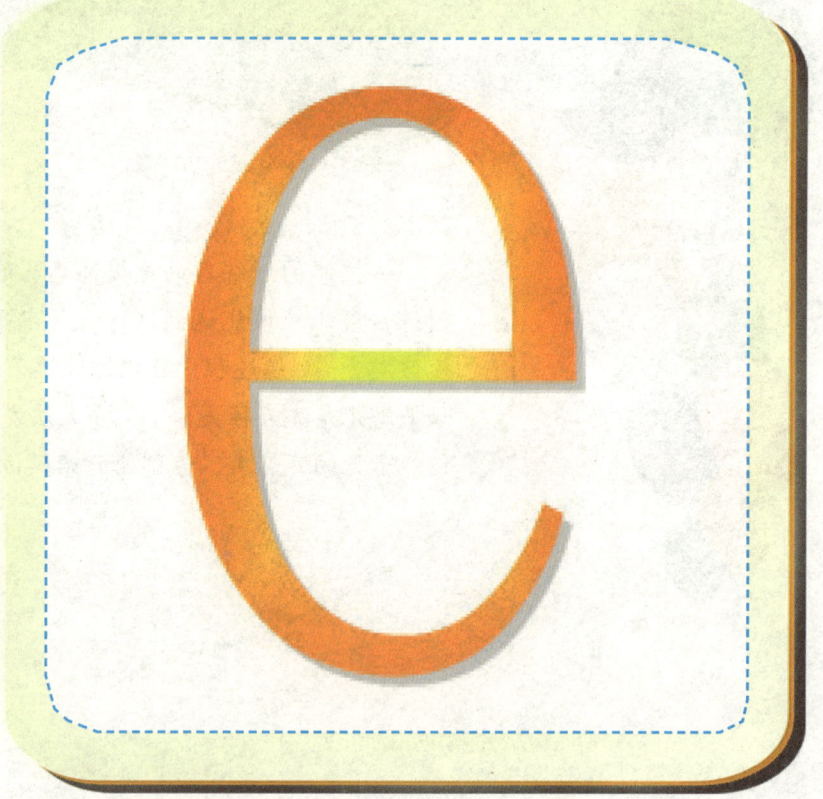

第六章
表达性语言技能基础训练

训练方法示例

示例 3

模仿发拼音声母"b"。

小档案	
训练时长	
辅助情况	

示例 4

模仿发拼音声母"m"。

小档案	
训练时长	
辅助情况	

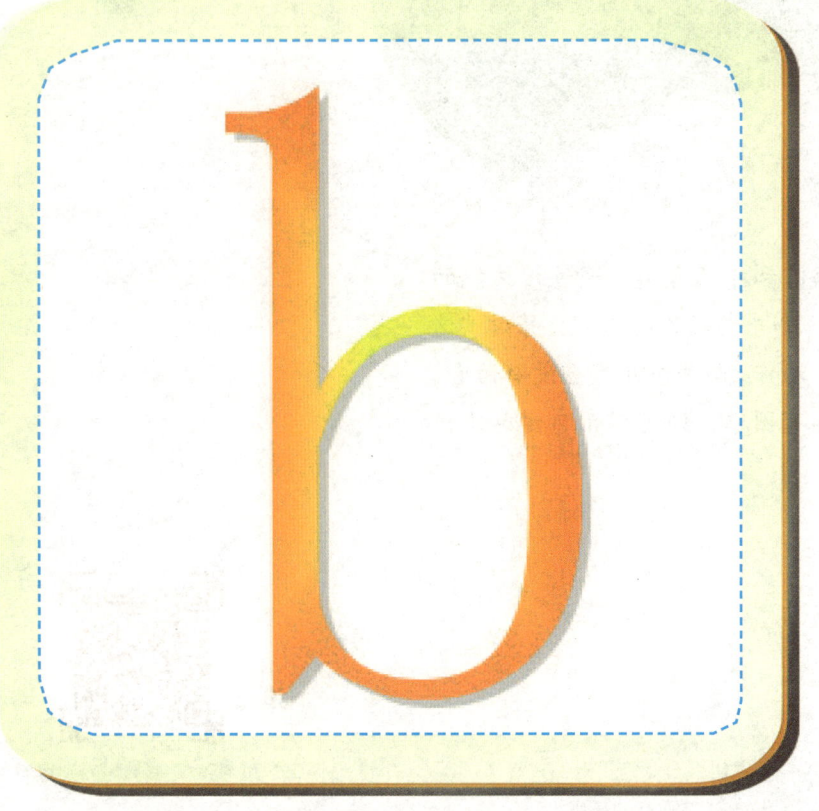

263

语言的突破训练实操

12 命名动作

该技能的训练目的是提高患儿的表达能力（包括语言和非语言）。通过该技能的训练，患儿应该能达到这样一种水平，即：向患儿呈现一个手部动作的图片，并说"这是什么动作？"，患儿能够用词语或者句子结构命名这个动作。如果患儿完全没有语言，则要首先进行言语模仿训练；如果患儿用图片识别动作有困难，则可以亲自示范（指令为"我在做什么"）。

扫描二维码，打印本技能训练配套表格

第六章
表达性语言技能基础训练

训练方法 示例

示例 1

这是什么动作？

小档案	
训练时长	
辅助情况	

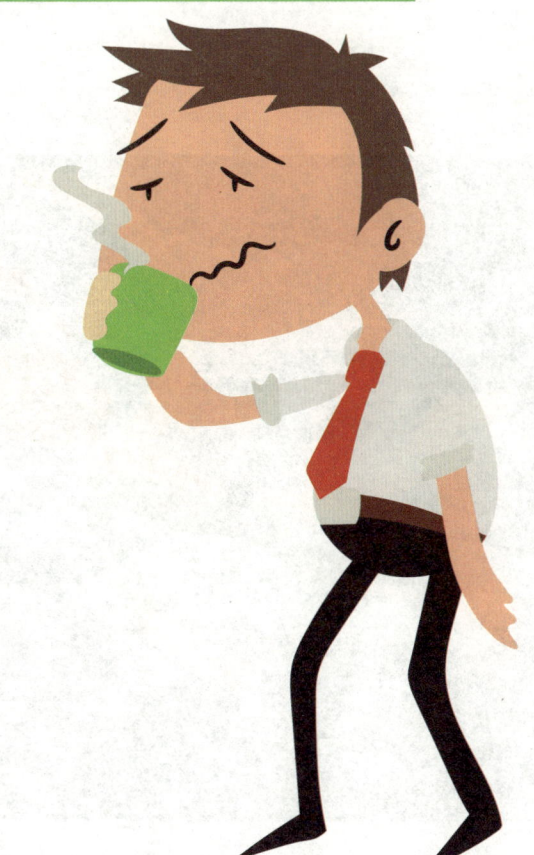

示例 2

这是什么动作？

小档案	
训练时长	
辅助情况	

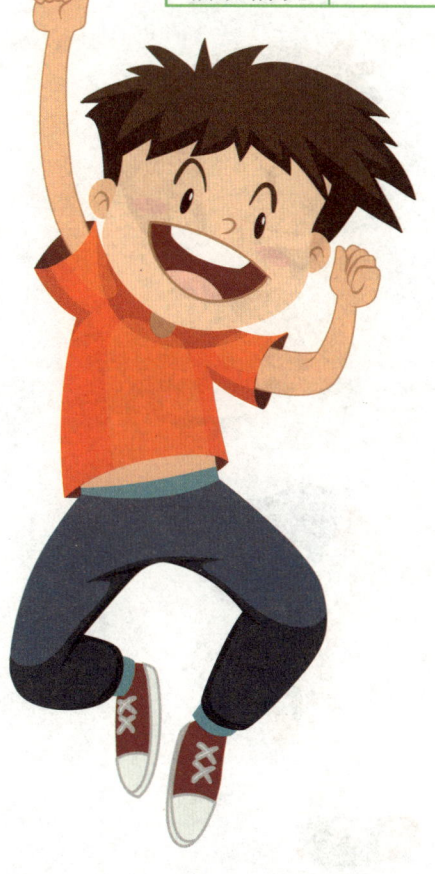

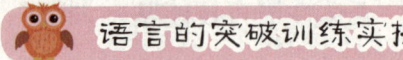
语言的突破训练实操

训练方法示例

示例 3

这是什么动作？

小档案	
训练时长	
辅助情况	

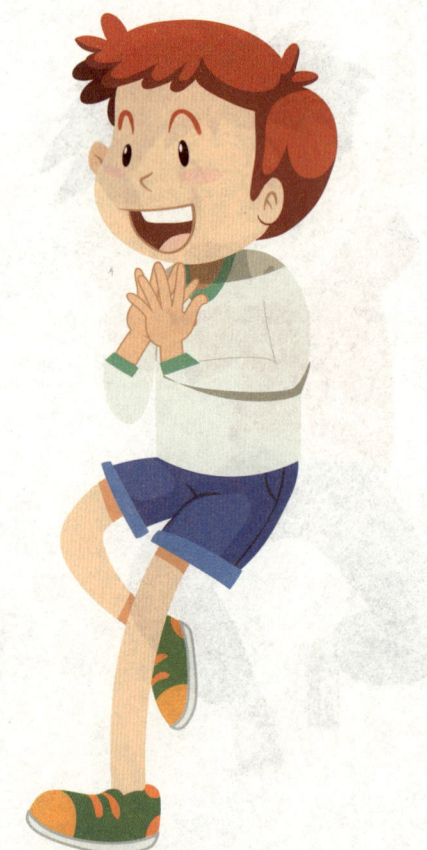

示例 4

这是什么动作？

小档案	
训练时长	
辅助情况	

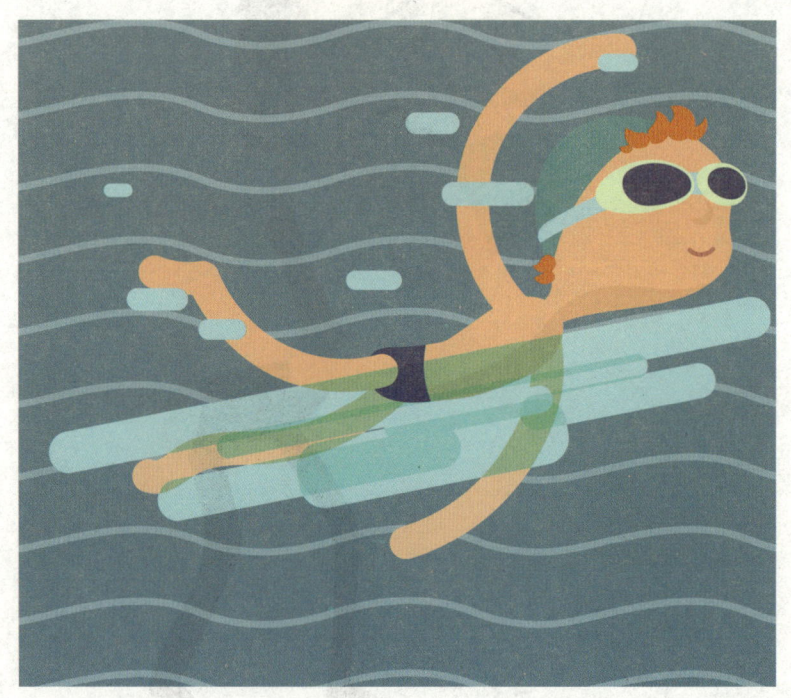

13 命名动物

该技能的训练目的是提高患儿的表达能力（包括语言和非语言）。通过该技能的训练，患儿应该能达到这样一种水平，即：向患儿呈现一个动物的图片或玩偶，并说"**怎么叫？"，患儿能够用词语或者句子结构命名这个动物。如果患儿完全没有语言，则要首先进行言语模仿训练；如果患儿用图片识别动作有困难，则可以亲自示范（指令为"我在做什么"）。

扫描二维码，打印本技能训练配套表格

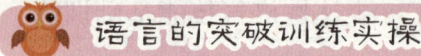

语言的突破训练实操

示例 1

"喵喵叫的是谁?"

小档案	
训练时长	
辅助情况	

训练方法示例

示例 2

"喔喔叫的是什么?"

小档案	
训练时长	
辅助情况	

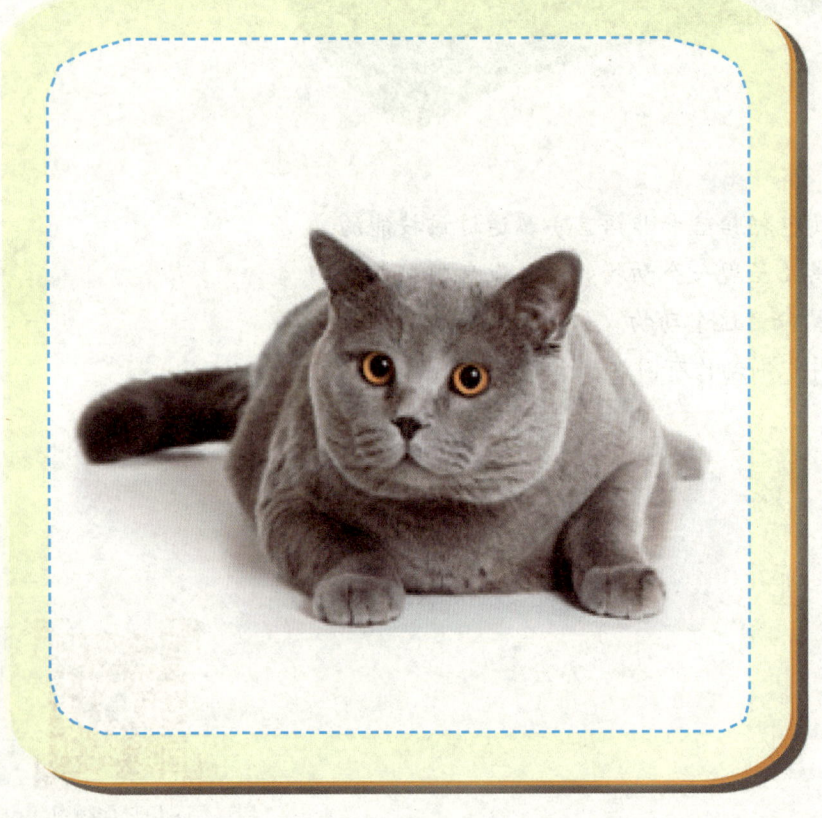

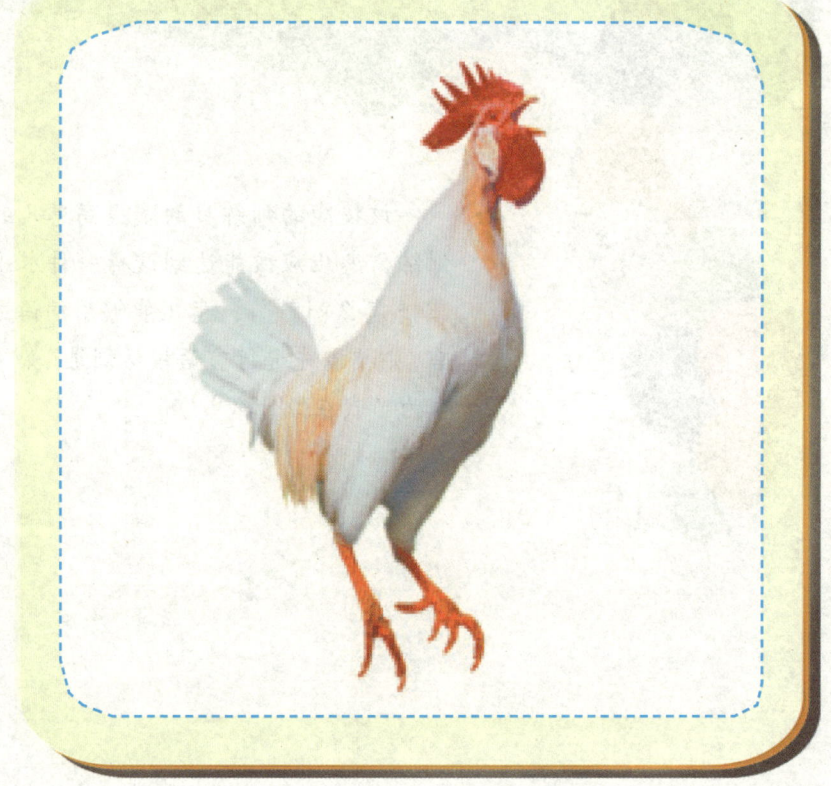

第六章
表达性语言技能基础训练

示例 3

"咩咩叫的是？"

小档案	
训练时长	
辅助情况	

示例 4

"啊呜叫的是？"

小档案	
训练时长	
辅助情况	

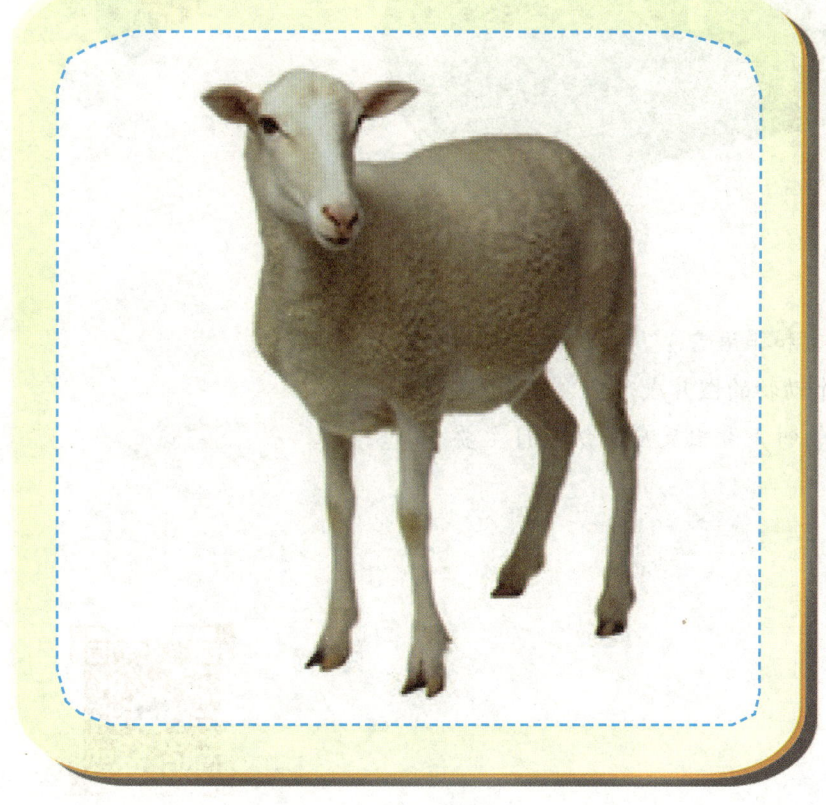

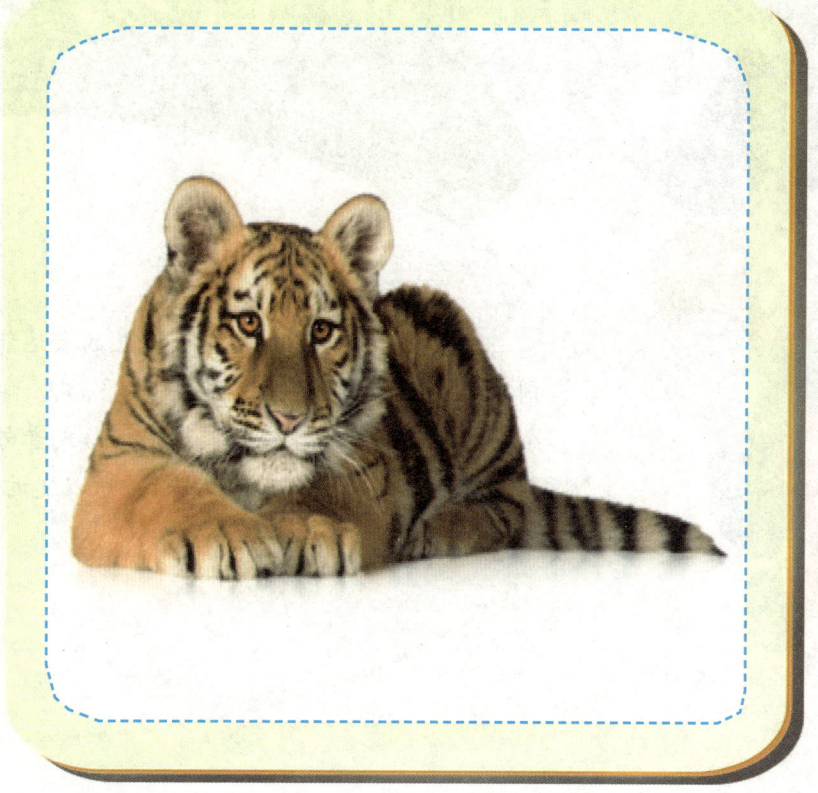

语言的突破训练实操

14 命名动物的叫声

该技能的训练目的是提高患儿的表达能力（包括语言和非语言）。通过该技能的训练，患儿应该能达到这样一种水平，即：向患儿呈现一个动物的图片或玩偶，并说"这个动物怎么叫？"，患儿能够用词语或者句子结构对动物叫声做出反应。该项目主要是训练命名，而不是确切的发音，所以发近似音亦可。

扫描二维码，打印本技能训练配套表格

第六章
表达性语言技能基础训练

训练方法示例

示例 1

小猫怎么叫？

小档案	
训练时长	
辅助情况	

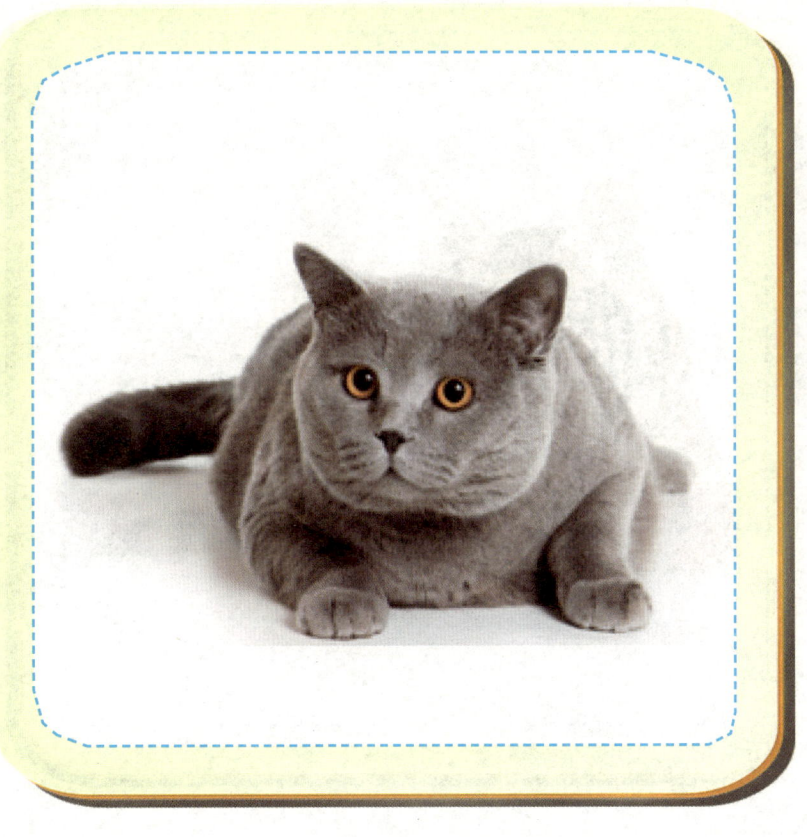

示例 2

公鸡怎么叫？

小档案	
训练时长	
辅助情况	

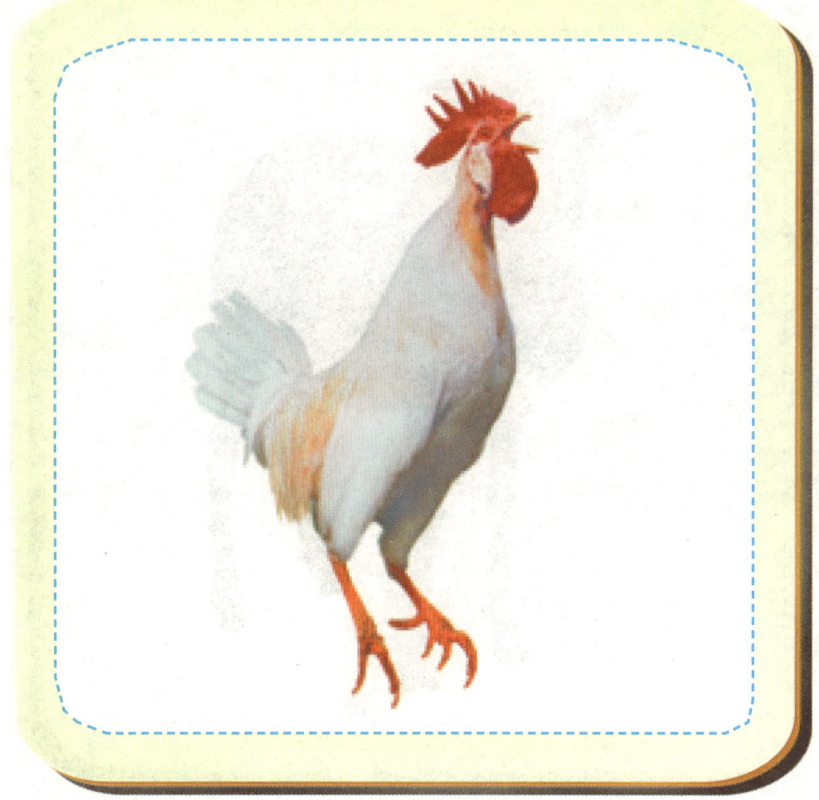

271

语言的突破训练实操

示例 3

小羊怎么叫？

小档案	
训练时长	
辅助情况	

训练方法示例

示例 4

老虎怎么叫？

小档案	
训练时长	
辅助情况	

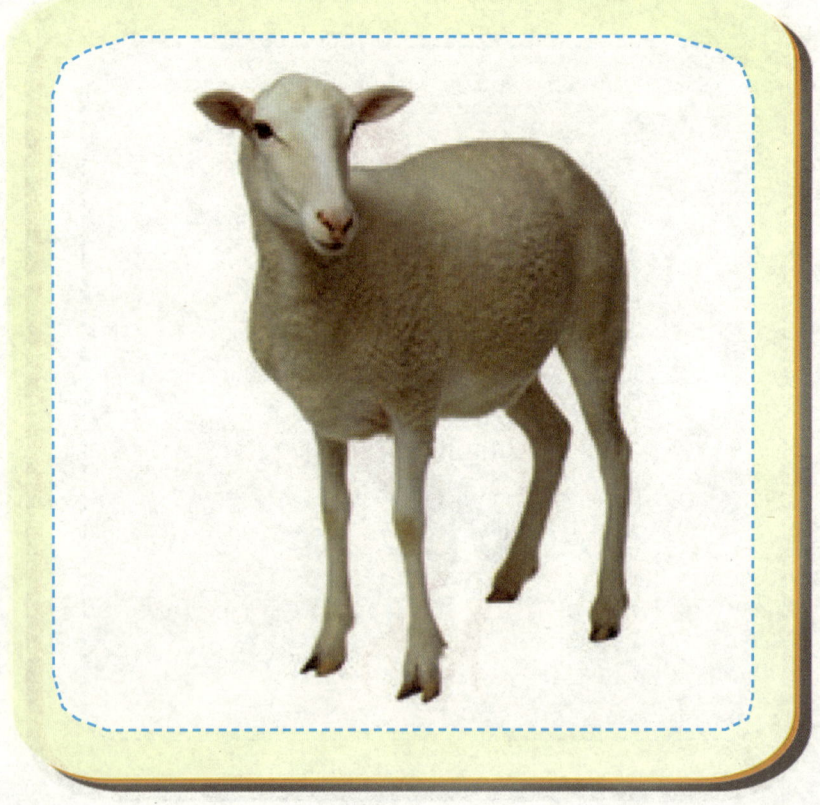

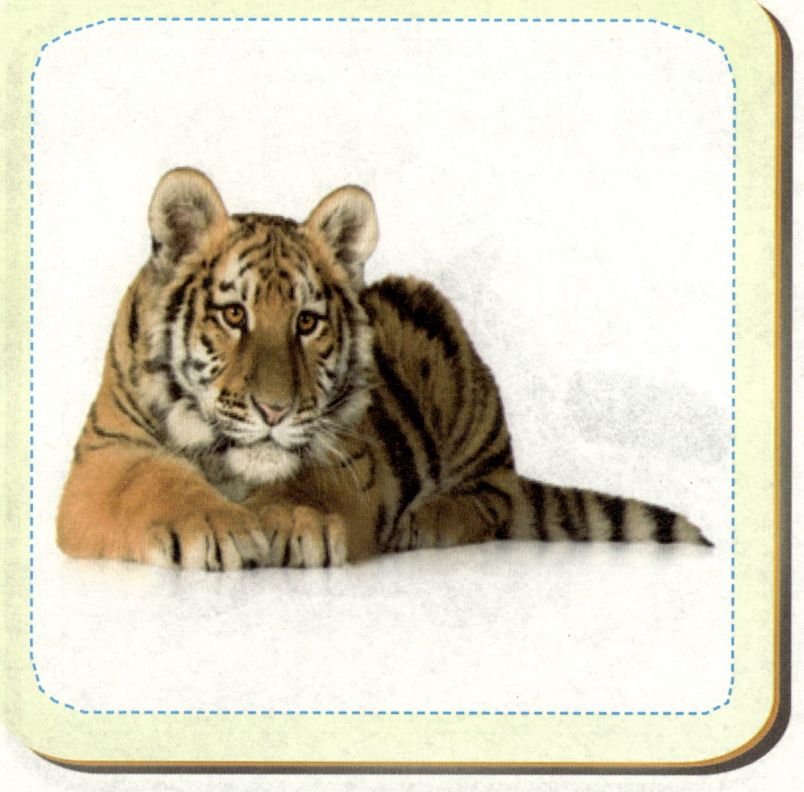

15 命名身体部位

第六章 表达性语言技能基础训练

该技能的训练目的是提高患儿的表达能力（包括语言和非语言）。通过该技能的训练，患儿应该能达到这样一种水平，即：训练者指自己或患儿身体的某一个部位，或者呈现该部位的图片，问"这是什么？"，患儿能够用词语或者句子结构来命名身体的特定部位。如果患儿完全没有语言，则要首先进行言语模仿训练。采用多样化的教学素材，如用一个玩偶让患儿指认其身体各部位。

扫描二维码，打印本技能训练配套表格

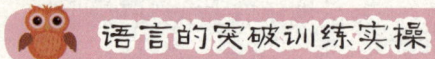

语言的突破训练实操

训练方法示例

示例 1

这是什么？

小档案	
训练时长	
辅助情况	

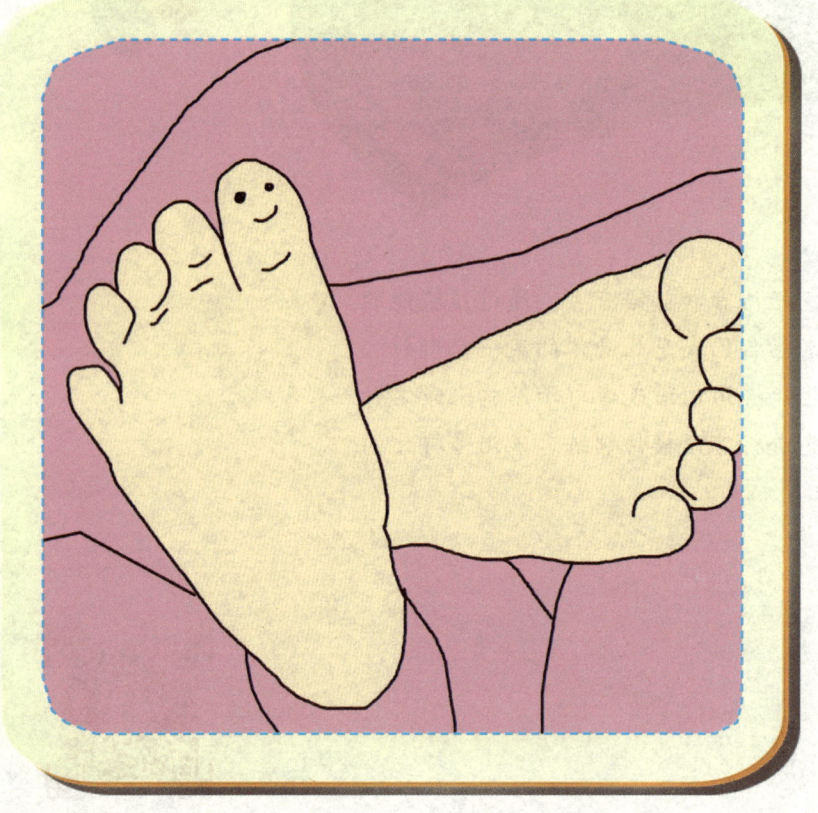

示例 2

这是什么？

小档案	
训练时长	
辅助情况	

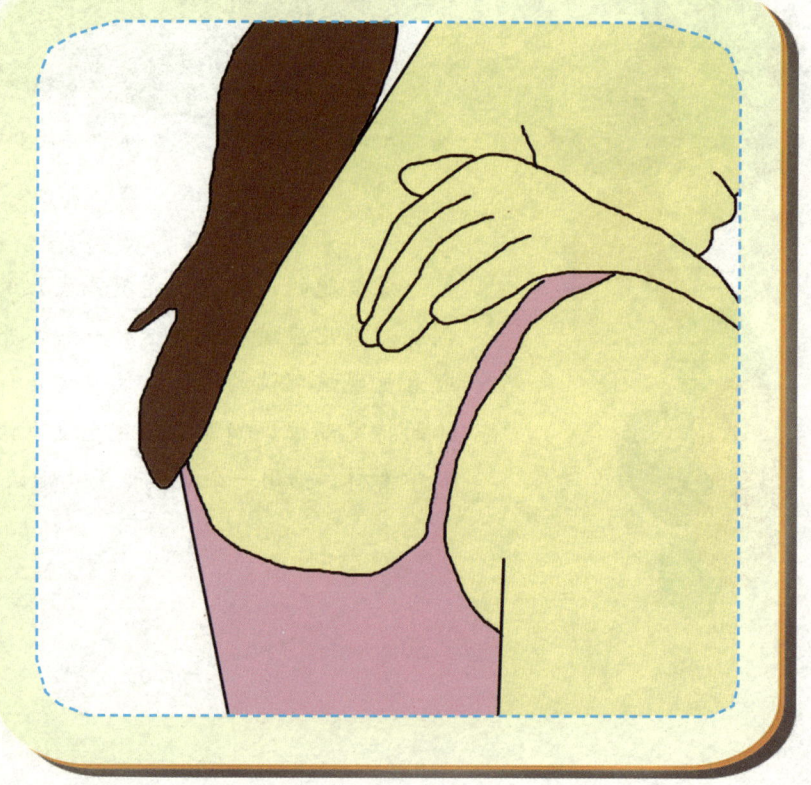

第六章
表达性语言技能基础训练

训练方法
示例

示例 3

这是什么？

小档案	
训练时长	
辅助情况	

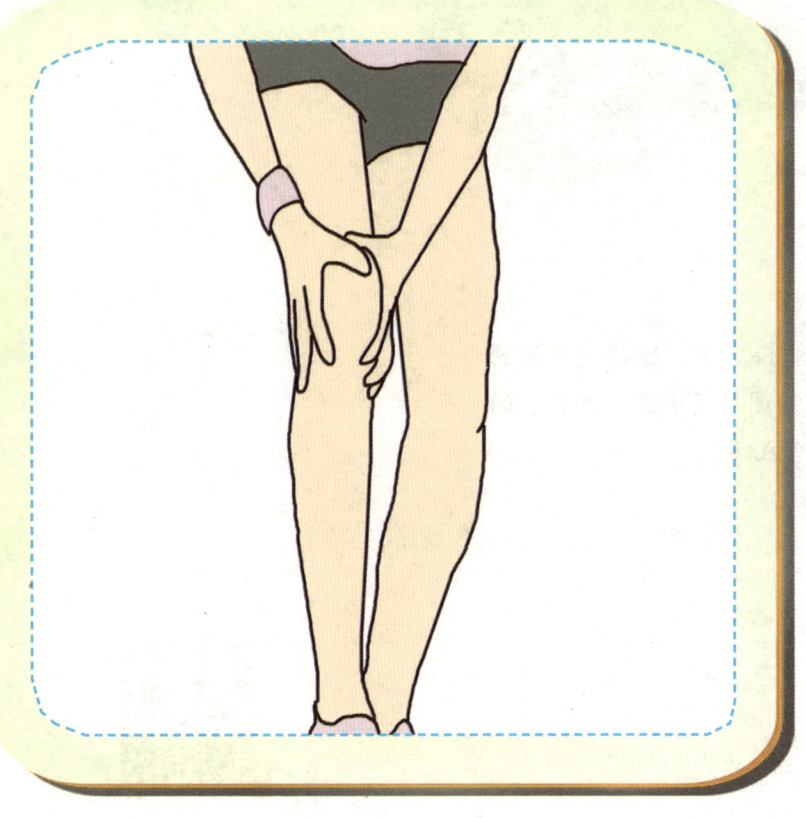

示例 4

这是什么？

小档案	
训练时长	
辅助情况	

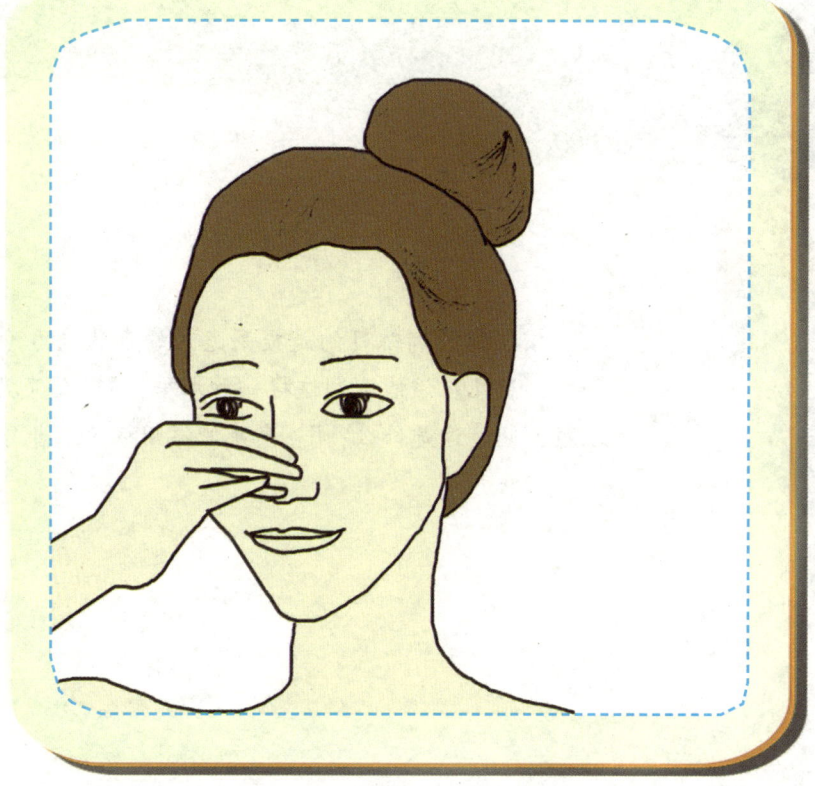

语言的突破训练实操

16 命名衣物

该技能的训练目的是提高患儿的表达能力（包括语言和非语言）。通过该技能的训练，患儿应该能达到这样一种水平，即：给患儿看一张衣服的图片或者拿一件真实的衣服，问"这是什么？"，患儿能够用词语或者句子结构来命名衣物。

扫描二维码，打印本技能训练配套表格

第六章 表达性语言技能基础训练

训练方法示例

示例 1

这是什么?

小档案	
训练时长	
辅助情况	

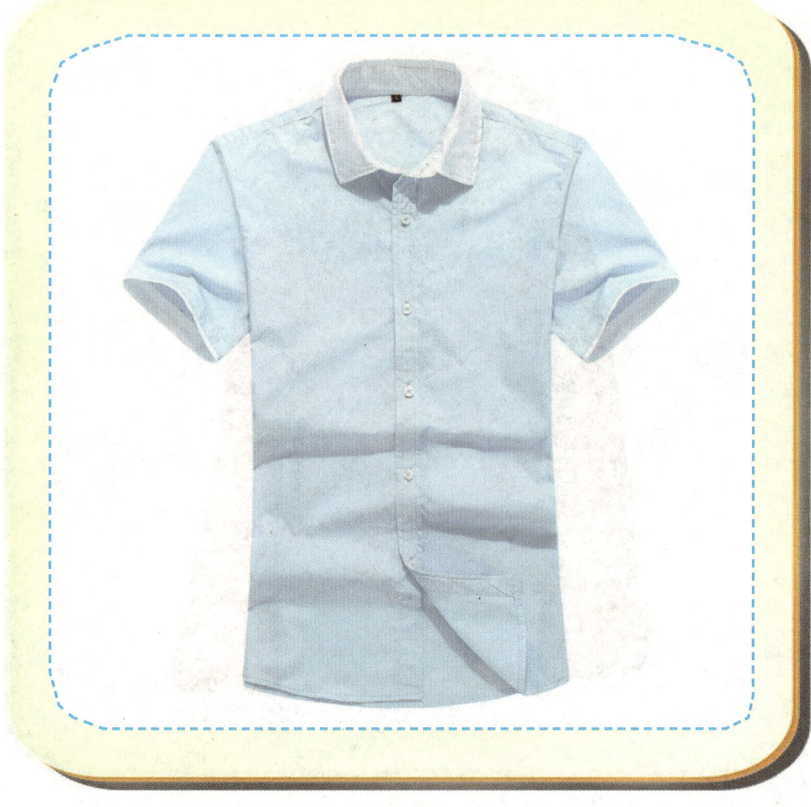

示例 2

这是什么?

小档案	
训练时长	
辅助情况	

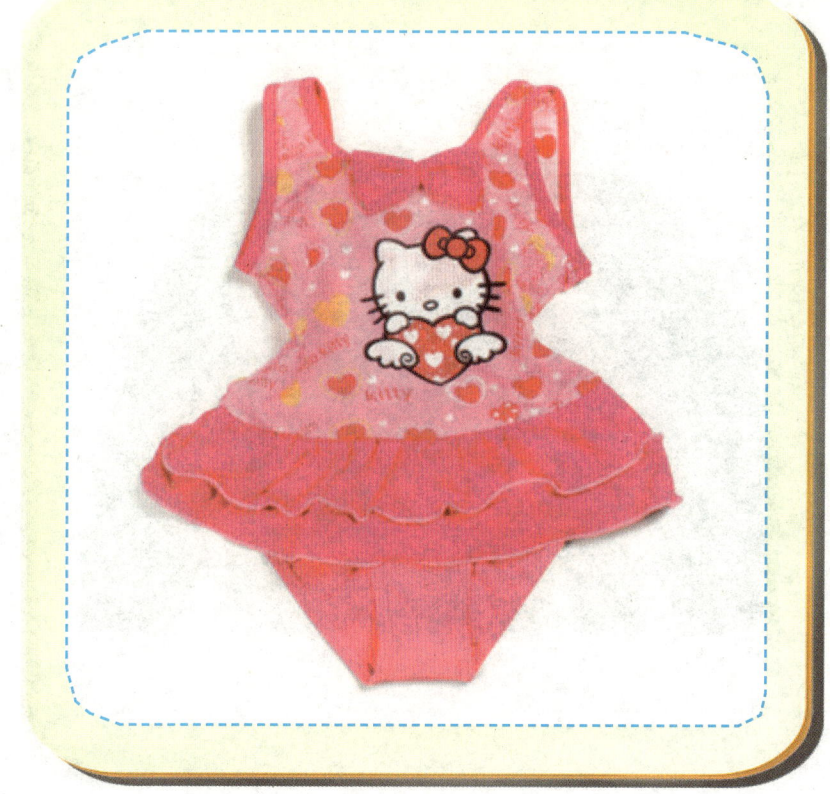

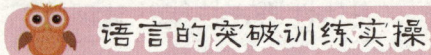

语言的突破训练实操

训练方法示例

示例 3

这是什么?

小档案	
训练时长	
辅助情况	

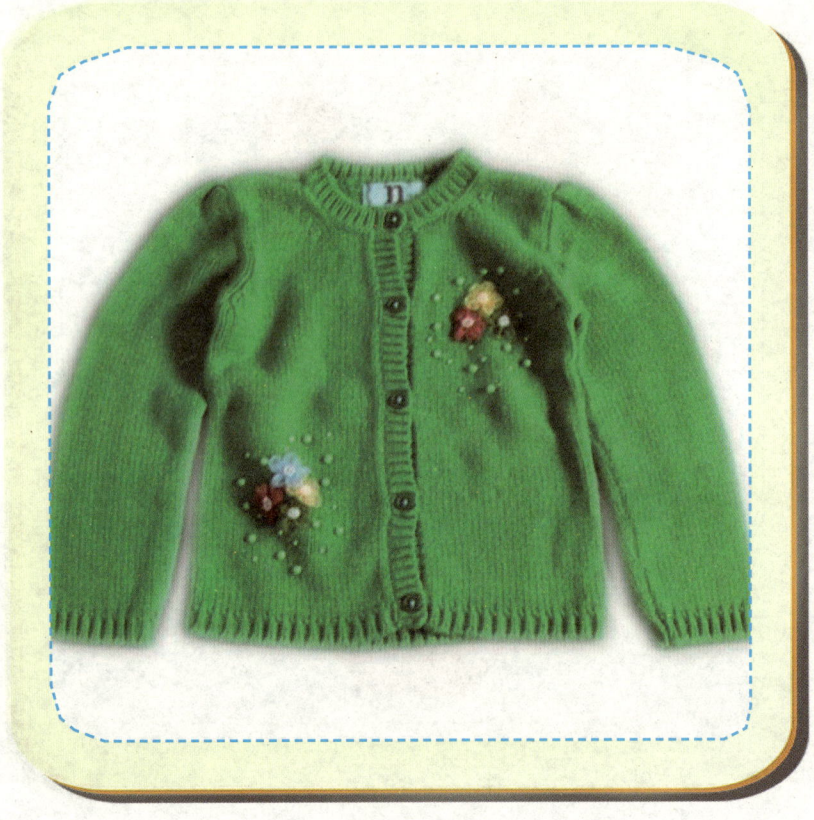

示例 4

这是什么?

小档案	
训练时长	
辅助情况	

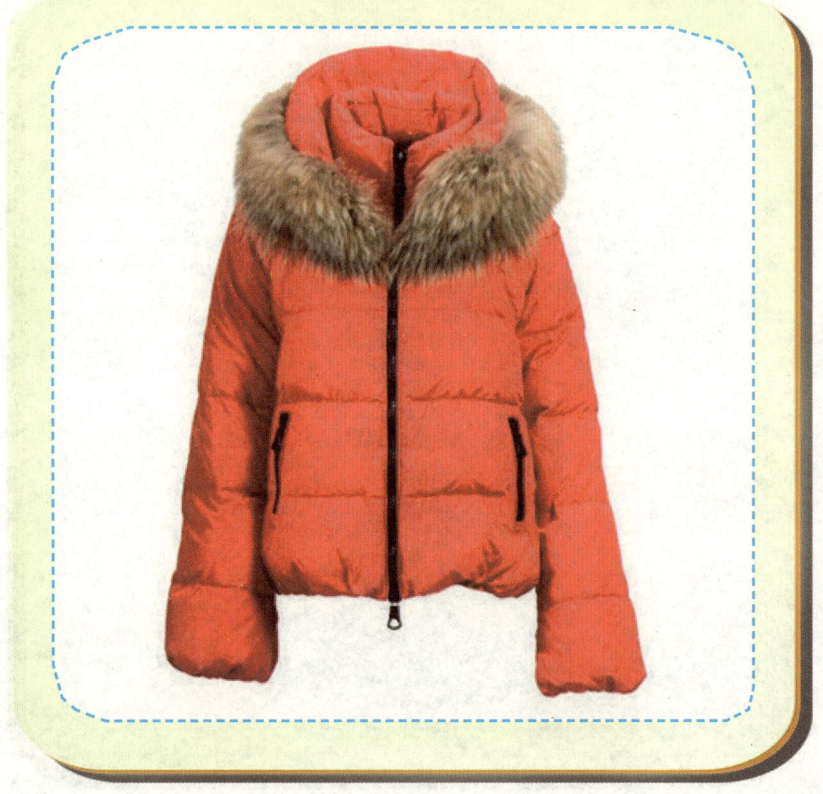

第六章 表达性语言技能基础训练

17 命名环境物体

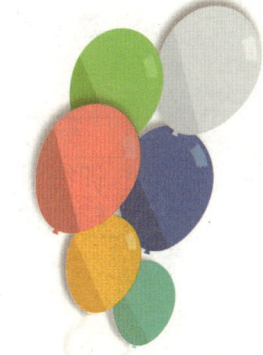

该技能的训练目的是提高患儿的表达能力（包括语言和非语言）。通过该技能的训练，患儿应该能达到这样一种水平，即：给患儿看一张自然界物体的图片（比如树），问"这是什么？"，患儿能够用词语或者句子结构来命名该物体。如果患儿完全没有语言，则要首先进行言语模仿训练。

扫描二维码，打印本技能训练配套表格

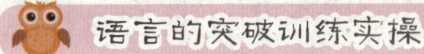
语言的突破训练实操

训练方法
示例

示例 1

这是什么？

小档案	
训练时长	
辅助情况	

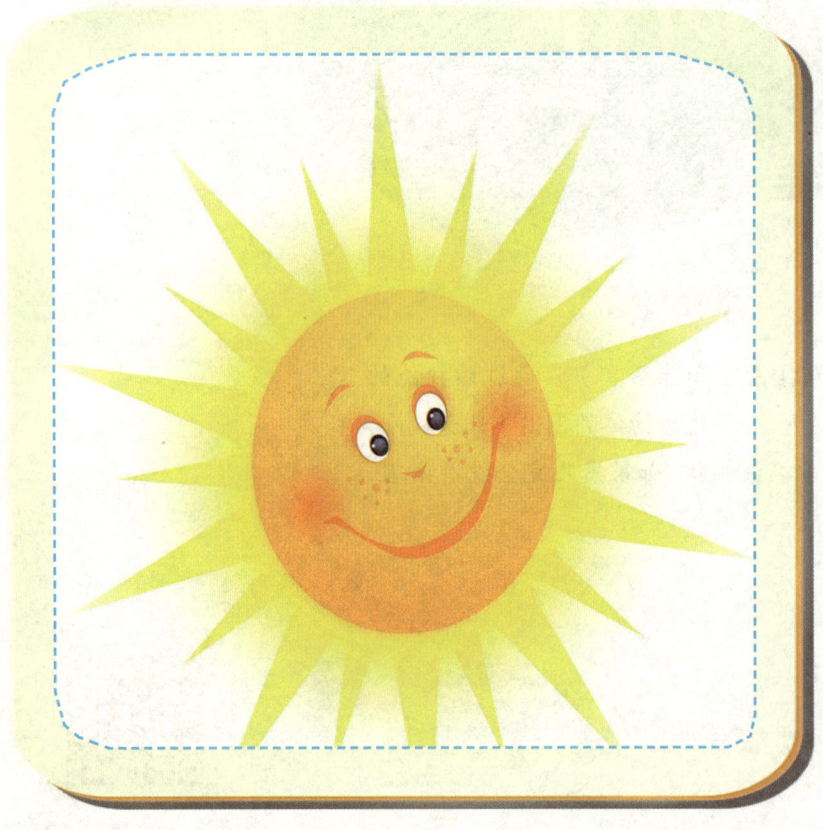

示例 2

这是什么？

小档案	
训练时长	
辅助情况	

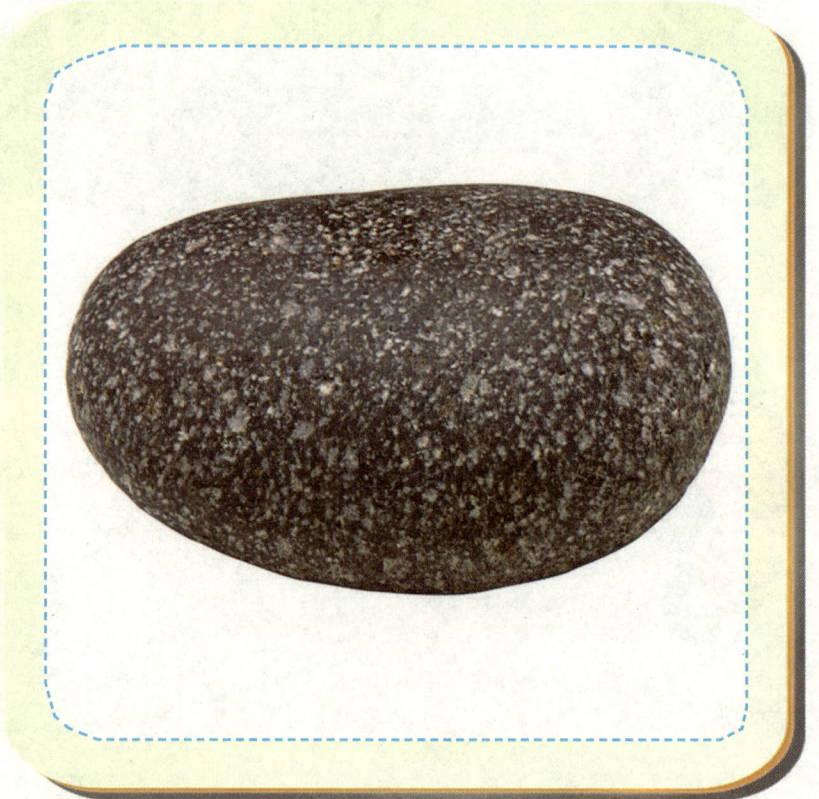

第六章
表达性语言技能基础训练

训练方法
示例

示例 3

这是什么？

小档案	
训练时长	
辅助情况	

示例 4

这是什么？

小档案	
训练时长	
辅助情况	

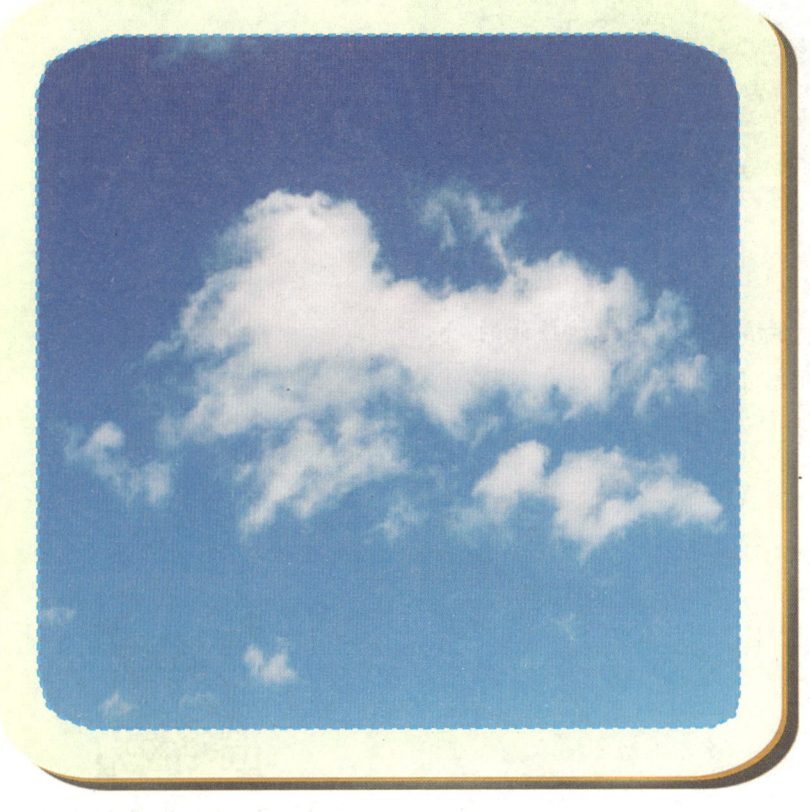

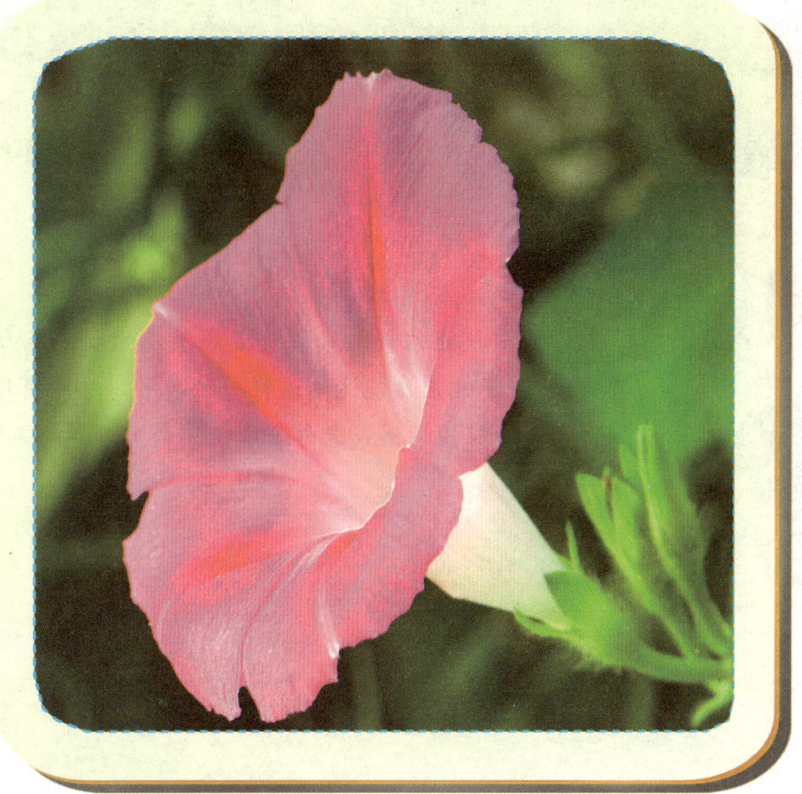

281

语言的突破训练实操

18 命名环境声音

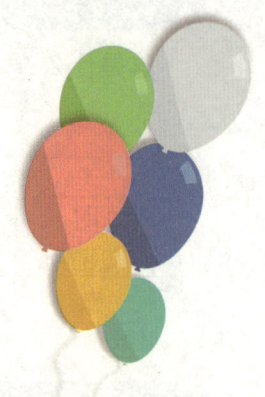

　　该技能的训练目的是提高患儿的表达能力（包括语言和非语言）。通过该技能的训练,患儿应该能达到这样一种水平,即:给患儿听一种环境声音,问"你听到了什么?",患儿能够用词语或者句子结构来命名听到的声音。

扫描二维码,打印本技能训练配套表格

第六章
表达性语言技能基础训练

训练方法示例

示例 1
你听到了什么？

小档案	
训练时长	
辅助情况	

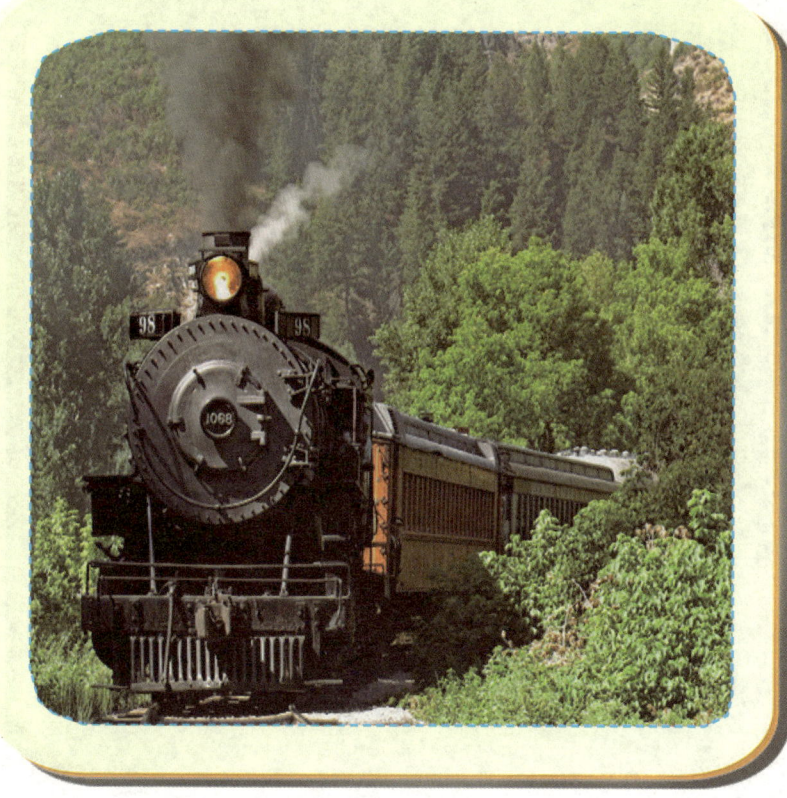

示例 2
你听到了什么？

小档案	
训练时长	
辅助情况	

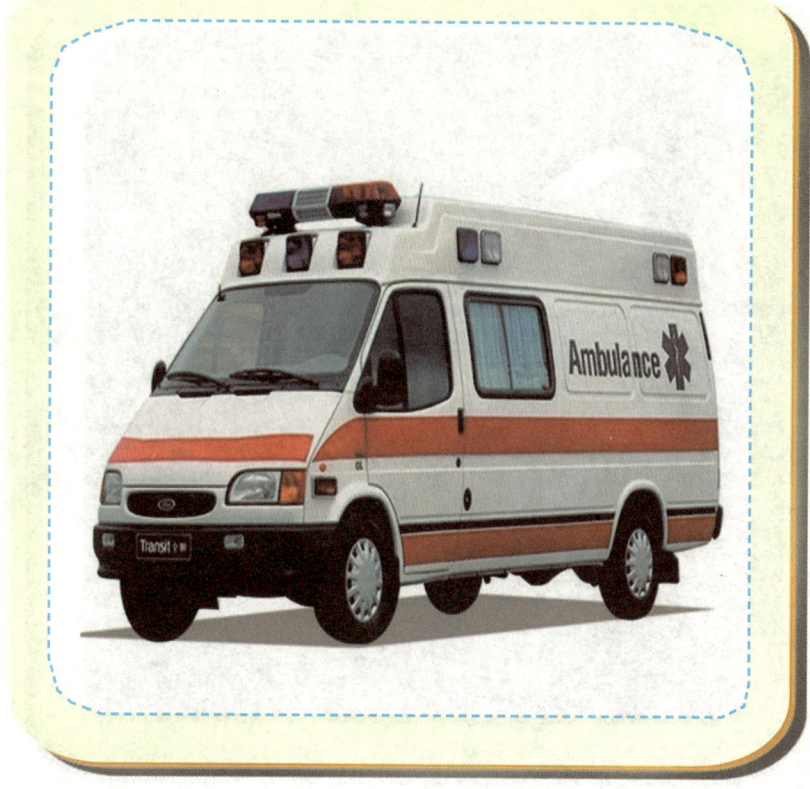

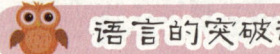
语言的突破训练实操

示例 3

你听到了什么?

小档案	
训练时长	
辅助情况	

训练方法示例

示例 4

你听到了什么?

小档案	
训练时长	
辅助情况	

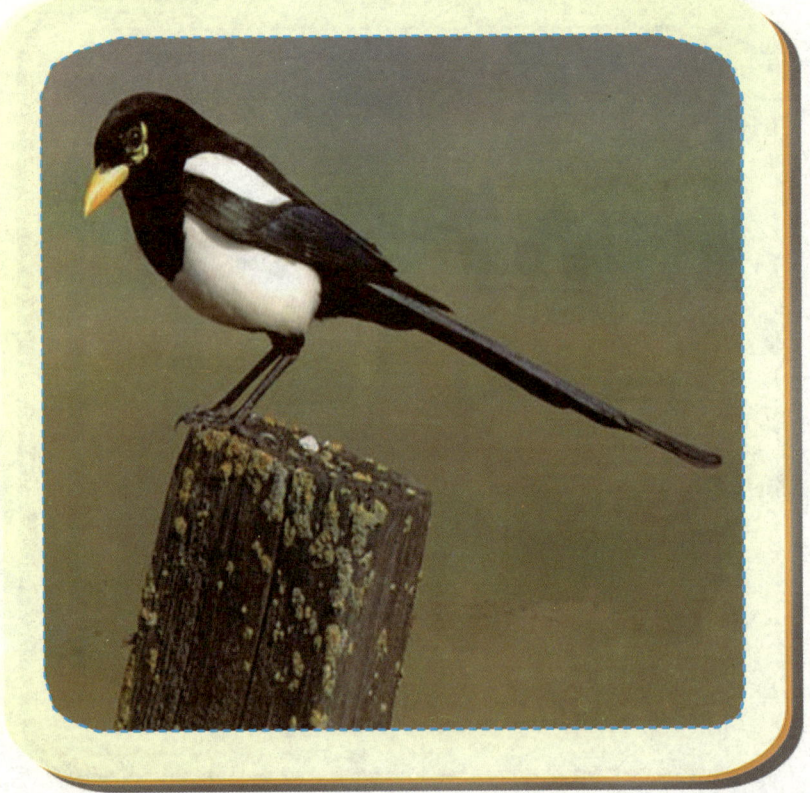

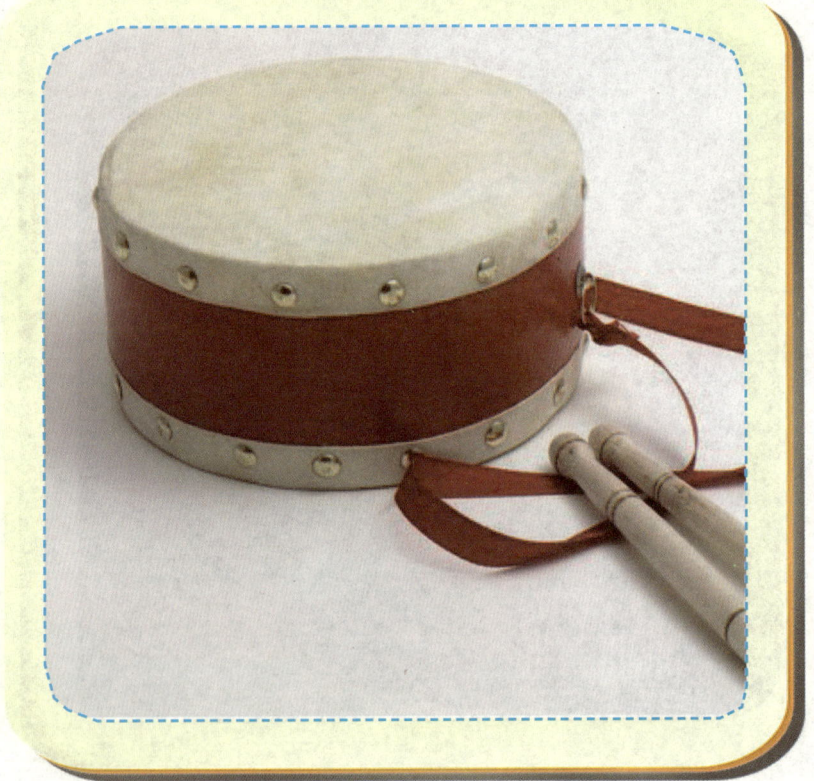

19 命名熟悉的人物

该技能的训练目的是提高患儿的表达能力（包括语言和非语言）。通过该技能的训练，患儿应该能达到这样一种水平，即：给患儿看一张熟人的照片，问"这是谁？"，患儿能够用词语或者句子结构来命名看到的人物。

扫描二维码，打印本技能训练配套表格

语言的突破训练实操

训练方法示例

示例 1

这是谁？

小档案	
训练时长	
辅助情况	

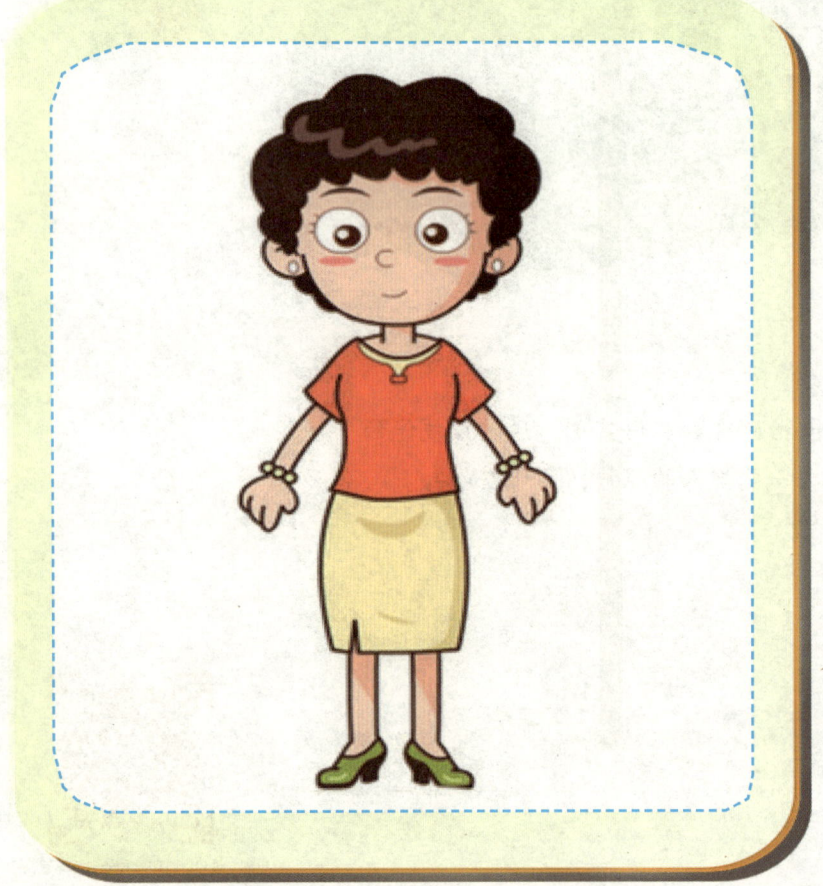

示例 2

这是谁？

小档案	
训练时长	
辅助情况	

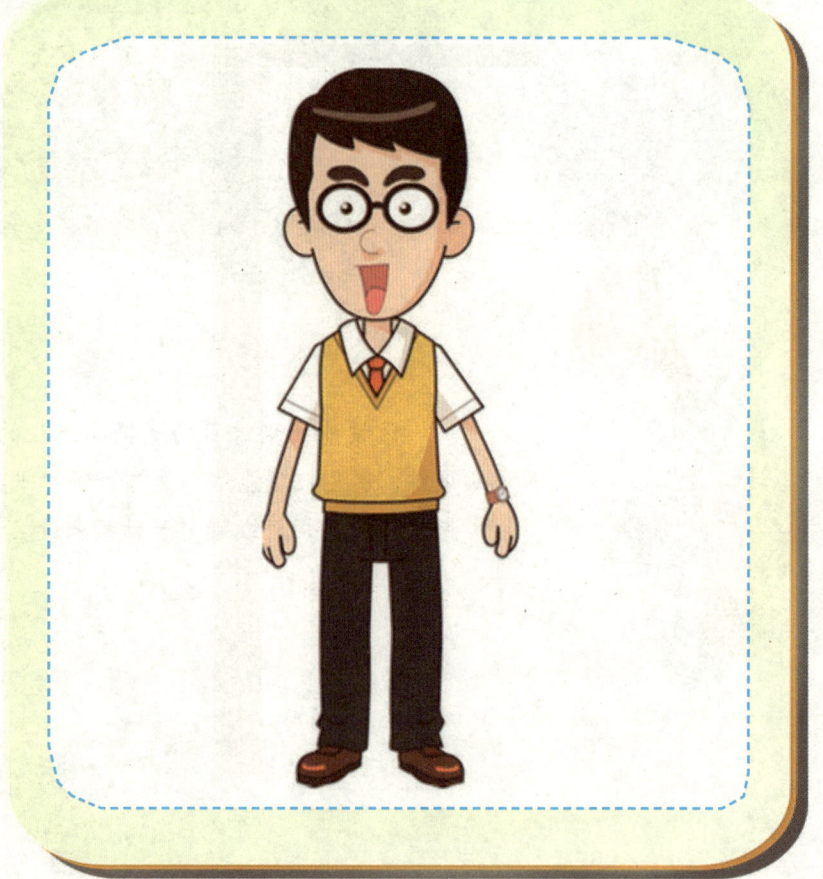

第六章
表达性语言技能基础训练

训练方法示例

示例 3

这是谁？

小档案	
训练时长	
辅助情况	

示例 4

这是谁？

小档案	
训练时长	
辅助情况	

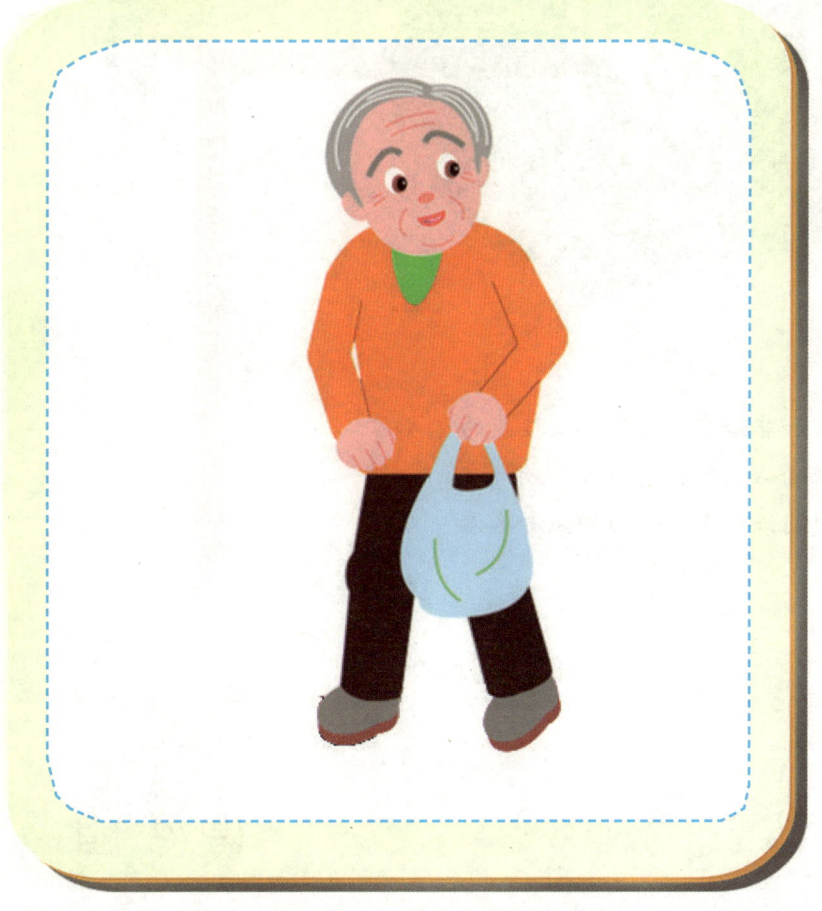

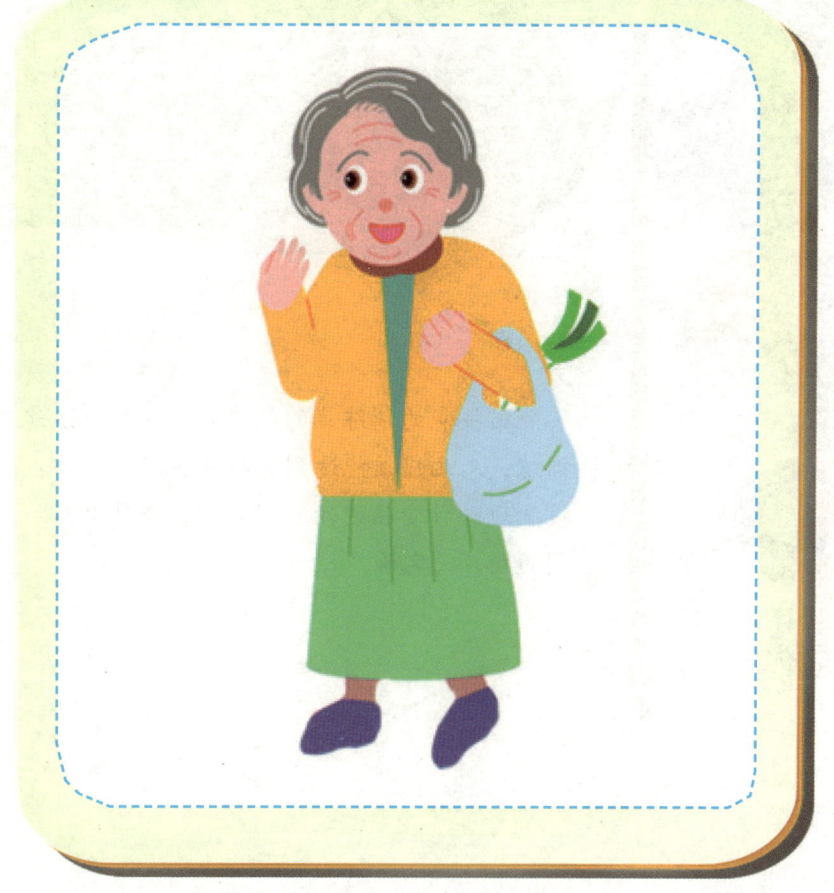

287

20 命名食物和饮料

该技能的训练目的是提高患儿的表达能力（包括语言和非语言）。通过该技能的训练，患儿应该能达到这样一种水平，即：给患儿看一张食品或饮料的照片，或者直接呈现一种食品或饮料，问"这是什么？"，患儿能够用词语或者句子结构来命名看到的图片或实物。

扫描二维码，打印本技能训练配套表格

第六章
表达性语言技能基础训练

示例 1

这是什么?

小档案	
训练时长	
辅助情况	

训练方法
示例

示例 2

这是什么?

小档案	
训练时长	
辅助情况	

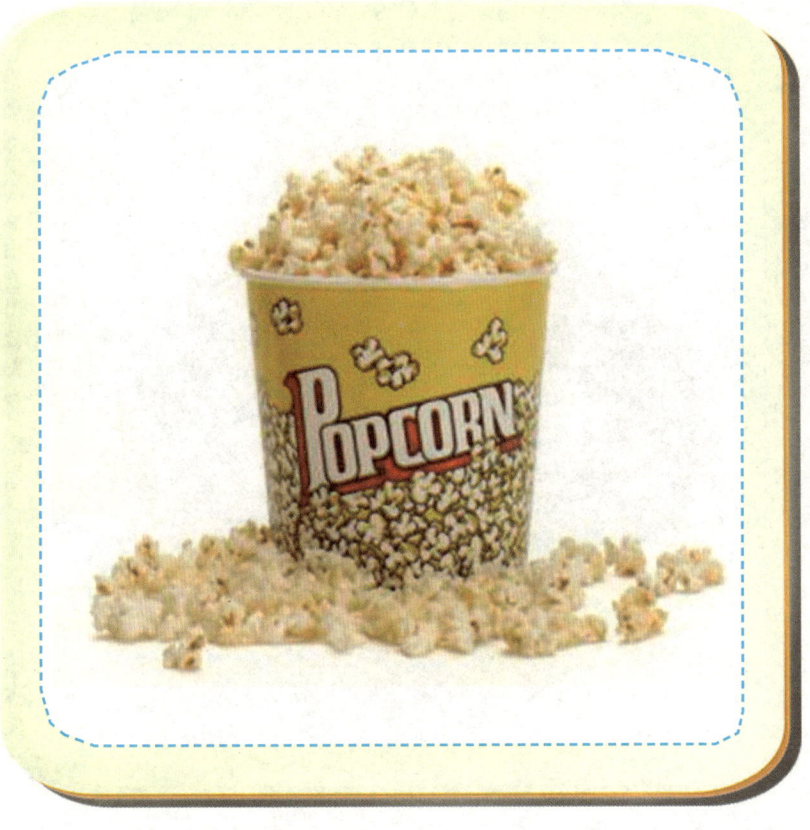

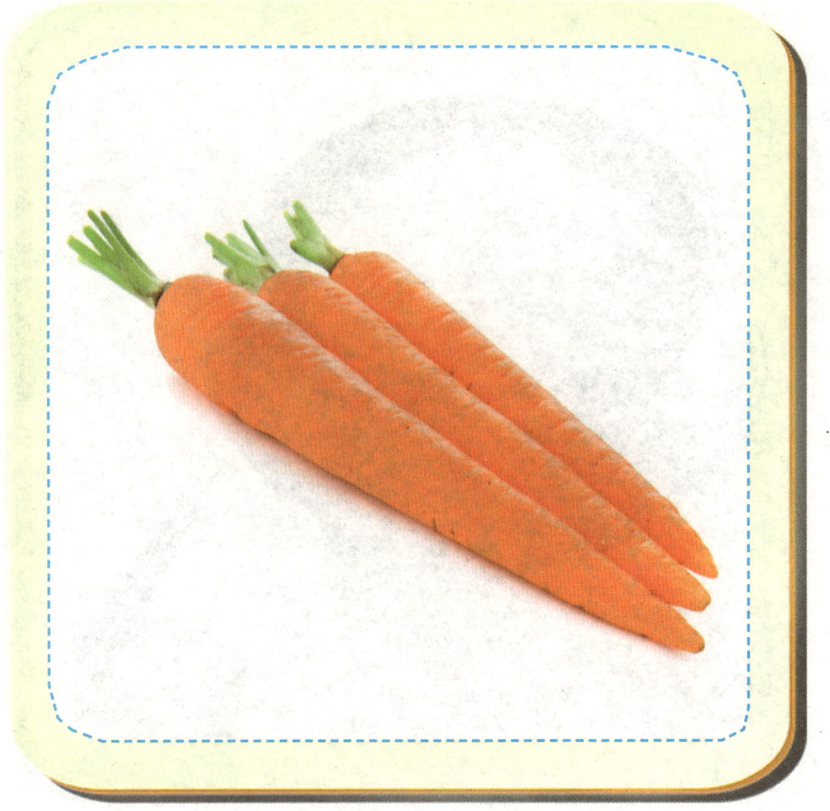

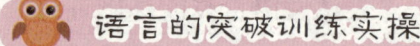

语言的突破训练实操

示例 3

这是什么？

小档案	
训练时长	
辅助情况	

训练方法示例

示例 4

这是什么？

小档案	
训练时长	
辅助情况	

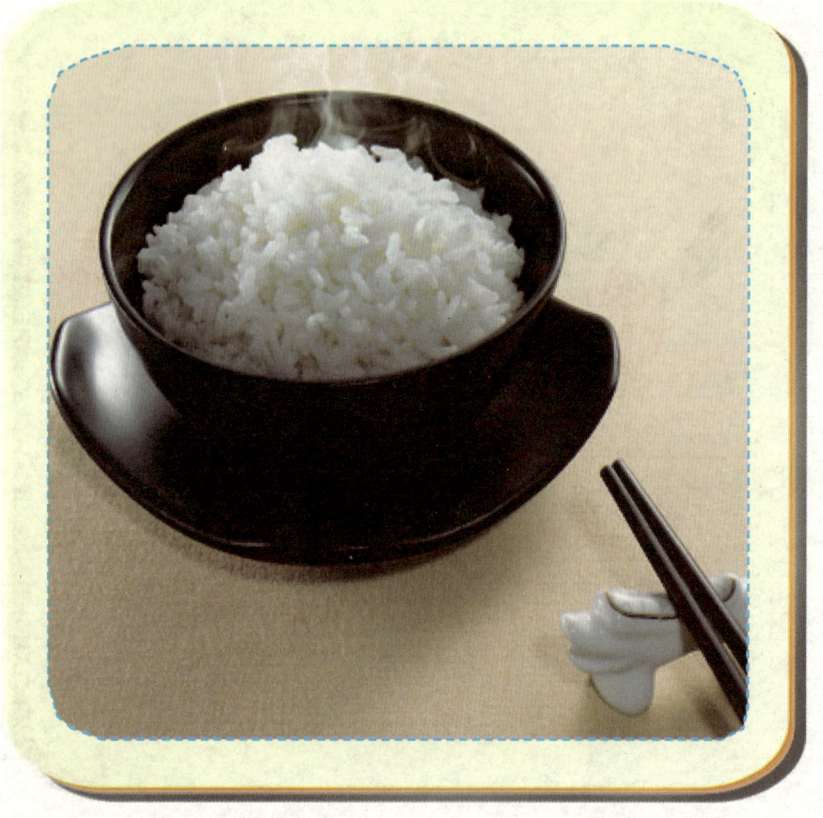

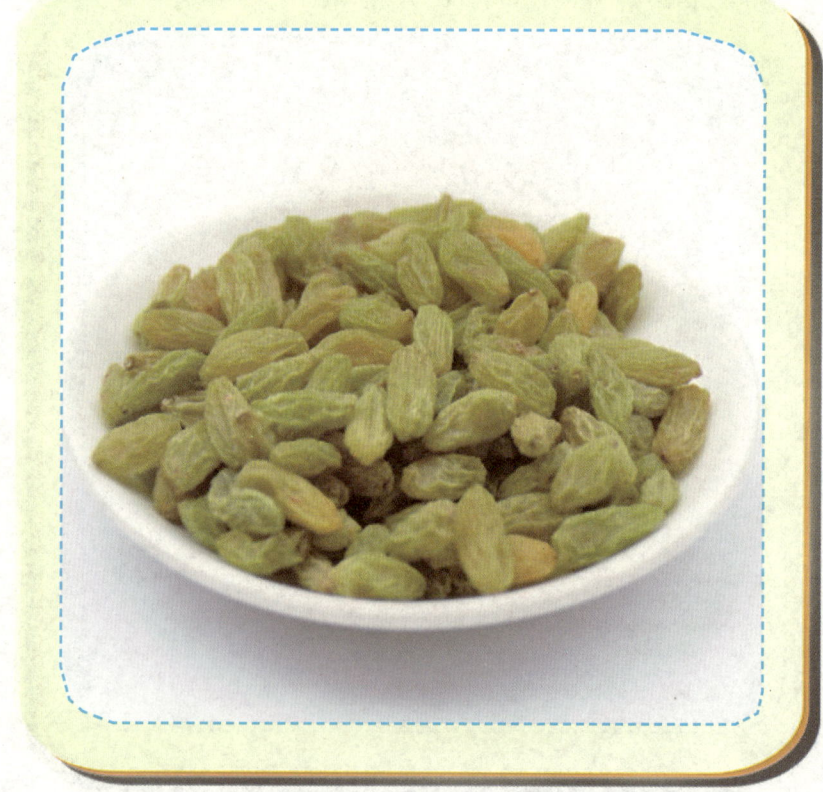

第六章
表达性语言技能基础训练

21 命名功能性物品

该技能的训练目的是提高患儿的表达能力（包括语言和非语言）。通过该技能的训练，患儿应该能达到这样一种水平，即：给患儿看一个功能性物品或者图片，问"这是什么？"，患儿能够用词语或者句子结构来命名看到的图片或实物。

扫描二维码，打印本技能训练配套表格

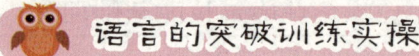

语言的突破训练实操

训练方法示例

示例1

这是什么？

小档案	
训练时长	
辅助情况	

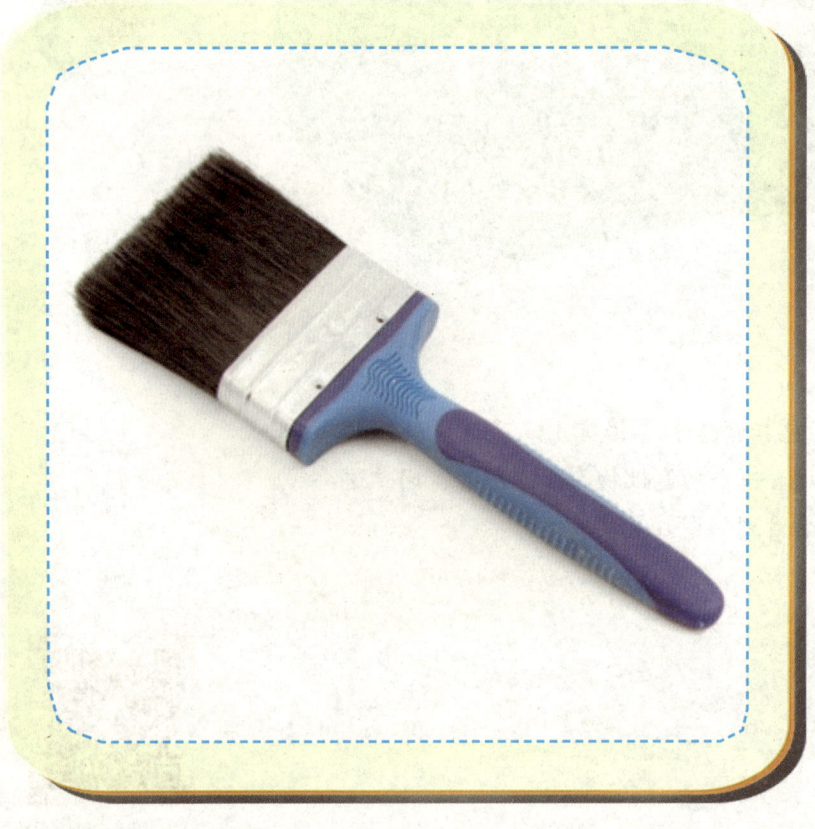

示例2

这是什么？

小档案	
训练时长	
辅助情况	

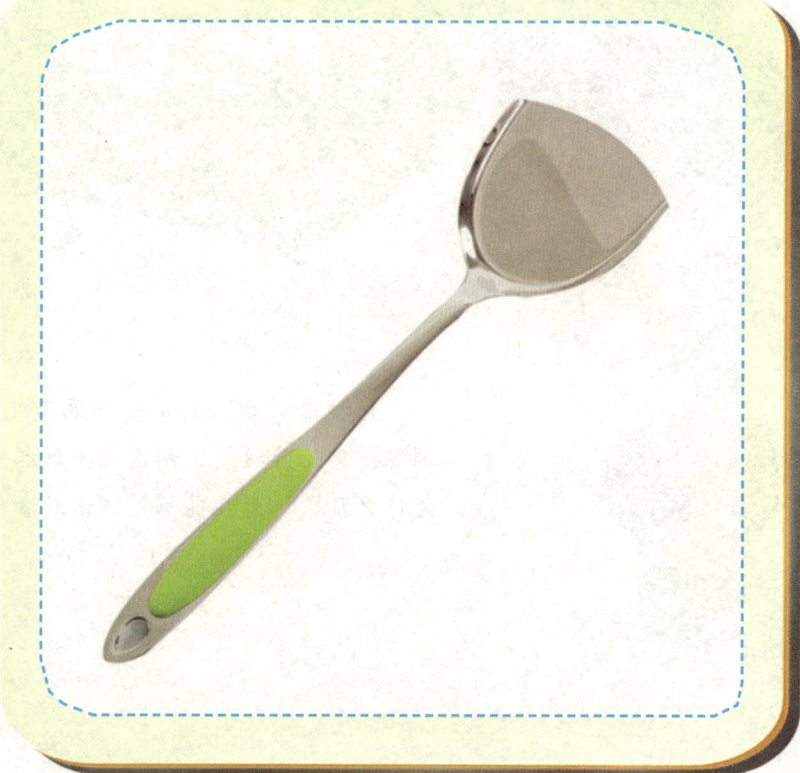

第六章
表达性语言技能基础训练

训练方法
示例

示例 3

这是什么？

小档案	
训练时长	
辅助情况	

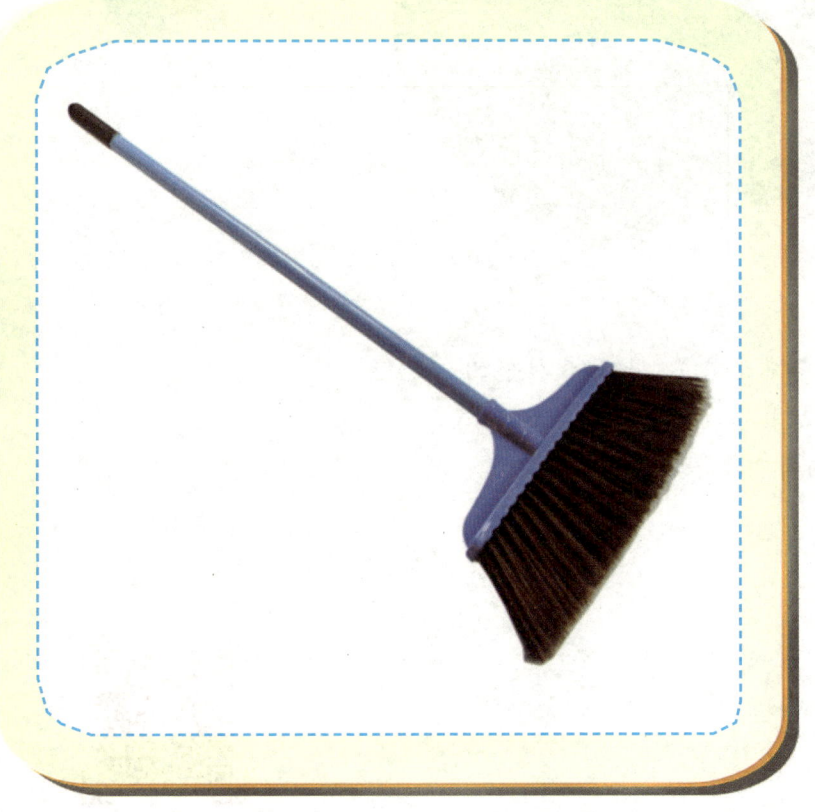

示例 4

这是什么？

小档案	
训练时长	
辅助情况	

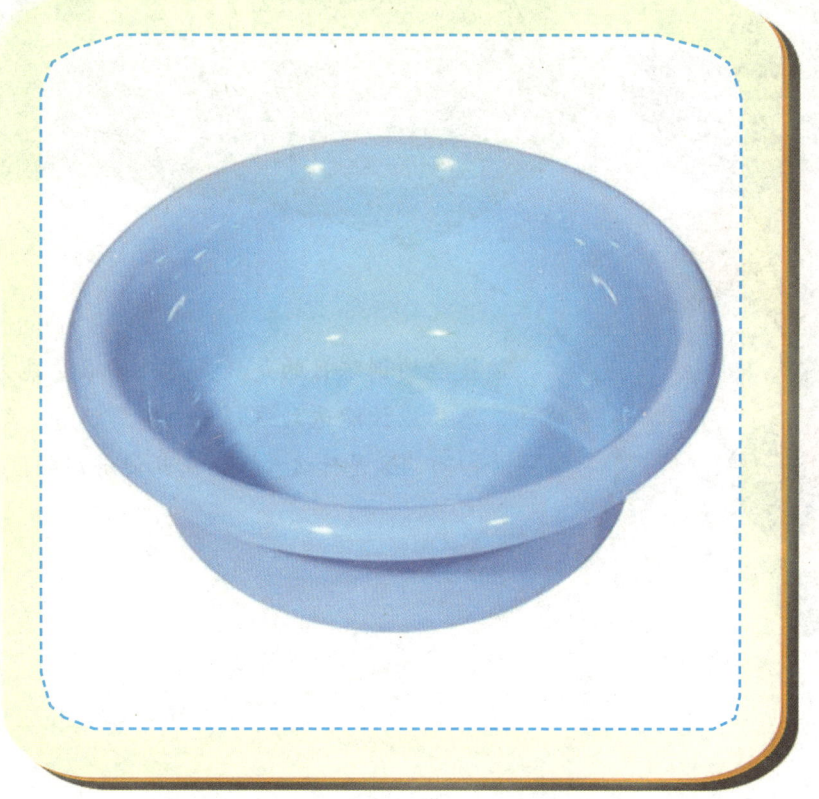

293

语言的突破训练实操

22 命名家具

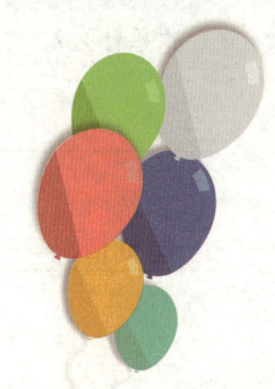

该技能的训练目的是提高患儿的表达能力（包括语言和非语言）。通过该技能的训练，患儿应该能达到这样一种水平，即：给患儿看一个玩具家具、真实家具或者家具图片，问"这是什么？"，患儿能够用词语或者句子结构来命名看到的图片或实物。

扫描二维码，打印本技能训练配套表格

第六章
表达性语言技能基础训练

训练方法示例

示例 1

这是什么？

小档案	
训练时长	
辅助情况	

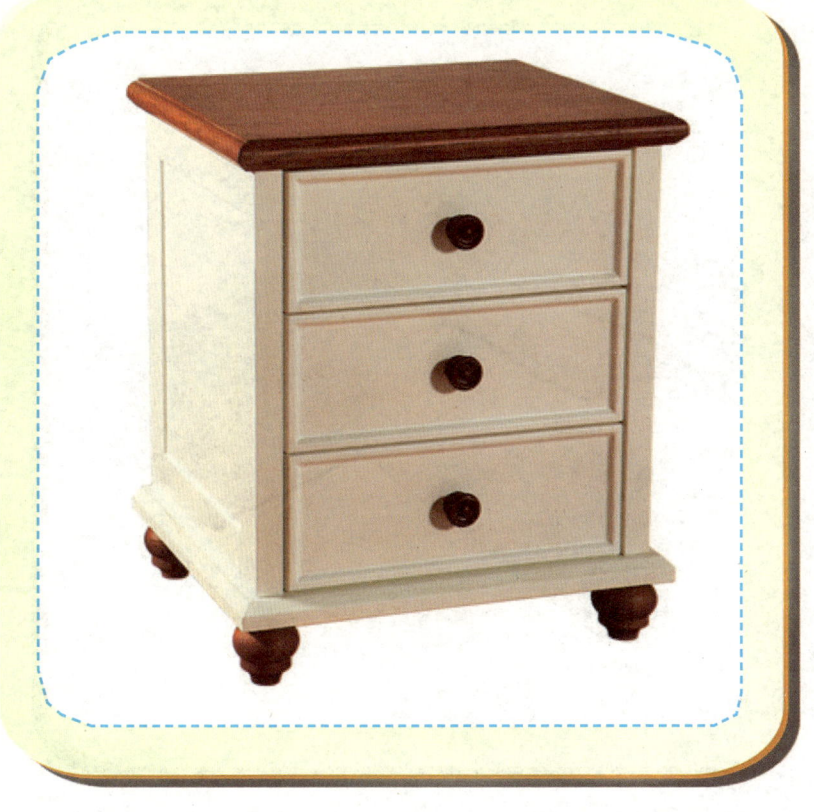

示例 2

这是什么？

小档案	
训练时长	
辅助情况	

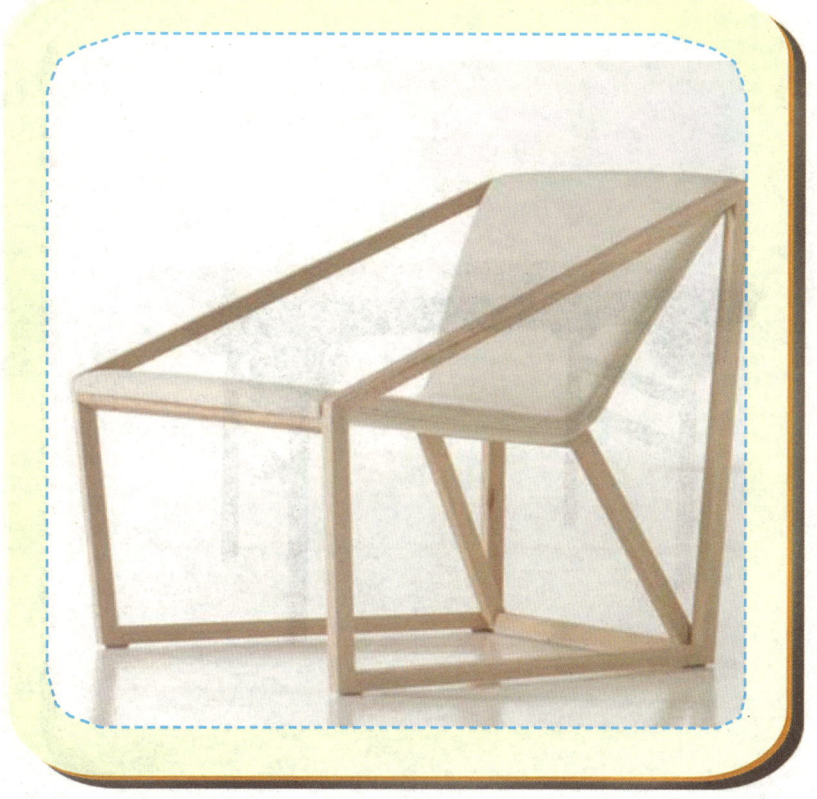

295

语言的突破训练实操

训练方法示例

示例 3

这是什么？

小档案	
训练时长	
辅助情况	

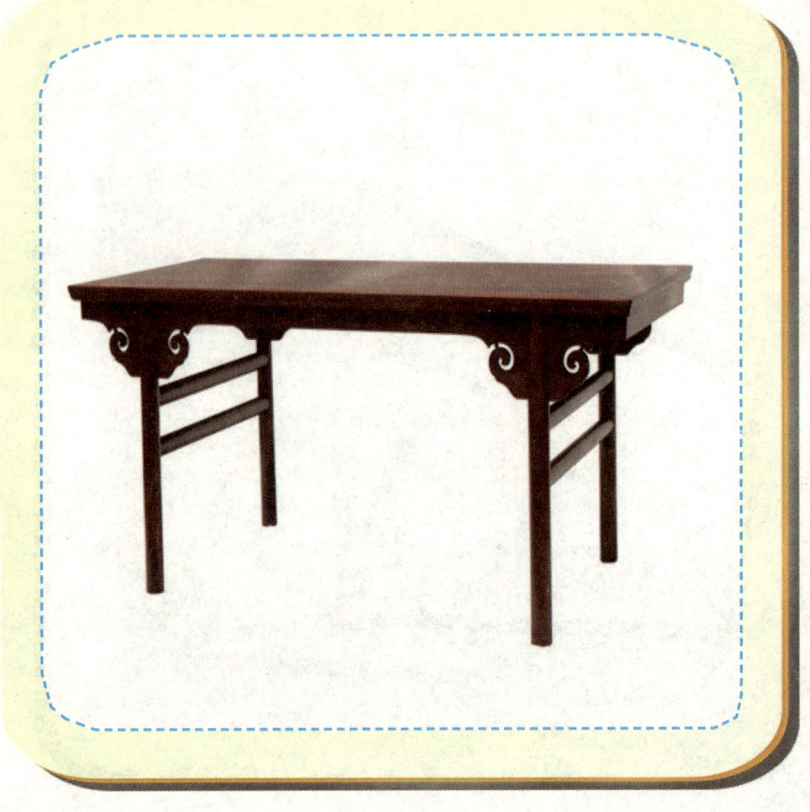

示例 4

这是什么？

小档案	
训练时长	
辅助情况	

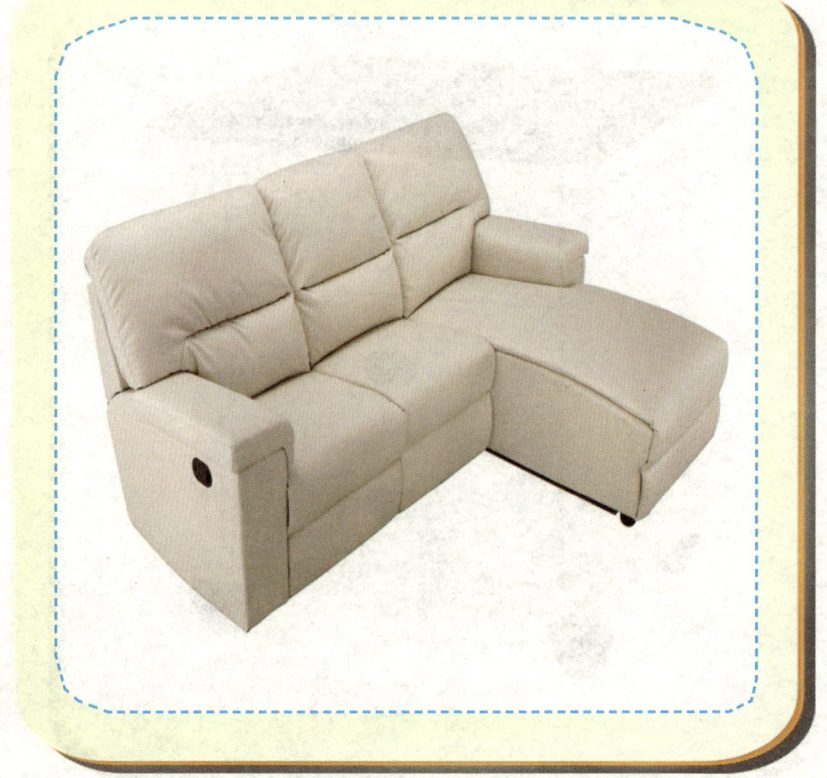

第六章
表达性语言技能基础训练

23 命名娱乐物品和活动

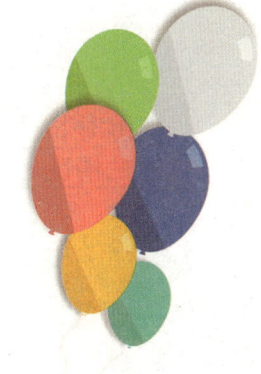

该技能的训练目的是提高患儿的表达能力（包括语言和非语言）。通过该技能的训练，患儿应该能达到这样一种水平，即：给患儿看一个娱乐物品、休闲器物或娱乐活动图片，问"这是什么？"，患儿能够用词语或者句子结构来命名看到的图片或实物。

扫描二维码，打印本技能训练配套表格

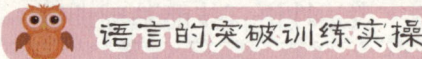

语言的突破训练实操

训练方法示例

示例 1

这是什么？

小档案	
训练时长	
辅助情况	

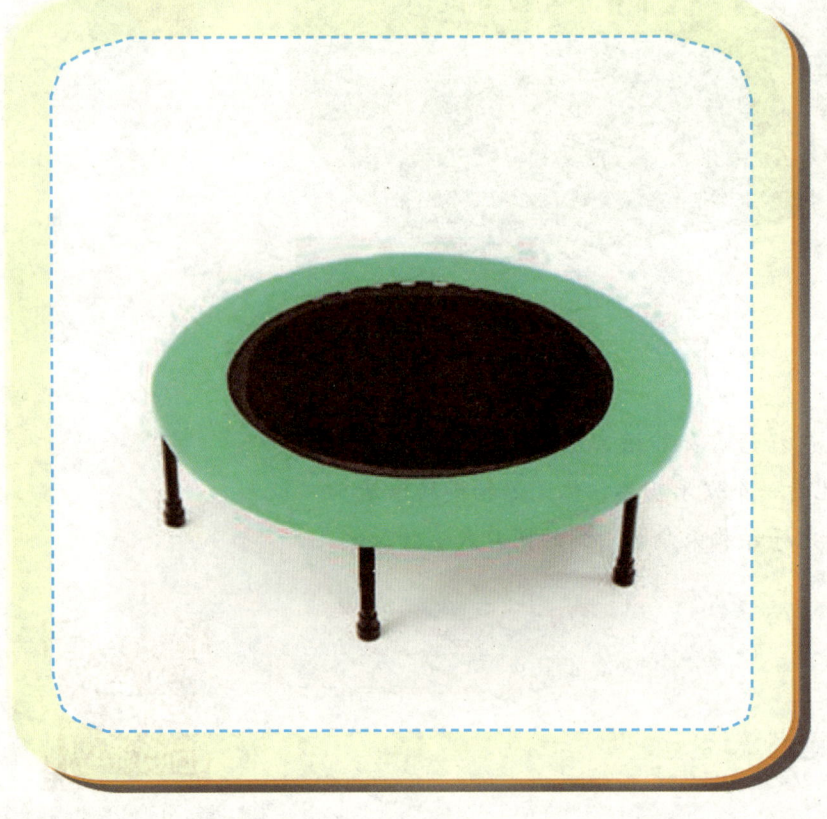

示例 2

这是什么？

小档案	
训练时长	
辅助情况	

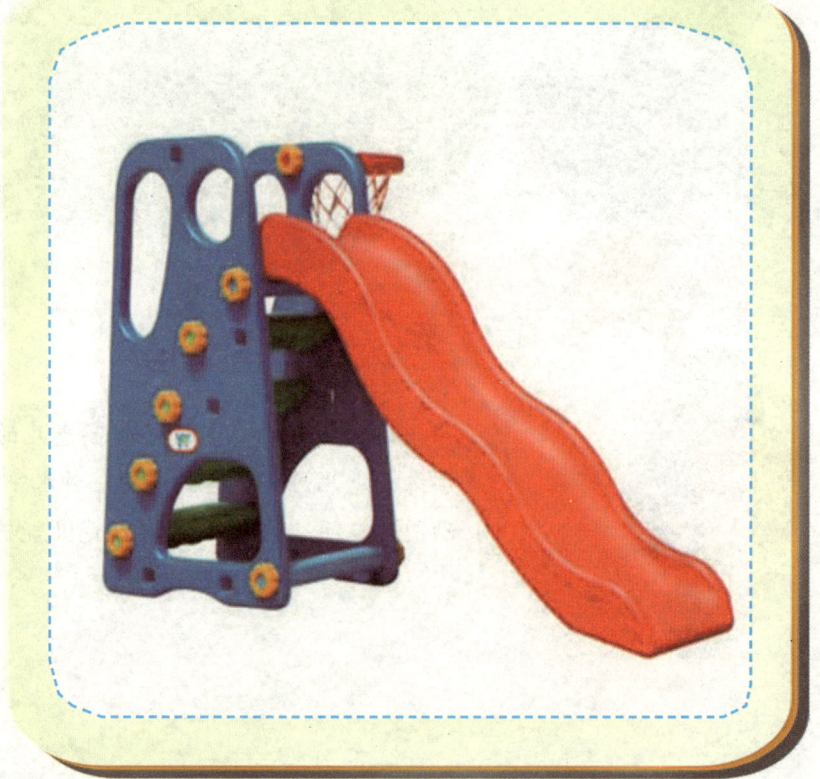

第六章 表达性语言技能基础训练

示例 3
这是什么？

小档案	
训练时长	
辅助情况	

训练方法
示例

示例 4
这是什么？

小档案	
训练时长	
辅助情况	

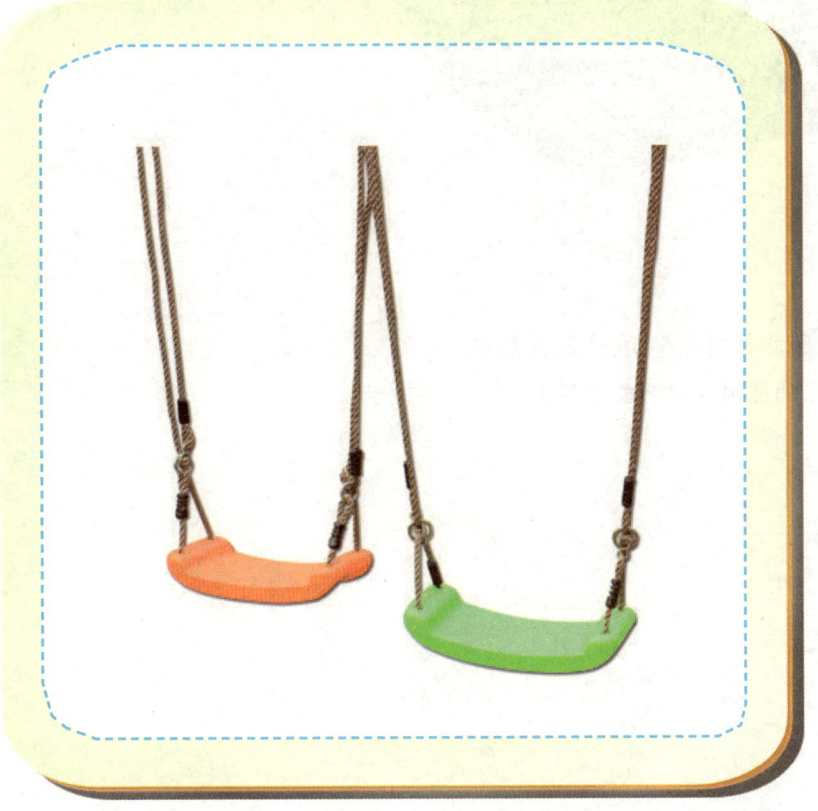

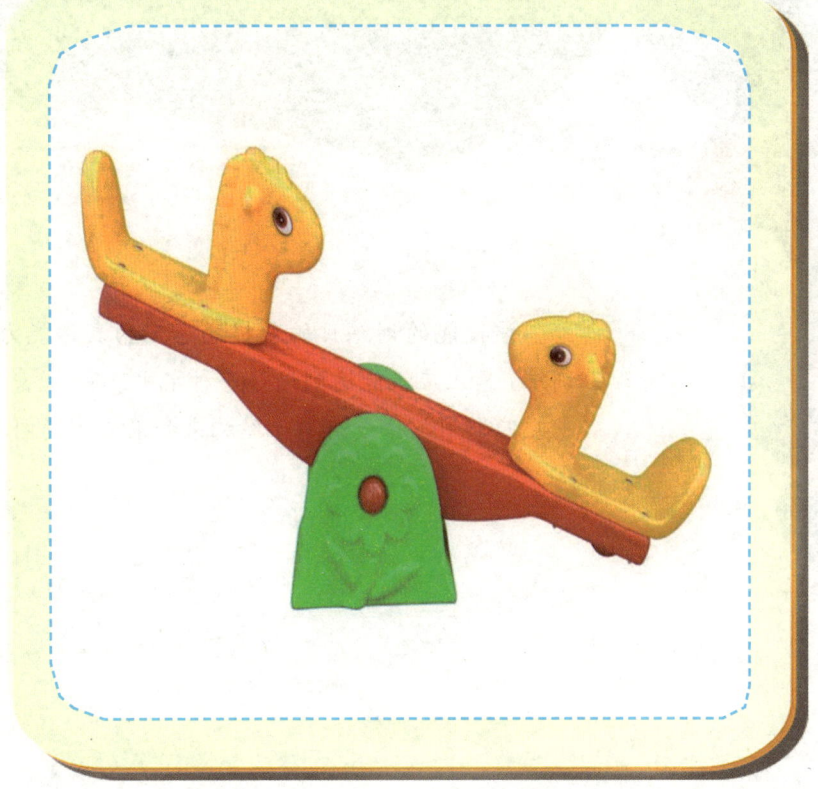

语言的突破训练实操

24 命名地点词汇

该技能的训练目的是提高患儿的表达能力（包括语言和非语言）。通过该技能的训练，患儿应该能达到这样一种水平，即：给患儿看一张地点的图片，问"这是哪里？"，患儿能够用词语或者句子结构来命名看到的图片。

第六章
表达性语言技能基础训练

训练方法
示例

示例1

这是哪里？

小档案	
训练时长	
辅助情况	

示例2

这是哪里？

小档案	
训练时长	
辅助情况	

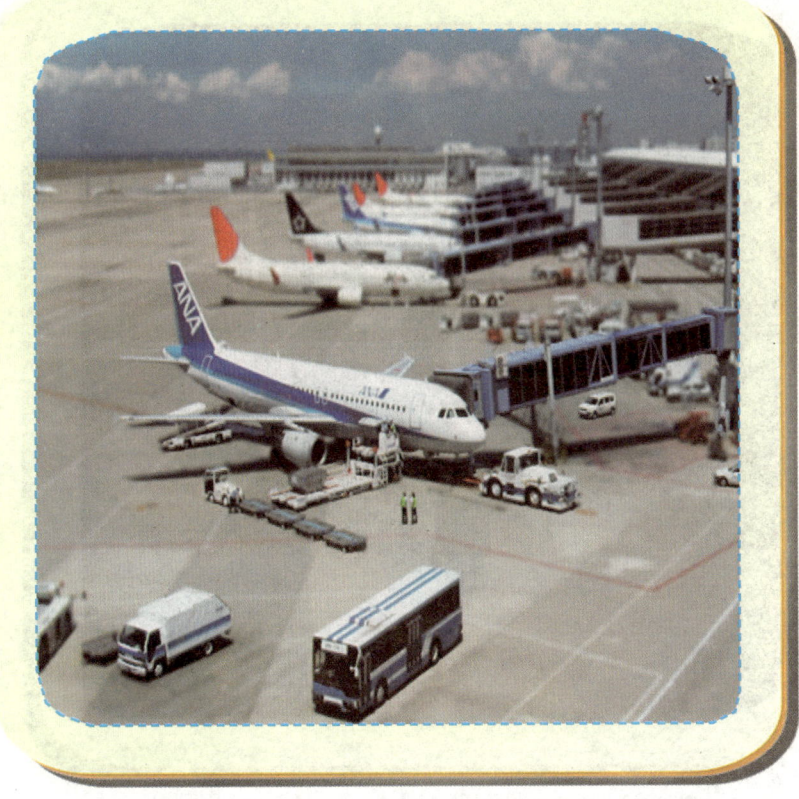

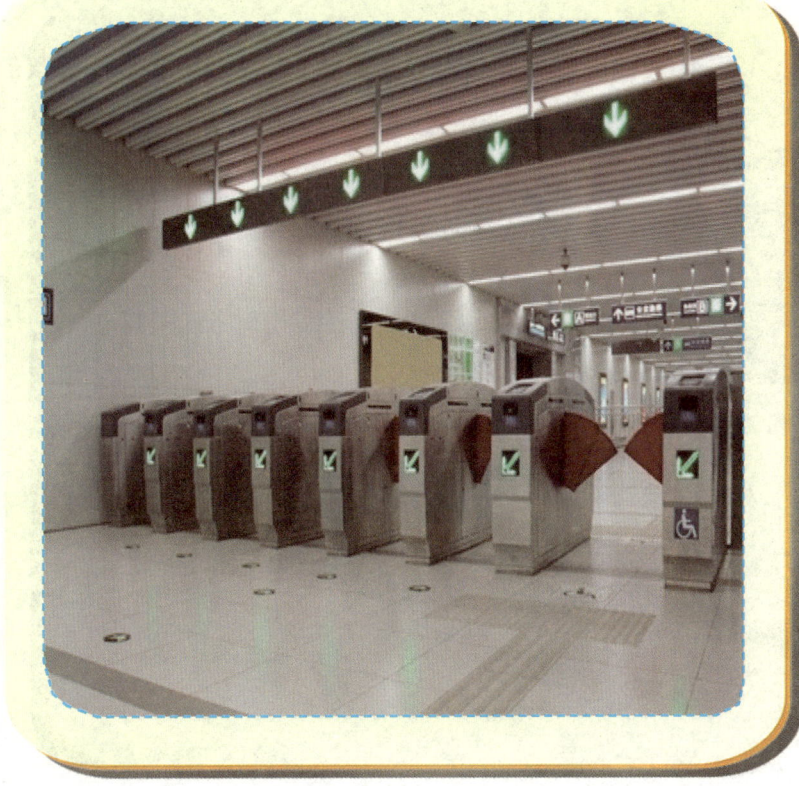

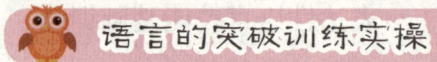

语言的突破训练实操

示例 3

这是哪里?

小档案	
训练时长	
辅助情况	

训练方法示例

示例 4

这是哪里?

小档案	
训练时长	
辅助情况	

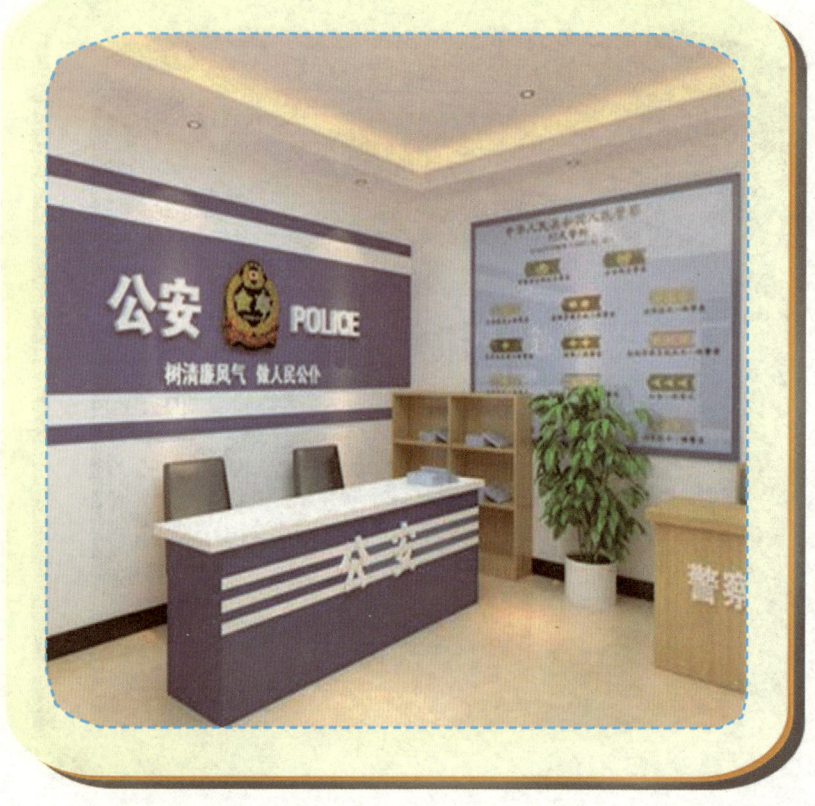

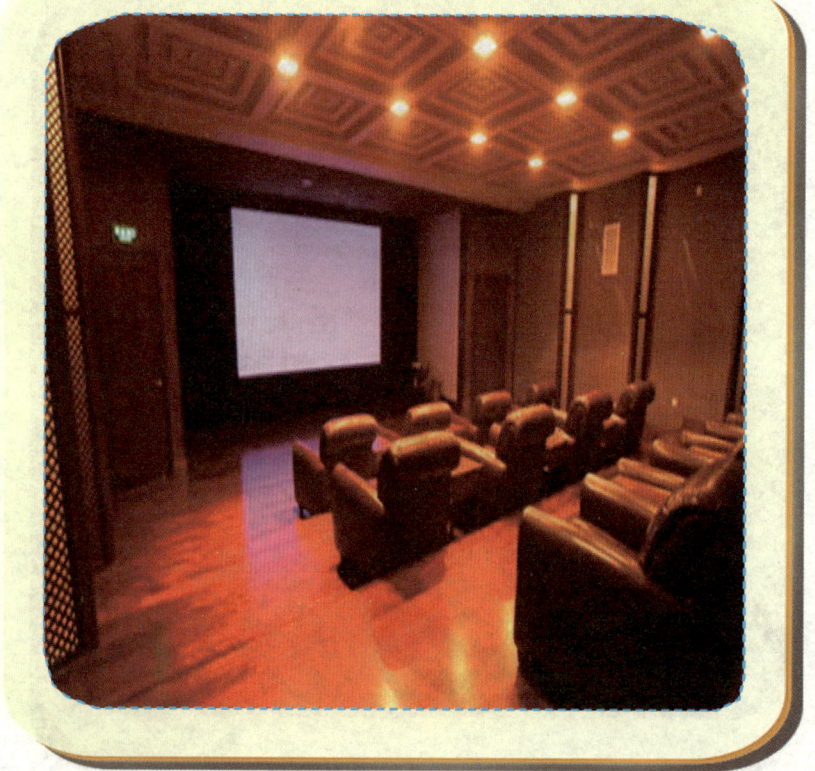

25 命名物品方位

该技能的训练目的是提高患儿的表达能力（包括语言和非语言）。通过该技能的训练，患儿应该能达到这样一种水平，即：给患儿看一个可移动的物体（如积木）和一个参照物，问"[可移动物体]在哪里？"，患儿能够用词语或者句子结构来命名物体的位置。

扫描二维码，打印本技能训练配套表格

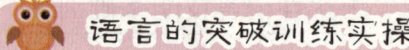
语言的突破训练实操

训练方法示例

示例 1

玩具蜗牛在哪里？

小档案	
训练时长	
辅助情况	

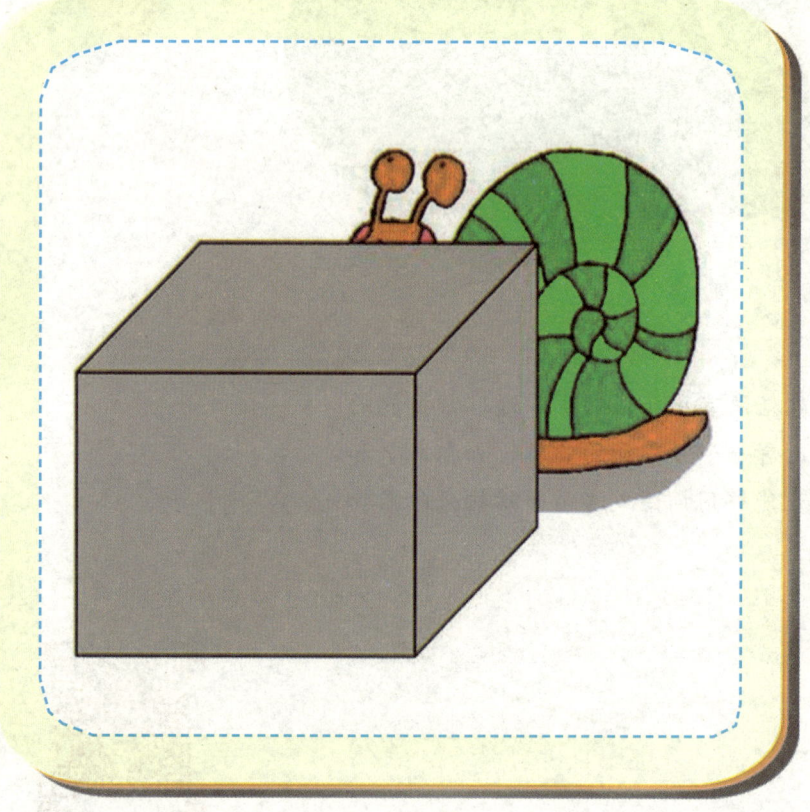

示例 2

玩具蜗牛在哪里？

小档案	
训练时长	
辅助情况	

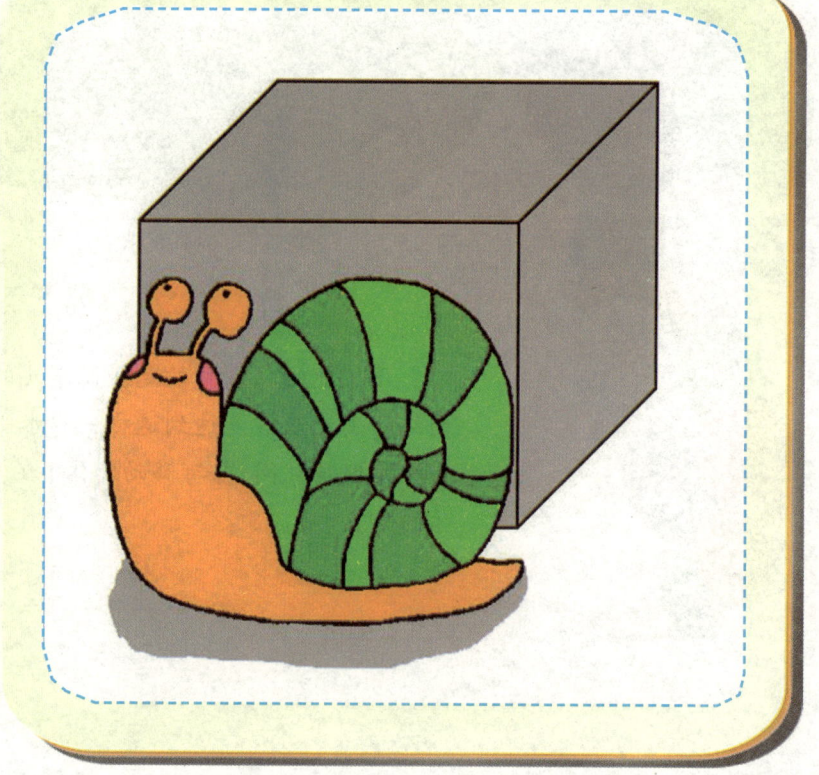

第六章
表达性语言技能基础训练

训练方法
示例

示例 3

玩具蜗牛在哪里？

小档案	
训练时长	
辅助情况	

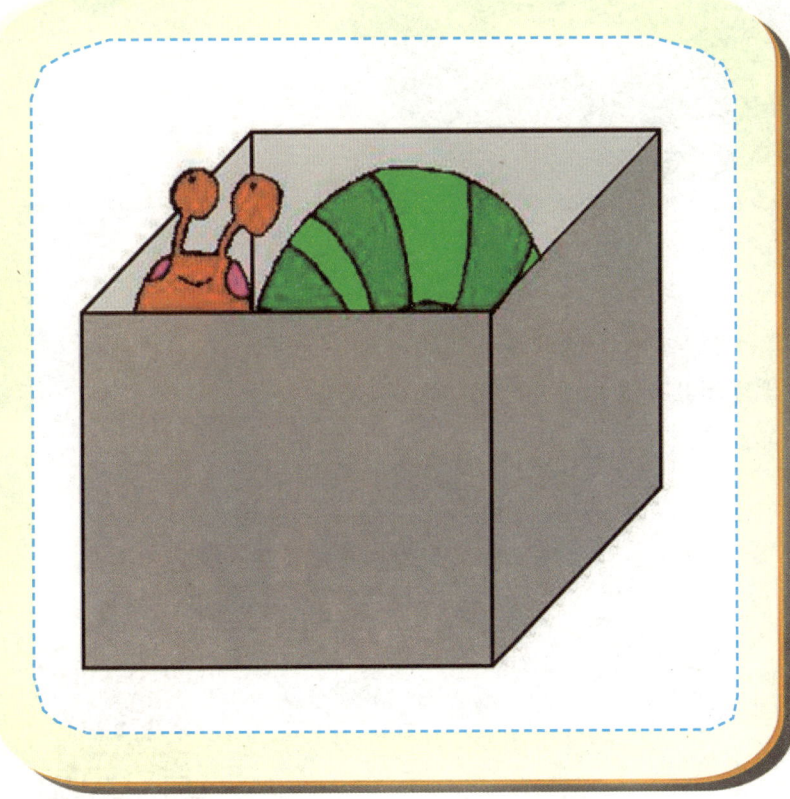

示例 4

玩具蜗牛在哪里？

小档案	
训练时长	
辅助情况	

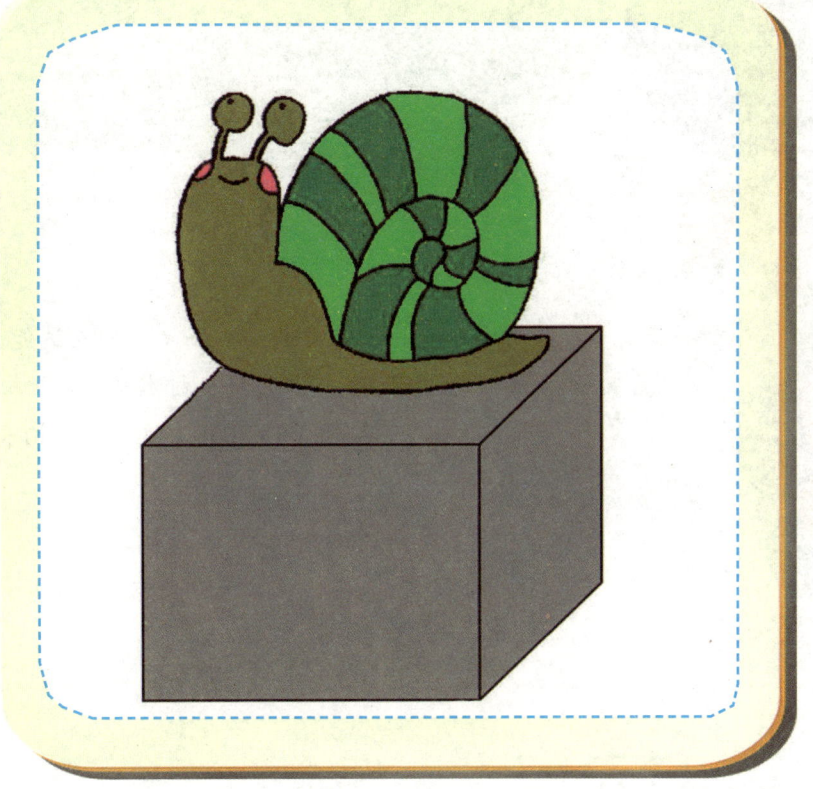

语言的突破训练实操

26 命名学习用品

该技能的训练目的是提高患儿的表达能力（包括语言和非语言）。通过该技能的训练，患儿应该能达到这样一种水平，即：给患儿看一个学习物品或者其图片，问"这是什么？"，患儿能够用词语或者句子结构来命名学习物品。

扫描二维码，打印本技能训练配套表格

第六章
表达性语言技能基础训练

训练方法
示例

示例 1

这是什么？

小档案	
训练时长	
辅助情况	

示例 2

这是什么？

小档案	
训练时长	
辅助情况	

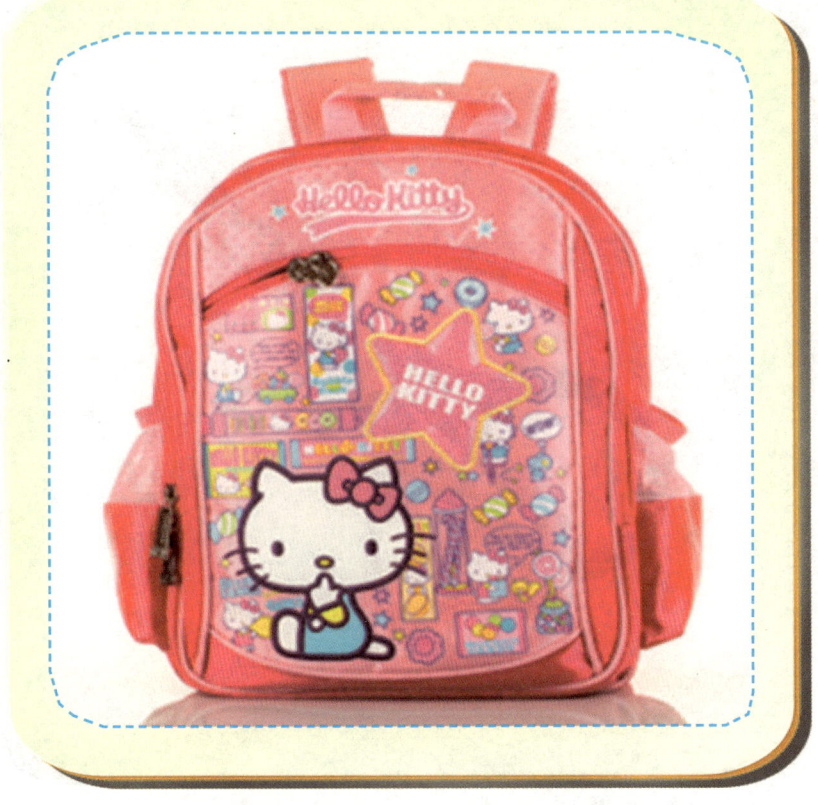

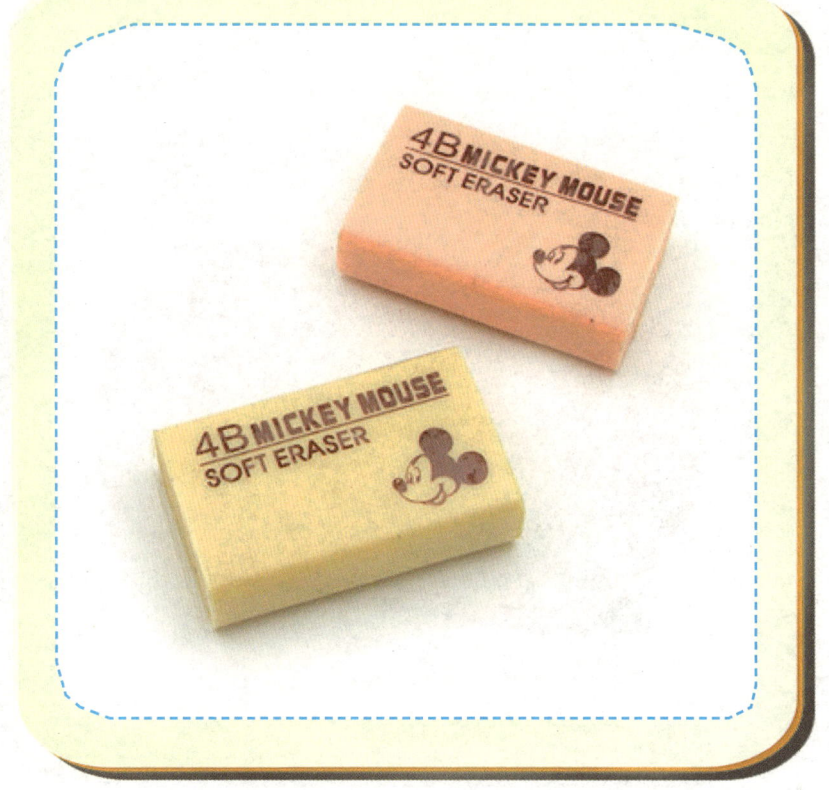

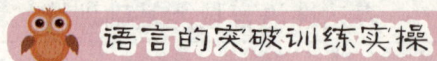

语言的突破训练实操

训练方法示例

示例 3

这是什么？

小档案	
训练时长	
辅助情况	

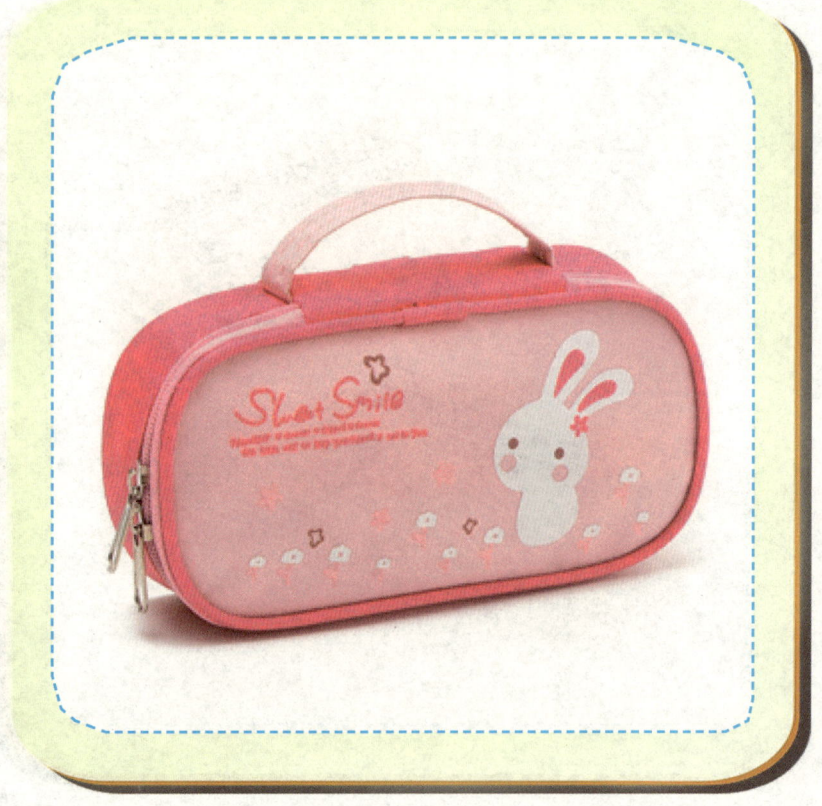

示例 4

这是什么？

小档案	
训练时长	
辅助情况	

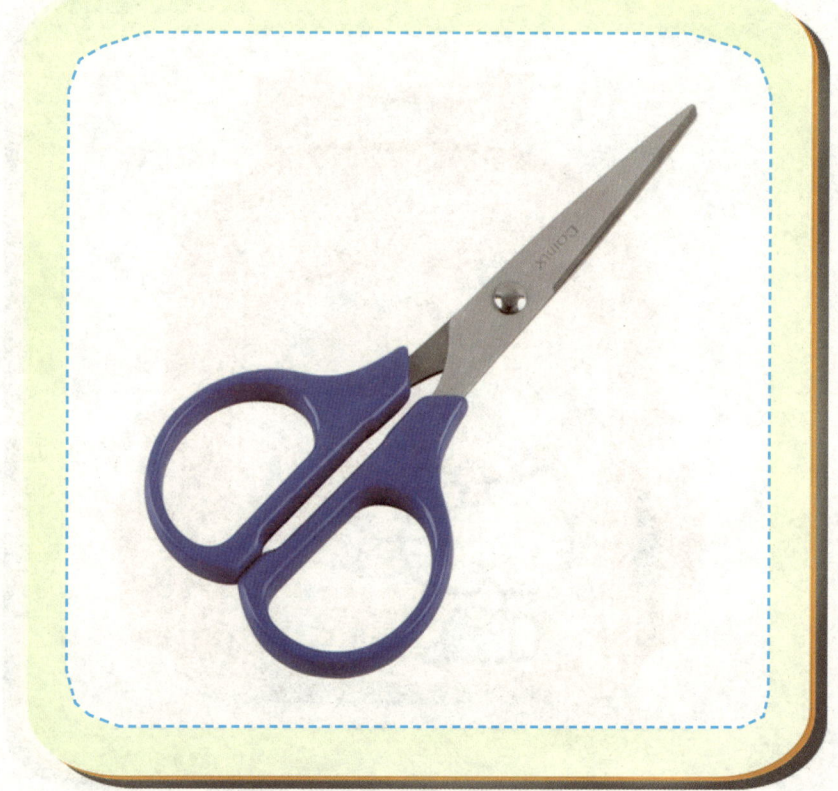

27 命名运动器材

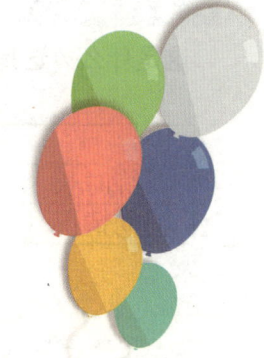

该技能的训练目的是提高患儿的表达能力（包括语言和非语言）。通过该技能的训练，患儿应该能达到这样一种水平，即：给患儿看一种运动器材或者其图片，或者是一种运动，问"这是什么／这是干什么用的？"，患儿能够用词语或者句子结构来命名实物或图片。

扫描二维码，打印本技能训练配套表格

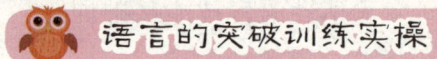

语言的突破训练实操

训练方法示例

示例 1

这是什么／这是干什么用的？

小档案	
训练时长	
辅助情况	

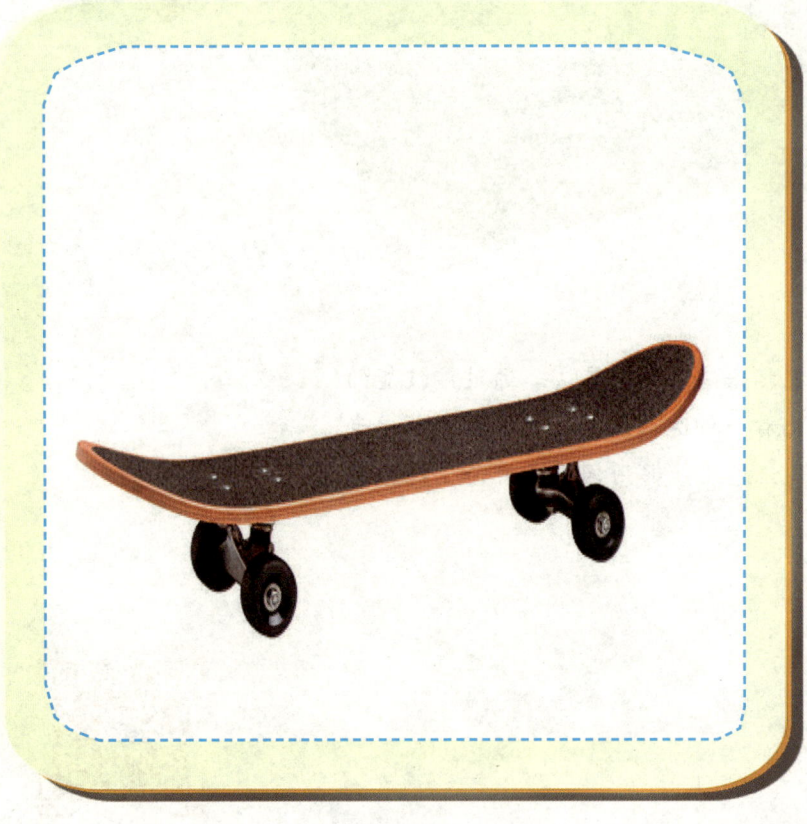

示例 2

这是什么／这是干什么用的？

小档案	
训练时长	
辅助情况	

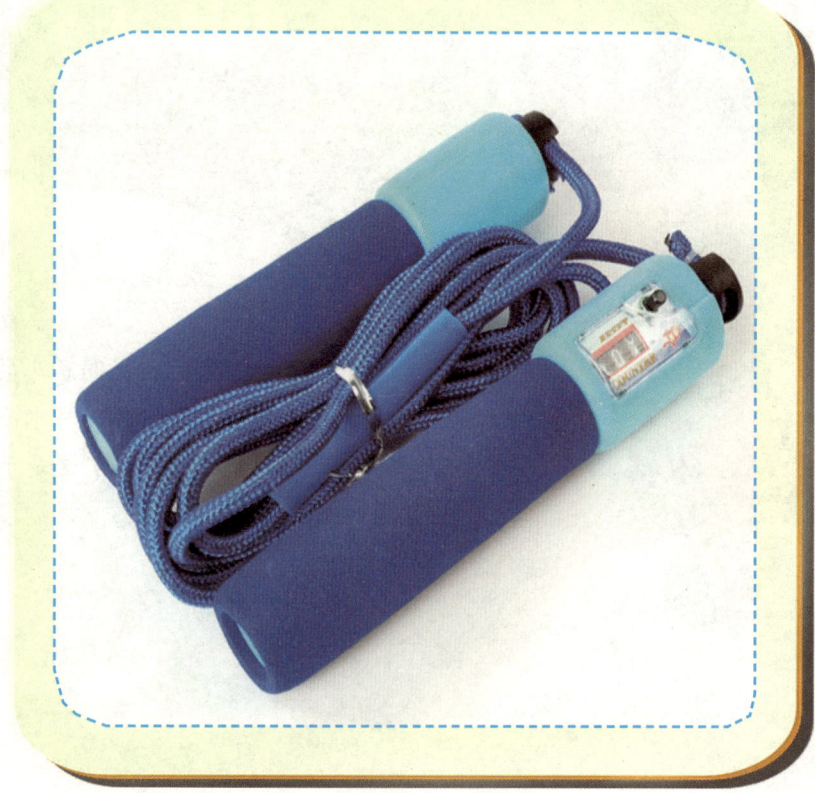

第六章
表达性语言技能基础训练

训练方法示例

示例 3

这是什么／这是干什么用的？

小档案	
训练时长	
辅助情况	

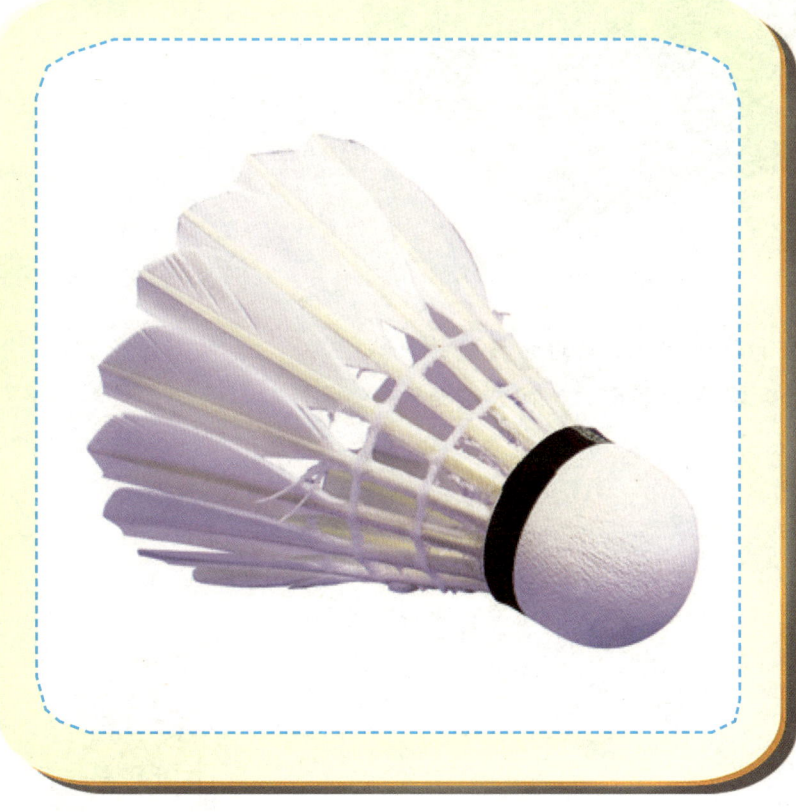

示例 4

这是什么／这是干什么用的？

小档案	
训练时长	
辅助情况	

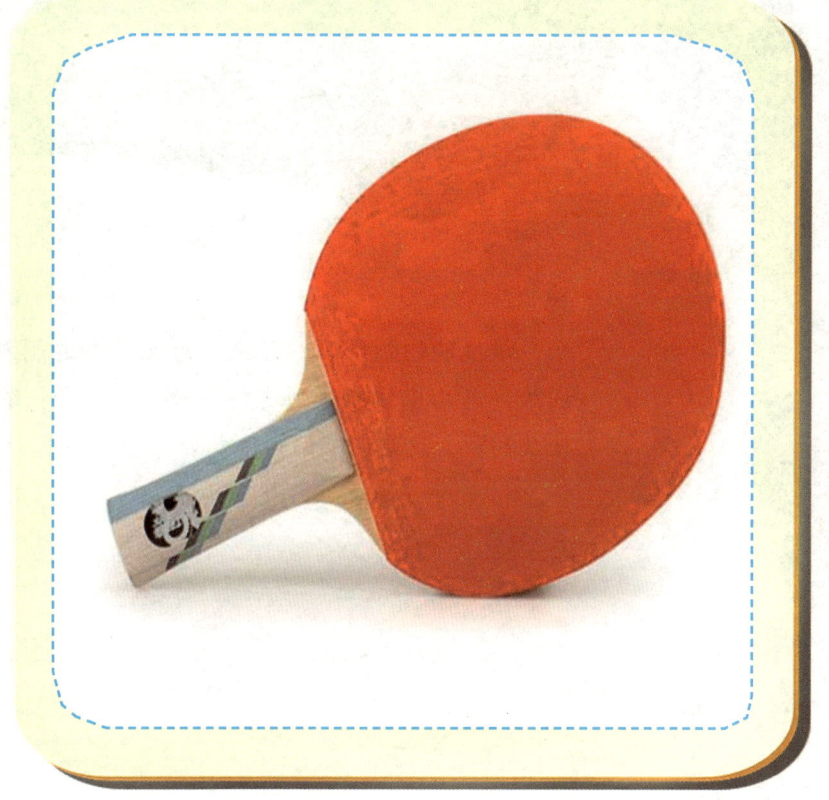

语言的突破训练实操

28 命名玩具

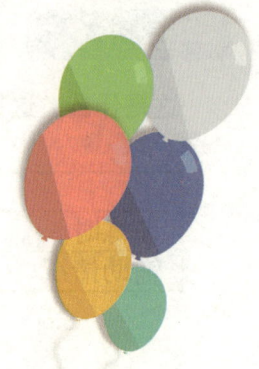

该技能的训练目的是提高患儿的表达能力（包括语言和非语言）。通过该技能的训练，患儿应该能达到这样一种水平，即：给患儿看一个玩具或者其图片，问"这是什么？"，患儿能够用词语或者句子结构来命名玩具实物或图片。

扫描二维码，打印本技能训练配套表格

第六章
表达性语言技能基础训练

训练方法
示例

示例 1

这是什么？

小档案	
训练时长	
辅助情况	

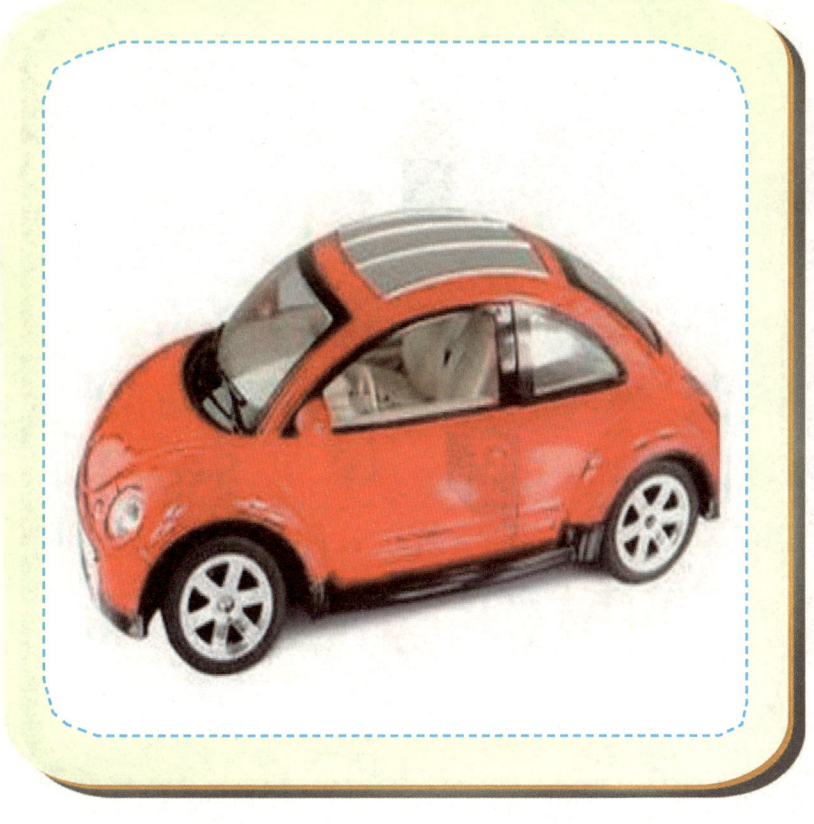

示例 2

这是什么？

小档案	
训练时长	
辅助情况	

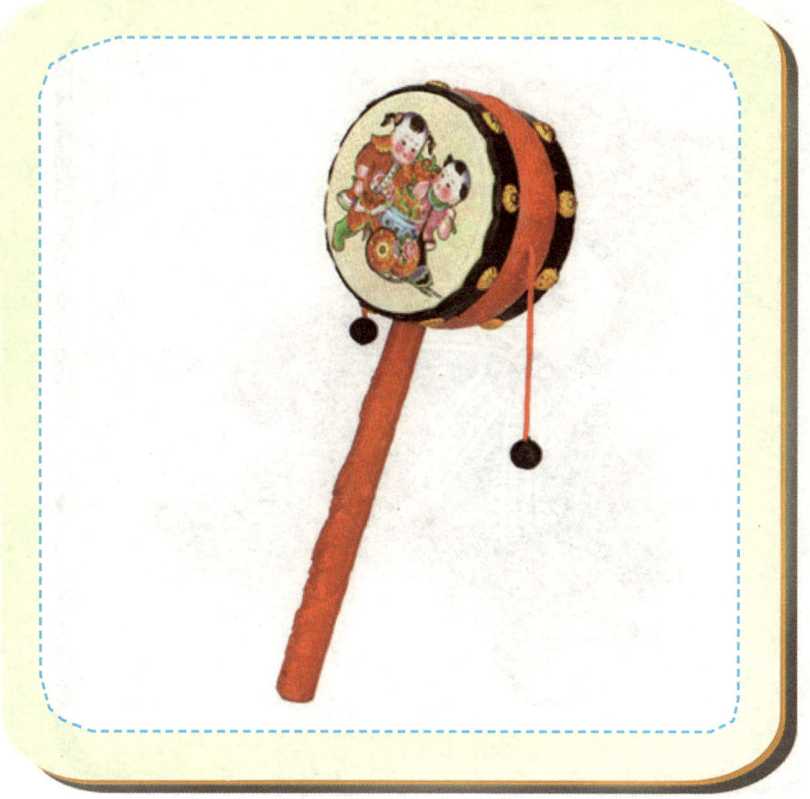

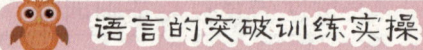
语言的突破训练实操

训练方法示例

示例 3

这是什么？

小档案	
训练时长	
辅助情况	

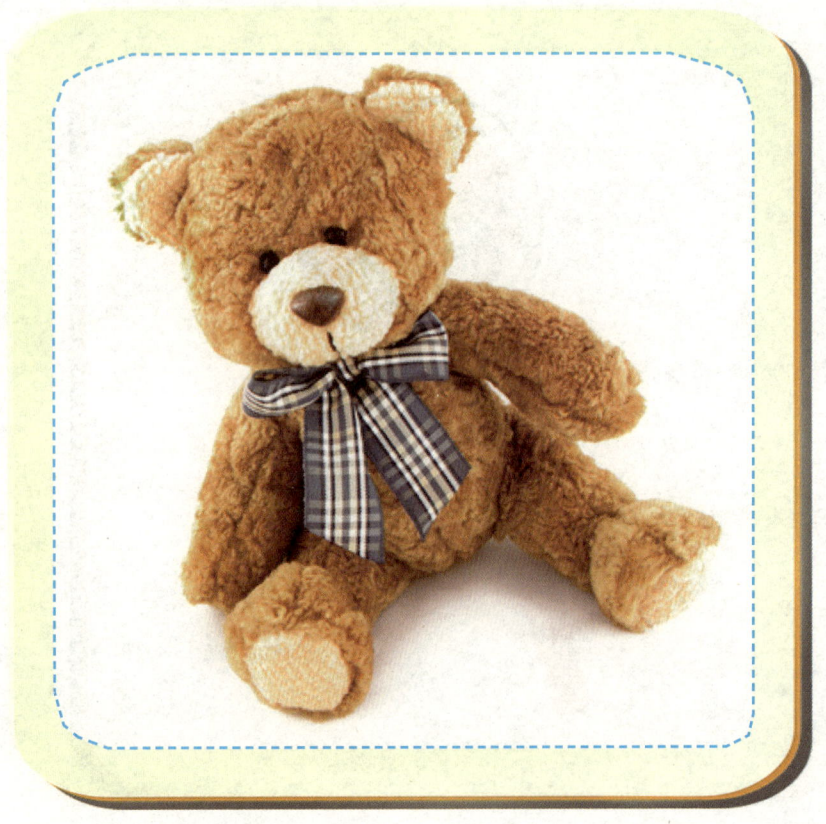

示例 4

这是什么？

小档案	
训练时长	
辅助情况	

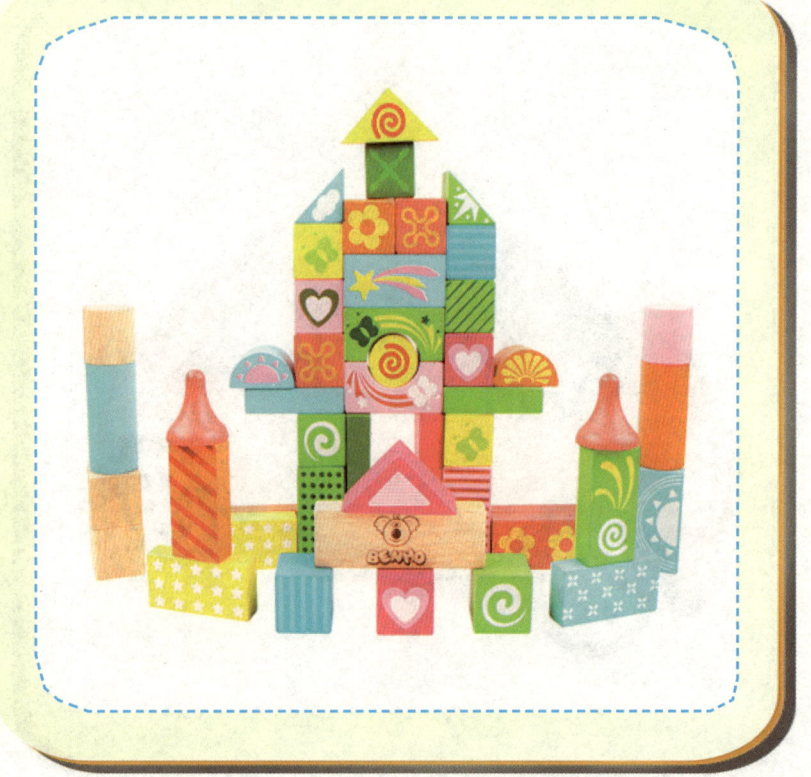

29 命名交通工具

该技能的训练目的是提高患儿的表达能力（包括语言和非语言）。通过该技能的训练，患儿应该能达到这样一种水平，即：给患儿看一个交通工具或者其图片，问"这是什么？"，患儿能够用词语或者句子结构来命名这个交通工具或图片。

扫描二维码，打印本技能训练配套表格

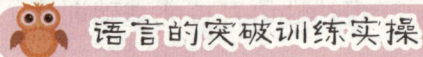

语言的突破训练实操

训练方法示例

示例 1

这是什么？

小档案	
训练时长	
辅助情况	

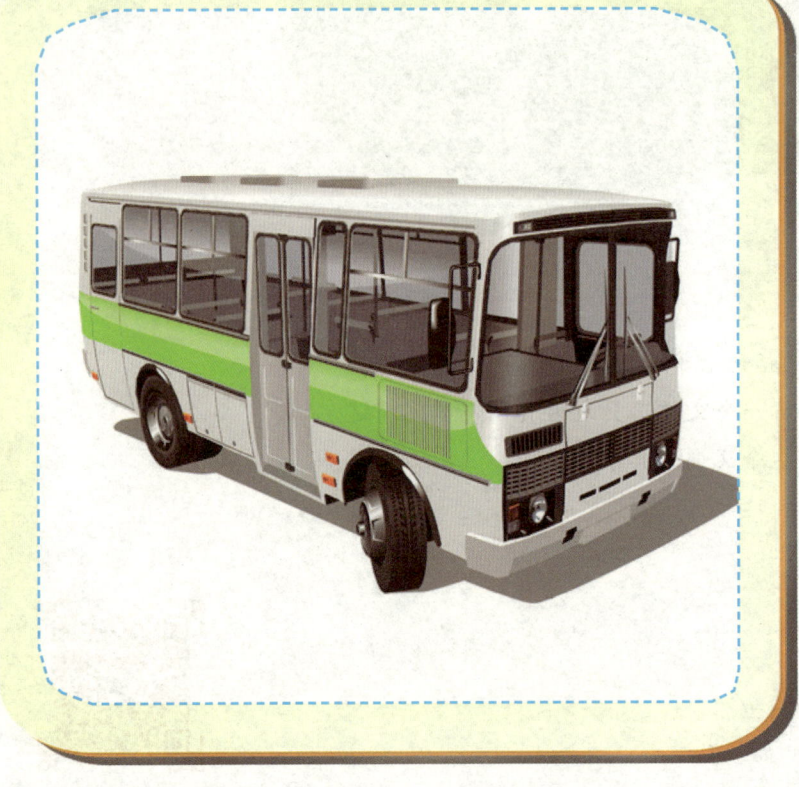

示例 2

这是什么？

小档案	
训练时长	
辅助情况	

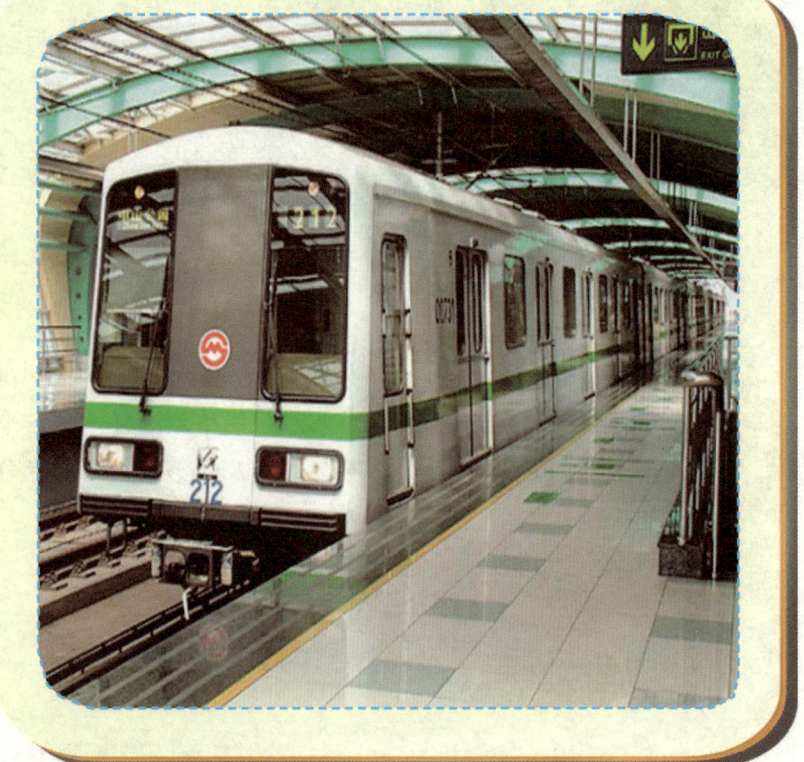

第六章
表达性语言技能基础训练

训练方法
示例

示例 3

这是什么？

小档案	
训练时长	
辅助情况	

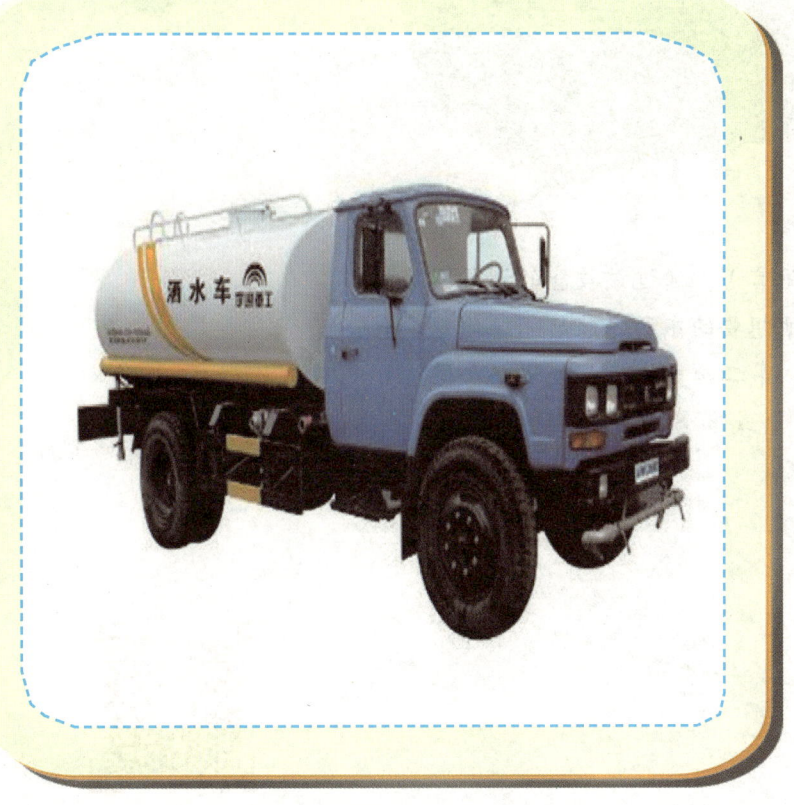

示例 4

这是什么？

小档案	
训练时长	
辅助情况	

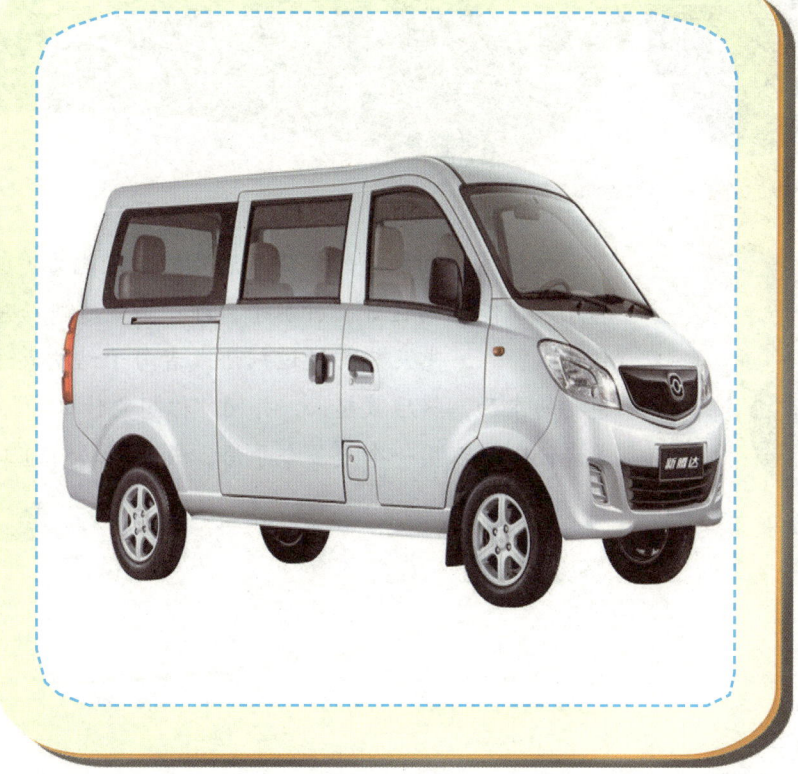

语言的突破训练实操

30 提出简单的要求

该技能的训练目的是提高患儿的表达能力（包括语言和非语言）。通过该技能的训练，患儿应该能达到这样一种水平，即：第一阶段给患儿呈现一个他想要的东西，然后问"你想要什么？"，患儿能够通过词语或者句子结构表达想要的东西；第二阶段给患儿呈现一个他想要的东西，然后藏起来，并问"你想要什么？"，患儿会用一个或多个词汇来要这样东西，或者他也可以用一个或多个手语，或者辅助沟通工具来表达需求。

扫描二维码，打印本技能训练配套表格

第六章
表达性语言技能基础训练

训练方法
示例

示例 1

你想要什么？

小档案	
训练时长	
辅助情况	

示例 2

你想要什么？

小档案	
训练时长	
辅助情况	

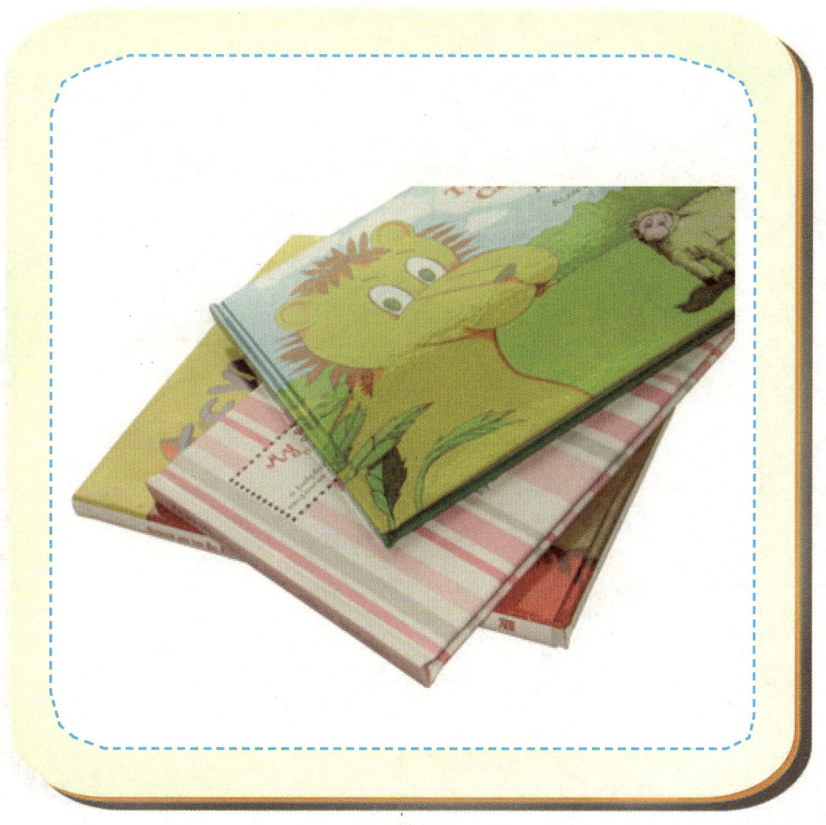

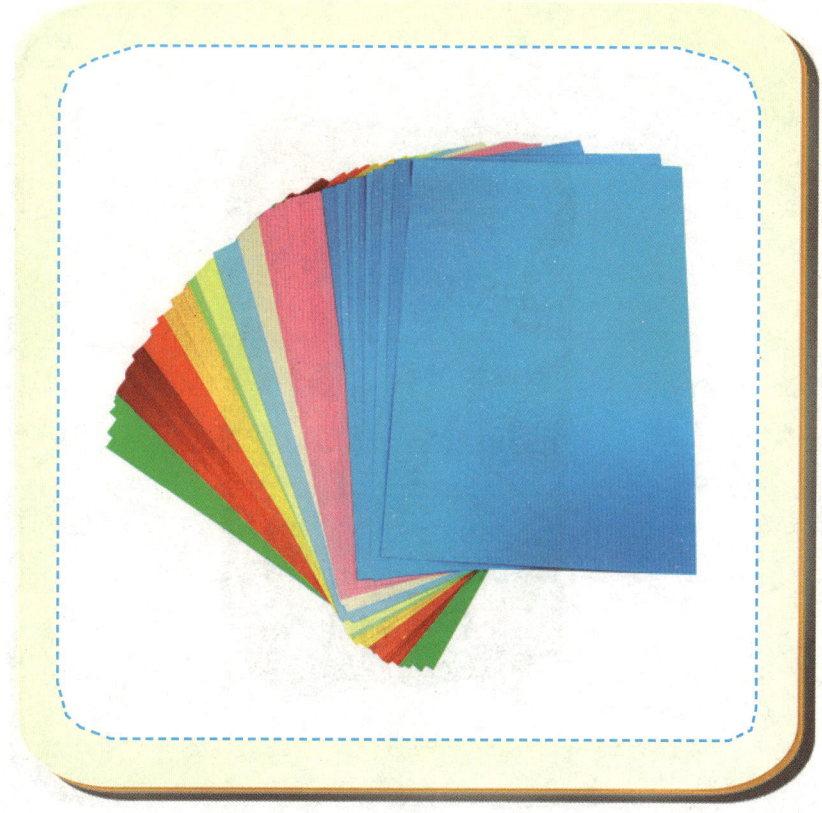

319

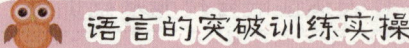

示例 3		示例 4	
你想要什么?		你想要什么?	

小档案	
训练时长	
辅助情况	

小档案	
训练时长	
辅助情况	

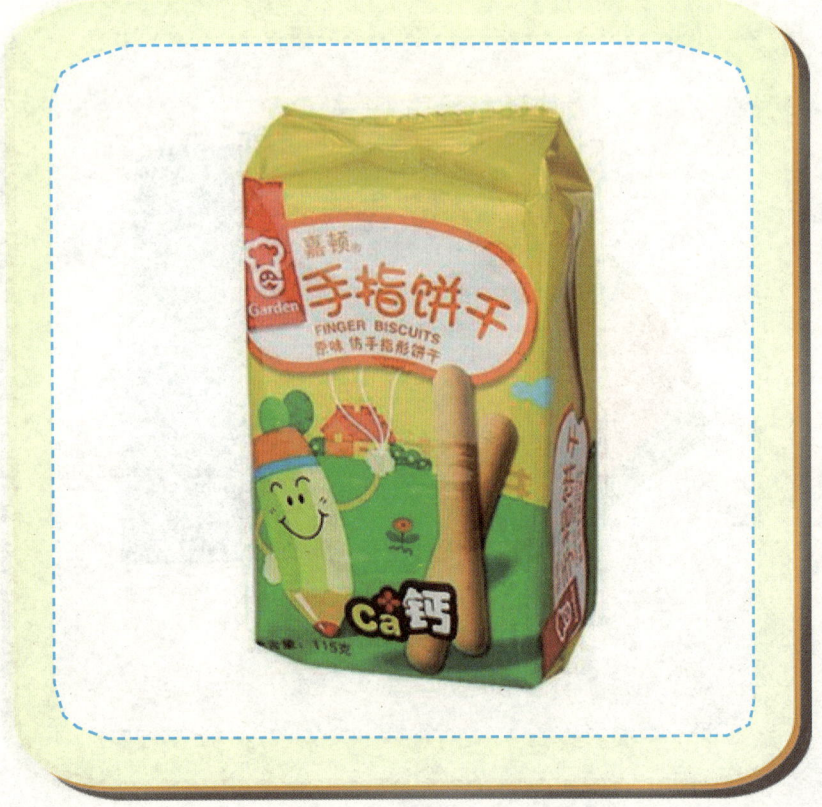

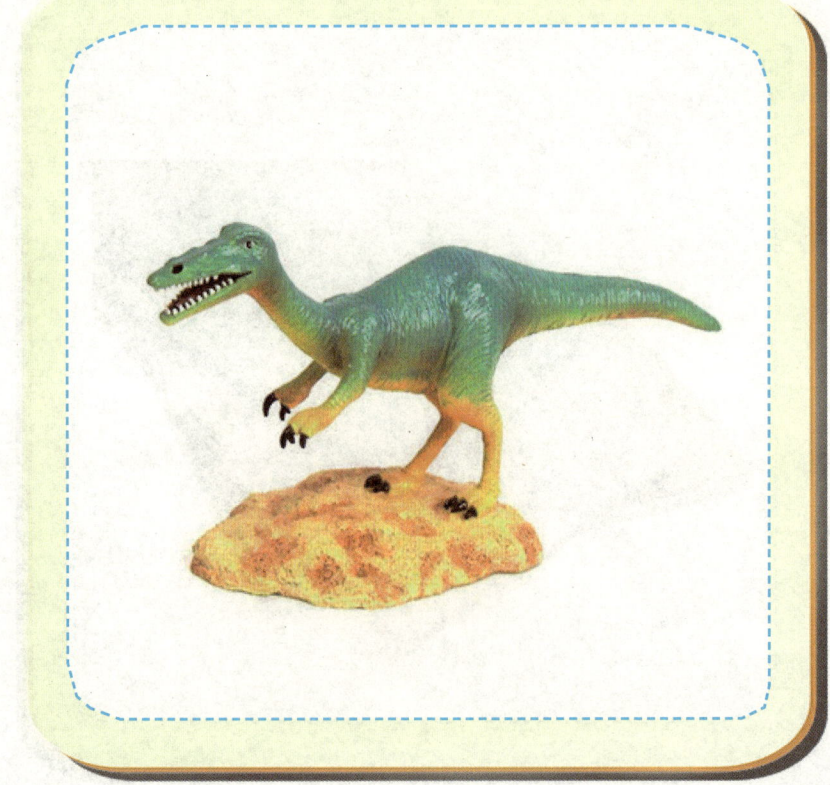

第六章 表达性语言技能基础训练

31 回应打招呼和告别

该技能的训练目的是提高患儿的表达能力（包括语言和非语言）。通过该技能的训练，患儿应该能达到这样一种水平，即：当对患儿说"你好""再见""谢谢"时，患儿能够礼貌回答"你好""再见""不客气"。确保患儿已经掌握先备技能，例如有语言的患儿能进行口语模仿，无语言的患儿能回应问候语、告别的手势，或运用其他替代性沟通辅助。

扫描二维码，打印本技能训练配套表格

语言的突破训练实操

示例 1

面对面时回应"你好。"

小档案	
训练时长	
辅助情况	

示例 2

当有人离开房间时"再见。"

小档案	
训练时长	
辅助情况	

示例 3

当别人问"你好吗?"回应"我很好,你呢?"。

小档案	
训练时长	
辅助情况	

示例 4

当别人说"谢谢时"回应"不客气"。

小档案	
训练时长	
辅助情况	

32 歌曲填词

该技能的训练目的是提高患儿的互动语言能力,对患儿唱一首歌,并在任意点停下来(例如,唱"一闪一闪……"),患儿在3秒内接唱(老师与患儿一起唱完)。

语言的突破训练实操

示例 1

"两只老虎,两只老虎…"

小档案	
训练时长	
辅助情况	

示例 2

"小兔子乖乖,把门…"

小档案	
训练时长	
辅助情况	

示例 3

"如果感到高兴,你就…"

小档案	
训练时长	
辅助情况	

示例 4

"公车上的轮子…"

小档案	
训练时长	
辅助情况	

第六章 表达性语言技能基础训练

33 回答简单的"是/不是"问题

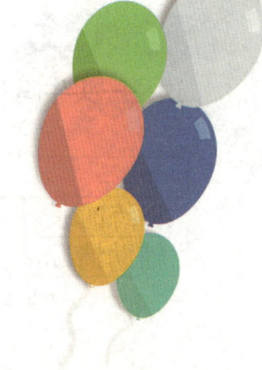

该技能的训练目的是提高患儿的表达能力（包括语言和非语言）。通过该技能的训练，患儿应该能达到这样一种水平，即：给患儿看一张动物、物品或者人的图片，然后问"这是**（动物、物品或人物）吗？"（如"这是一头牛吗？"），患儿将能够正确回答。对于无语言能力的患儿用动作（点头或摇头）、书面回答、辅助工具等方法来回答"是"或"不是"都视为正确反应。

扫描二维码，打印本技能训练配套表格

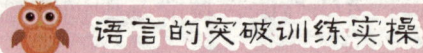

语言的突破训练实操

训练方法示例

示例 1

这是一头牛吗?

小档案	
训练时长	
辅助情况	

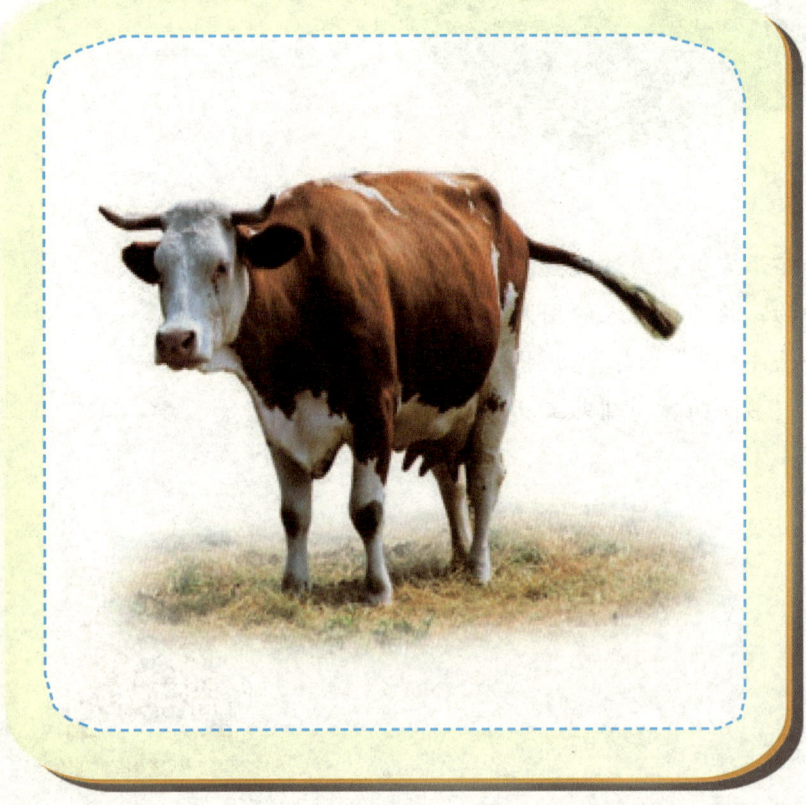

示例 2

这是一把椅子吗?

小档案	
训练时长	
辅助情况	

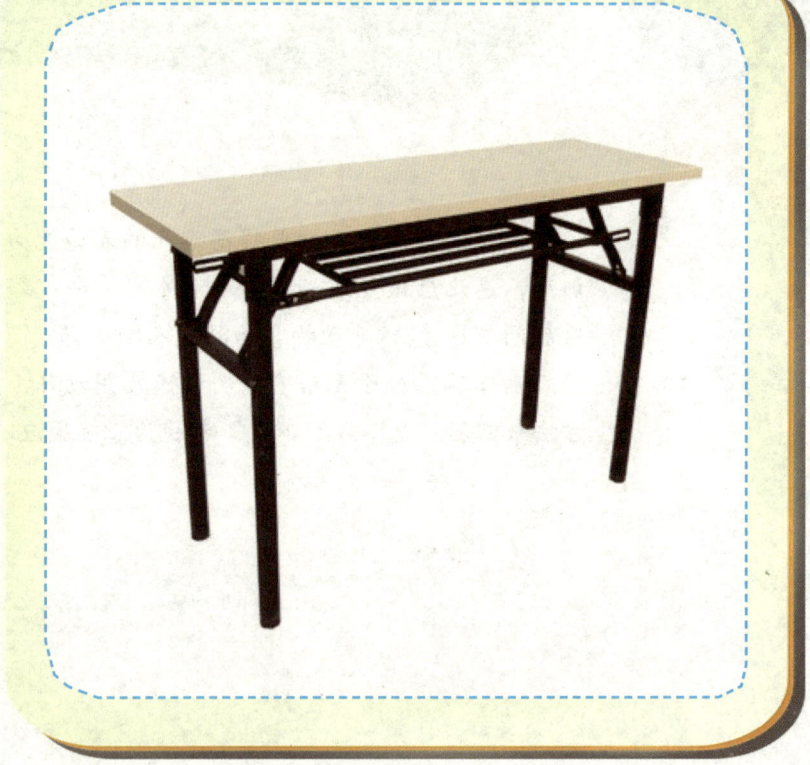

第六章
表达性语言技能基础训练

训练方法示例

示例 3

这是一座山吗？

小档案	
训练时长	
辅助情况	

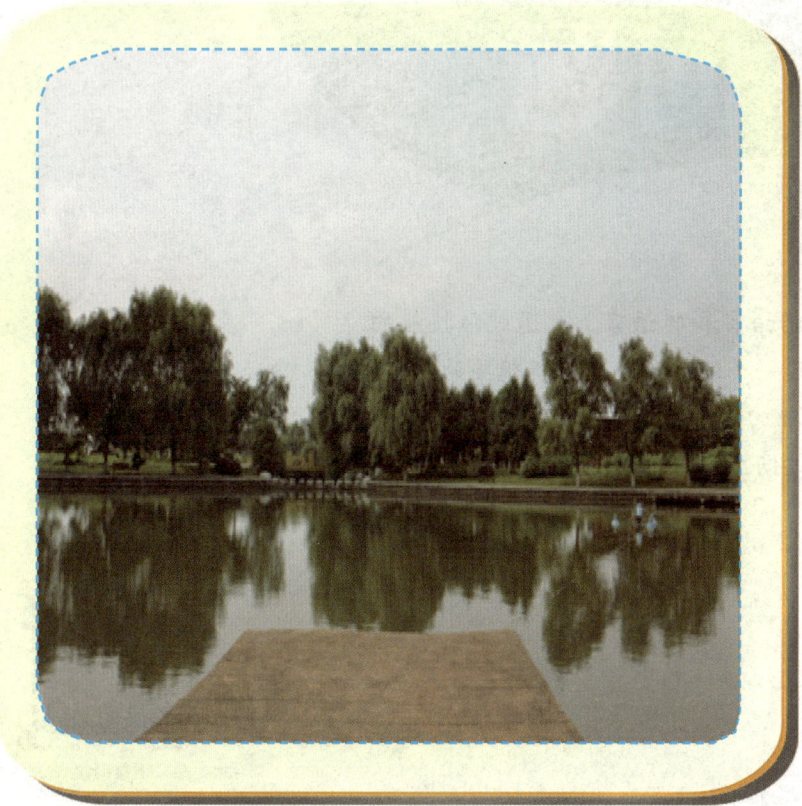

示例 4

这是一本书吗？

小档案	
训练时长	
辅助情况	

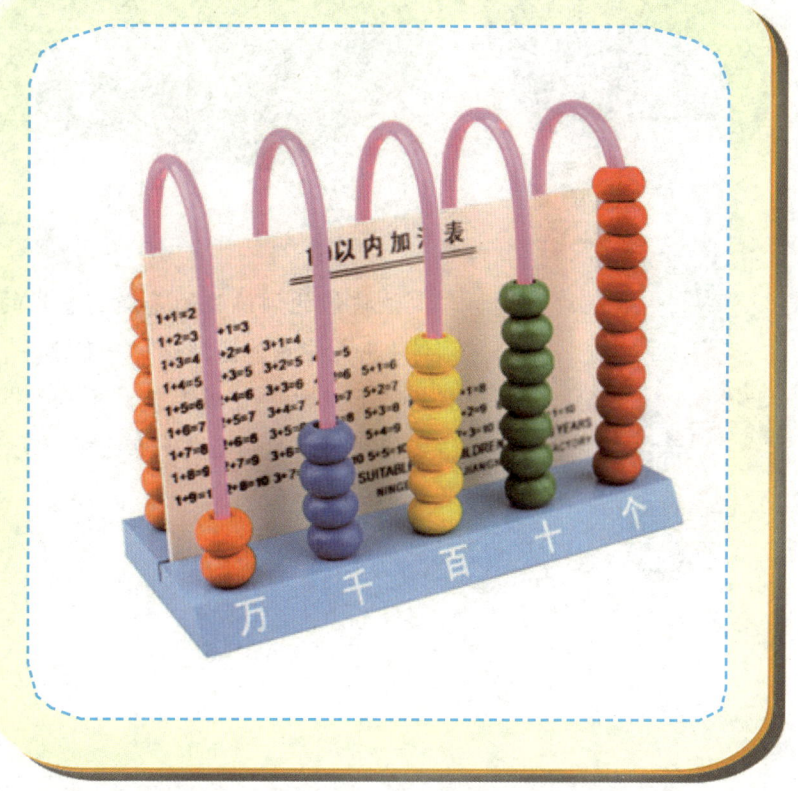

语言的突破训练实操

34 对于想要物品回答简单的"是/不是"问题

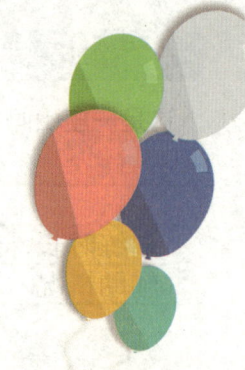

　　该技能的训练目的是提高患儿的表达能力(包括语言和非语言)。通过该技能的训练,患儿应该能达到这样一种水平,即:给患儿呈现一个他想要或者他不想要的物品,然后"你想要**(物品名称)吗?",患儿能够正确回答"是"与"不是"。对于无语言能力的患儿用动作(点头或摇头)、书面回答、辅助工具等方法来回答"是"或"不是"都视为正确反应。

扫描二维码,打印本技能训练配套表格

第六章 表达性语言技能基础训练

训练方法示例

示例 1

你想要青菜吗？

小档案	
训练时长	
辅助情况	

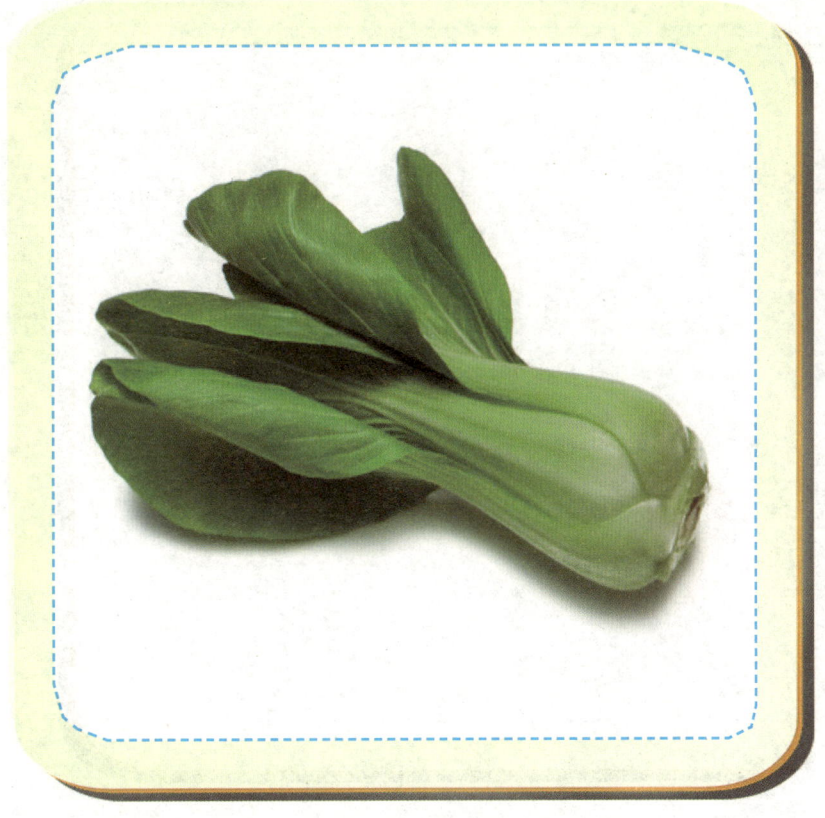

示例 2

你想要蛋糕吗？

小档案	
训练时长	
辅助情况	

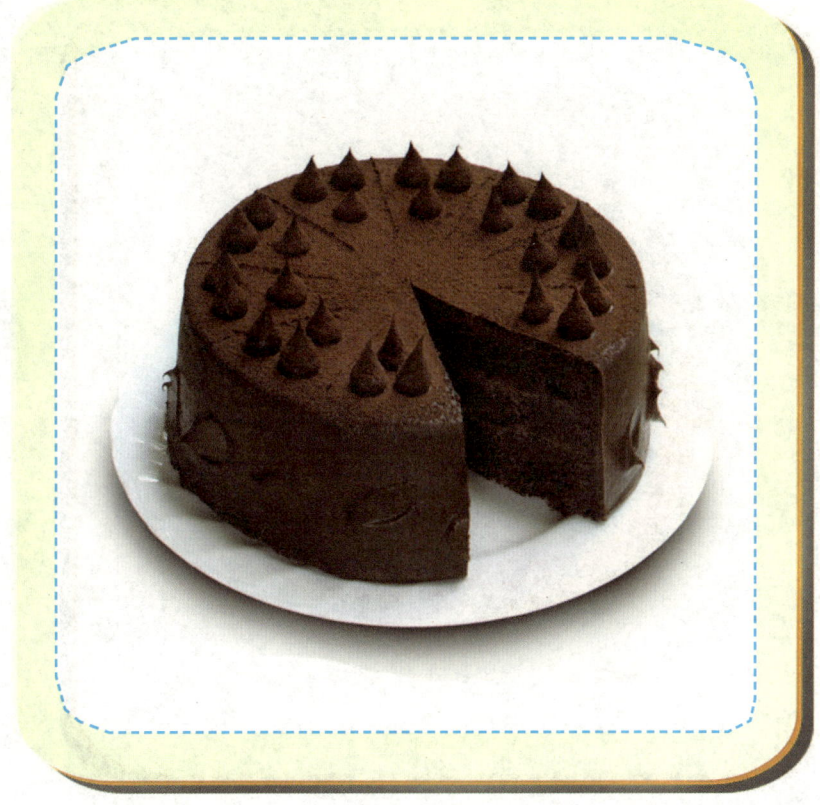

语言的突破训练实操

训练方法示例

示例 3

你想要小鼓吗？

小档案	
训练时长	
辅助情况	

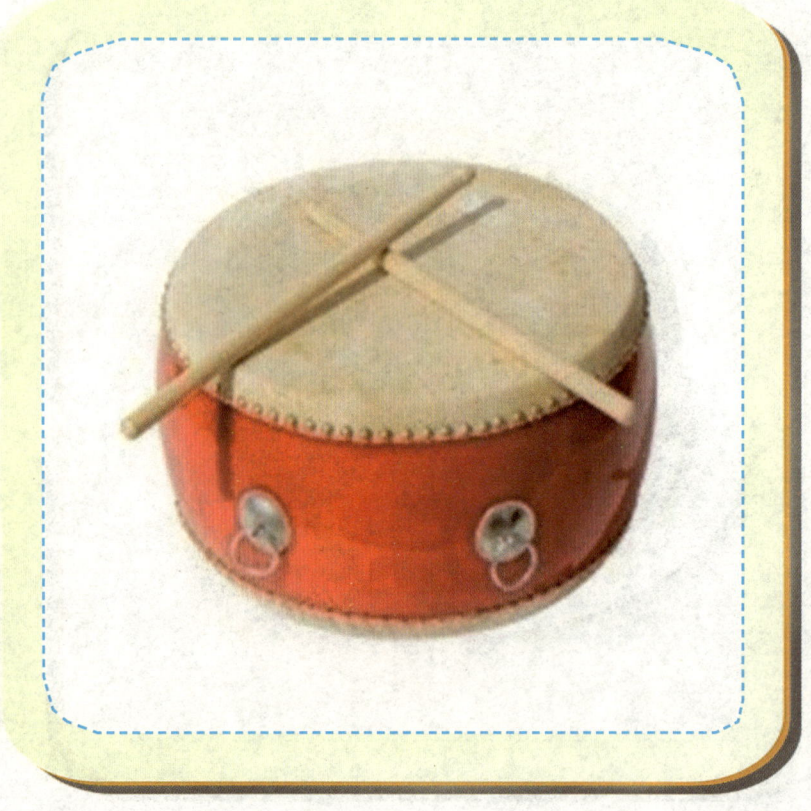

示例 4

你想要梳子吗？

小档案	
训练时长	
辅助情况	

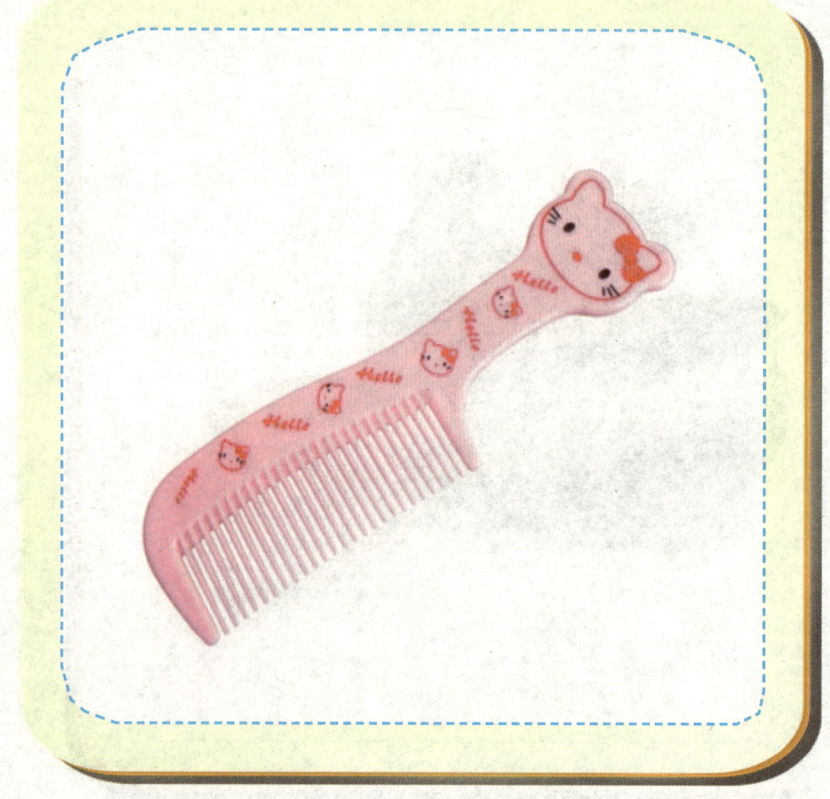

第六章 表达性语言技能基础训练

35 回答简单的社交问题

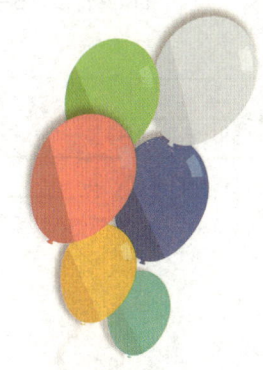

该技能的训练目的是提高患儿的表达能力（包括语言和非语言）。通过该技能的训练，患儿应该能达到这样一种水平，即：向患儿提问各种社交问题（如"你叫什么名字？"），患儿能够通过词语或者手语，或者辅助工具，对简单的社交问题作出正确的回答。

扫描二维码，打印本技能训练配套表格

语言的突破训练实操

示例 1

你叫什么名字？

小档案	
训练时长	
辅助情况	

示例 2

你是男孩还是女孩？

小档案	
训练时长	
辅助情况	

示例 3

"你今年几岁了？"

小档案	
训练时长	
辅助情况	

示例 4

"你吃早饭了吗？"

小档案	
训练时长	
辅助情况	

第七章

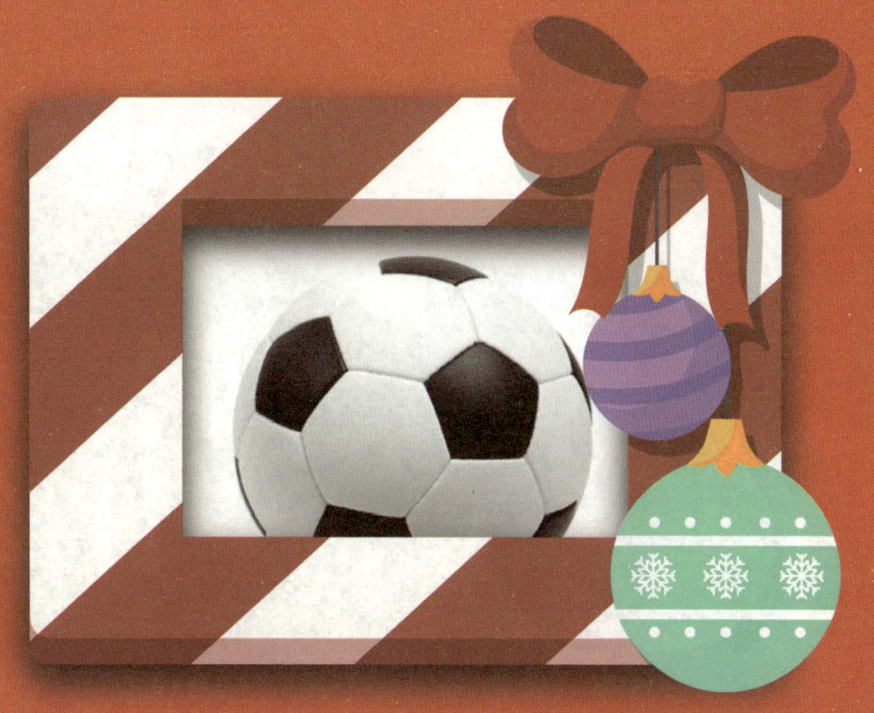

表达性语言初级技能训练

语言的突破训练实操

01 回答简单的关于"什么"的问题

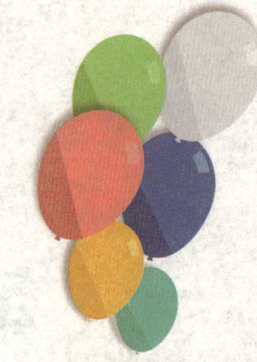

该技能的训练目的是提高患儿的表达性语言能力。通过该技能的训练,患儿应该能达到这样一种水平,即:向患儿呈现一张图片,随后结合图片问一个简单的关于"是什么"的问题,患儿能够正确回答问题。如果受训患儿不会使用语言,可通过手语、书写、图片交换沟通系统或是辅助沟通系统回答问题。第二阶段,不呈现图片,直接问关于"什么"的问题,患儿可以正确回答。

扫描二维码,打印本技能训练配套表格

第七章
表达性语言初级技能训练

训练方法示例

示例 1

这张图片上有什么？

小档案	
训练时长	
辅助情况	

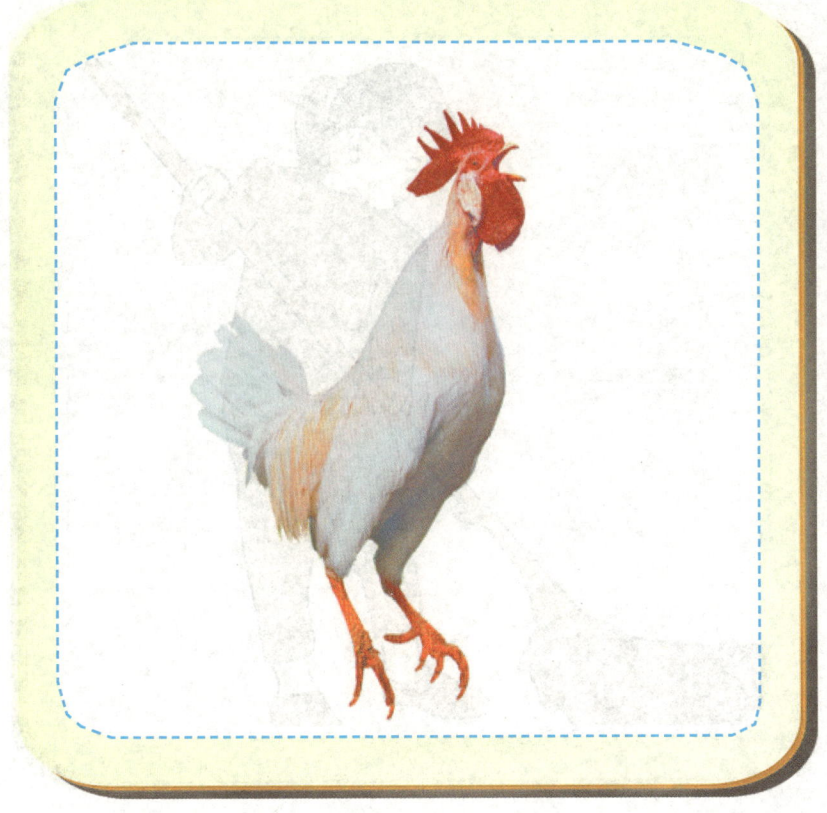

示例 2

图片上的人在吃什么？

小档案	
训练时长	
辅助情况	

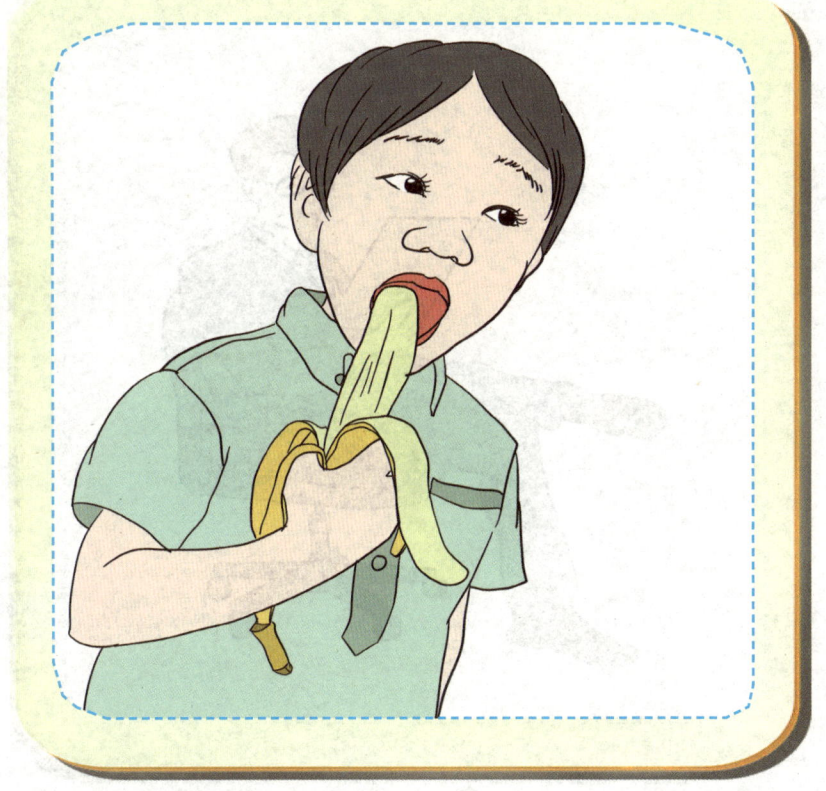

语言的突破训练实操

训练方法示例

示例 3

他坐在什么上面？

小档案	
训练时长	
辅助情况	

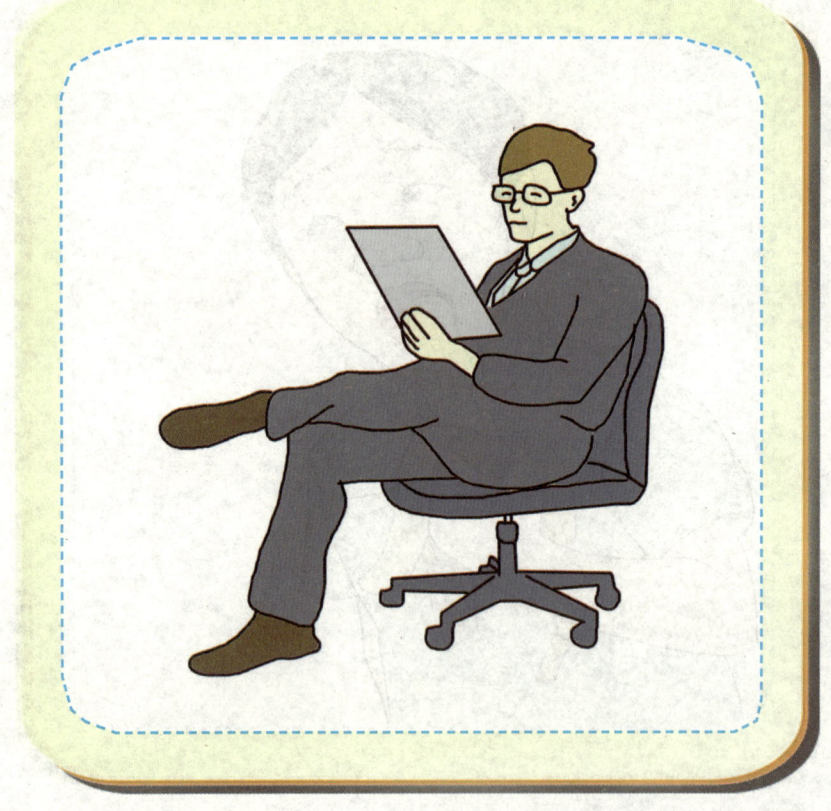

示例 4

我们用什么来扫地？

小档案	
训练时长	
辅助情况	

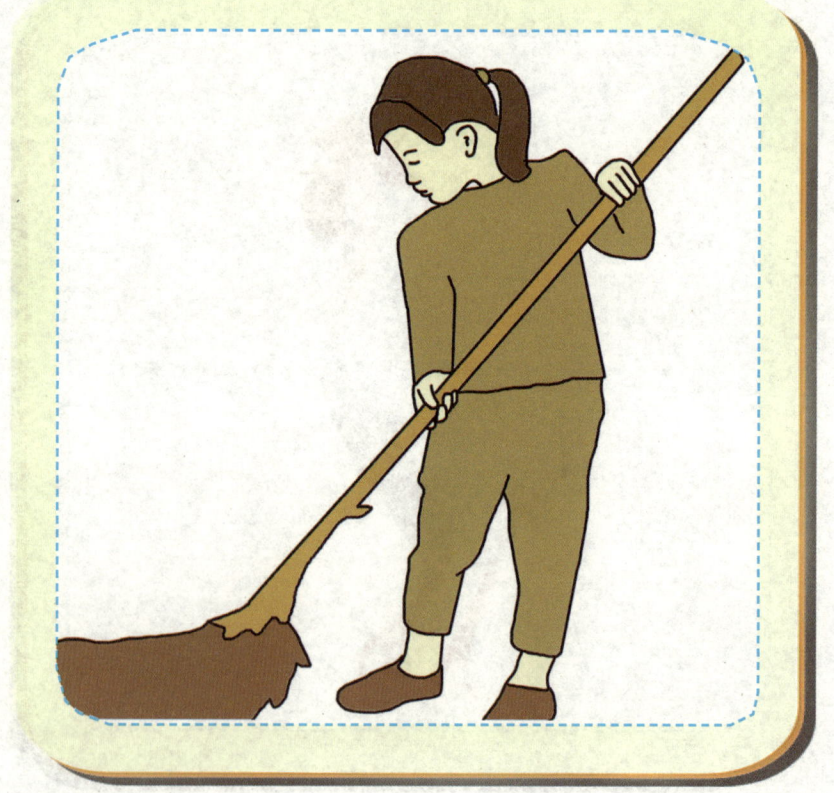

第七章 表达性语言初级技能训练

02 回答以"什么时候"开头的简单问题

该技能的训练目的是提高患儿的表达性语言能力。通过该技能的训练,患儿应该能达到这样一种水平,即:问患儿一个简单的以"什么时候"开头的问题,患儿能够正确回答问题。如果受训患儿不会使用语言,可通过手语、书写、图片交换沟通系统或是辅助沟通系统回答问题。

扫描二维码,打印本技能训练配套表格

语言的突破训练实操

训练方法示例

示例 1

我们什么时候上床睡觉?

小档案	
训练时长	
辅助情况	

示例 2

什么时候会下雪?

小档案	
训练时长	
辅助情况	

示例 3

我们什么时候笑?

小档案	
训练时长	
辅助情况	

示例 4

我们什么时候需要睡觉?

小档案	
训练时长	
辅助情况	

03 回答以"哪里"开头的简单问题

该技能的训练目的是提高患儿的表达性语言能力。通过该技能的训练,患儿应该能达到这样一种水平,即:问患儿一个简单的含有"哪里"的问题,患儿能够正确回答问题。如果受训患儿不会使用语言,可通过手语、书写、图片交换沟通系统或者辅助沟通系统回答问题。

扫描二维码,打印本技能训练配套表格

语言的突破训练实操

训练方法示例

示例 1

我们在哪里睡觉？

小档案	
训练时长	
辅助情况	

示例 2

我们在哪里游泳？

小档案	
训练时长	
辅助情况	

示例 3

你刚才去了哪里？

小档案	
训练时长	
辅助情况	

示例 4

你想去哪里？

小档案	
训练时长	
辅助情况	

04 回答关于教室的以"哪里"开头的简单问题

第七章 表达性语言初级技能训练

该技能的训练目的是提高患儿的表达性语言能力。通过该技能的训练，患儿应该能达到这样一种水平，即：问患儿一个在教室里发生的关于物品在何处或是活动在何处开展的问题，患儿能够正确回答问题。

扫描二维码，打印本技能训练配套表格

语言的突破训练实操

训练方法示例

示例 1

不使用铅笔的时候，把它放在哪里？

小档案	
训练时长	
辅助情况	

示例 2

垃圾应该扔到哪里？

小档案	
训练时长	
辅助情况	

示例 3

你的座位在哪里？

小档案	
训练时长	
辅助情况	

示例 4

黑板在哪里？

小档案	
训练时长	
辅助情况	

05 回答以"哪个"开头的简单问题

该技能的训练目的是提高患儿的表达性语言能力。通过该技能的训练，患儿应该能达到这样一种水平，即：向患儿呈现3张图片或物品，问一个简单的"哪一个"问题，患儿能够正确回答问题。如果受训患儿不会使用语言，可通过手语、书写、图片交换交流系统或是辅助沟通系统回答问题。

语言的突破训练实操

训练方法示例

示例 1

哪一个是动物？

小档案	
训练时长	
辅助情况	

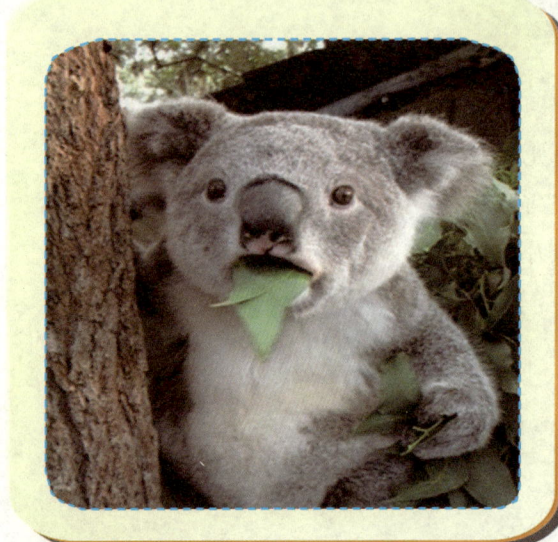
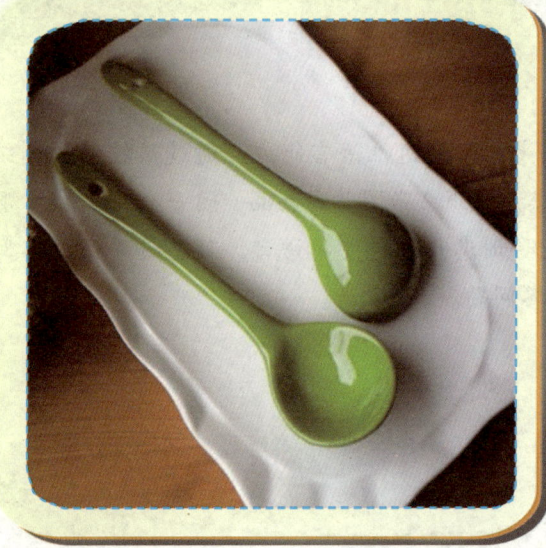
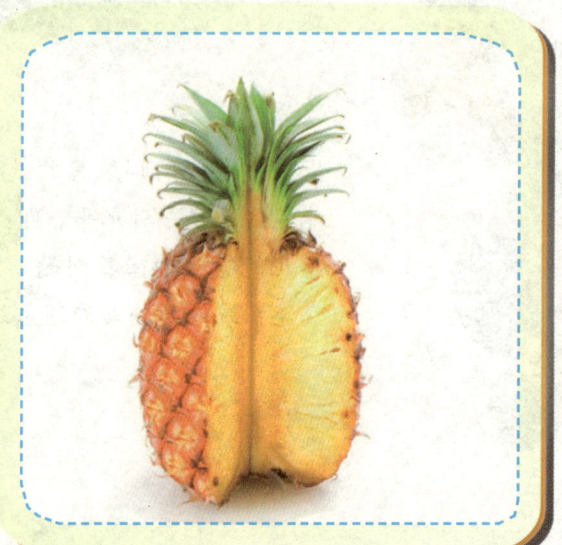

第七章
表达性语言初级技能训练

训练方法示例

示例 2

哪一个是圆的？

小档案	
训练时长	
辅助情况	

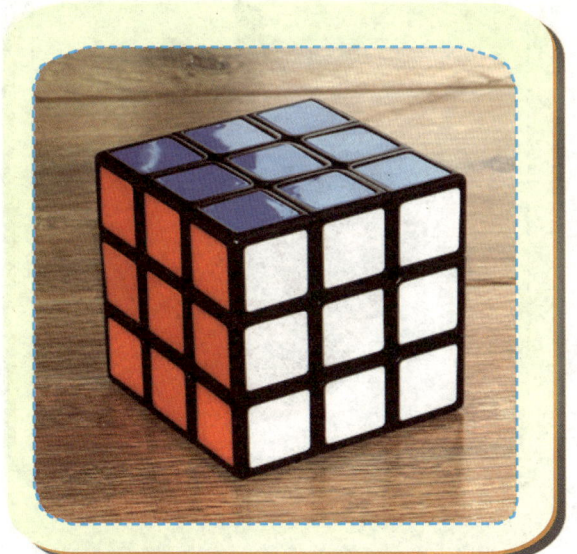 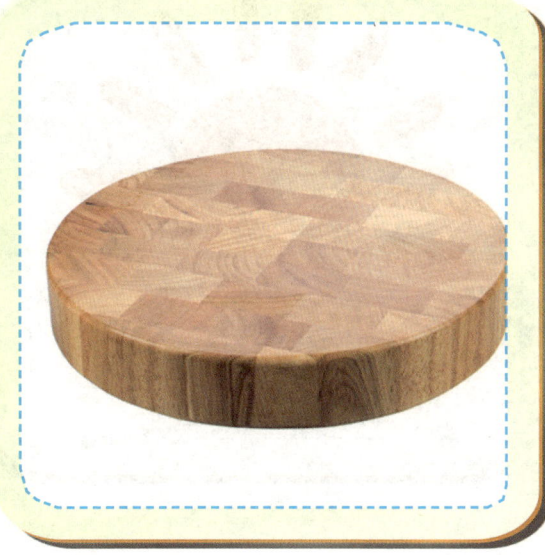 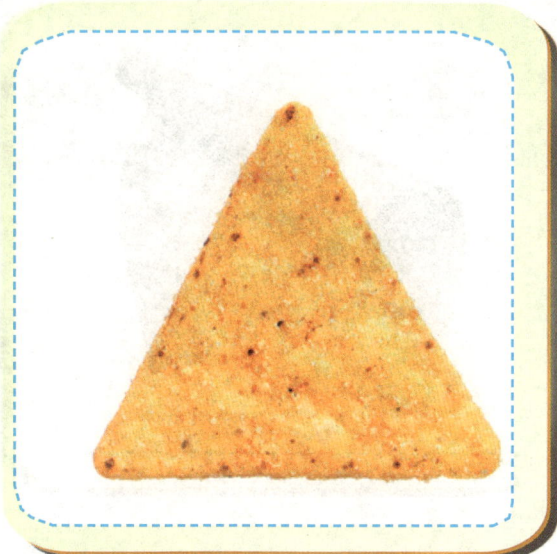

语言的突破训练实操

训练方法示例

示例 3

哪一个是太阳？

小档案	
训练时长	
辅助情况	

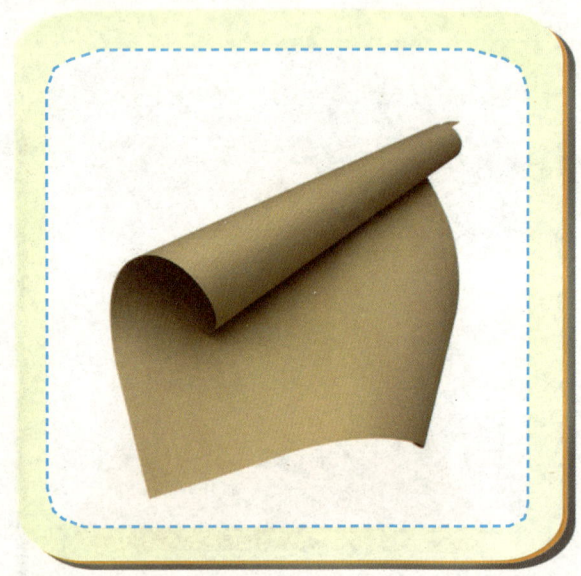
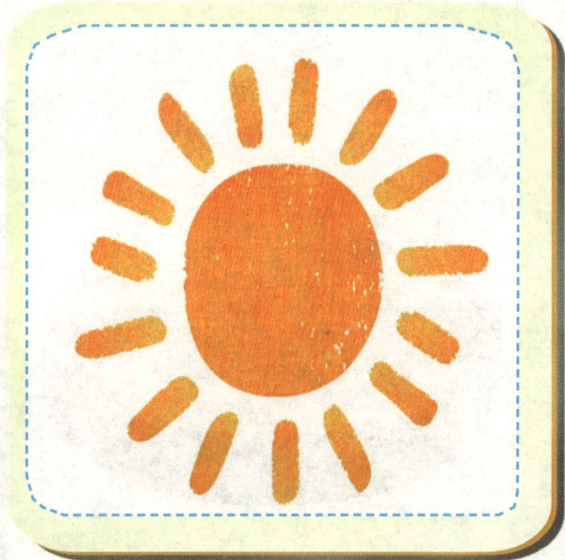
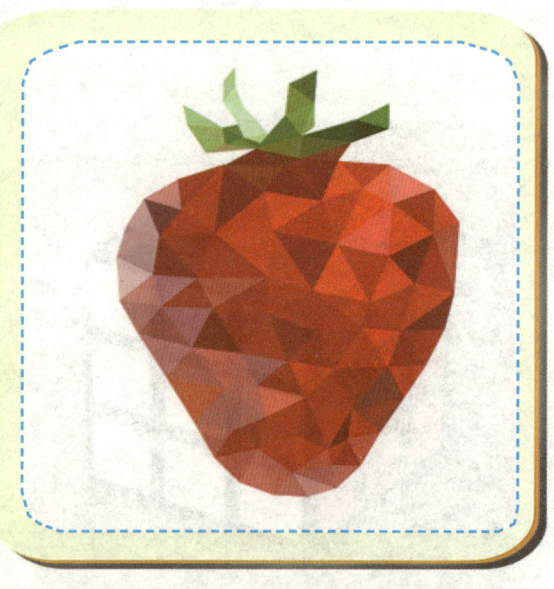

训练方法示例

示例 4

哪一个是黄色的?

小档案	
训练时长	
辅助情况	

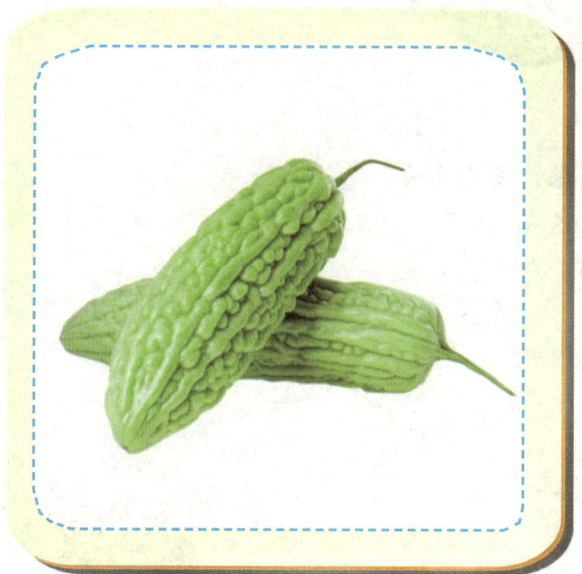
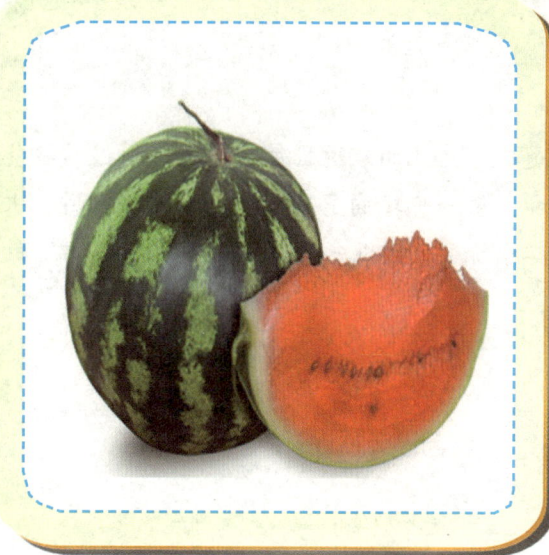
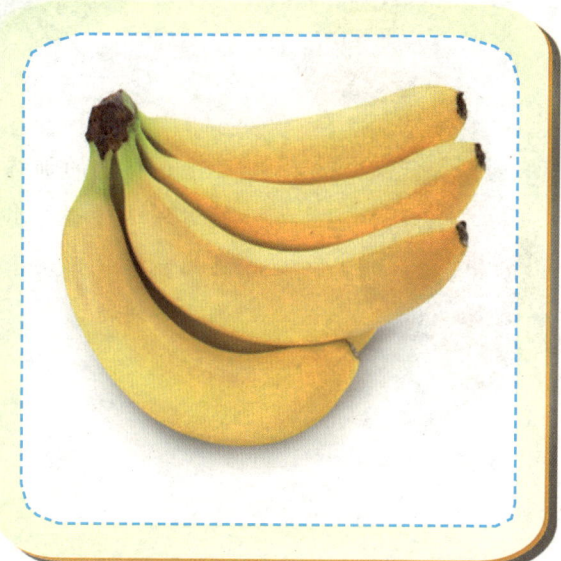

语言的突破训练实操

06 回答以"谁"开头的简单问题

该技能的训练目的是提高患儿的表达性语言能力。通过该技能的训练，患儿应该能达到这样一种水平，即：第一阶段向患儿呈现一张人物图片，并问"这是谁？"，患儿能够说出是谁，第二个阶段问患儿一个简单的关于"是谁"的问题，患儿能够正确回答问题。

扫描二维码，打印本技能训练配套表格

第七章
表达性语言初级技能训练

训练方法示例

示例 1

这是谁?

小档案	
训练时长	
辅助情况	

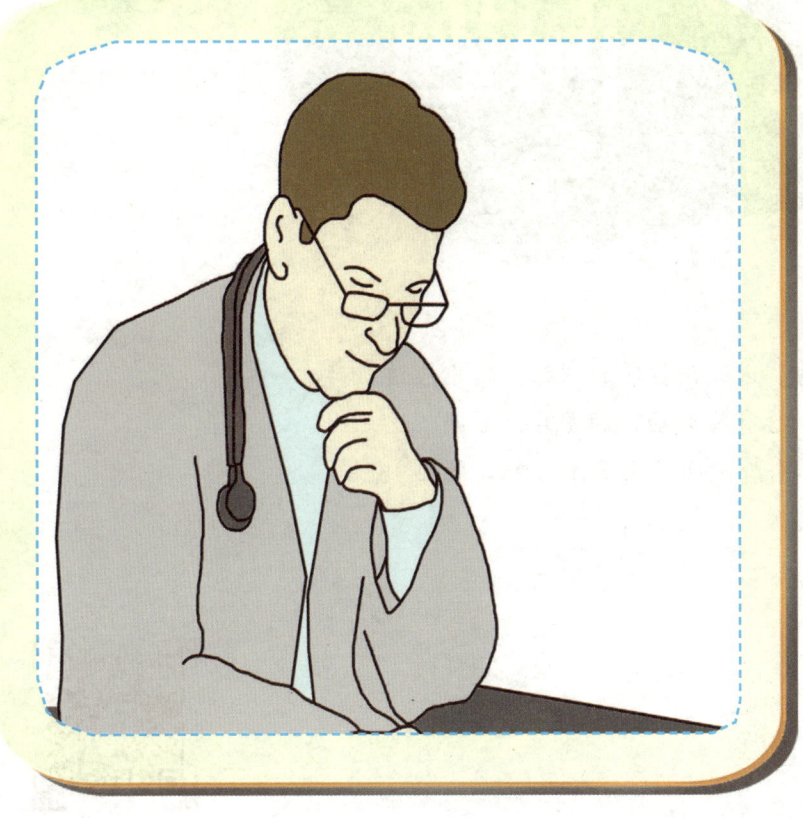

示例 2

谁每天和你一起上学?

小档案	
训练时长	
辅助情况	

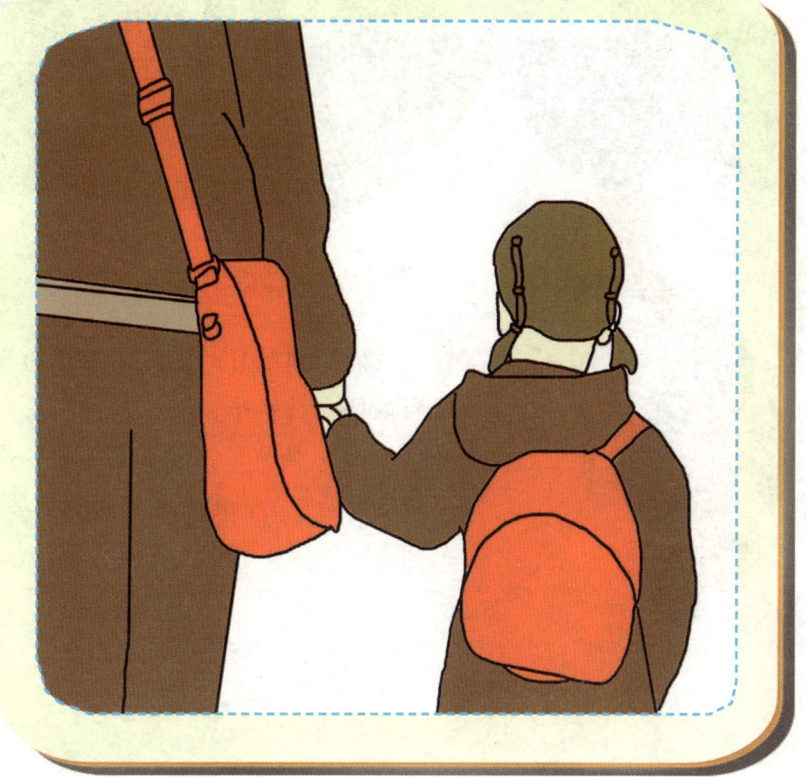

语言的突破训练实操

07 回答简单的"是/不是"问题

该技能的训练目的是提高患儿的表达性语言能力。通过该技能的训练，患儿应该能达到这样一种水平，即：第一阶段向患儿呈现一张绘有某个动作的图片，并问"这是**（动作）吗？"，患儿能够回答是或不是；第二个阶段问患儿"你用**（物品）**（动作）吗？"，患儿能够正确回答问题。

扫描二维码，打印本技能训练配套表格

第七章
表达性语言初级技能训练

训练方法示例

示例 1

这是游泳吗？

小档案	
训练时长	
辅助情况	

示例 2

这是在睡觉吗？

小档案	
训练时长	
辅助情况	

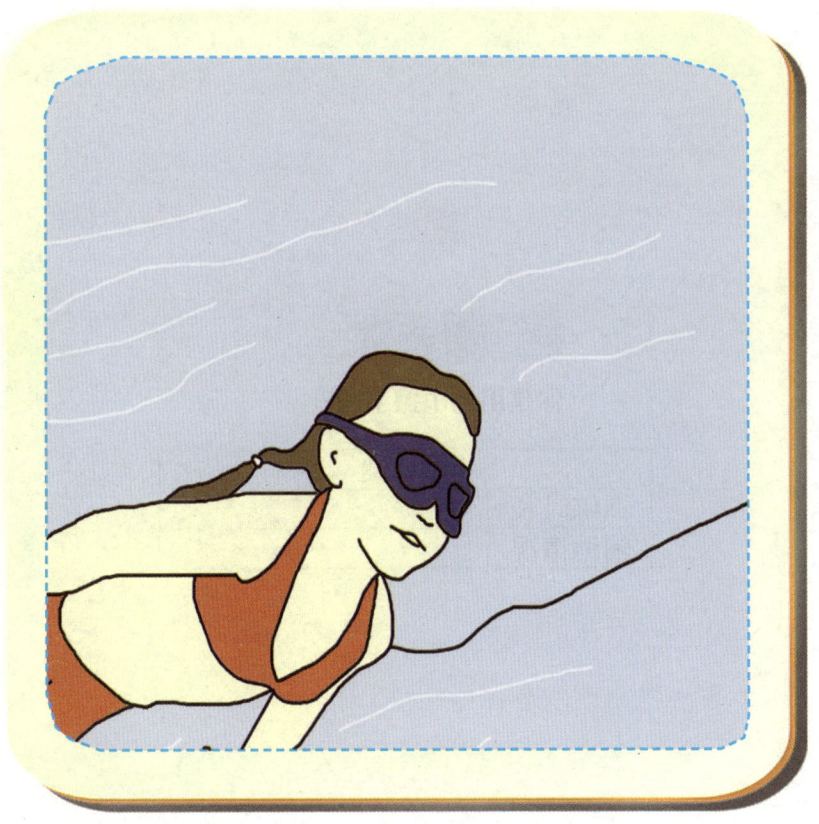

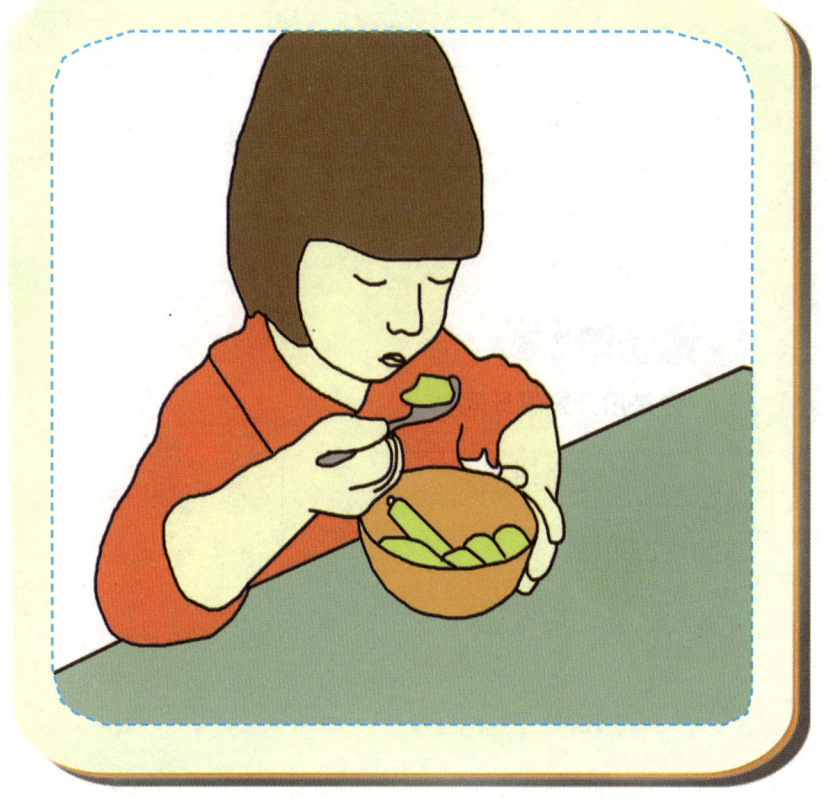

语言的突破训练实操

训练方法示例

示例 3

你是用刀叉吃饭吗?

小档案	
训练时长	
辅助情况	

示例 4

你是坐公交车回家吗?

小档案	
训练时长	
辅助情况	

示例 5

你是用牙刷刷牙吗?

小档案	
训练时长	
辅助情况	

示例 6

你是用毛巾擦手吗?

小档案	
训练时长	
辅助情况	

第七章 表达性语言初级技能训练

08 回答社交问题

该技能的训练目的是提高患儿的社交表达能力。通过该技能的训练，患儿应该能达到这样一种水平，即：问患儿一个社交类问题（例如"你喜欢什么颜色"），患儿能够正确回答问题。如果受训患儿不会使用语言，可通过手语、书写、图片交换交流系统或是辅助沟通系统回答问题。

扫描二维码，打印本技能训练配套表格

语言的突破训练实操

训练方法示例

示例 1

你喜欢的电视节目是什么?

小档案	
训练时长	
辅助情况	

示例 2

你喜欢什么小动物?

小档案	
训练时长	
辅助情况	

示例 3

你喜欢什么颜色?

小档案	
训练时长	
辅助情况	

示例 4

你吃饭了吗?

小档案	
训练时长	
辅助情况	

第七章 表达性语言初级技能训练

09 描述图片

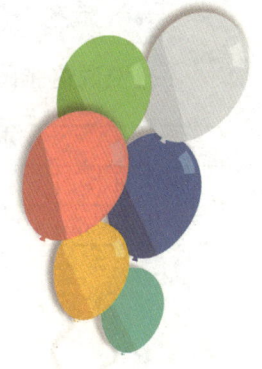

该技能的训练目的是提高患儿的表达性语言能力。通过该技能的训练，患儿应该能达到这样一种水平，即：向患儿呈现一张图片，图片上某人正在做某个动作，然后说"说说这张图片"，患儿将给出至少两个有关图片的特征（比如，图片中有谁，人物特征，这个人在干什么，他们在什么地方，环境是怎样的）。

扫描二维码，打印本技能训练配套表格

语言的突破训练实操

训练方法示例

示例 1

说说这张图片。

小档案	
训练时长	
辅助情况	

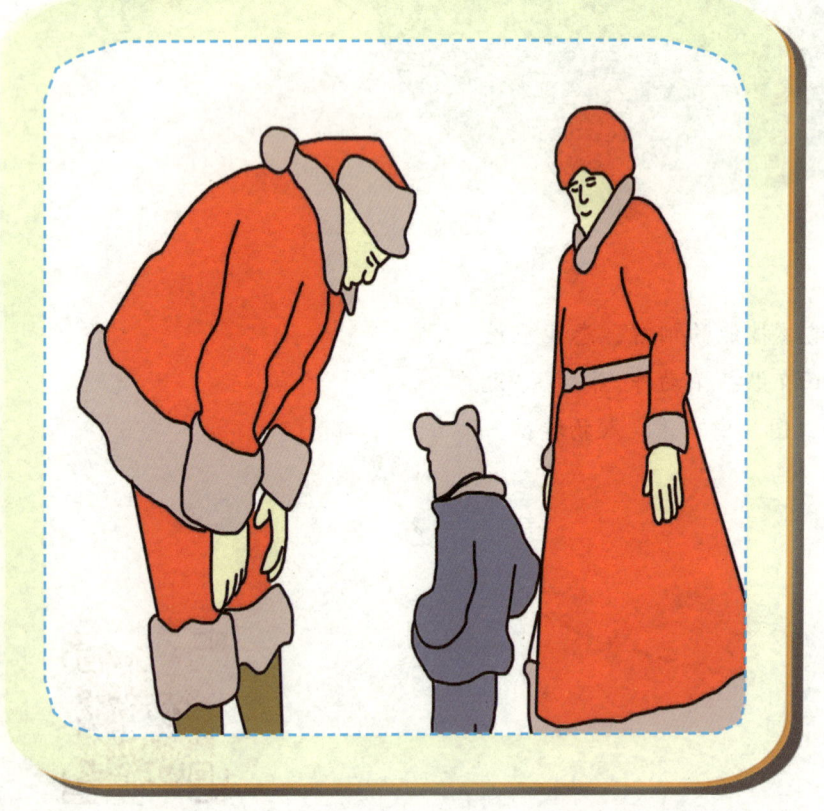

示例 2

说说这张图片。

小档案	
训练时长	
辅助情况	

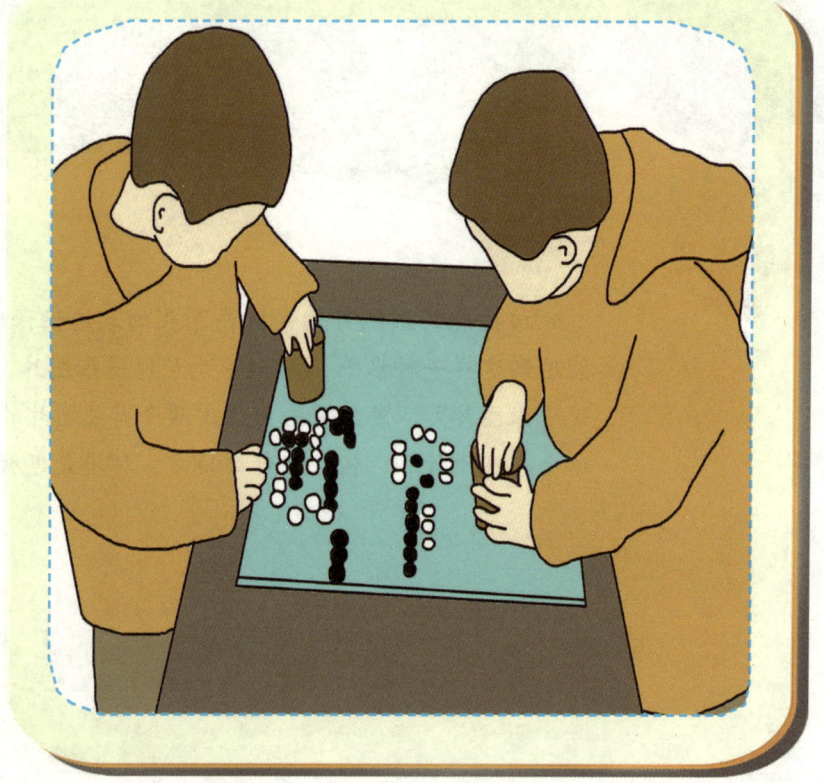

第七章
表达性语言初级技能训练

训练方法示例

示例 3

说说这张图片。

小档案	
训练时长	
辅助情况	

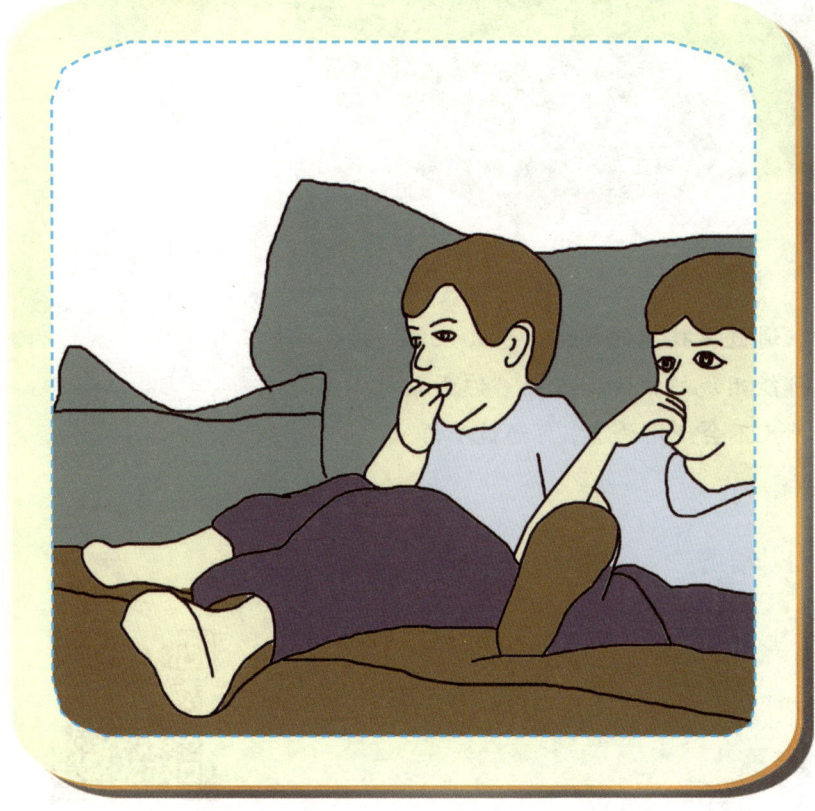

示例 4

说说这张图片。

小档案	
训练时长	
辅助情况	

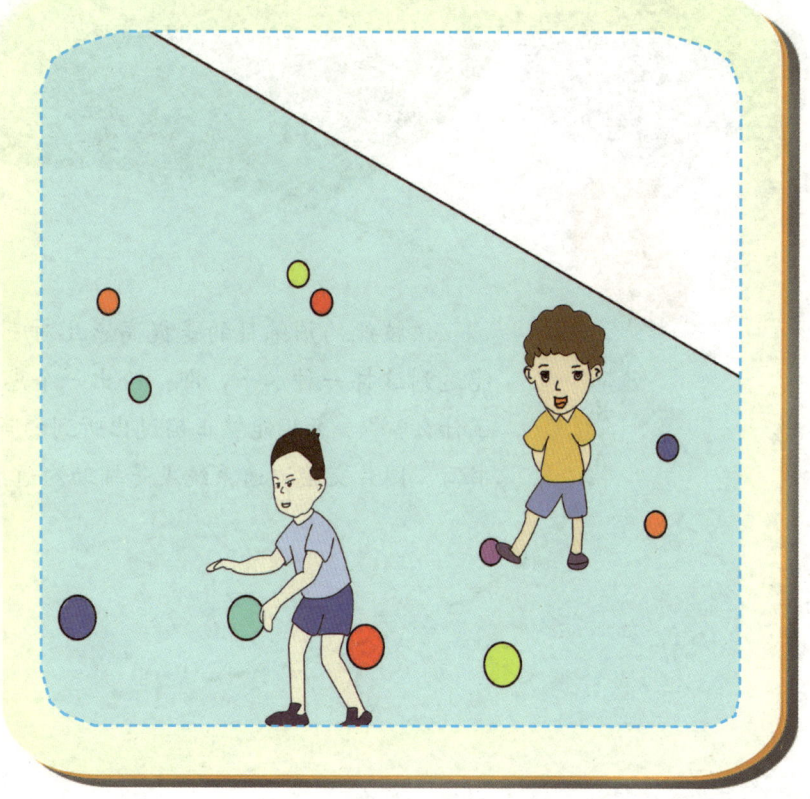

语言的突破训练实操

10 识别声音

该技能的训练目的是提高患儿对声音的辨别能力。通过该技能的训练,患儿应该能达到这样一种水平,即:给出一个患儿周围环境中可能出现的声音,并问"你听到了什么?",患儿能够正确说出听到的声音。如果受训患儿不会使用语言,可通过手语、书写、图片交换沟通系统或是辅助沟通系统回答问题。

扫描二维码,打印本技能训练配套表格

第七章
表达性语言初级技能训练

训练方法示例

示例 1

你听到了什么？

小档案	
训练时长	
辅助情况	

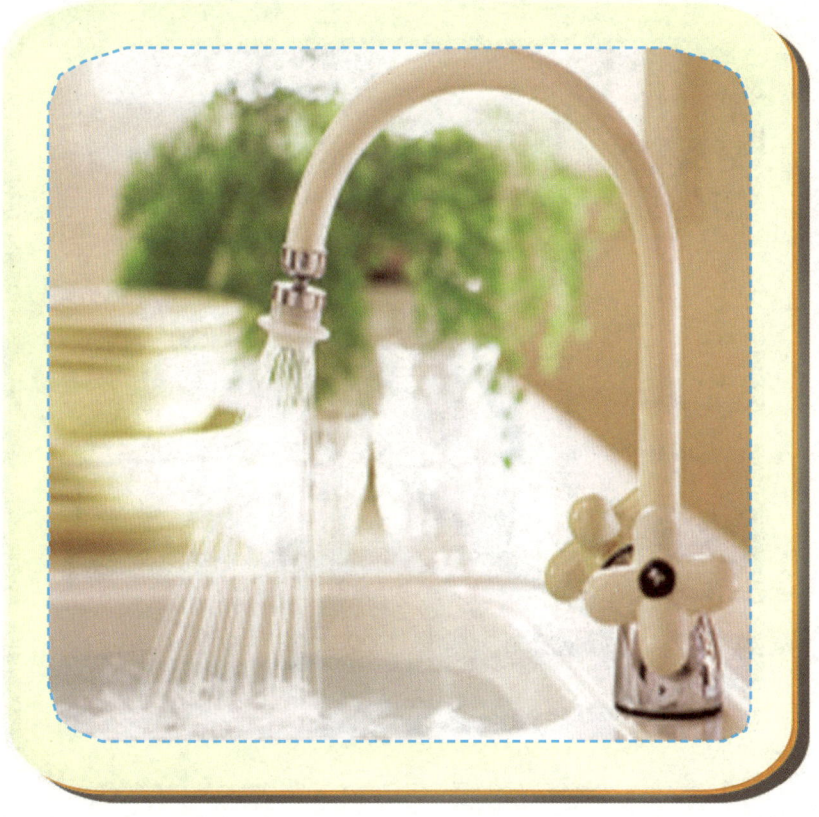

示例 2

你听到了什么？

小档案	
训练时长	
辅助情况	

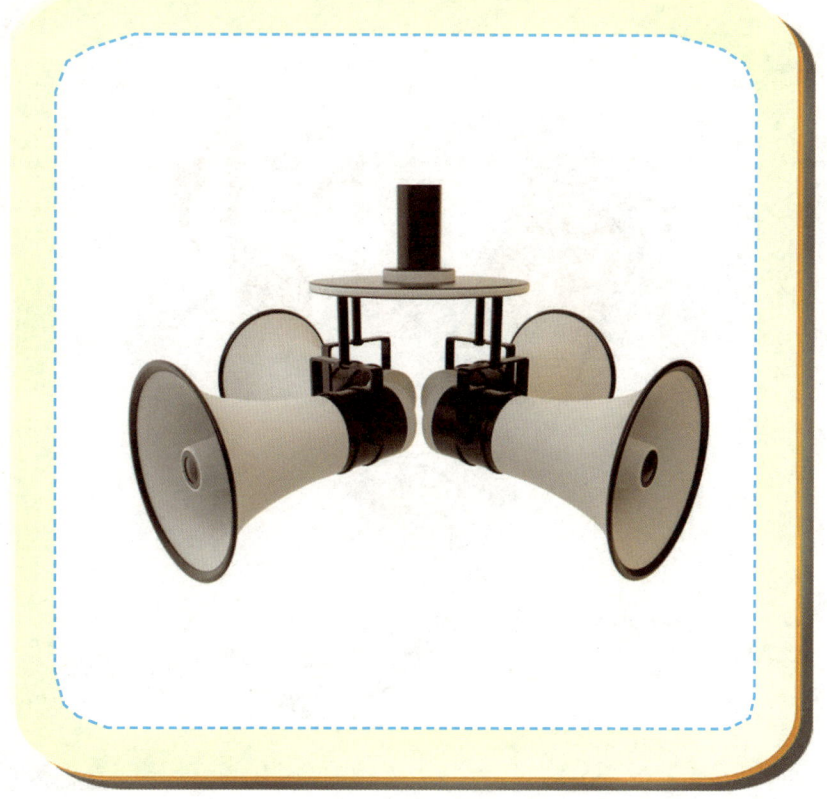

语言的突破训练实操

训练方法示例

示例 3

你听到了什么?

小档案	
训练时长	
辅助情况	

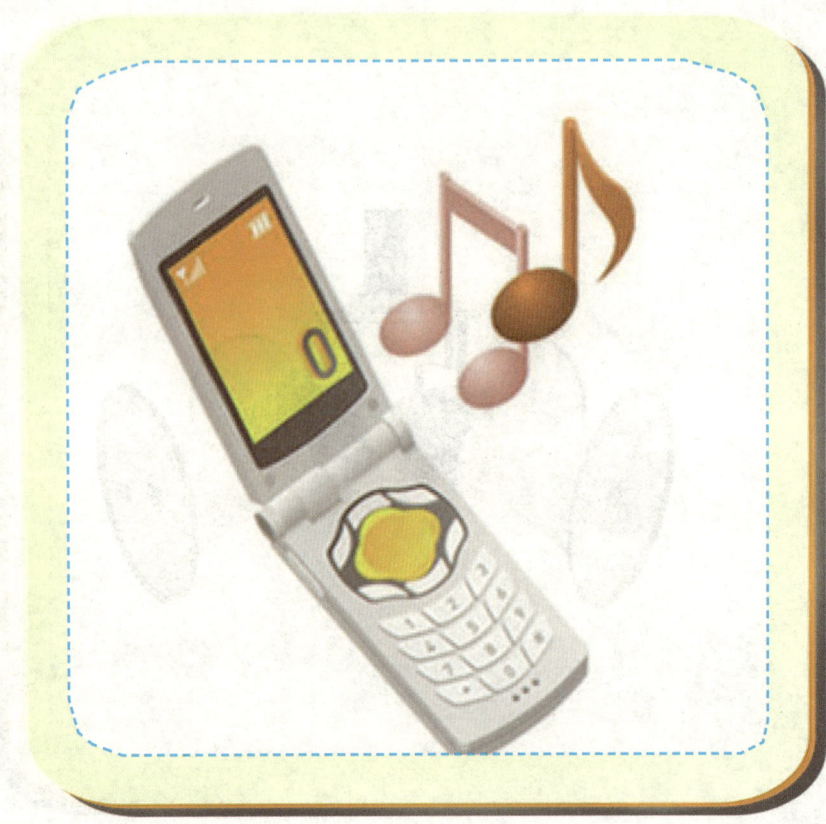

示例 4

你听到了什么?

小档案	
训练时长	
辅助情况	

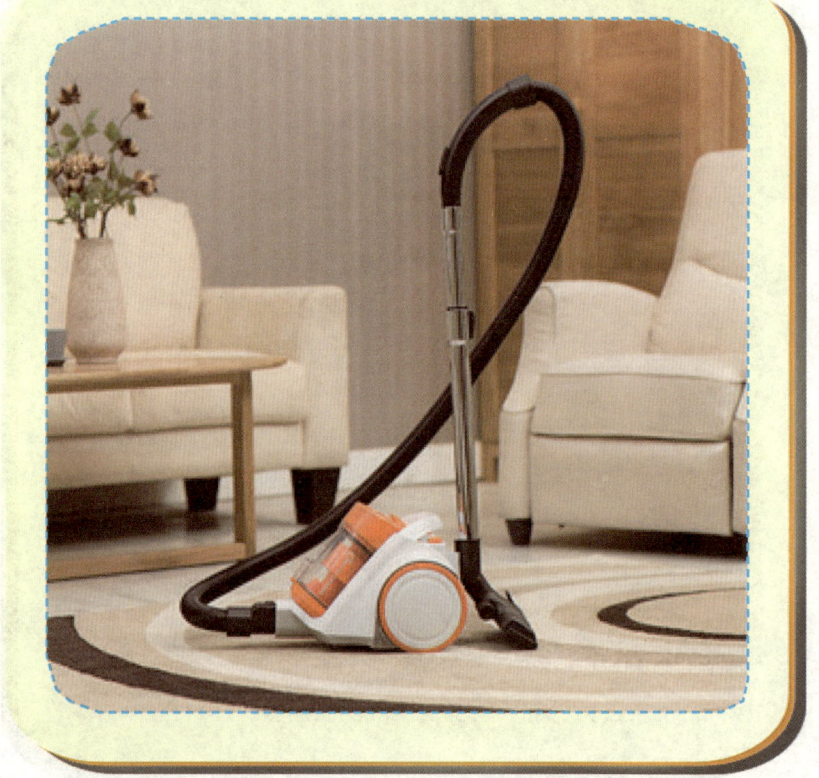

11 扩展句子（动作+物品）

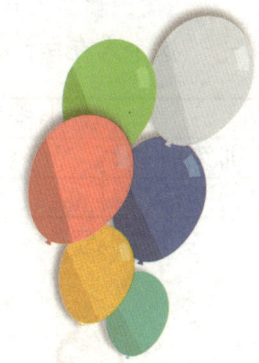

该技能的训练目的是提高患儿的表达性语言能力。通过该技能的训练，患儿应该能达到这样一种水平，即：向患儿呈现一张绘有某人做某个动作的图片，并问"这个人在做什么？"，患儿能够正确回答问题，答案中包含一个动作和一件物品。

扫描二维码，打印本技能训练配套表格

语言的突破训练实操

训练方法示例

示例 1

这个人在做什么？

小档案	
训练时长	
辅助情况	

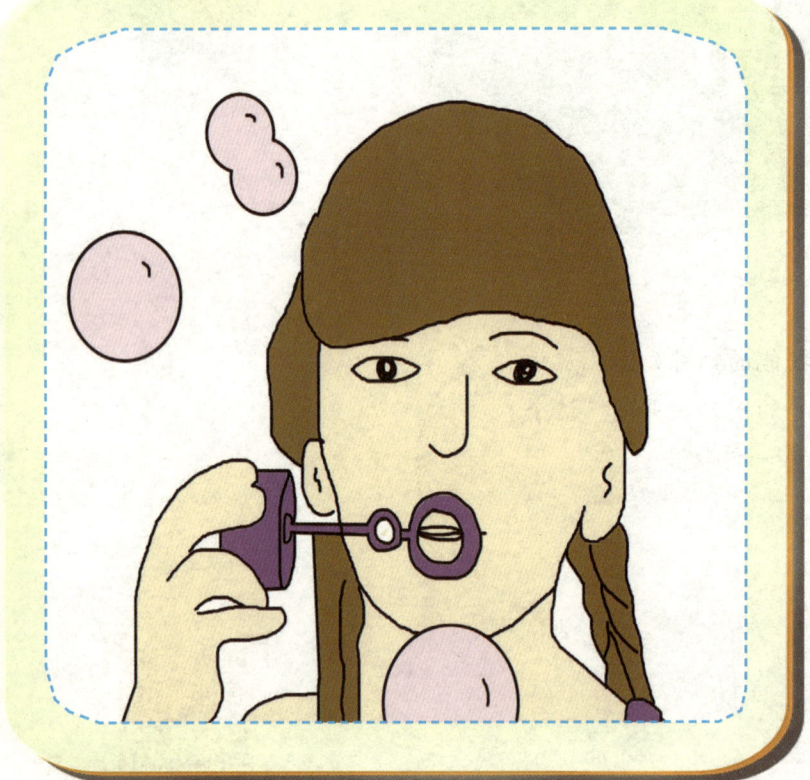

示例 2

这个人在做什么？

小档案	
训练时长	
辅助情况	

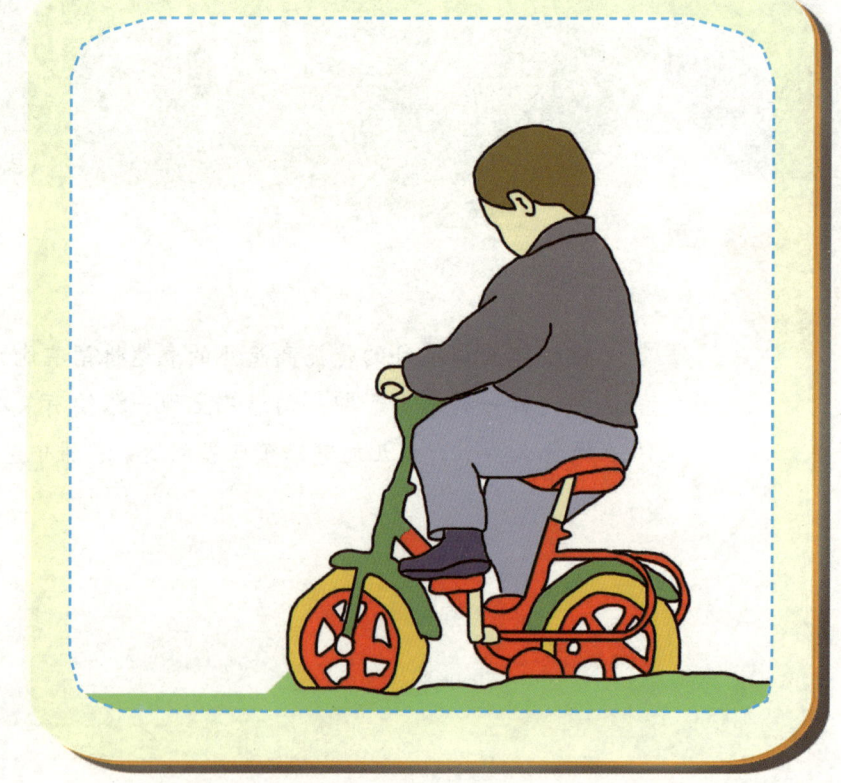

第七章
表达性语言初级技能训练

训练方法
示例

示例 3

这个人在做什么？

小档案	
训练时长	
辅助情况	

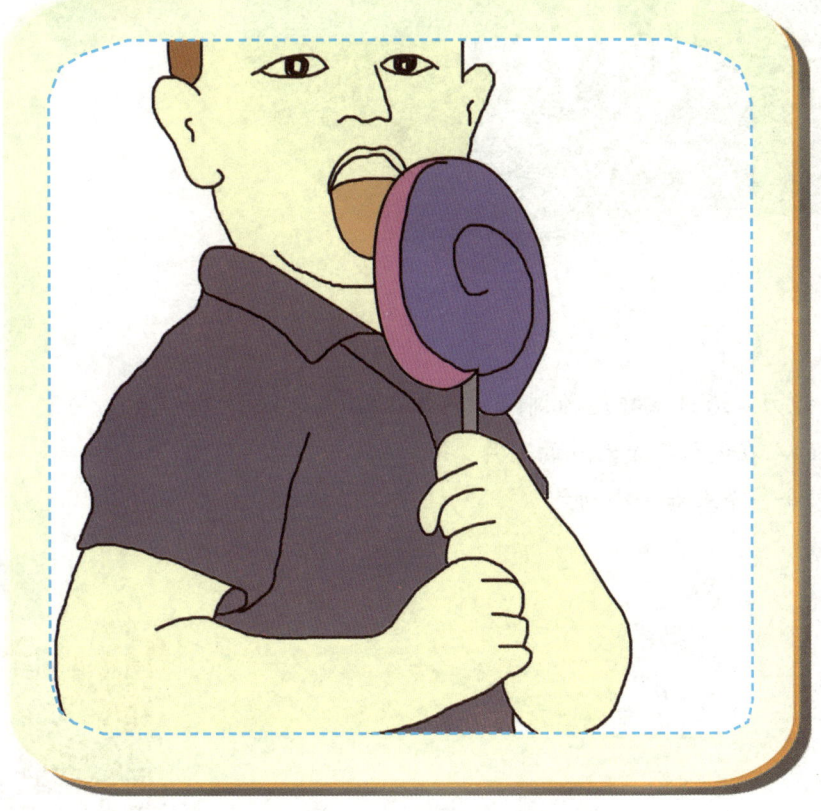

示例 4

这个人在做什么？

小档案	
训练时长	
辅助情况	

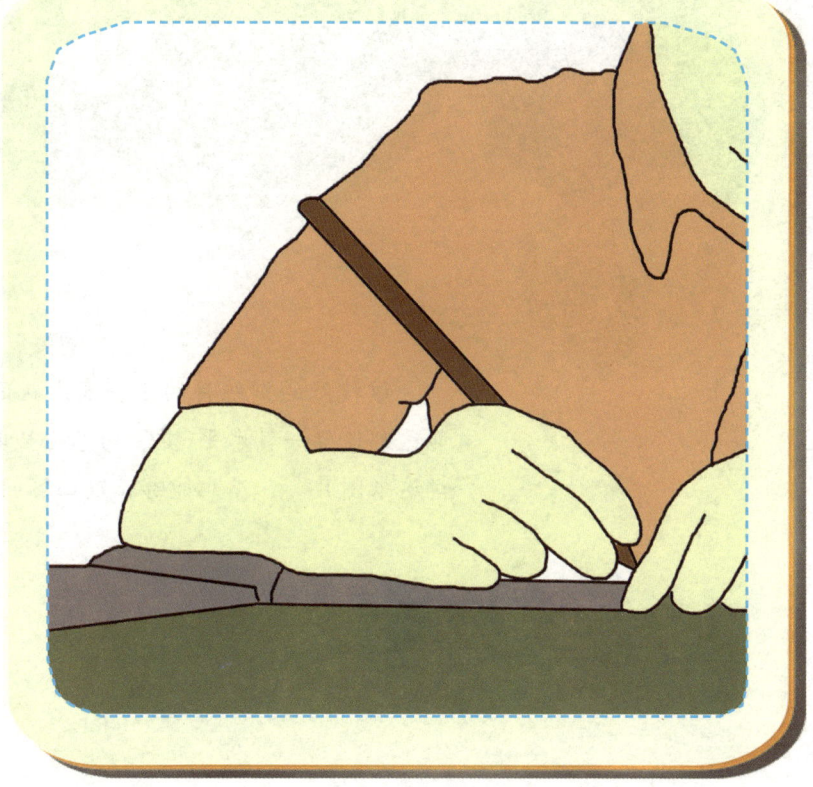

语言的突破训练实操

12 扩展句子（对象+动作）

该技能的训练目的是提高患儿的表达性语言能力。通过该技能的训练，患儿应该能达到这样一种水平，即：向患儿呈现一张他熟悉的人在进行某个动作的图片，并说"说说这张图片"，患儿能够正确回答问题，答案中包含一个人和一个动作。

扫描二维码，打印本技能训练配套表格

第七章
表达性语言初级技能训练

训练方法
示例

示例 1

说说这张图片。

小档案	
训练时长	
辅助情况	

示例 2

说说这张图片。

小档案	
训练时长	
辅助情况	

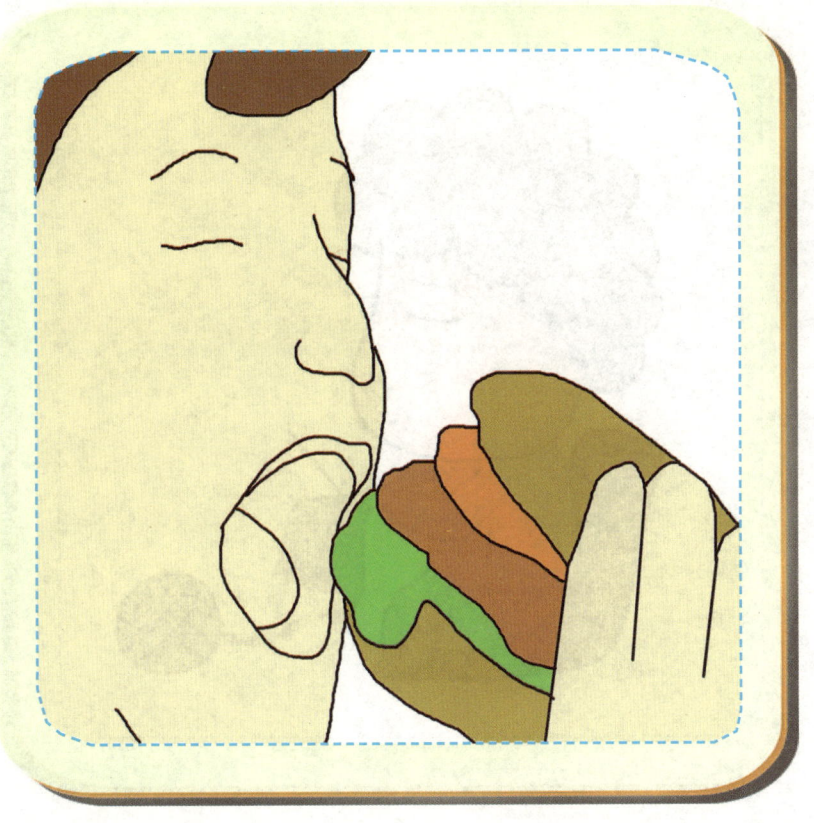

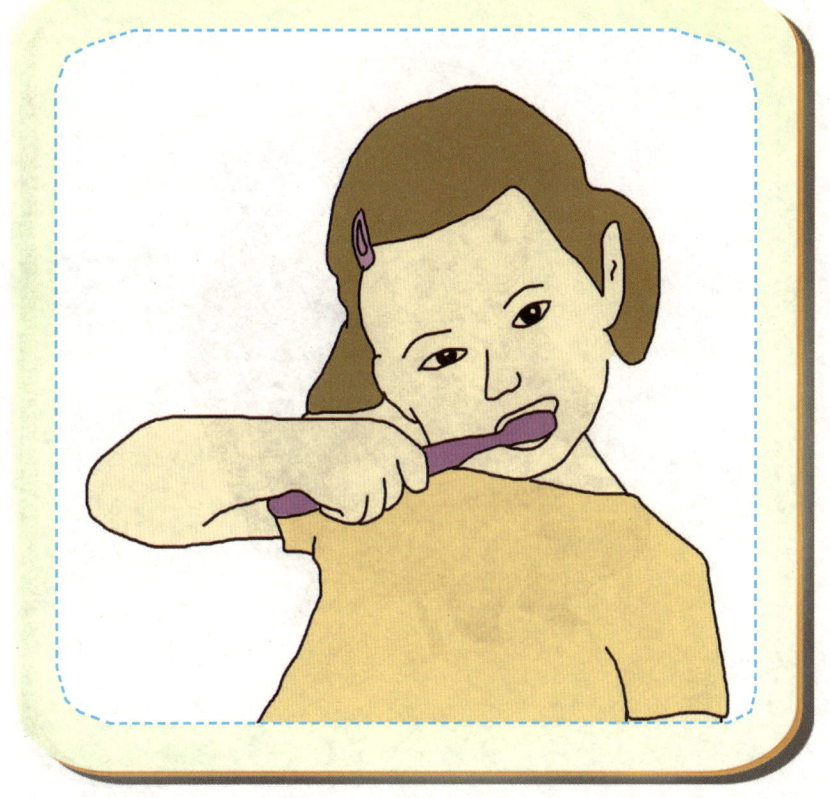

语言的突破训练实操

训练方法示例

示例 3

说说这张图片。

小档案	
训练时长	
辅助情况	

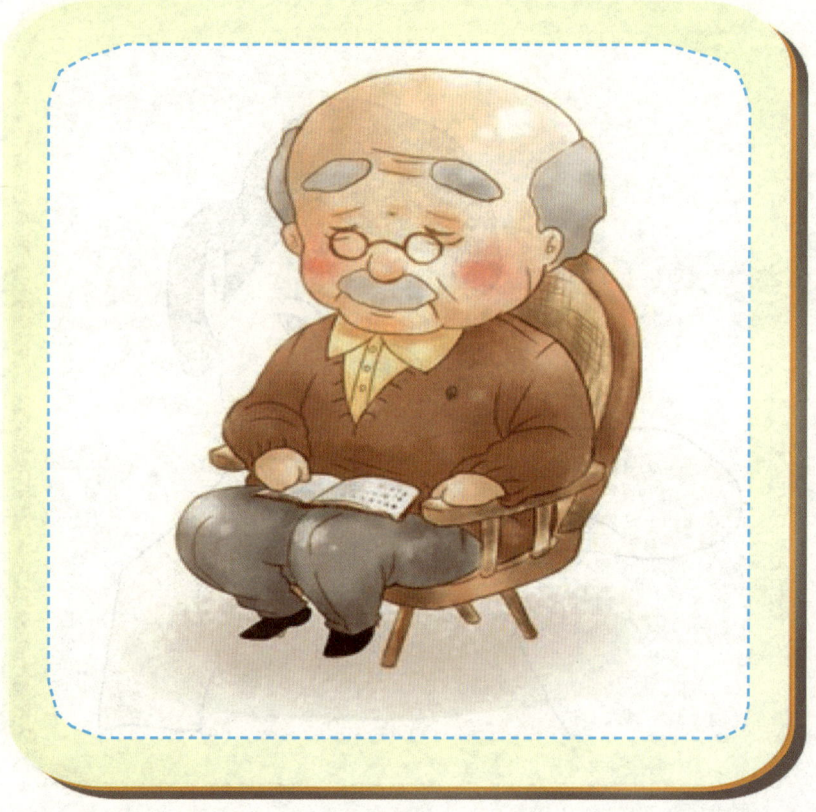

示例 4

说说这张图片。

小档案	
训练时长	
辅助情况	

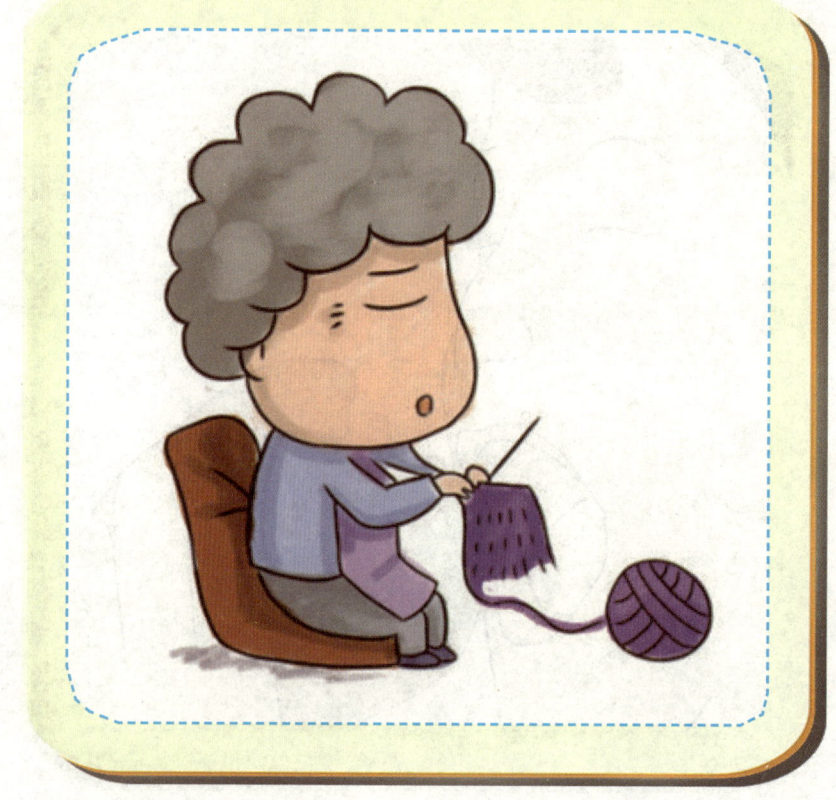

第七章　表达性语言初级技能训练

13 扩展句子（人物＋动作＋对象）

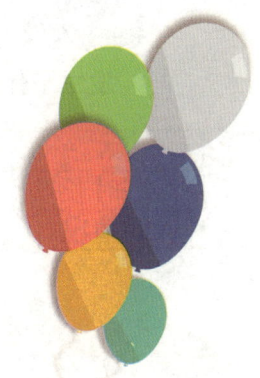

该技能的训练目的是提高患儿的表达性语言能力。通过该技能的训练，患儿应该能达到这样一种水平，即：向患儿呈现一张图片，上面绘有他熟悉或不熟悉的人在进行某个动作，然后问他"发生了什么？"，患儿能够正确回答问题，答案中包含人物、动作和对象。

扫描二维码，打印本技能训练配套表格

语言的突破训练实操

训练方法示例

示例1

发生了什么？

小档案	
训练时长	
辅助情况	

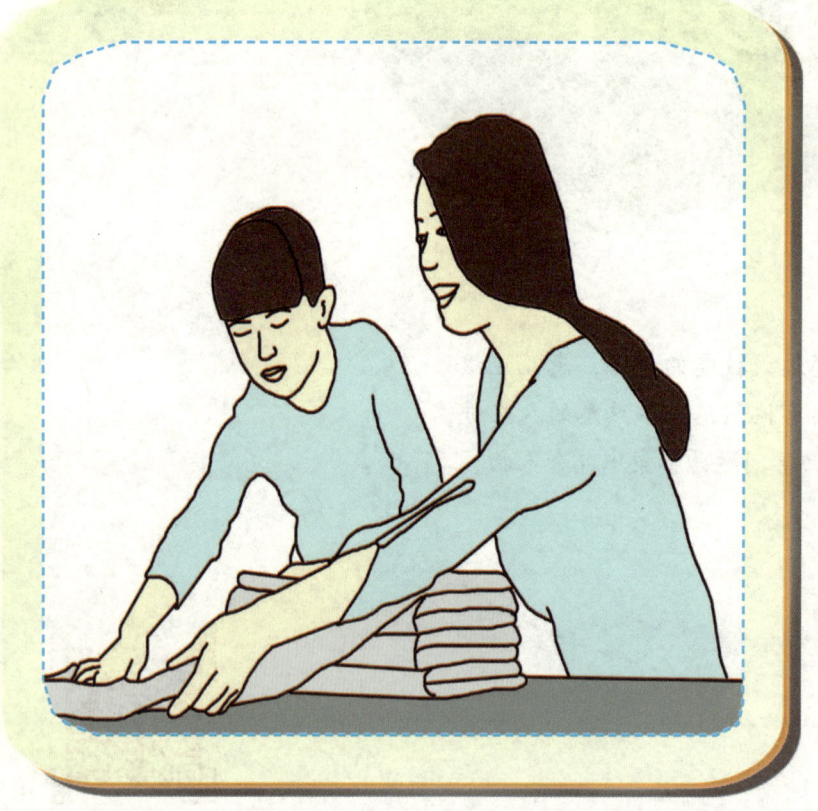

示例2

发生了什么？

小档案	
训练时长	
辅助情况	

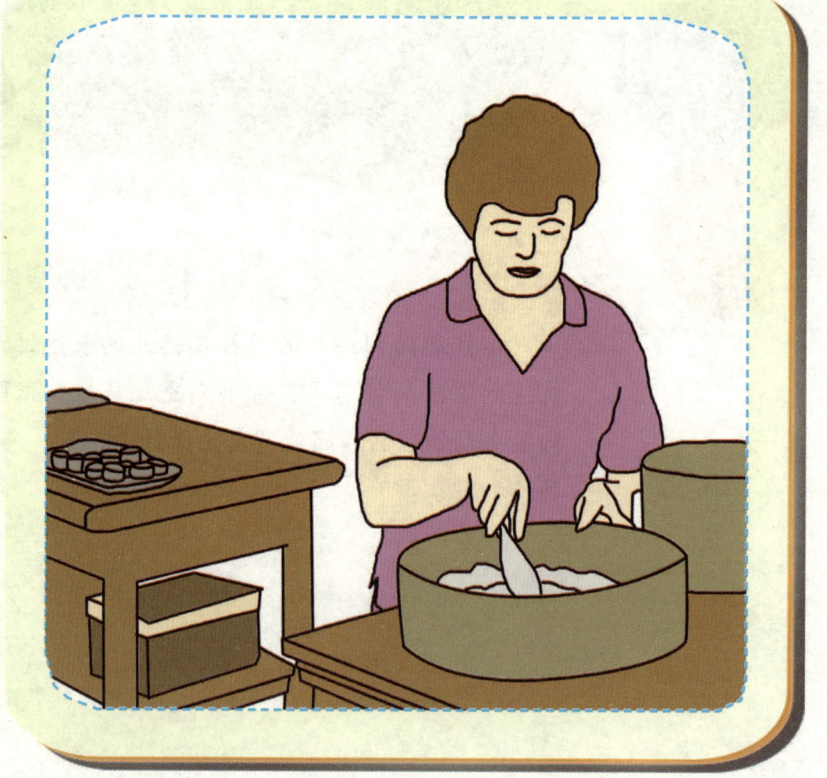

第七章
表达性语言初级技能训练

训练方法示例

示例 3
发生了什么？

小档案	
训练时长	
辅助情况	

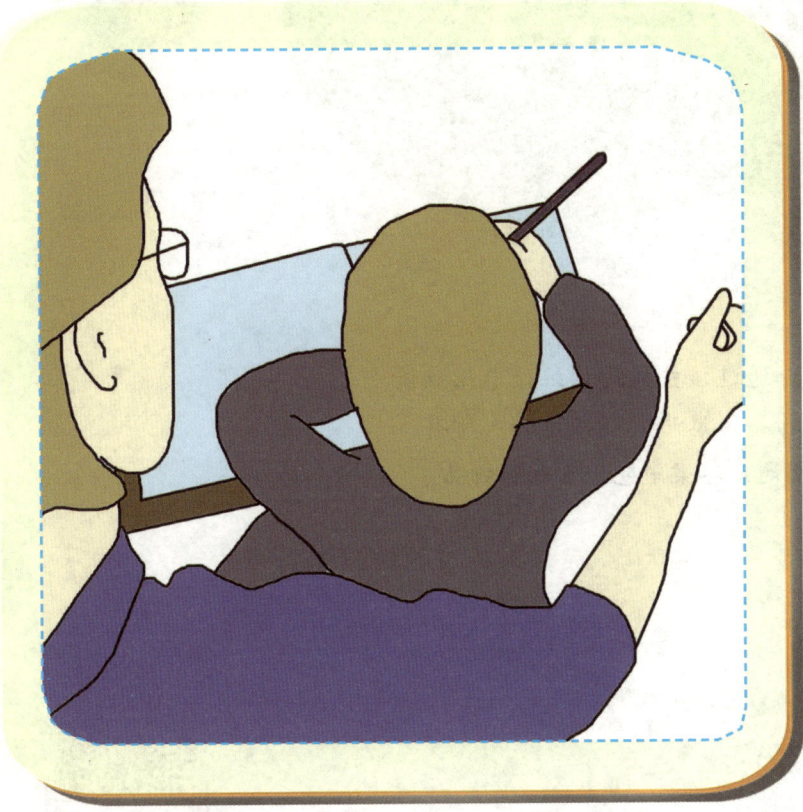

示例 4
发生了什么？

小档案	
训练时长	
辅助情况	

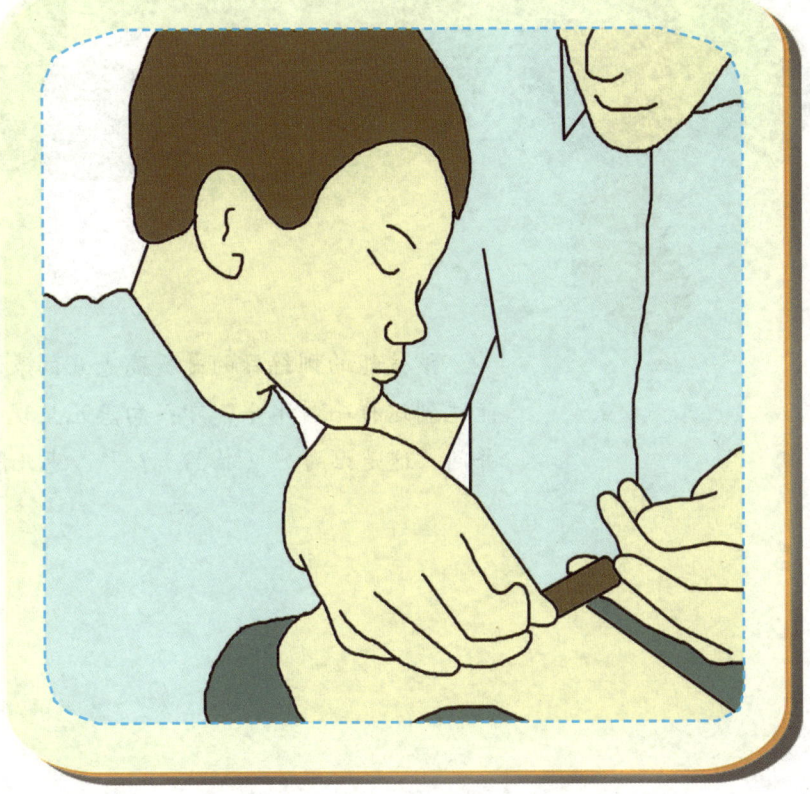

语言的突破训练实操

14 扩展句子（人物＋物品）

该技能的训练目的是提高患儿的表达性语言能力。通过该技能的训练，患儿应该能达到这样一种水平，即：向患儿呈现一样物品，该物品为患儿某个熟悉的人所有，并问"这是谁的**（物品）？"，患儿能够正确回答问题，答案中包含人物和物品。

扫描二维码，打印本技能训练配套表格

第七章
表达性语言初级技能训练

训练方法示例

示例 1

这是谁的什么？

小档案	
训练时长	
辅助情况	

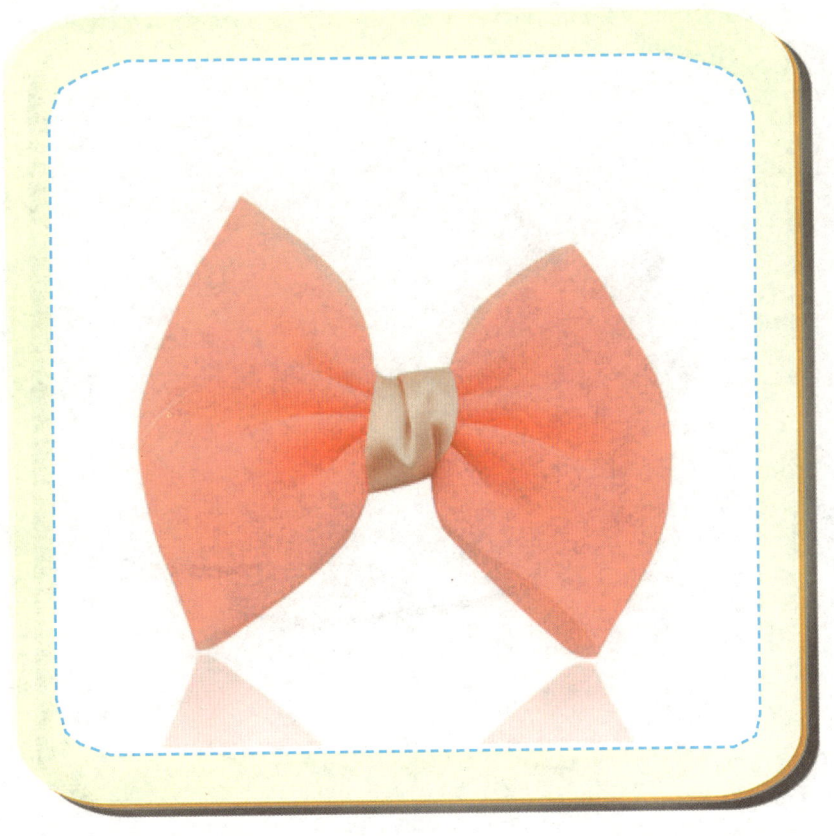

示例 2

这是谁的什么？

小档案	
训练时长	
辅助情况	

语言的突破训练实操

训练方法
示例

示例 3

这是谁的 ** ？

小档案	
训练时长	
辅助情况	

示例 4

这是谁的 ** ？

小档案	
训练时长	
辅助情况	

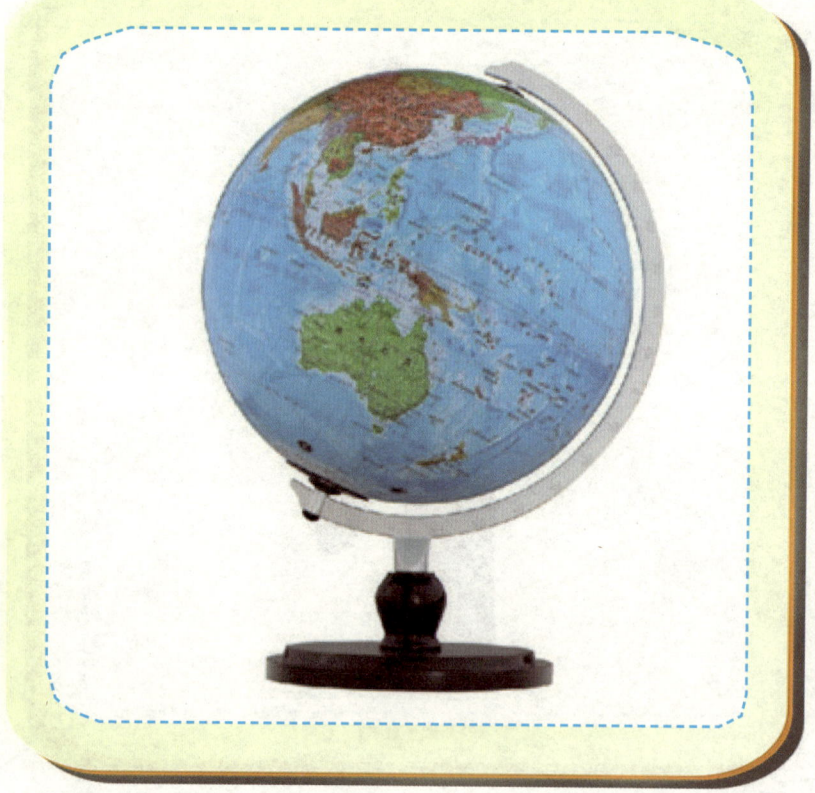

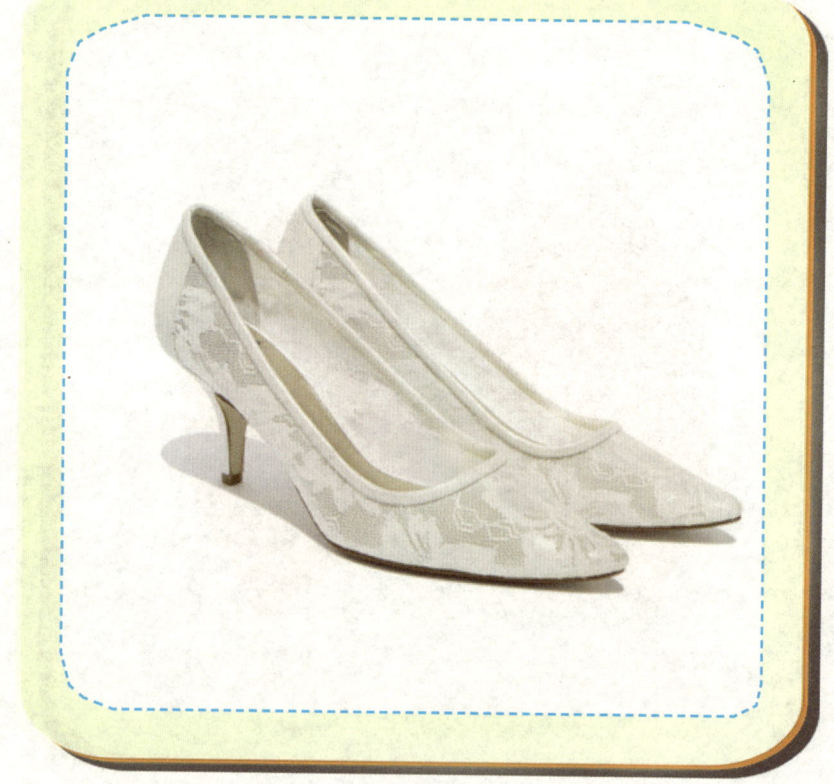

第七章 表达性语言初级技能训练

15 扩展句子开头

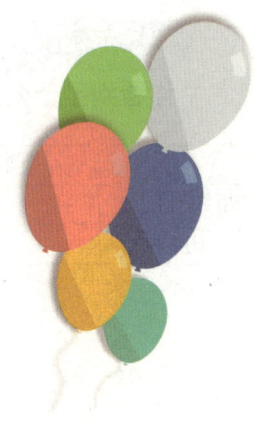

该技能的训练目的是提高患儿的表达性语言能力。通过该技能的训练，患儿应该能达到这样一种水平，即：询问一个问题，引发患儿展开一个新的句子（例如："你看到了什么？""你有什么？""它是什么？""那是什么？""你能不能……？"），患儿可以回答"我看见**""这里有**""那是一个**""我有**""我能**"等等。

扫描二维码，打印本技能训练配套表格

语言的突破训练实操

训练方法示例

示例 1

你看到了什么？

小档案	
训练时长	
辅助情况	

示例 2

这个是谁的？

小档案	
训练时长	
辅助情况	

示例 3

你有什么？

小档案	
训练时长	
辅助情况	

示例 4

这个周末会做什么？

小档案	
训练时长	
辅助情况	

第七章 表达性语言初级技能训练

16 表达不高兴

该技能的训练目的是提高患儿的表达性语言能力。通过该技能的训练,患儿应该能达到这样一种水平,即:设计一个场景,使得患儿表现出不满的情绪,患儿根据环境的不同,通过适当的言论来表达不满的情绪(例如,当老师拿走玩具时,患儿会说"这是我的")。

扫描二维码,打印本技能训练配套表格

语言的突破训练实操

训练方法示例

示例 1

给患儿一件他并不喜爱的物品，教导他学会说"不要"或"我不想要这个"。

小档案	
训练时长	
辅助情况	

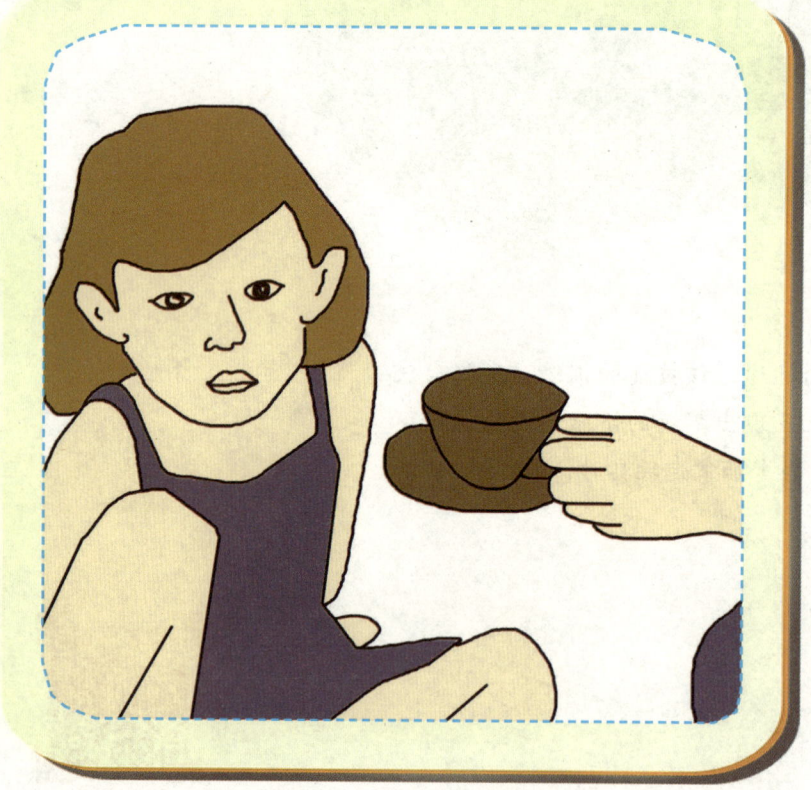

示例 2

从受训患儿那儿取走一件他喜爱的物品，教导他学会说"这是我的"或"我先要的"。

小档案	
训练时长	
辅助情况	

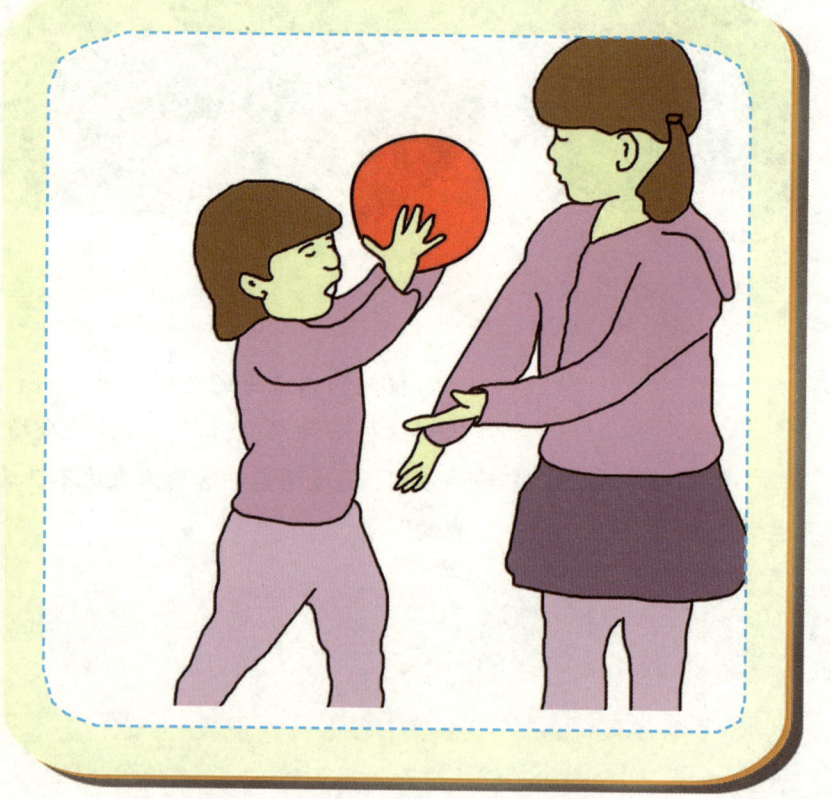

第七章 表达性语言初级技能训练

训练方法示例

示例 3

患儿正在看电视时将电视关闭，教导他学会说"我还要看电视"。

小档案	
训练时长	
辅助情况	

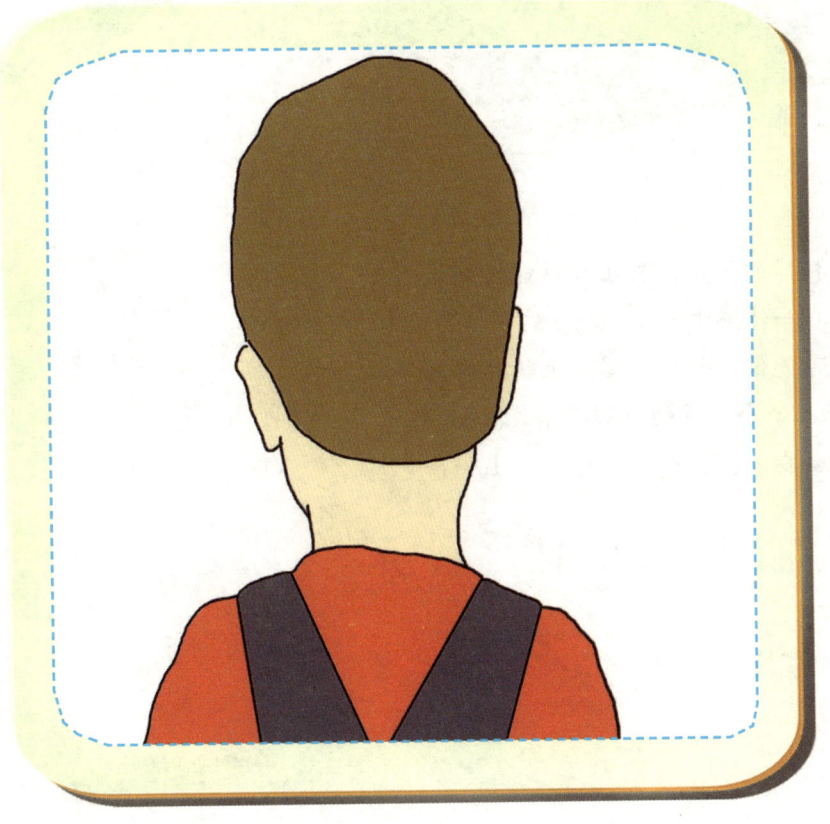

示例 4

打开一瓶饮料却不给患儿喝，教导他学会说"我要喝饮料"。

小档案	
训练时长	
辅助情况	

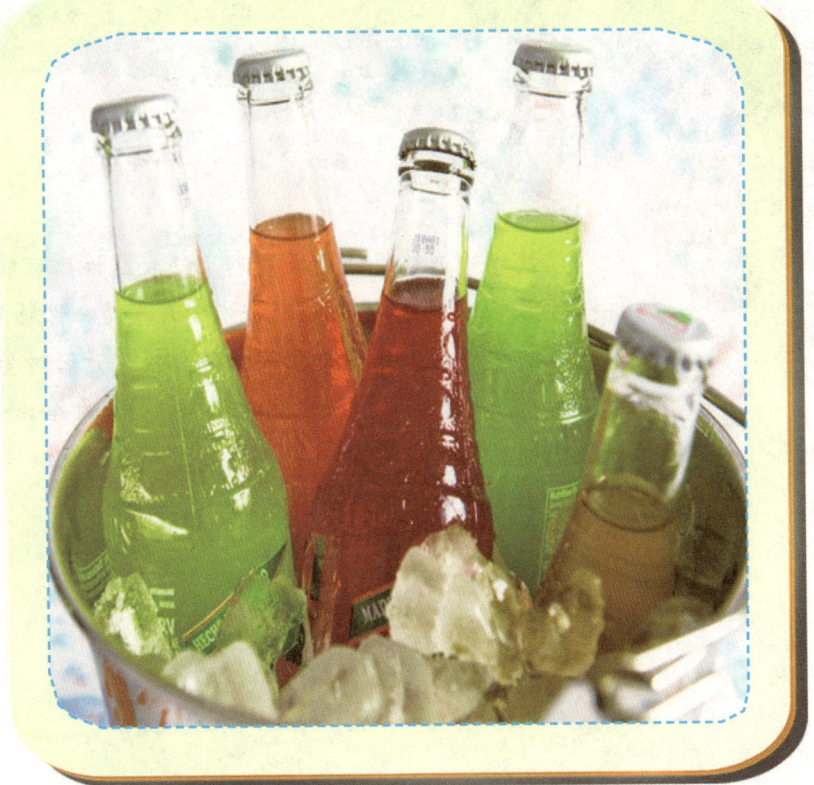

语言的突破训练实操

17 命名物体的属性

该技能的训练目的是提高患儿的表达性语言能力。通过该技能的训练，患儿应该能达到这样一种水平，即：向患儿呈现一张图片或是一件物品，说"告诉我一件关于**（某物）的事情"，患儿将列举出至少一件关于某物的属性。开始时受训患儿很有可能仅仅能说出图片上物品的名字。你应当简洁地再次给出刺激指令，并立即给出一条包含该物品某个属性的口头提示。例如，如果受训患儿说"这是一栋建筑"，那么，你应当再次给出刺激指令，并非常迅速地加上一条口头提示"这是一栋高高的建筑"。

第七章 表达性语言初级技能训练

训练方法示例

示例 1

告诉我一件关于这张图的事情。

小档案	
训练时长	
辅助情况	

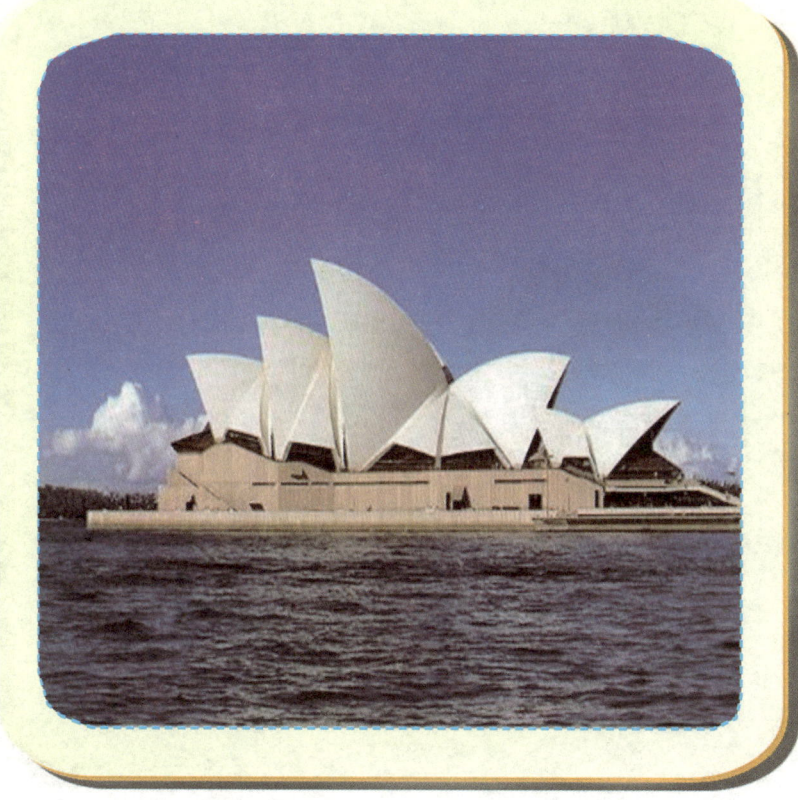

示例 2

告诉我一件关于这棵树的事情。

小档案	
训练时长	
辅助情况	

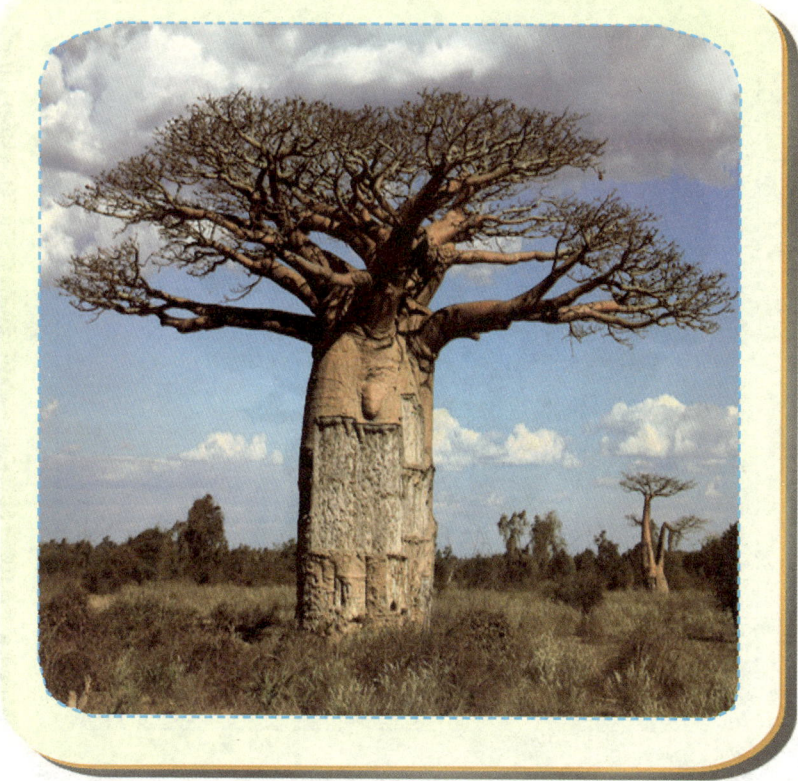

语言的突破训练实操

示例 3

告诉我一件关于这束花的事情。

小档案	
训练时长	
辅助情况	

训练方法示例

示例 4

告诉我一件关于西瓜的事情。

小档案	
训练时长	
辅助情况	

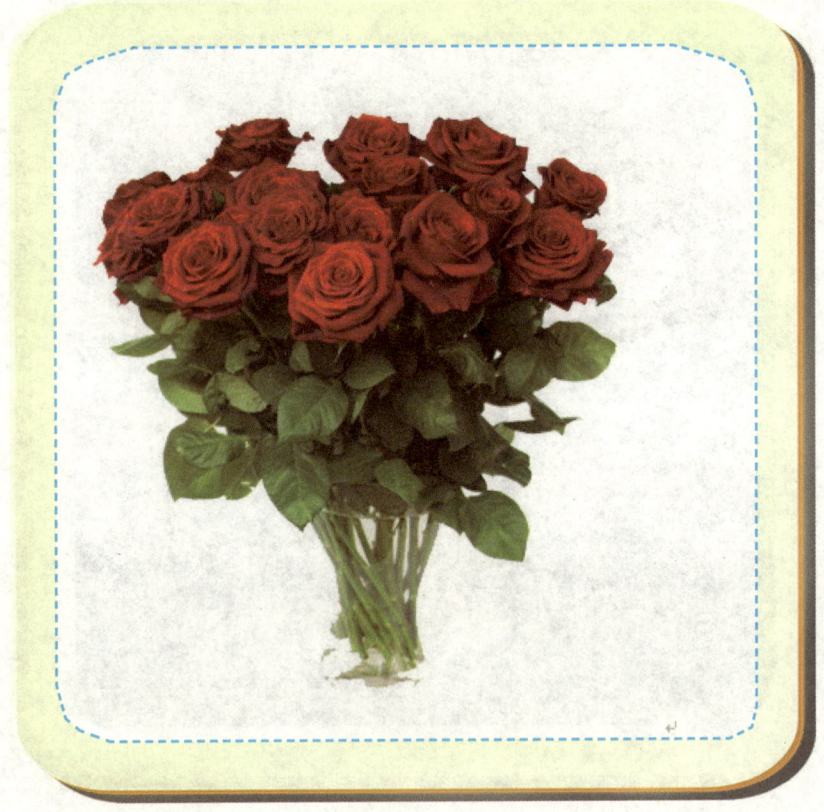

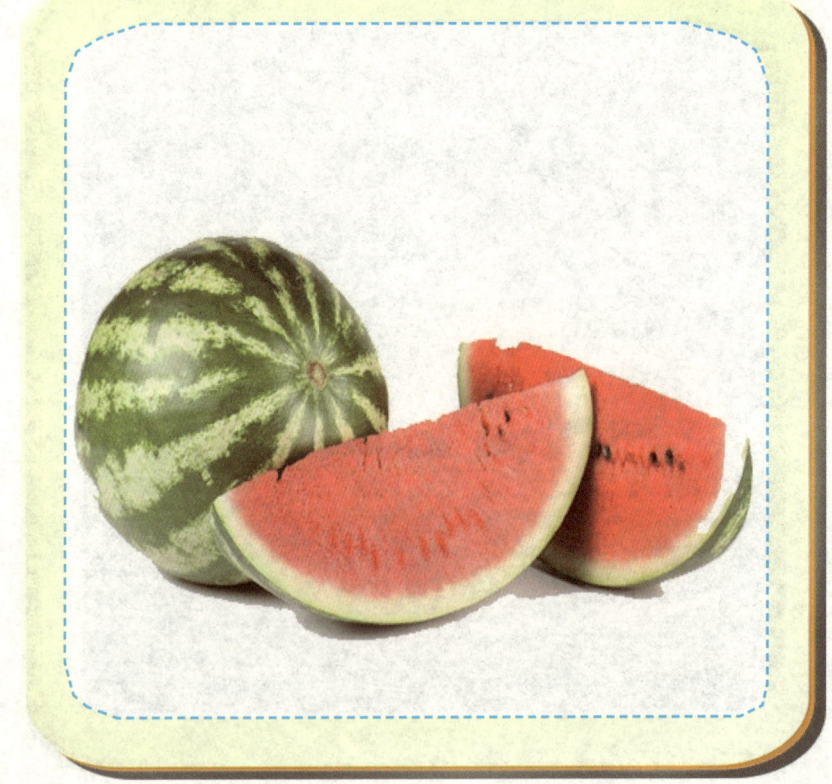

第七章 表达性语言初级技能训练

18 表达类别

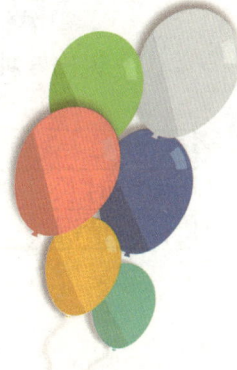

该技能的训练目的是提高患儿的表达性语言能力。通过该技能的训练，患儿应该能达到这样一种水平，即：对患儿说"说出5种**（某种类别）"（比如"说出5种动物"），患儿将列举出该类别下的5个品种。如果受训患儿不会使用语言，可通过手语、书写、图片交换沟通系统或是辅助沟通系统回答问题。

扫描二维码，打印本技能训练配套表格

语言的突破训练实操

示例 1

说出 5 种食物。

小档案	
训练时长	
辅助情况	

示例 2

说出 5 种动物。

小档案	
训练时长	
辅助情况	

示例 3

说出 5 种植物。

小档案	
训练时长	
辅助情况	

示例 4

说出 5 种交通工具。

小档案	
训练时长	
辅助情况	

第七章
表达性语言初级技能训练

19 表达职业

该技能的训练目的是提高患儿的表达性语言能力。通过该技能的训练,患儿应该能达到这样一种水平,即:呈现给患儿某个职业的人物图片,问"他/她的职业是什么?",患儿将正确回答。

扫描二维码,打印本技能训练配套表格

语言的突破训练实操

训练方法示例

示例 1

她的职业是什么?

小档案	
训练时长	
辅助情况	

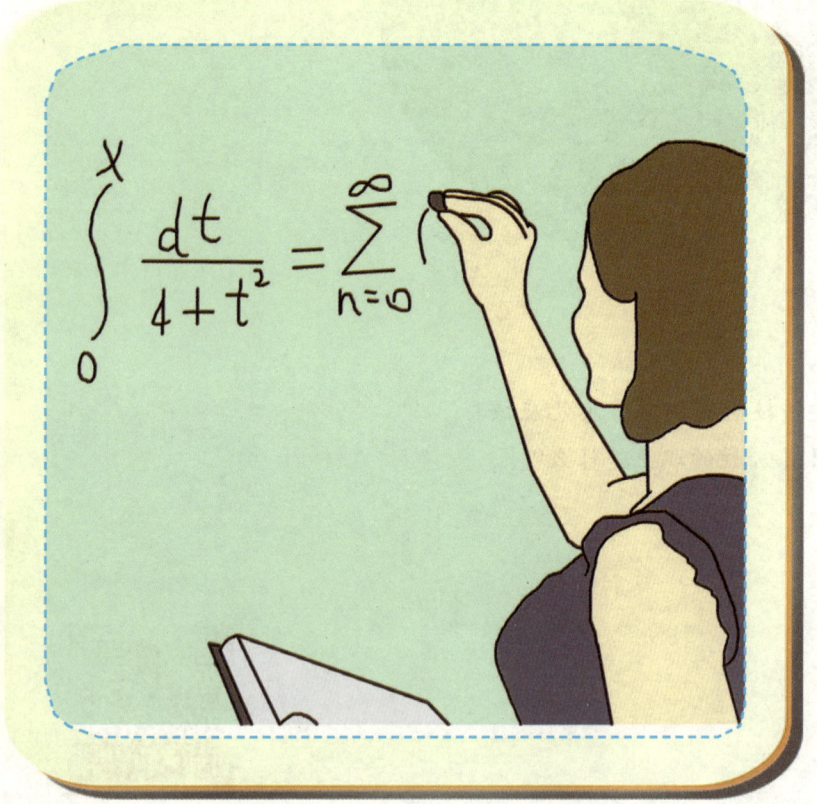

示例 2

他的职业是什么?

小档案	
训练时长	
辅助情况	

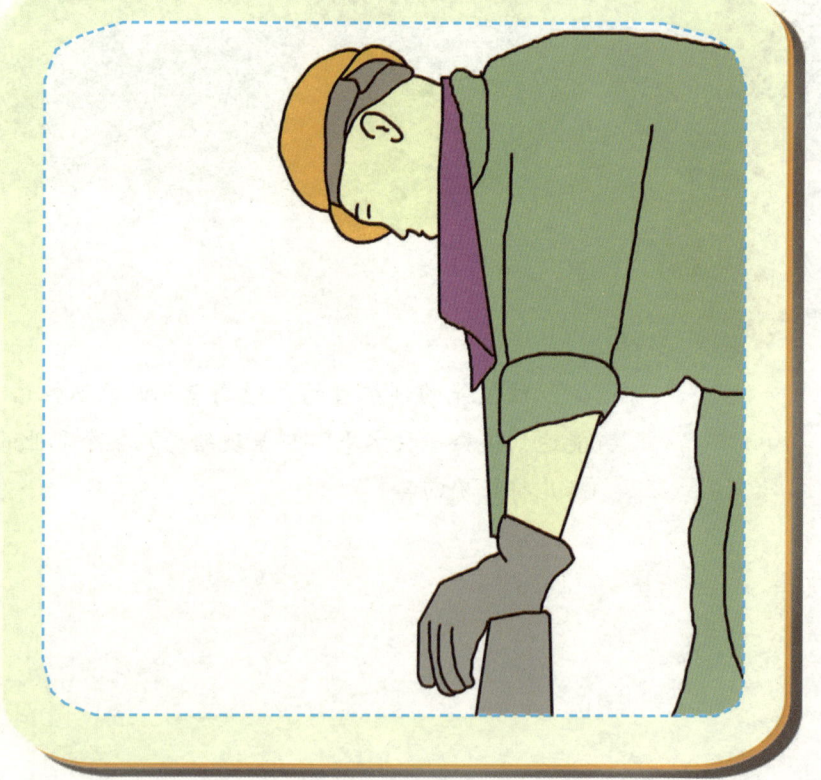

第七章
表达性语言初级技能训练

示例 3

她的职业是什么？

小档案	
训练时长	
辅助情况	

示例 4

他的职业是什么？

小档案	
训练时长	
辅助情况	

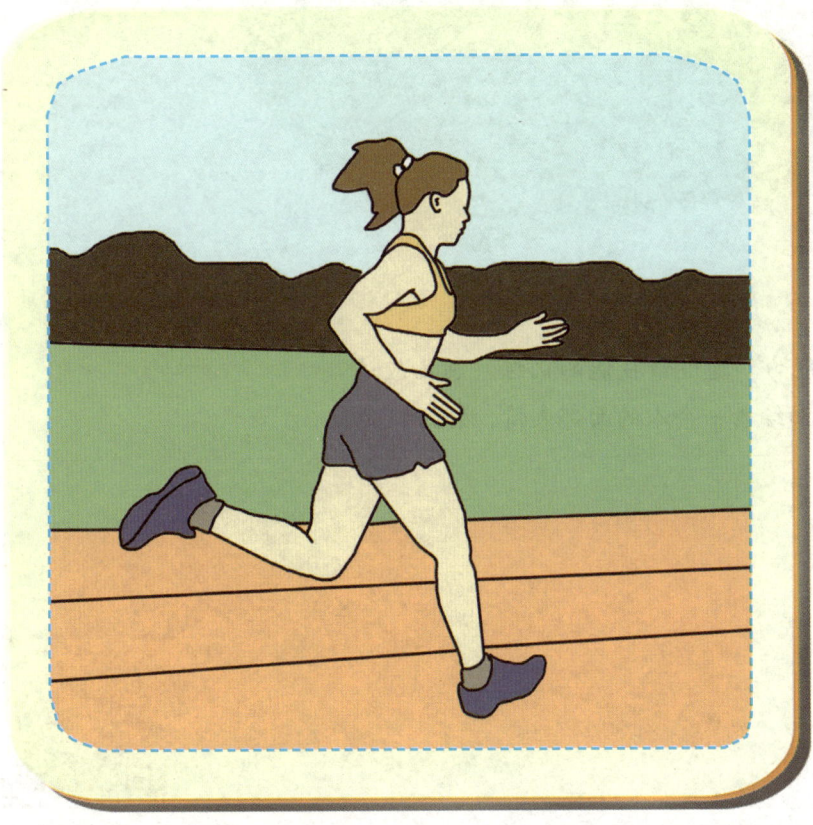

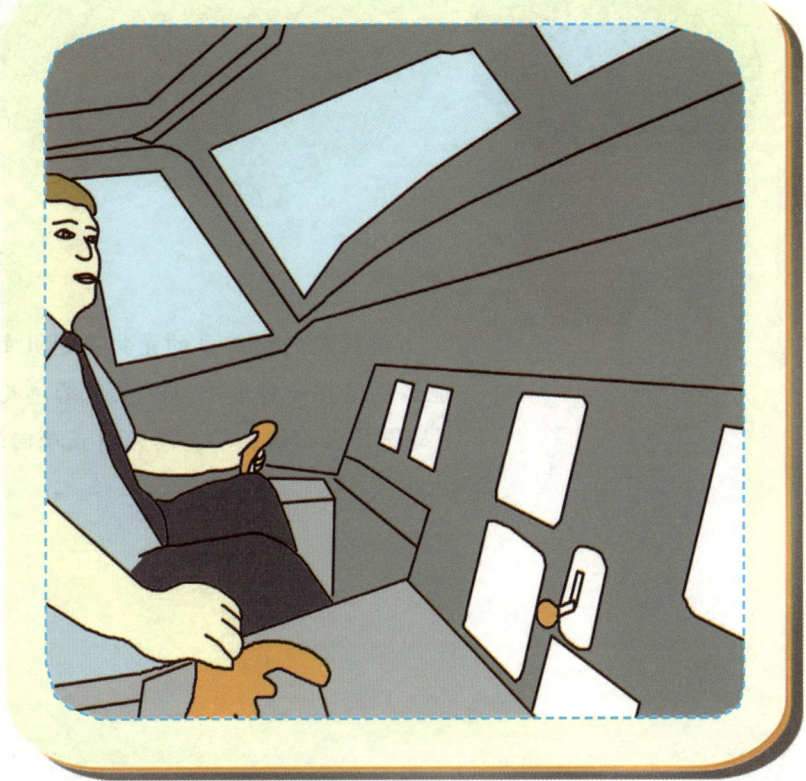

385

语言的突破训练实操

20 表达情绪词汇

该技能的训练目的是提高患儿的表达性语言能力。通过该技能的训练，患儿应该能达到这样一种水平，即：呈现给患儿一张图片，上面绘着一个人的面部表情，然后问"他/她是什么心情？"，患儿将正确回答。

扫描二维码，打印本技能训练配套表格

第七章
表达性语言初级技能训练

训练方法示例

示例 1

他是什么心情？

小档案	
训练时长	
辅助情况	

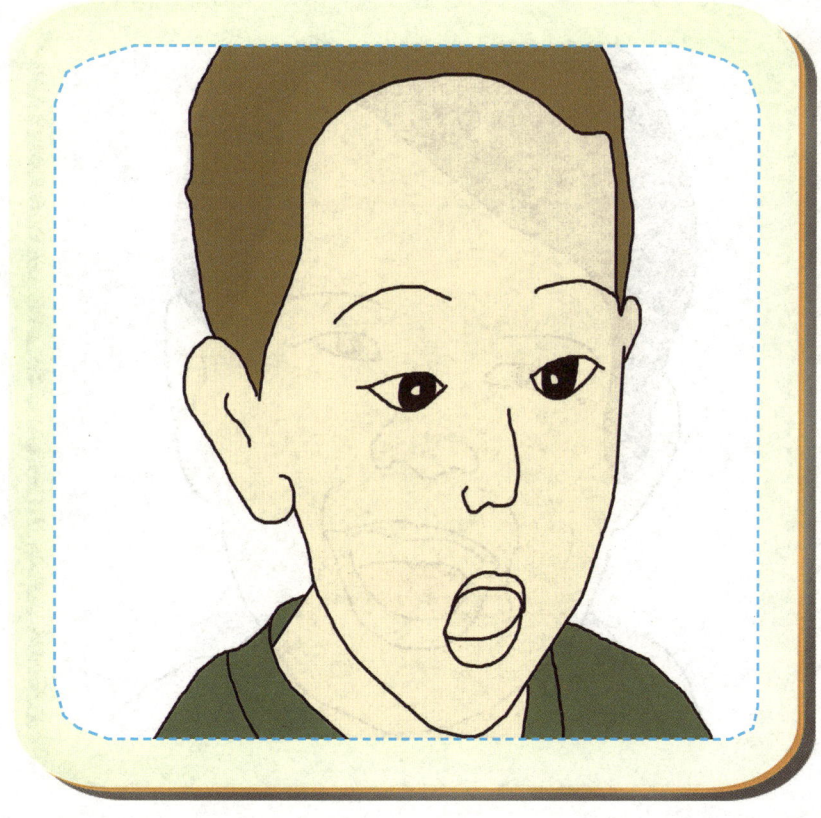

示例 2

他是什么心情？

小档案	
训练时长	
辅助情况	

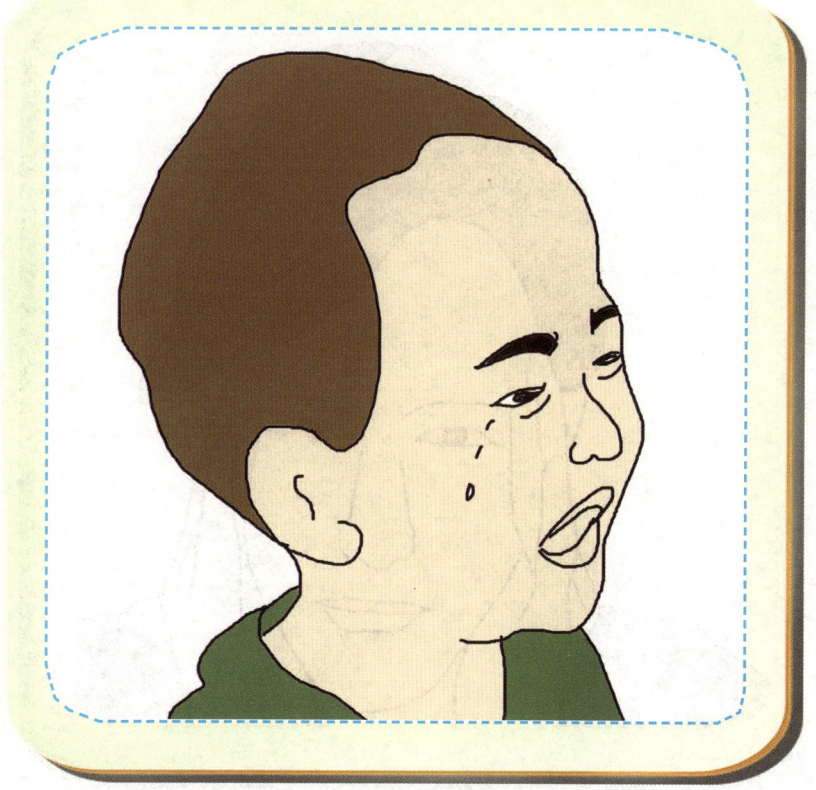

语言的突破训练实操

示例 3

他是什么心情?

小档案	
训练时长	
辅助情况	

训练方法
示例

示例 4

他是什么心情?

小档案	
训练时长	
辅助情况	

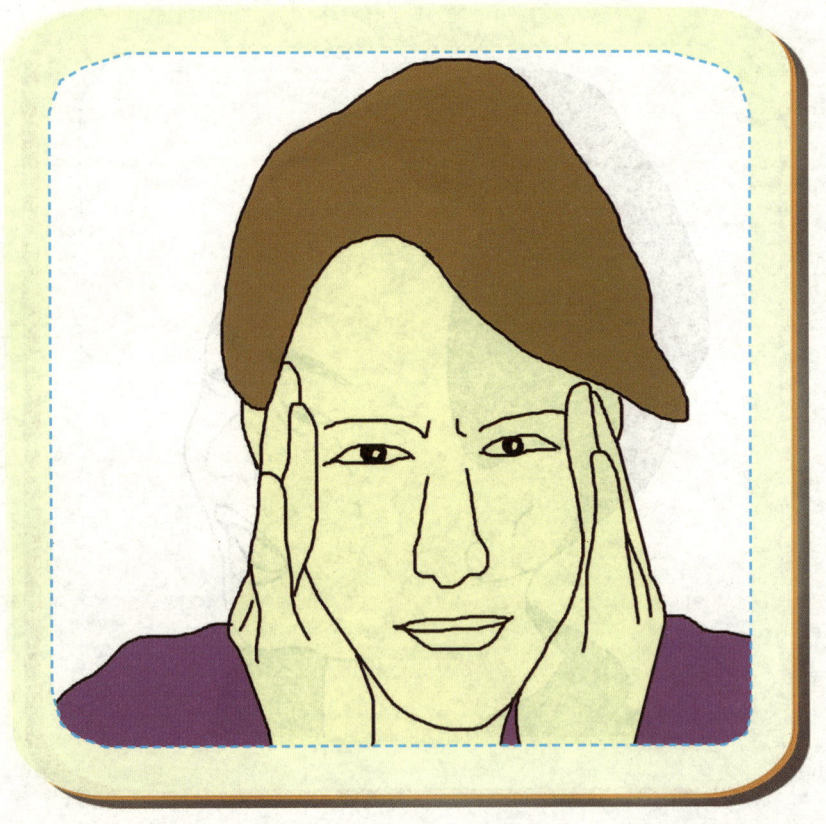

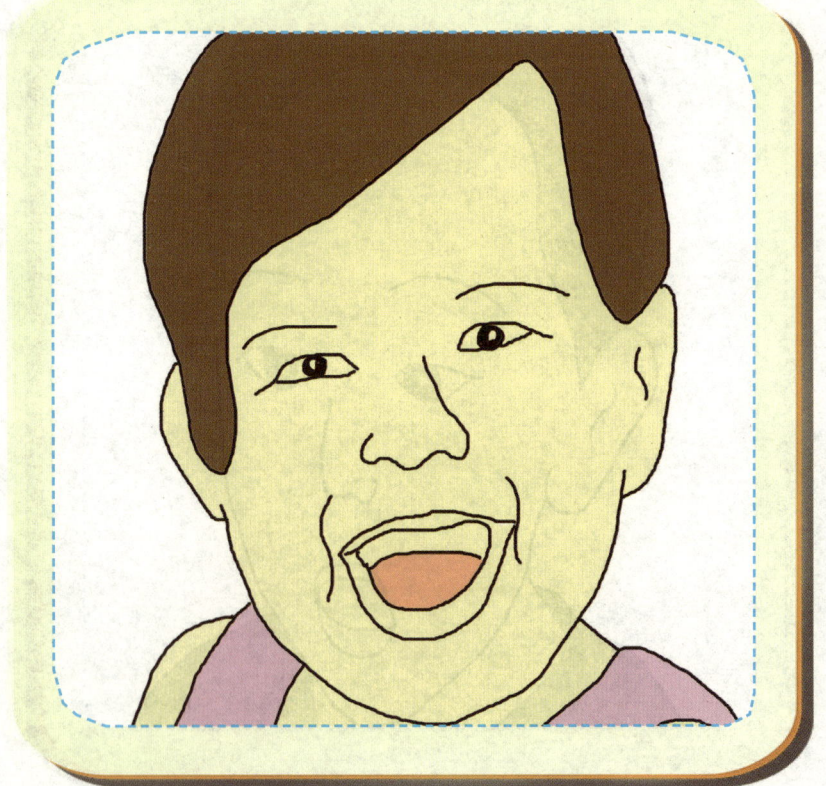

第七章　表达性语言初级技能训练

21　表达身体各部位的功能

该技能的训练目的是提高患儿的表达性语言能力。通过该技能的训练，患儿应该能达到这样一种水平，即：第一阶段问患儿"你用什么来*（吃，看，拿……）？"，第二阶段问患儿"你的（身体某部位）可以做什么？"，患儿都能够正确回答。

扫描二维码，打印本技能训练配套表格

语言的突破训练实操

示例 1

你的眼睛可以做什么？

小档案	
训练时长	
辅助情况	

训练方法示例

示例 2

你用什么来咬食物？

小档案	
训练时长	
辅助情况	

示例 3

你的鼻子可以做什么？

小档案	
训练时长	
辅助情况	

示例 4

你用什么来拿杯子？

小档案	
训练时长	
辅助情况	

第七章 表达性语言初级技能训练

22 表达物品的功能

该技能的训练目的是提高患儿的表达性语言能力。通过该技能的训练，患儿应该能达到这样一种水平，即：问患儿"你可以用（物品）做什么？"，患儿将正确回答。如果受训患儿不会使用语言，可通过手语、书写、图片交换沟通系统或是辅助沟通系统回答问题。

扫描二维码，打印本技能训练配套表格

语言的突破训练实操

训练方法示例

示例 1

你可以用筷子做什么？

小档案	
训练时长	
辅助情况	

示例 2

你可以用毛巾做什么？

小档案	
训练时长	
辅助情况	

示例 3

你可以用扫帚做什么？

小档案	
训练时长	
辅助情况	

示例 4

你可以用梳子做什么？

小档案	
训练时长	
辅助情况	

第七章 表达性语言初级技能训练

23 表达性别词汇

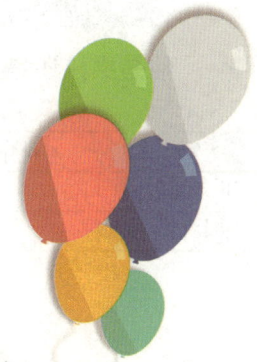

该技能的训练目的是提高患儿的表达性语言能力。通过该技能的训练，患儿应该能达到这样一种水平，即：向患儿呈现一张图片或者玩偶，问"他/她是男人（男孩）还是女人（女孩）？"，患儿将正确回答。

扫描二维码，打印本技能训练配套表格

语言的突破训练实操

示例 1

他是男孩还是女孩？

小档案	
训练时长	
辅助情况	

训练方法示例

示例 2

他是男孩还是女孩？

小档案	
训练时长	
辅助情况	

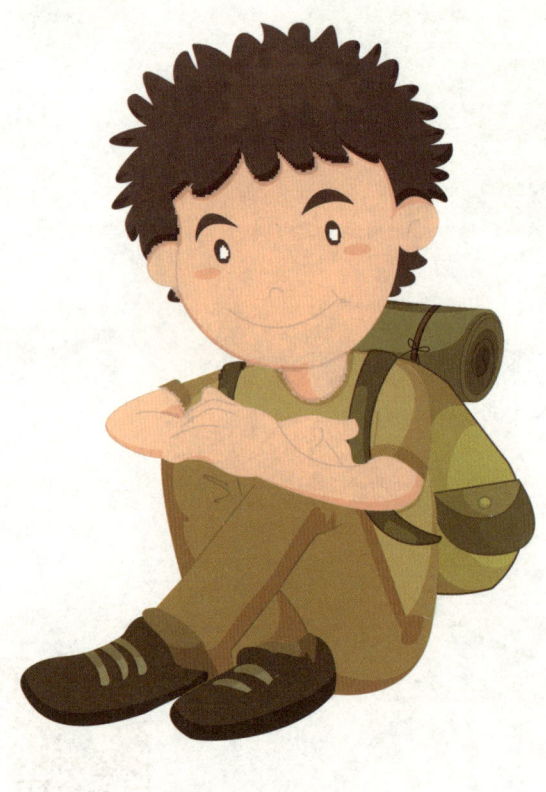

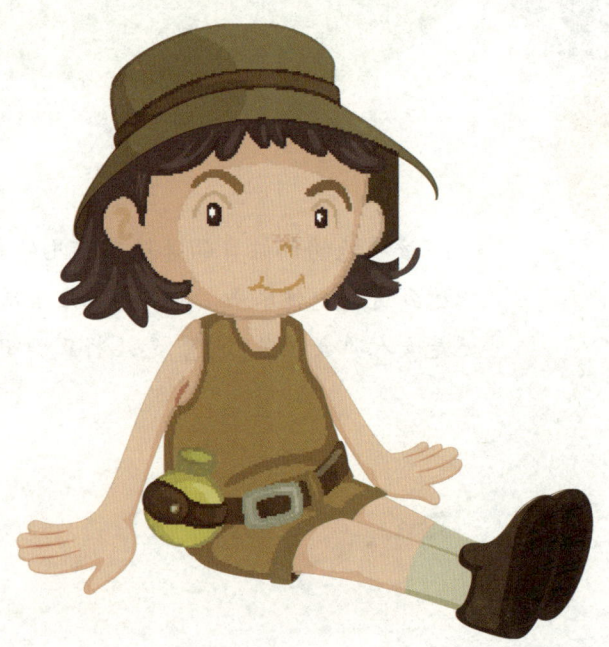

第七章
表达性语言初级技能训练

训练方法示例

示例 3

他是男人还是女人？

小档案	
训练时长	
辅助情况	

示例 4

他是男人还是女人？

小档案	
训练时长	
辅助情况	

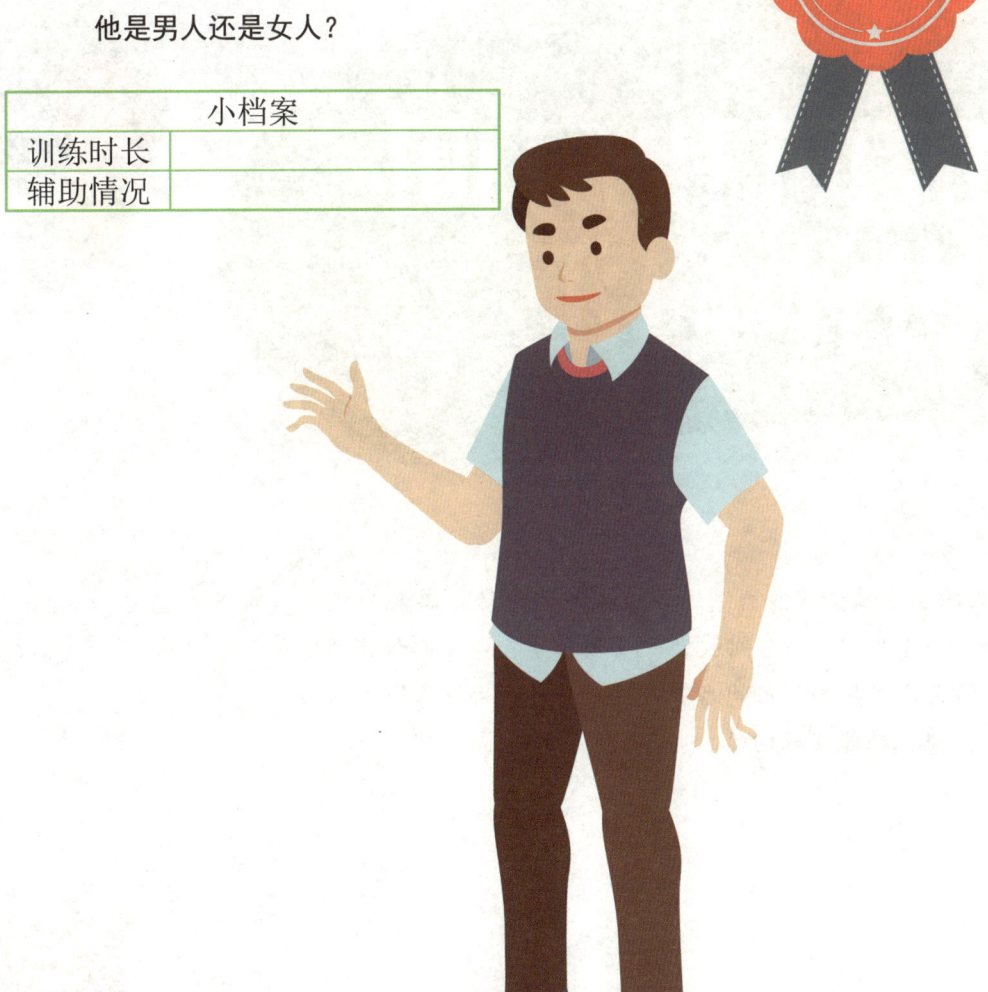
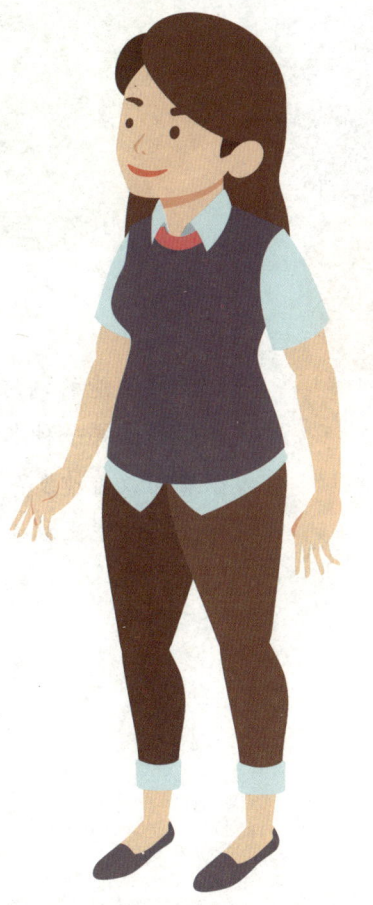

语言的突破训练实操

24 表达房间和房间内物体词汇

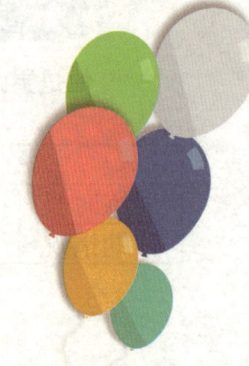

该技能的训练目的是提高患儿的表达性语言能力。通过该技能的训练，患儿应该能达到这样一种水平，即：第一阶段问患儿"哪个房间放着**（物品）？"（例如"哪个房间放着沙发？"），第二阶段问患儿"在**（房间名）中放着**（物品）？"（例如"在卧室里放着什么东西？"），患儿都能正确回答。

扫描二维码，打印本技能训练配套表格

第七章
表达性语言初级技能训练

示例 1

哪个房间放着电视？

小档案	
训练时长	
辅助情况	

训练方法示例

示例 2

在书房里放着什么？

小档案	
训练时长	
辅助情况	

示例 3

哪个房间有电扇？

小档案	
训练时长	
辅助情况	

示例 4

在卧室里都有什么？

小档案	
训练时长	
辅助情况	

语言的突破训练实操

25 常见句式填空

该技能的训练目的是提高患儿的表达性语言能力。通过该技能的训练,患儿应该能达到这样一种水平,即:训练者给出一个常用句子的开头,患儿能完成整个句子。如果患儿没有完成互动式语言,那么就不应该开展接下来的活动。

第七章
表达性语言初级技能训练

示例 1

早上穿衣服时说:

小档案	
训练时长	
辅助情况	

训练方法示例

示例 2

在赛车游戏时,说:

小档案	
训练时长	
辅助情况	

穿上你的袜子和_____

各就各位,预备,_____

26 礼貌

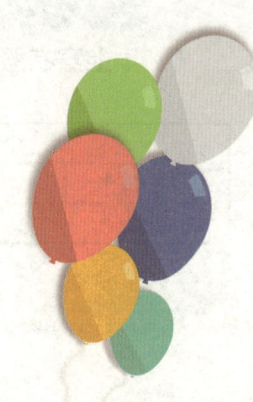

　　该技能的训练目的是提高患儿的表达性语言能力。通过该技能的训练,患儿应该能达到这样一种水平,即:设计一个情景(角色扮演),引导患儿礼貌应对,患儿将在整个环节中礼貌地应对。

第七章
表达性语言初级技能训练

训练方法示例

示例 1

见到老师时说"老师好"。

小档案	
训练时长	
辅助情况	

示例 2

不小心碰到别人时说"对不起"。

小档案	
训练时长	
辅助情况	

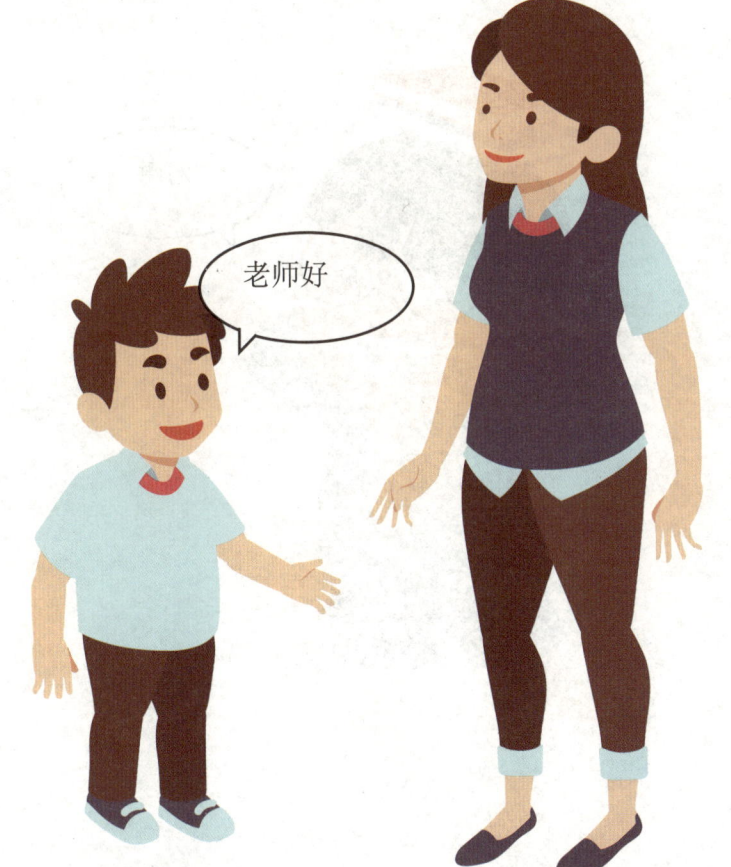

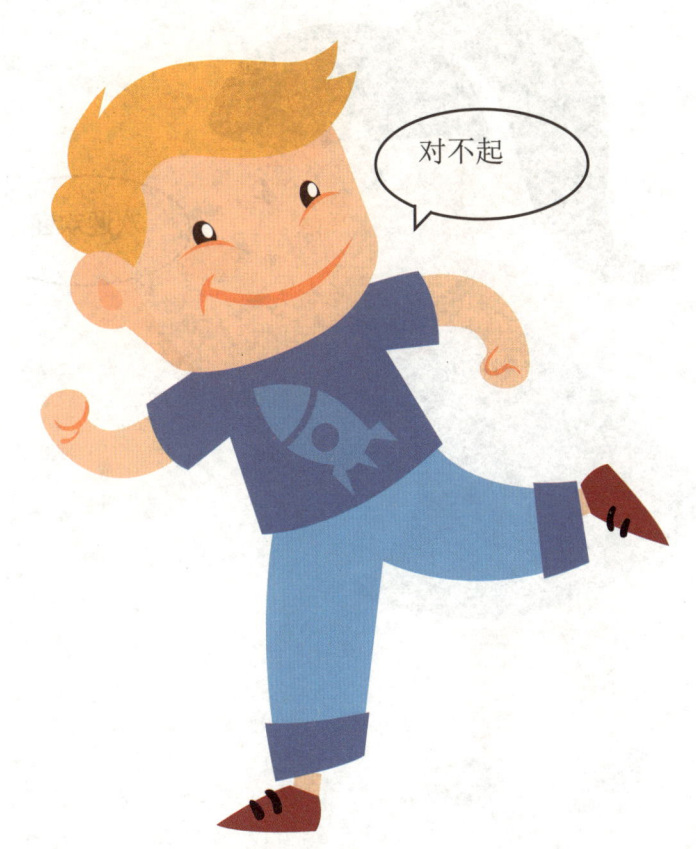

语言的突破训练实操

示例 3

见到朋友说"欢迎欢迎"。

小档案	
训练时长	
辅助情况	

训练方法示例

示例 4

得到别人的帮助时说"谢谢"。

小档案	
训练时长	
辅助情况	

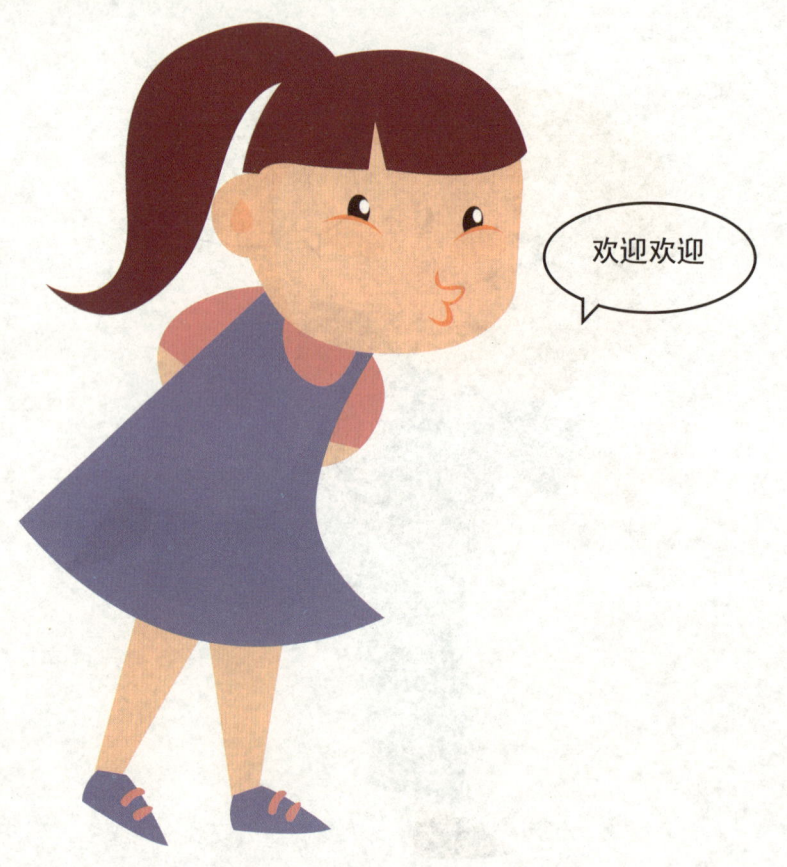

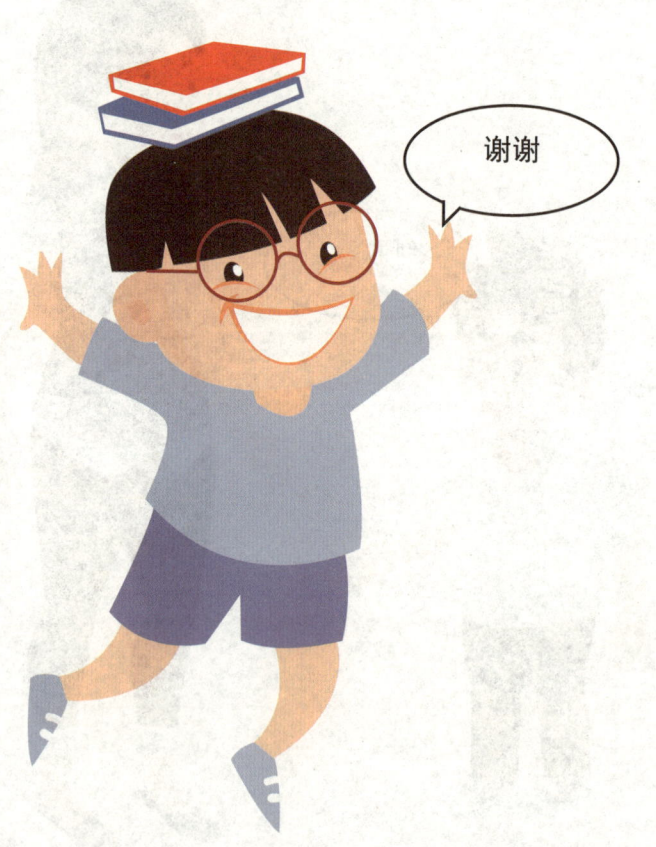

第七章 表达性语言初级技能训练

27 人称代词（他／她）

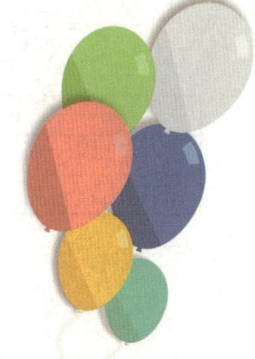

该技能的训练目的是提高患儿的表达性语言能力。通过该技能的训练，患儿应该能达到这样一种水平，即：向患儿呈现一张绘有某个人进行某项活动的图片，或是一个具有某种特征的人物图片，然后问"谁在做**？""谁有**（某个特征）？"，患儿将运用正确的人称代词回答问题。

扫描二维码，打印本技能训练配套表格

语言的突破训练实操

示例 1

谁在看书？

小档案	
训练时长	
辅助情况	

训练方法示例

示例 2

谁戴着帽子？

小档案	
训练时长	
辅助情况	

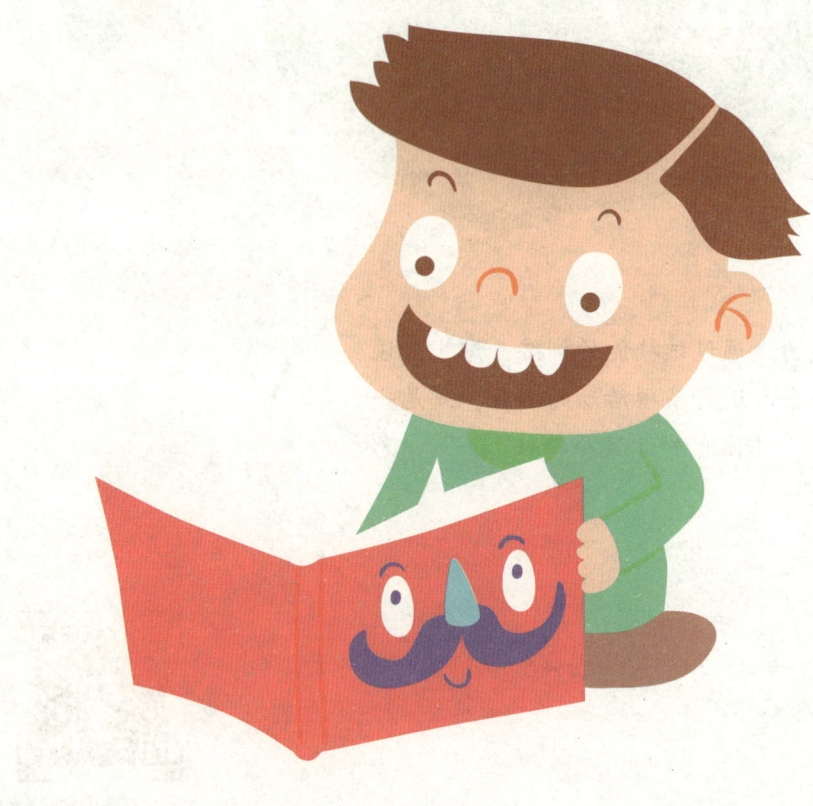

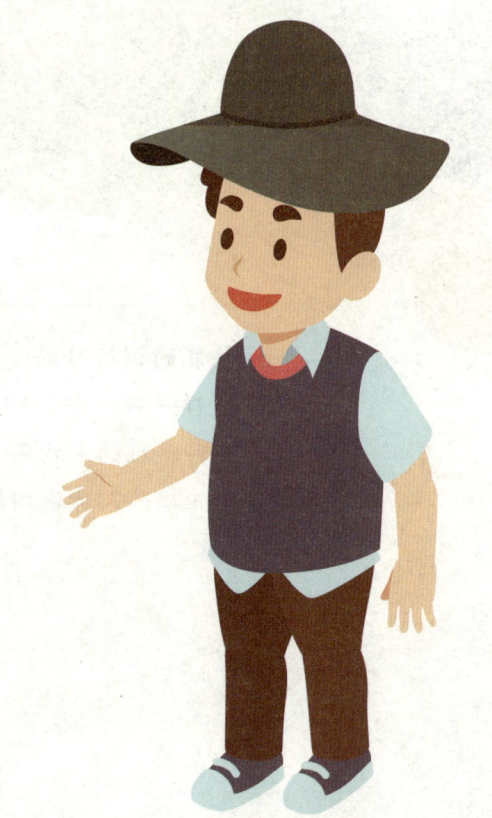

第七章 表达性语言初级技能训练

28 人称代词（我/你）

该技能的训练目的是提高患儿的表达性语言能力。通过该技能的训练，患儿应该能达到这样一种水平，即：第一阶段老师或患儿展示一个动作，或者出示一张绘有老师或患儿展示动作的图片，然后问患儿"谁正在做**（动作）？"；第二阶段老师或患儿拿着一件物品，并问"谁拿着（物品）？"；第三阶段老师根据某个特征提问"谁有/是**（某个特征）？"，患儿将运用正确的人称代词回答以上问题。

扫描二维码，打印本技能训练配套表格

语言的突破训练实操

训练方法示例

示例 1

谁在弹钢琴?

小档案	
训练时长	
辅助情况	

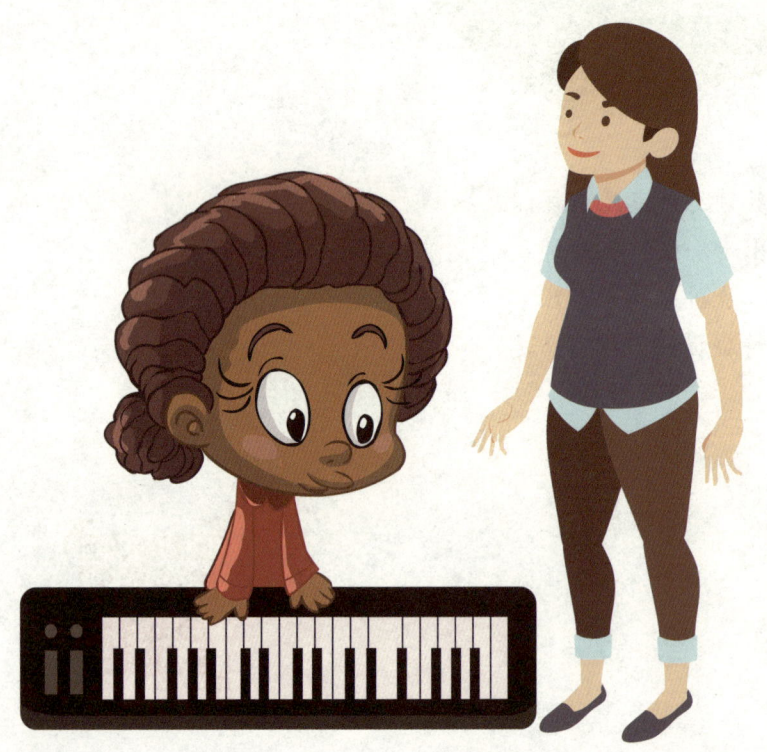

示例 2

谁拿着两个球?

小档案	
训练时长	
辅助情况	

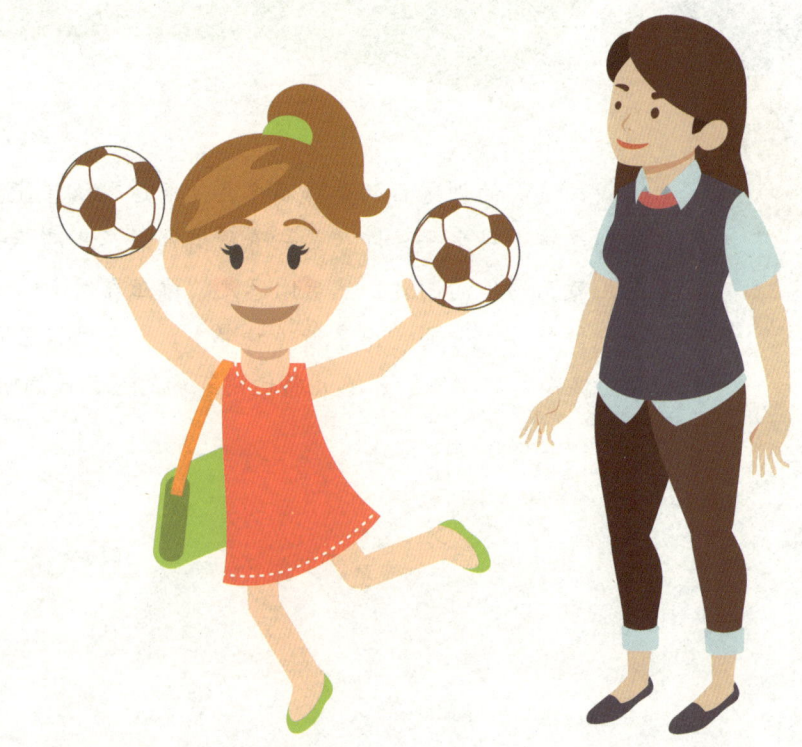

第七章
表达性语言初级技能训练

训练方法示例

示例 3

谁戴着眼镜?

小档案	
训练时长	
辅助情况	

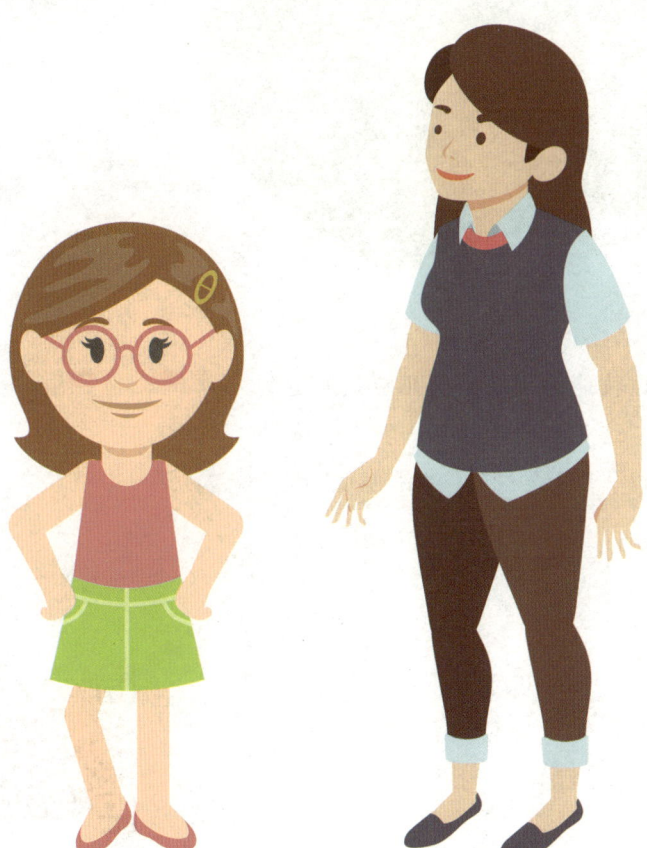

示例 4

谁穿着绿色的衣服?

小档案	
训练时长	
辅助情况	

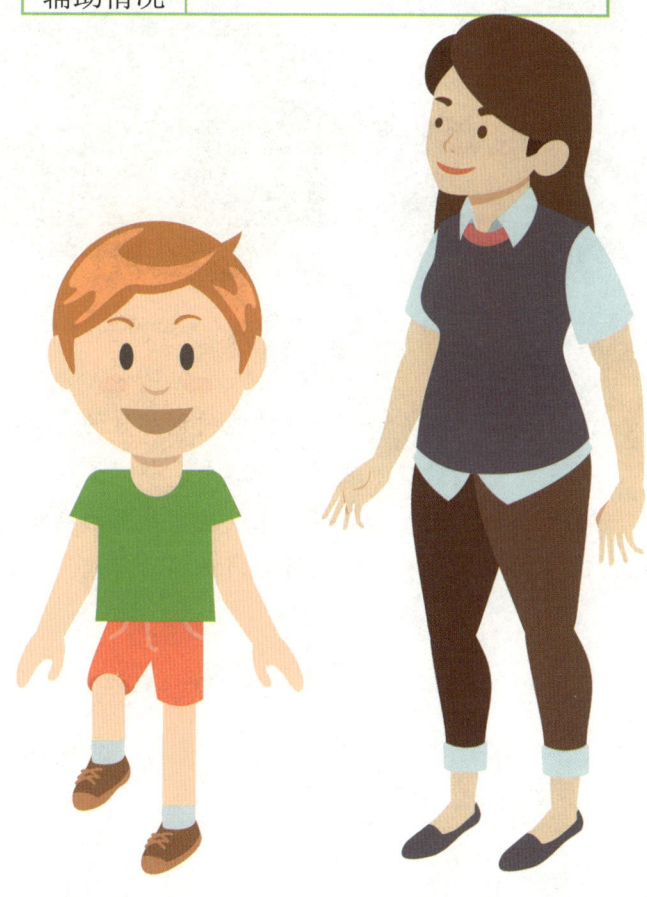

语言的突破训练·实操

29 代词（我的／你的）

该技能的训练目的是提高患儿的表达性语言能力。通过该技能的训练，患儿应该能达到这样一种水平，即：呈现一个属于患儿或老师的物品，并问"这是谁的（物品）？"，或是指着患儿或老师身上的衣物或身体部位问："这是谁的（衣物）？""这是谁的（身体部位）？"，患儿将运用正确的代词"我的／你的"回答问题。

扫描二维码，打印本技能训练配套表格

第七章
表达性语言初级技能训练

训练方法示例

示例 1

这是谁的水杯？

小档案	
训练时长	
辅助情况	

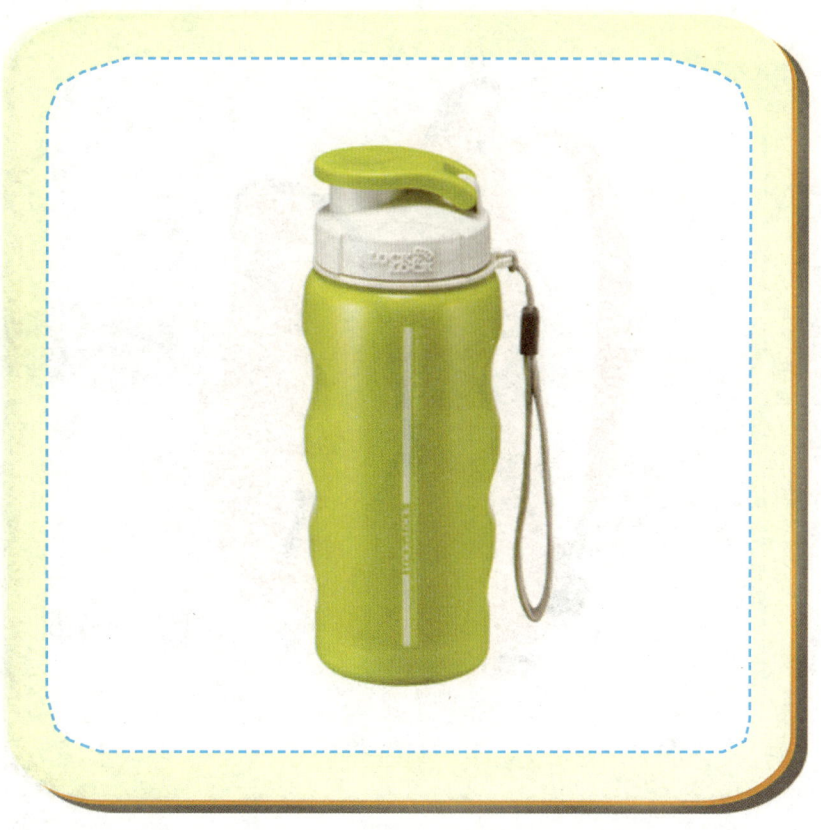

示例 2

这是谁的鞋？

小档案	
训练时长	
辅助情况	

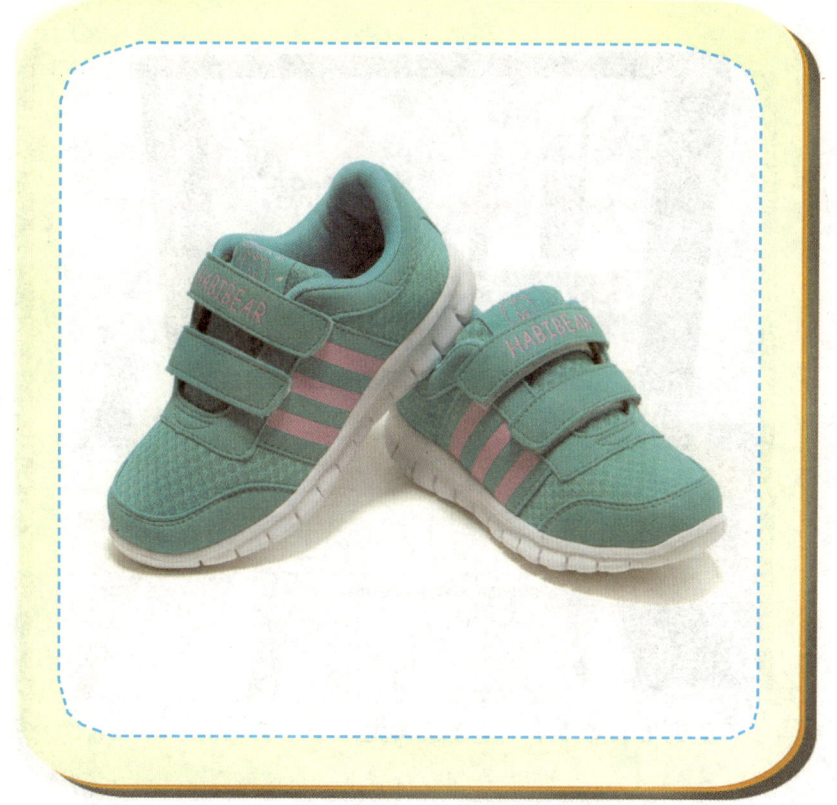

语言的突破训练实操

训练方法示例

示例 3

这是谁的办公桌?

小档案	
训练时长	
辅助情况	

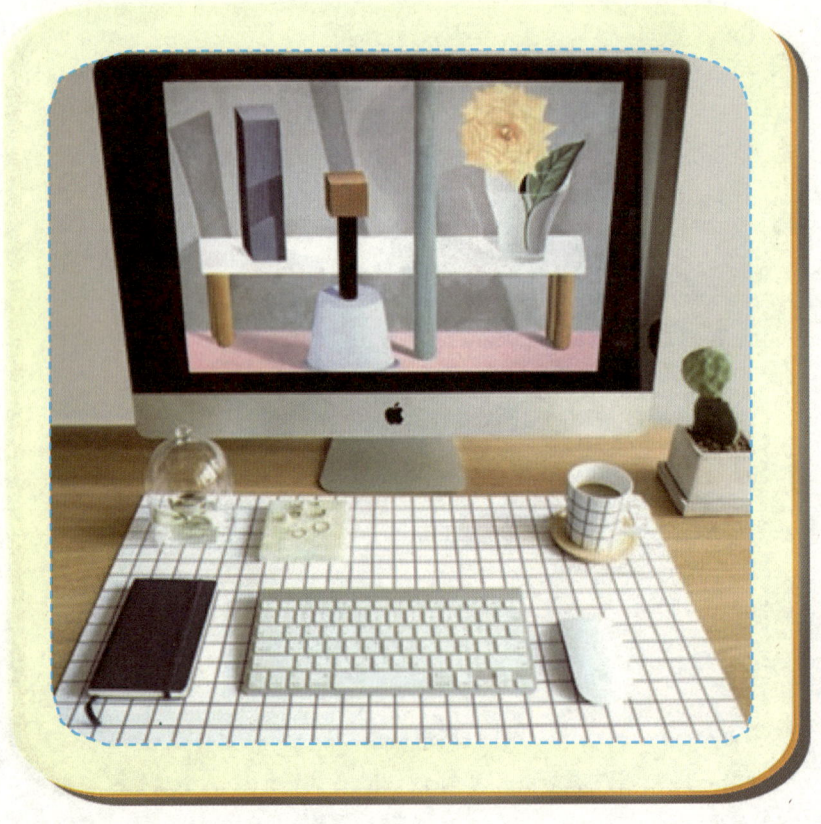

示例 4

这是谁的背包?

小档案	
训练时长	
辅助情况	

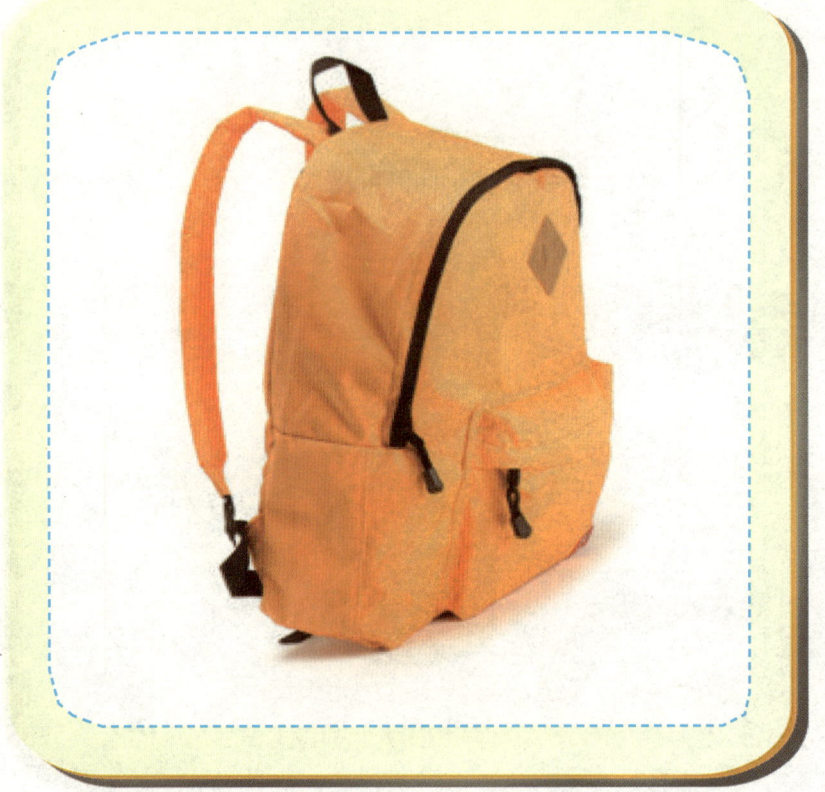

第七章 表达性语言初级技能训练

30 代词（他们的／我们的）

该技能的训练目的是提高患儿的表达性语言能力。通过该技能的训练，患儿应该能达到这样一种水平，即：呈现一个为患儿和老师共同所有的，或是其他团体（如父母、同伴）所共有的物品，问"这是谁的（物品）？"，患儿将运用正确的代词回答问题。

扫描二维码，打印本技能训练配套表格

语言的突破训练实操

示例 1

这是谁的教室？

小档案	
训练时长	
辅助情况	

训练方法示例

示例 2

这是谁的校车？

小档案	
训练时长	
辅助情况	

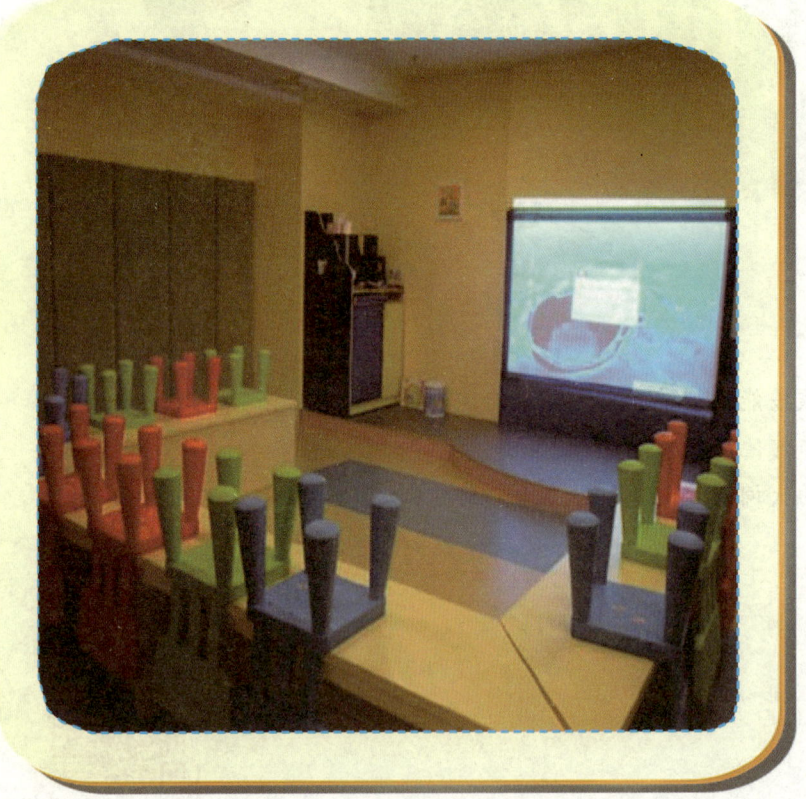

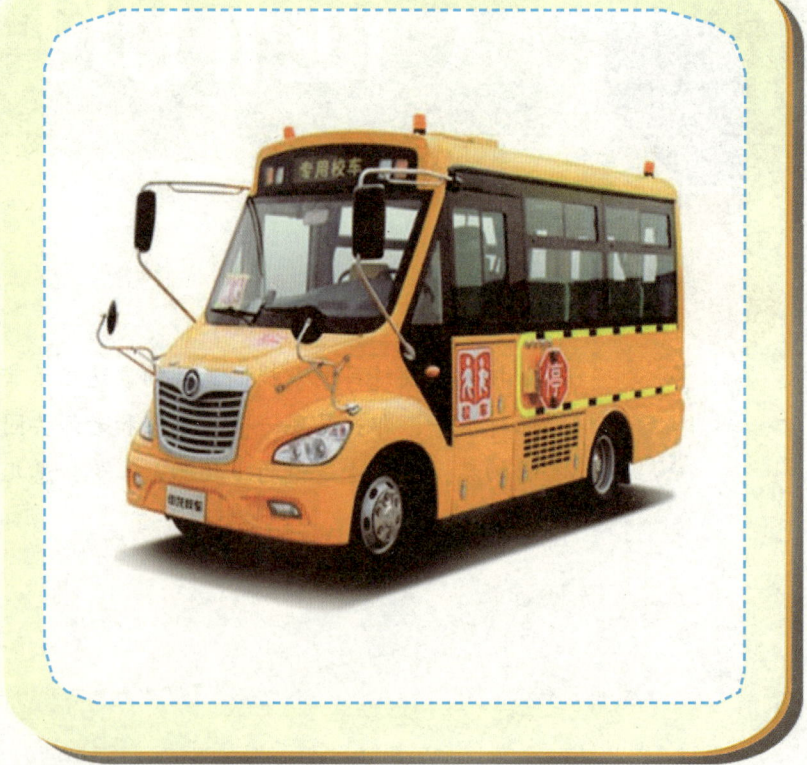

第七章
表达性语言初级技能训练

训练方法
示例

示例3

这是谁的展示牌?

小档案	
训练时长	
辅助情况	

示例4

这是谁的作品?

小档案	
训练时长	
辅助情况	

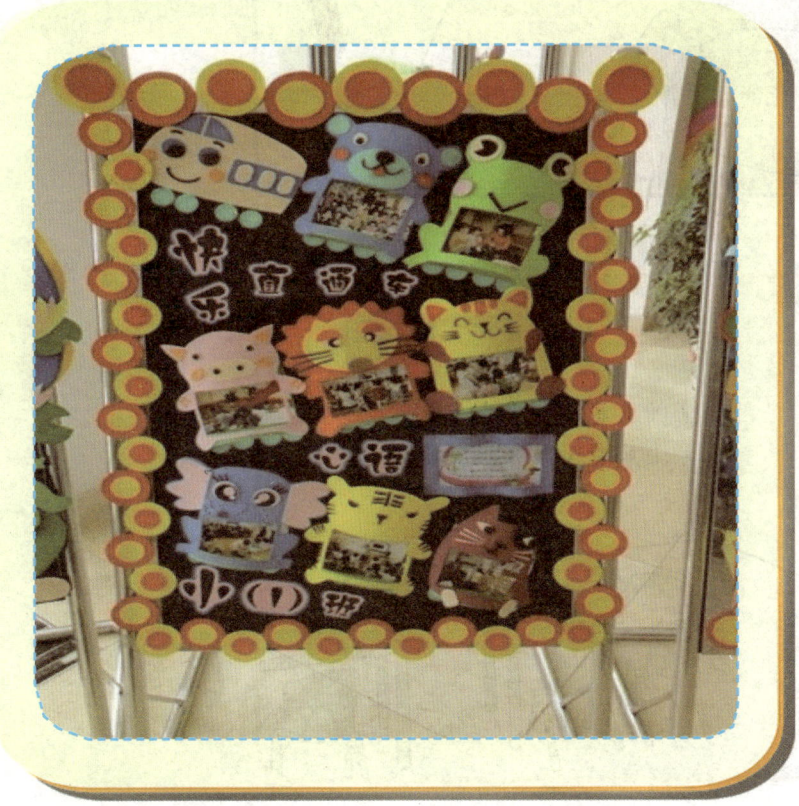

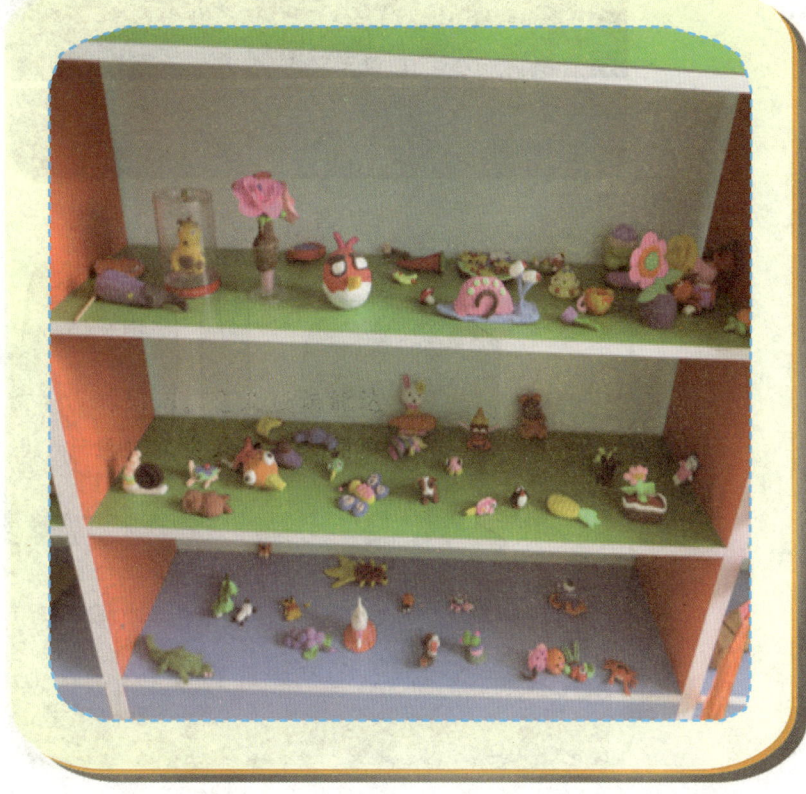

语言的突破训练实操

泛化为情境 1

泛化为情境 2

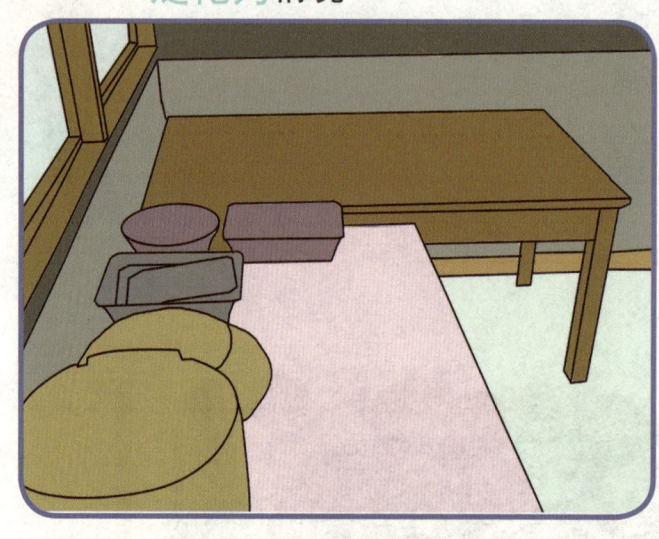

泛化为情境 3

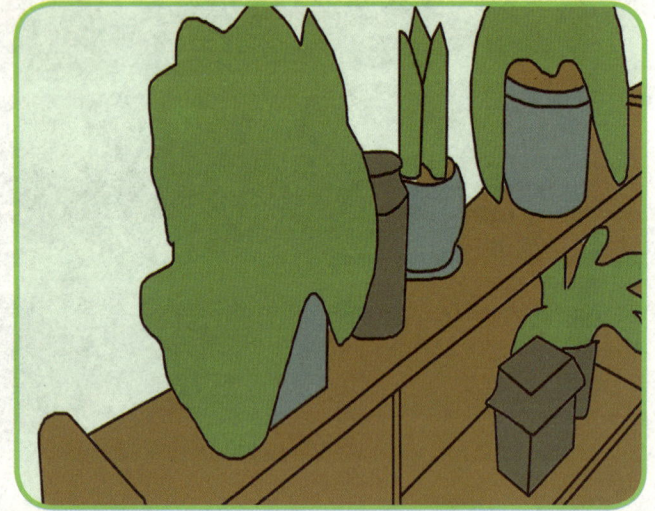

泛化为情境 4

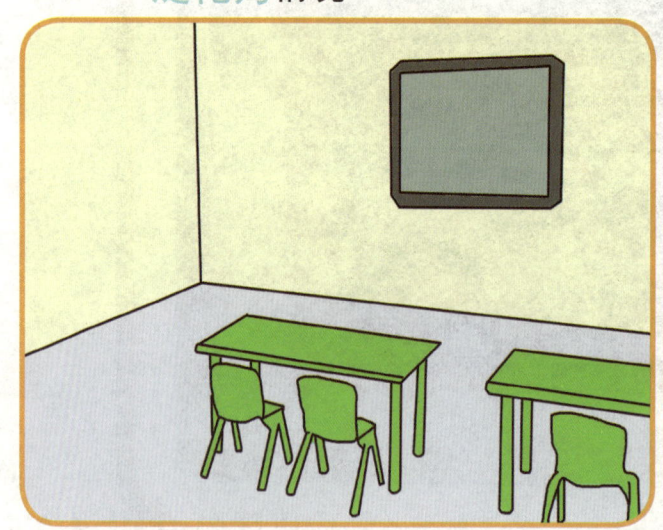

第七章
表达性语言初级技能训练

31 代词（他们／我们）

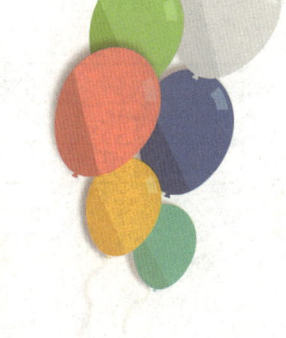

该技能的训练目的是提高患儿的表达性语言能力。通过该技能的训练，患儿应该能达到这样一种水平，即：呈现一个患儿和老师或是其他团体（如父母、同伴）做一个动作的图片，问"谁在**（动作）？"，患儿将运用正确的代词回答问题。

扫描二维码，打印本技能训练配套表格

语言的突破训练实操

示例 1

谁在上课？

小档案	
训练时长	
辅助情况	

训练方法
示例

示例 2

谁在踢球？

小档案	
训练时长	
辅助情况	

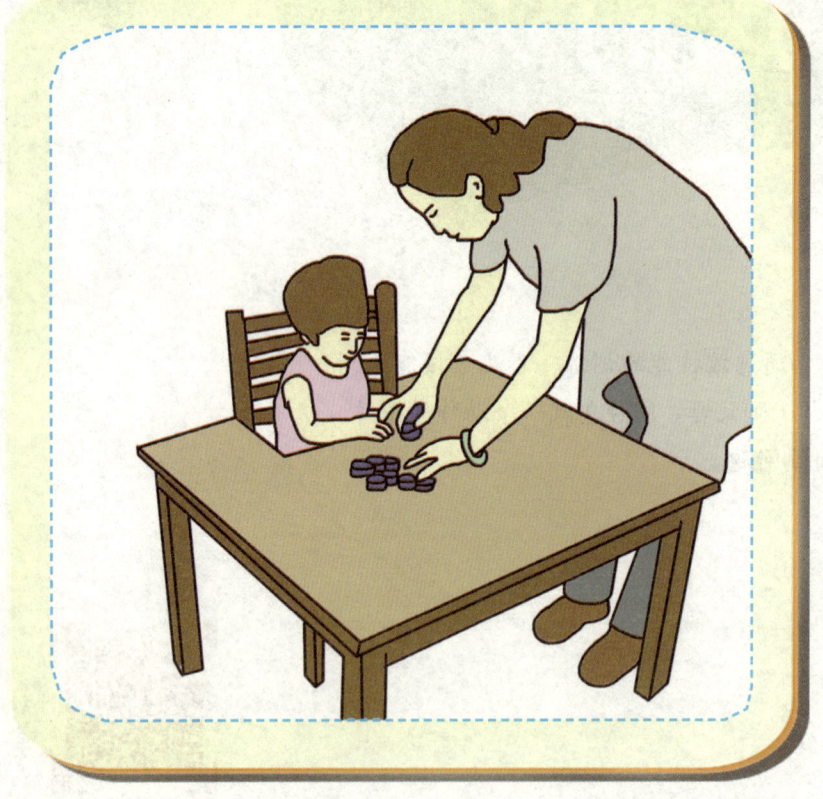

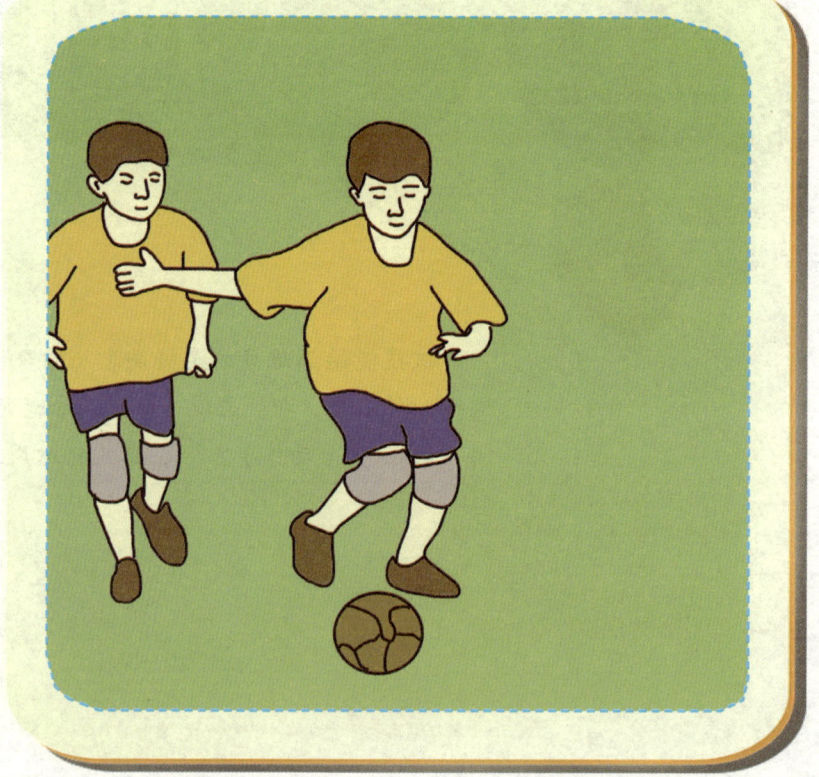

第七章
表达性语言初级技能训练

示例 3

谁在玩迷宫？

小档案	
训练时长	
辅助情况	

训练方法
示例

示例 4

谁在喝水？

小档案	
训练时长	
辅助情况	

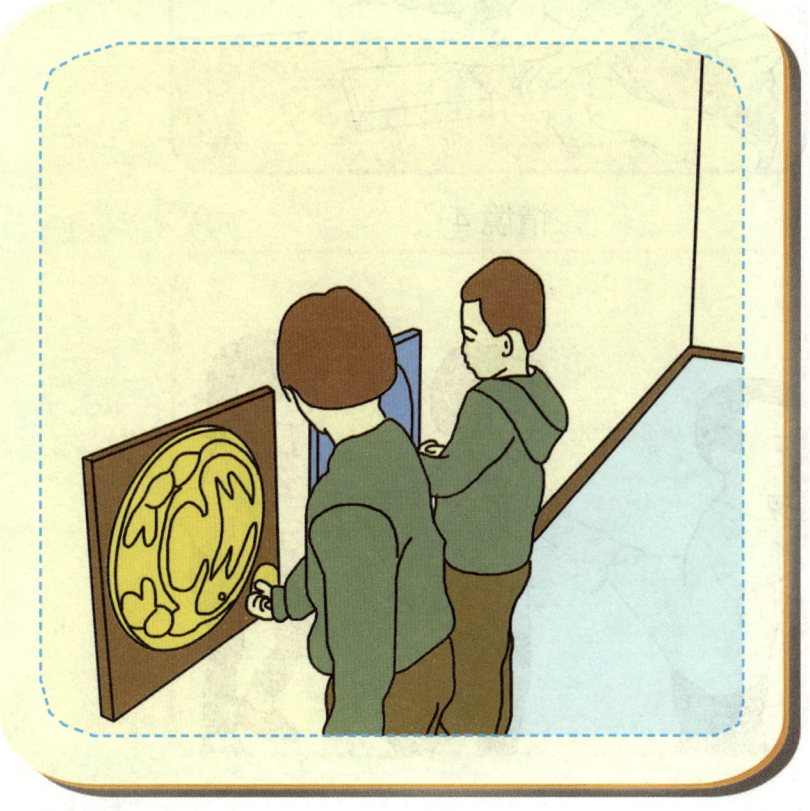

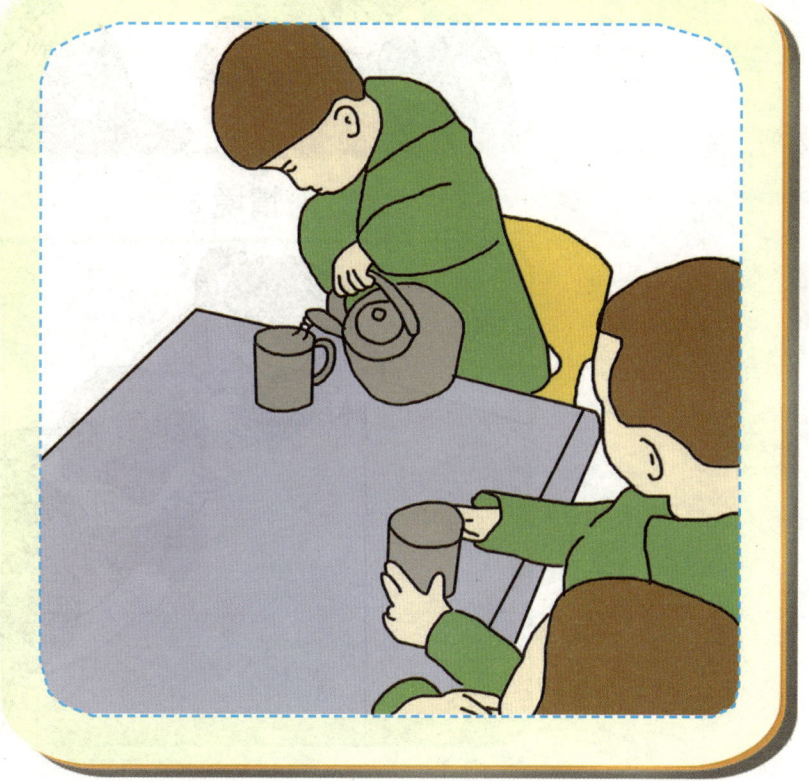

语言的突破训练实操

泛化为情境 1

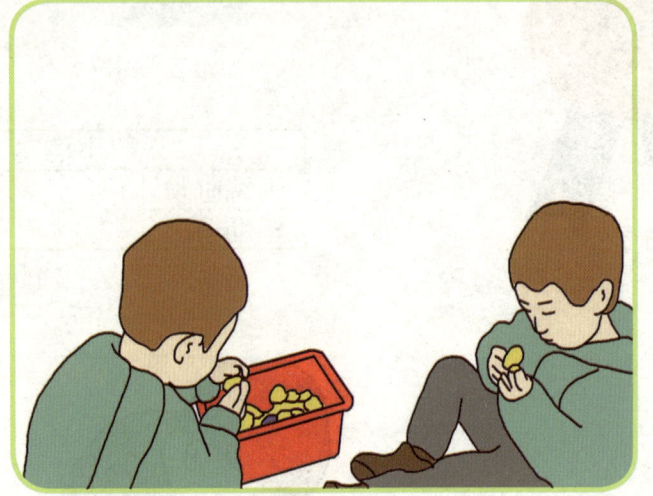

泛化为情境 2

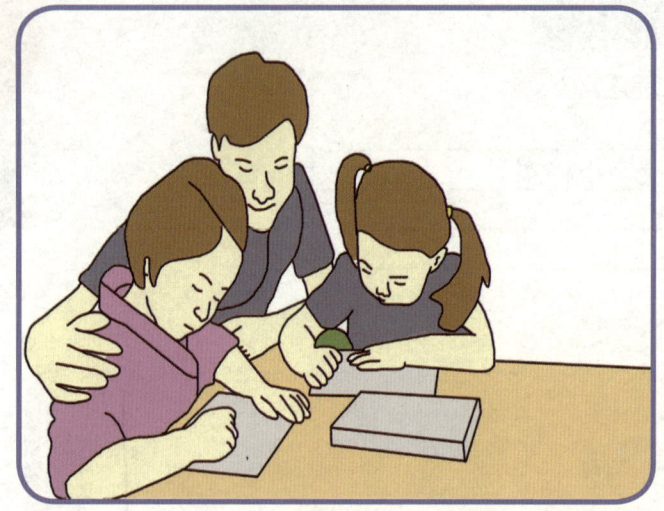

泛化为情境 3

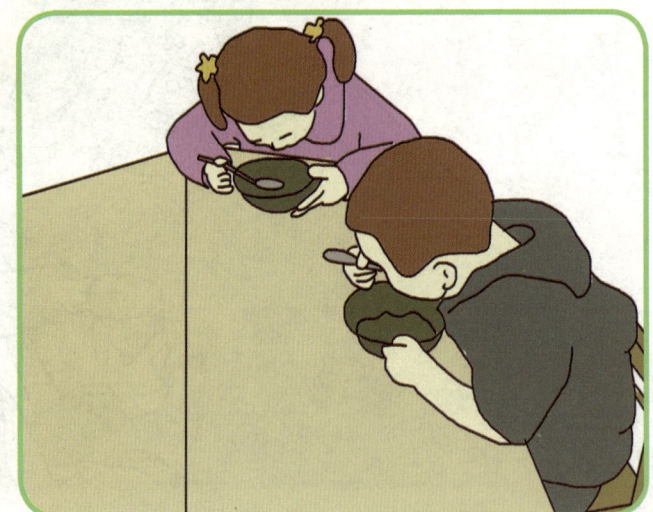

泛化为情境 4

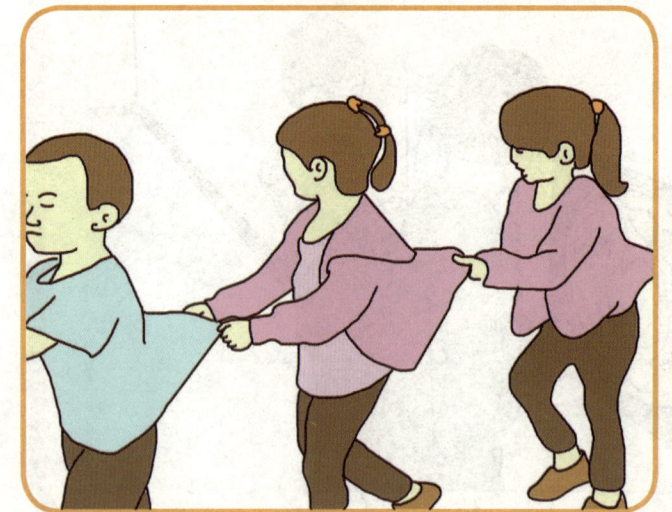

第七章 表达性语言初级技能训练

32 向他人传达指令

该技能的训练目的是提高患儿的表达性语言能力。通过该技能的训练，患儿应该能达到这样一种水平，即：对患儿说"告诉（某人）去做（某事）"，患儿将找到特定的人并传达指令。

扫描二维码，打印本技能训练配套表格

语言的突破训练实操

示例 1

告诉小丽去上课。

小档案	
训练时长	
辅助情况	

训练方法示例

示例 2

告诉小明去吃饭。

小档案	
训练时长	
辅助情况	

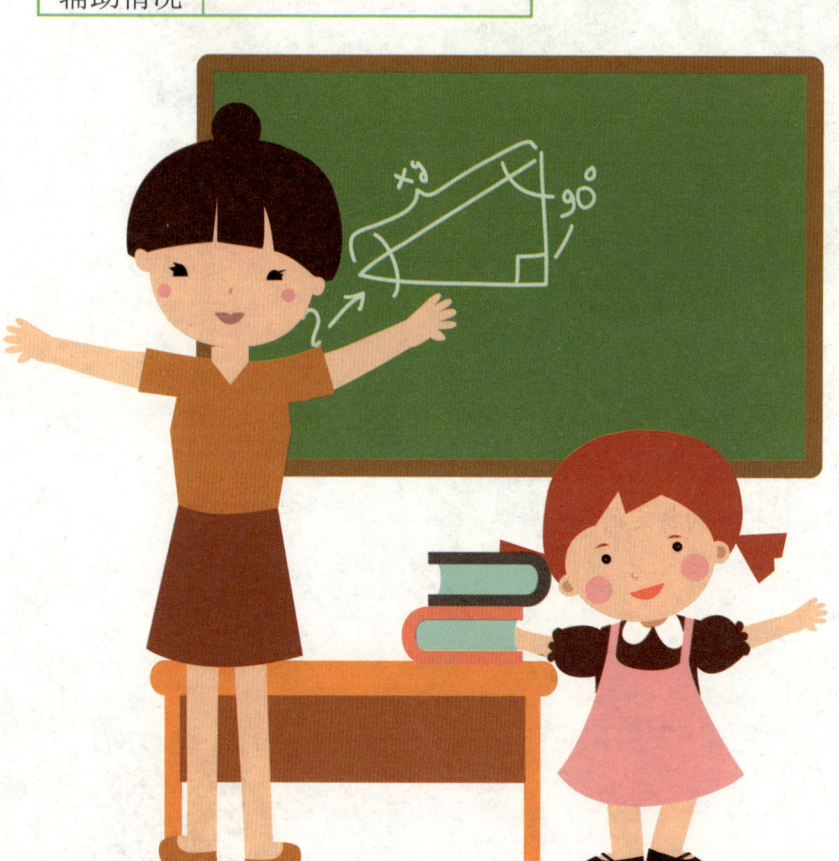
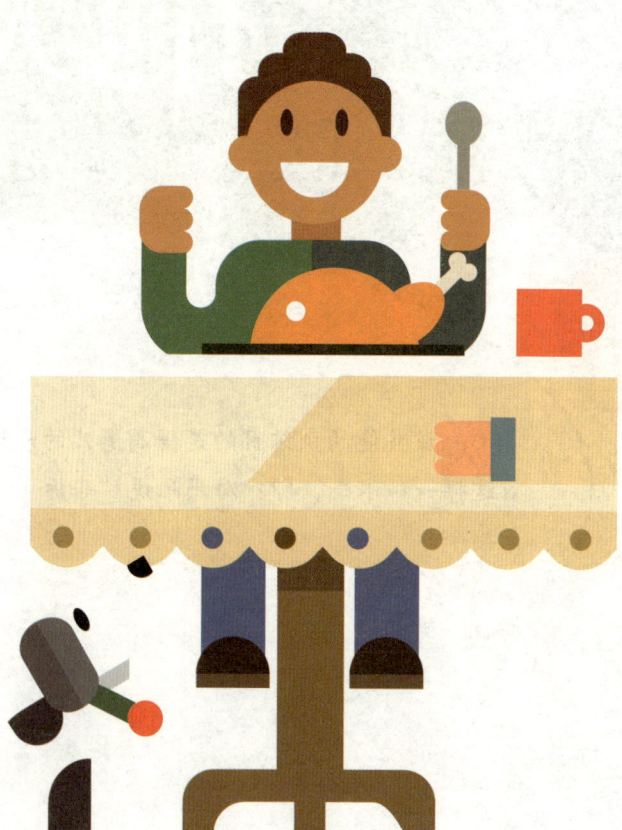

第七章
表达性语言初级技能训练

示例 3

告诉妈妈拿书给我。

小档案	
训练时长	
辅助情况	

训练方法示例

示例 4

告诉老师去办公室开会。

小档案	
训练时长	
辅助情况	

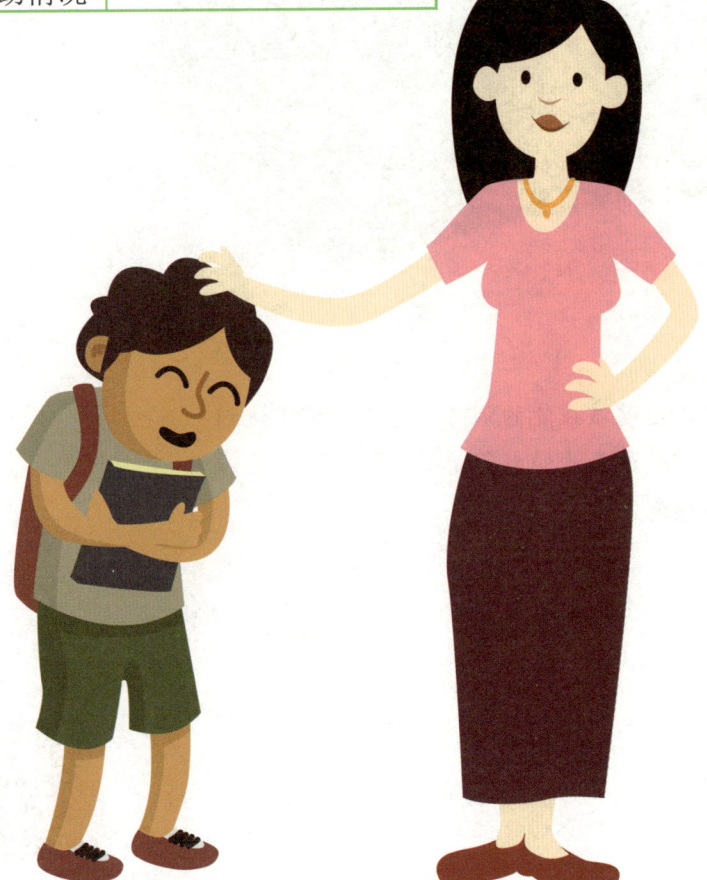
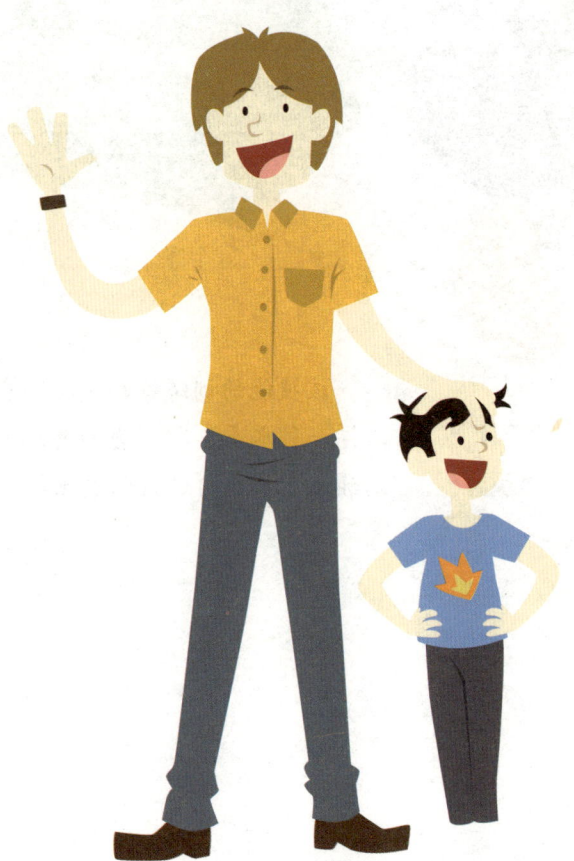

语言的突破训练实操

33 交流信息

该技能的训练目的是提高患儿的表达性语言能力。通过该技能的训练，患儿应该能达到这样一种水平，即：告知患儿一系列社交句（例如，"我最喜欢的颜色是绿色"），患儿能正确使用社交句进行信息互换（例如，"我最喜欢的颜色是黄色"）。

扫描二维码，打印本技能训练配套表格

第七章 表达性语言初级技能训练

示例 1

我的名字叫小强。

小档案	
训练时长	
辅助情况	

示例 2

我喜欢去超市。

小档案	
训练时长	
辅助情况	

示例 3

我喜欢的颜色是红色。

小档案	
训练时长	
辅助情况	

示例 4

我们这个周末要去游乐场。

小档案	
训练时长	
辅助情况	

423

34 索取需要的或者缺失的物品

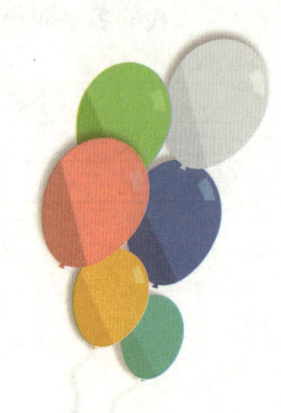

该技能的训练目的是提高患儿的表达性语言能力。通过该技能的训练,患儿应该能达到这样一种水平,即:给患儿一个由于材料缺失而无法执行的指令(例如,指令"坐下",却不提供椅子),患儿将询问或索取。

扫描二维码,打印本技能训练配套表格

第七章
表达性语言初级技能训练

训练方法示例

示例 1

说"涂色",却不提供蜡笔。

小档案	
训练时长	
辅助情况	

示例 2

说"放进书包里",却不提供书包。

小档案	
训练时长	
辅助情况	

示例 3

说"喝水",却不提供杯子。

小档案	
训练时长	
辅助情况	

示例 4

说"吃饭",却不提供筷子和勺子。

小档案	
训练时长	
辅助情况	

语言的突破训练实操

35 使用问句表达简单的需求

该技能的训练目的是提高患儿的表达性语言能力。通过该技能的训练,患儿应该能达到这样一种水平,即:向患儿呈现一个他喜爱的物品或某项活动,患儿将会提出请求"我能得到**(物品)吗?",或者"我能玩**(游戏)吗?"。

扫描二维码,打印本技能训练配套表格

第七章
表达性语言初级技能训练

训练方法
示例

示例 1

我能得到一颗糖吗?

小档案	
训练时长	
辅助情况	

示例 2

我能去玩滑梯吗?

小档案	
训练时长	
辅助情况	

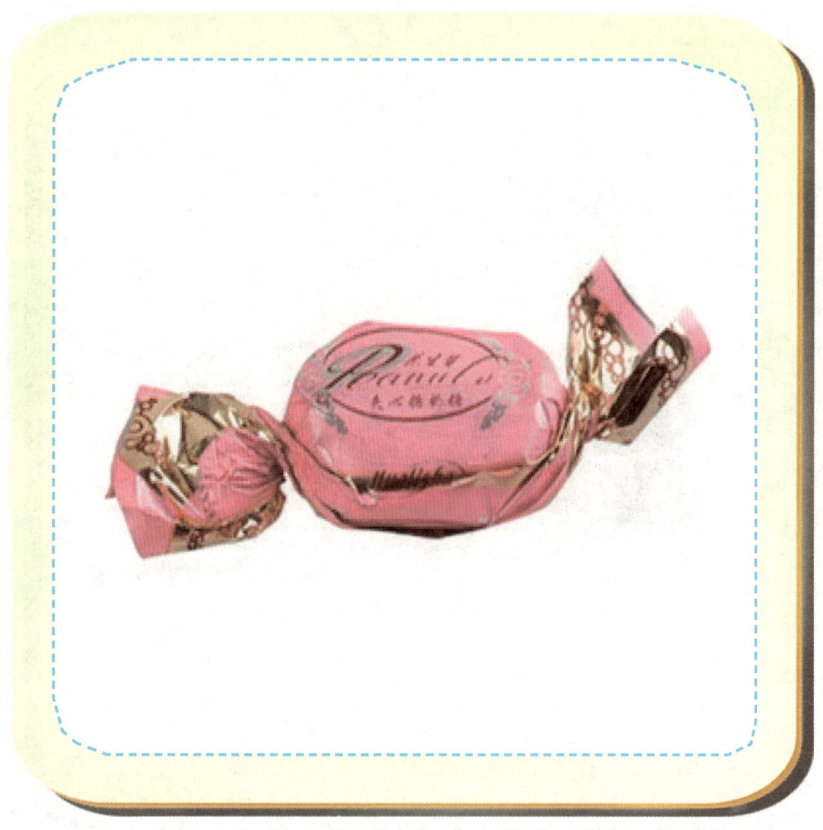

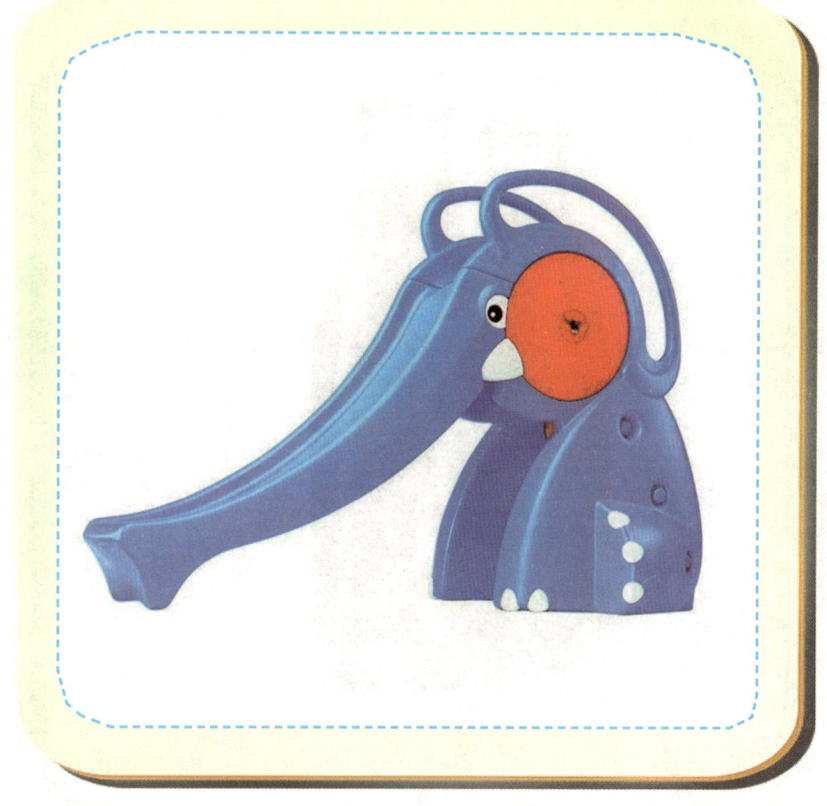

语言的突破训练实操

示例 3

我能要一瓶果汁吗？

小档案	
训练时长	
辅助情况	

训练方法
示例

示例 4

你能把那个玩具给我吗？

小档案	
训练时长	
辅助情况	

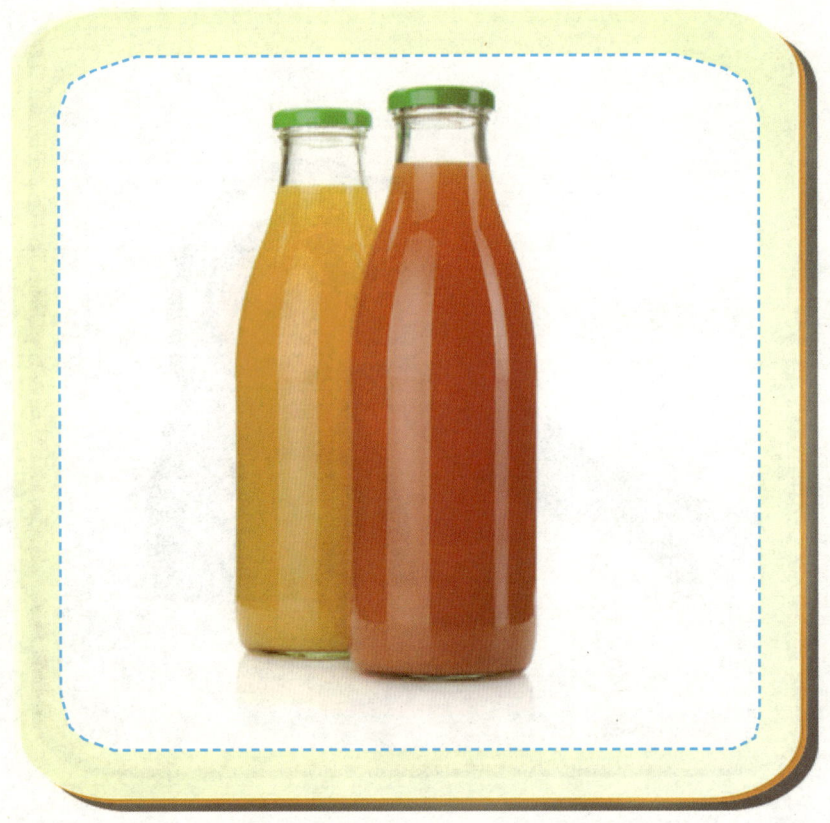

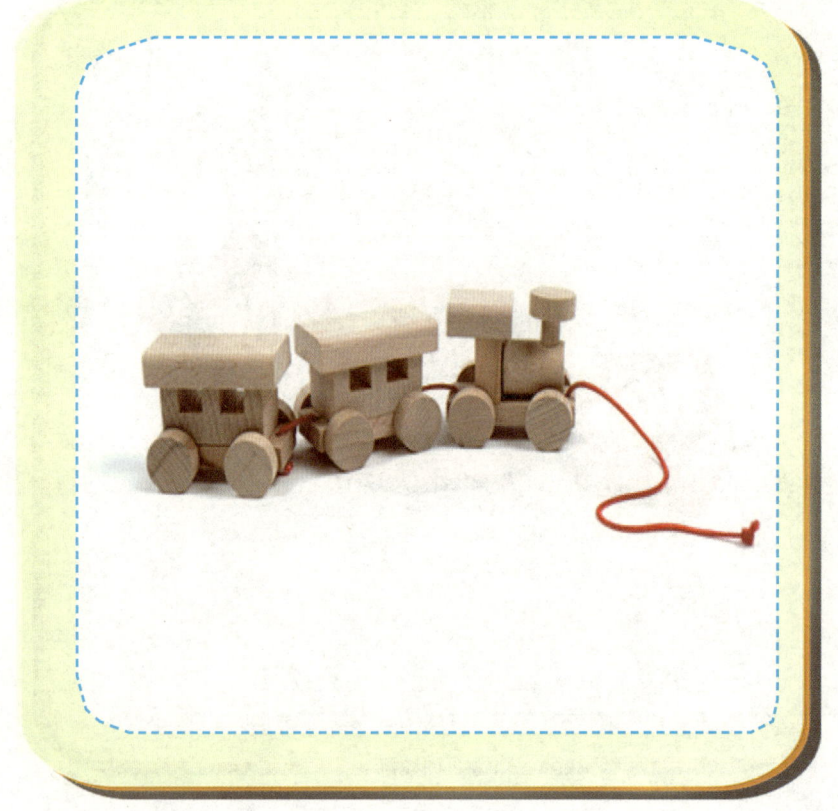

第七章 表达性语言初级技能训练

36 使用句子表达简单的需求

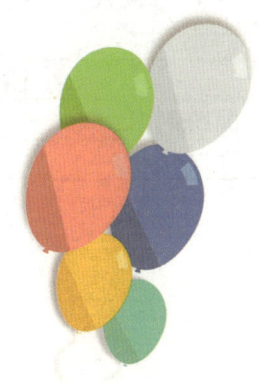

该技能的训练目的是提高患儿的表达性语言能力。通过该技能的训练,患儿应该能达到这样一种水平,即:向患儿呈现一个他喜爱的物品或某项活动,患儿将会表达"我想要**"。

扫描二维码,打印本技能训练配套表格

语言的突破训练实操

示例1

患儿说："我想要铅笔盒。"

小档案	
训练时长	
辅助情况	

训练方法
示例

示例2

患儿说："我想要果冻。"

小档案	
训练时长	
辅助情况	

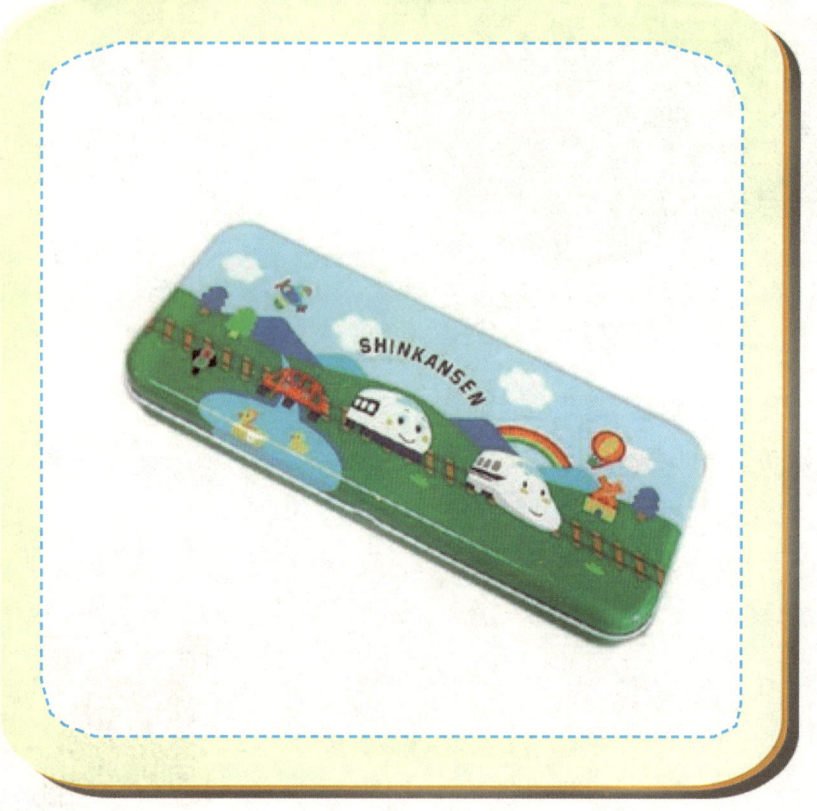

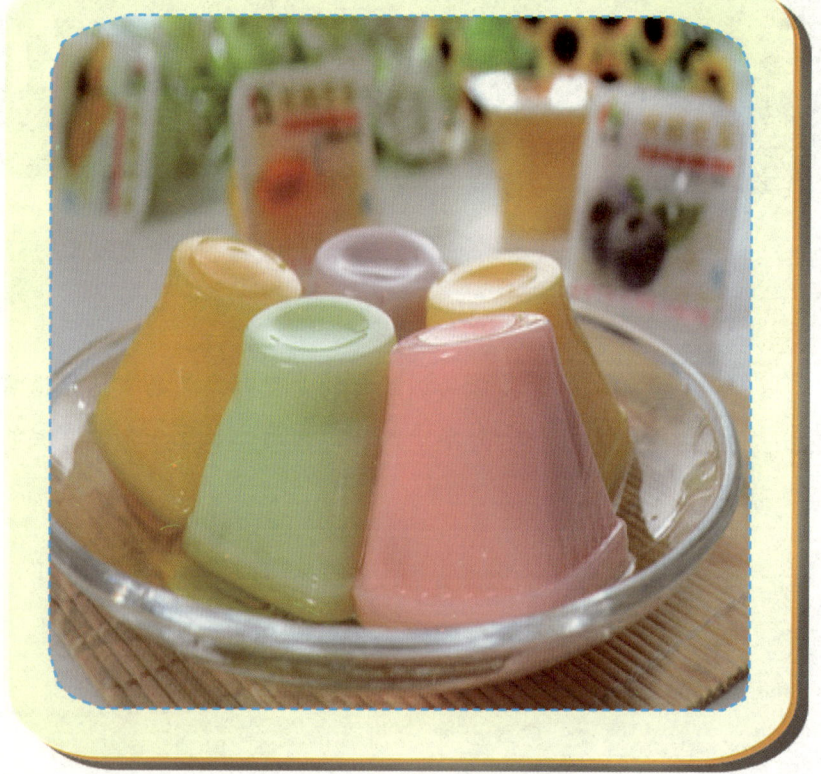

第七章
表达性语言初级技能训练

训练方法
示例

示例 3

患儿说："我想要帽子。"

小档案	
训练时长	
辅助情况	

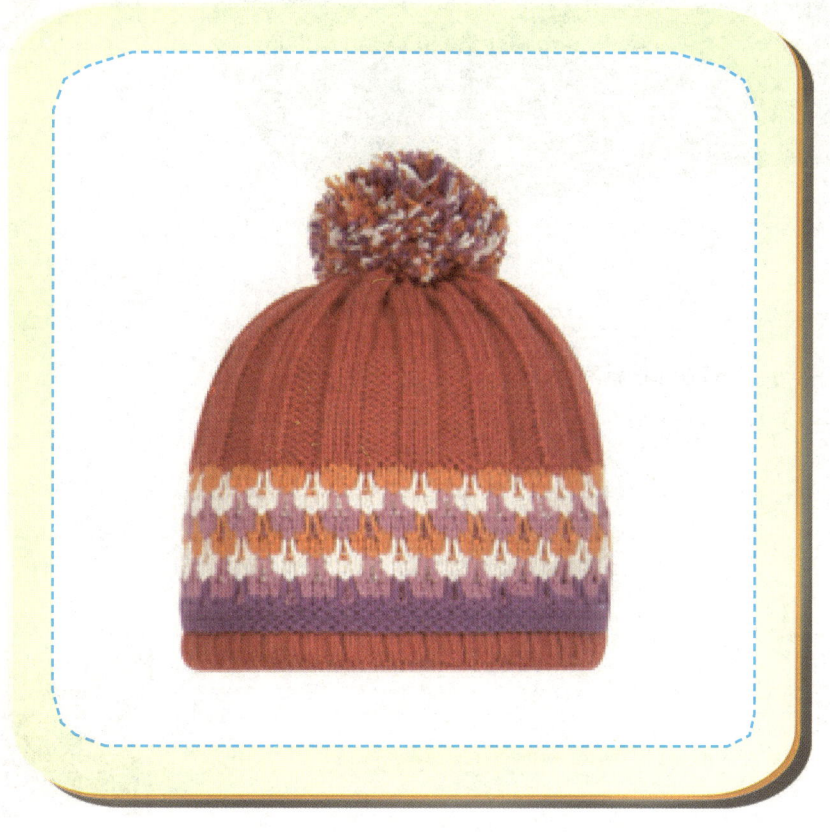

示例 4

患儿说："我想要桃子。"

小档案	
训练时长	
辅助情况	

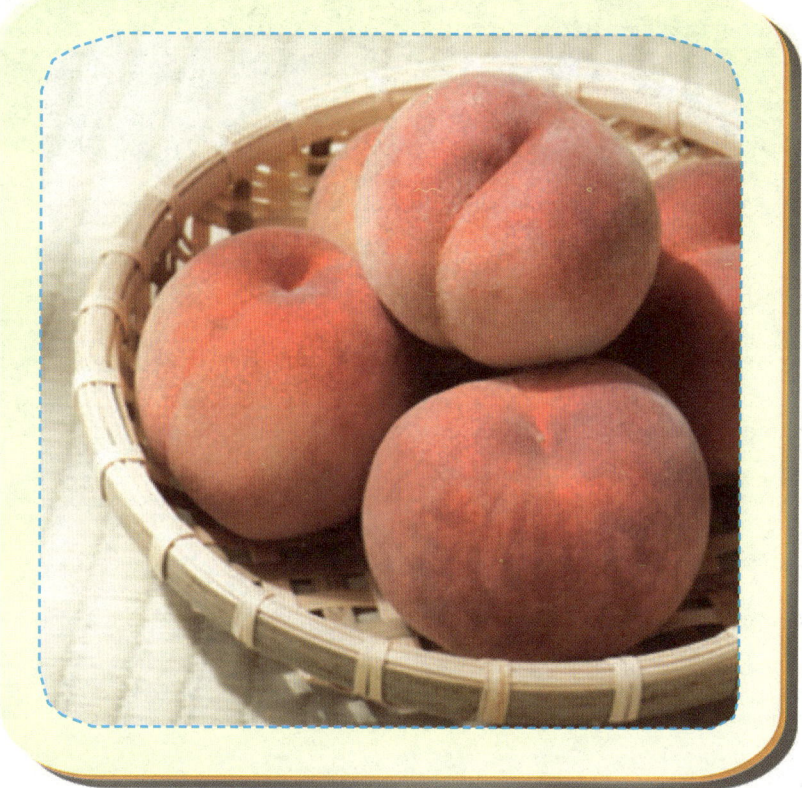

37 模仿短语

该技能的训练目的是提高患儿的表达性语言能力。通过该技能的训练,患儿应该能达到这样一种水平,即:向患儿说一个短语,患儿将重复这个短语。

扫描二维码,打印本技能训练配套表格

第七章
表达性语言初级技能训练

训练方法示例

示例 1

请再多一点。

小档案	
训练时长	
辅助情况	

示例 2

再来一次。

小档案	
训练时长	
辅助情况	

示例 3

帮帮我。

小档案	
训练时长	
辅助情况	

示例 4

喝饮料。

小档案	
训练时长	
辅助情况	

第八章

表达性语言中级技能训练

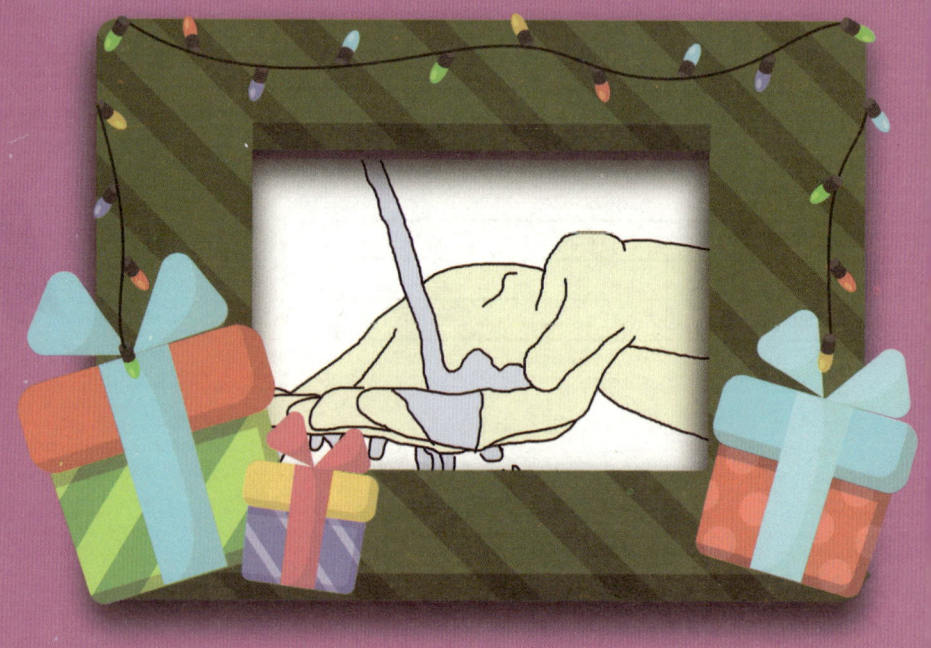

第八章 表达性语言中级技能训练

01 抽象词汇：最喜欢的

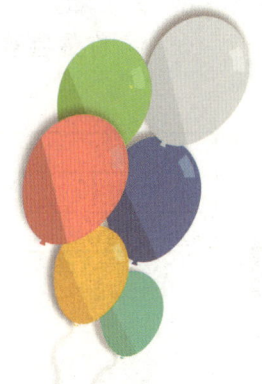

该技能的训练目的是提高患儿的表达性语言能力。通过该技能的训练，患儿应该能达到这样一种水平，即：问患儿"你最喜欢的**是什么？"，患儿能够正确回答问题。如果患儿给出的答案是单个的词语，如"披萨"，教师要引导患儿给出一个完整语句的答案：我最喜欢的食物是披萨。

扫描二维码，打印本技能训练配套表格

语言的突破训练·实操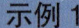

训练方法示例

示例 1

你最喜欢的动画片是什么?

小档案	
训练时长	
辅助情况	

示例 2

你最喜欢的运动是什么?

小档案	
训练时长	
辅助情况	

示例 3

你最喜欢的水果是什么?

小档案	
训练时长	
辅助情况	

示例 4

你最喜欢的动物是什么?

小档案	
训练时长	
辅助情况	

第八章 表达性语言中级技能训练

02 抽象词汇：虚拟（虚构）和真实

该技能的训练目的是提高患儿的表达性语言能力。通过该技能的训练，患儿应该能达到这样一种水平，即：第一阶段对患儿说"给我讲一个真实/虚拟的**"（例如，"给我讲一个虚拟的动物"），患儿能够回答出关于什么是真实与虚构这类问题；第二阶段给患儿讲述一个故事然后提问"这个故事是真实的还是虚构的？"及"为什么？"，患儿能够用"真实"或"虚构"回答问题并且陈述原因。

扫描二维码，打印本技能训练配套表格

语言的突破训练实操

示例 1

给我讲一个虚拟的人物。

小档案	
训练时长	
辅助情况	

训练方法示例

示例 2

给我讲一个虚拟的卡通形象。

小档案	
训练时长	
辅助情况	

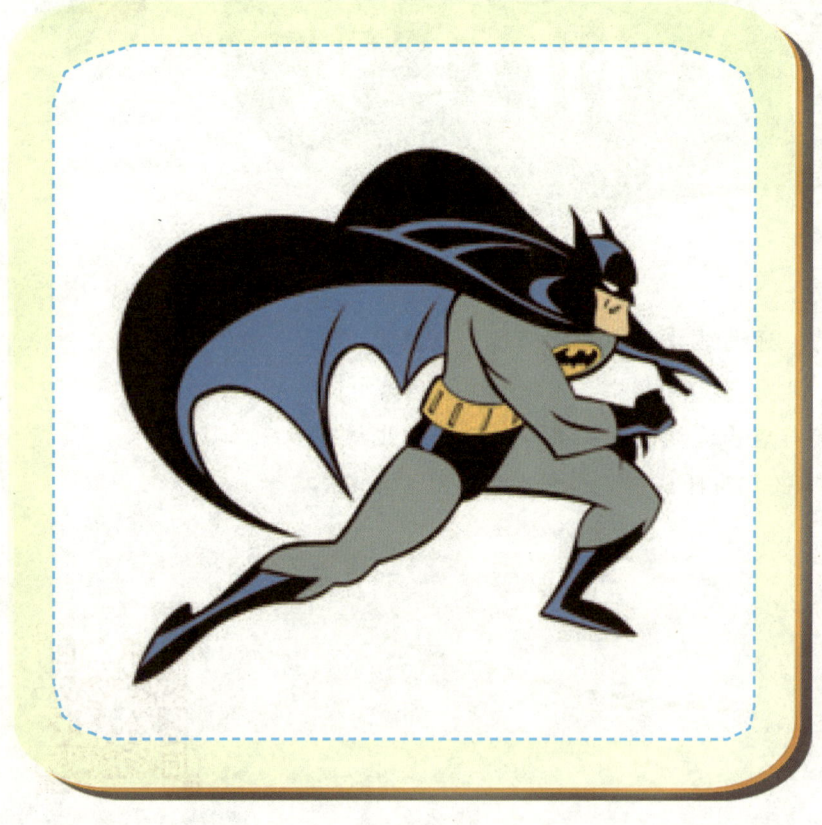

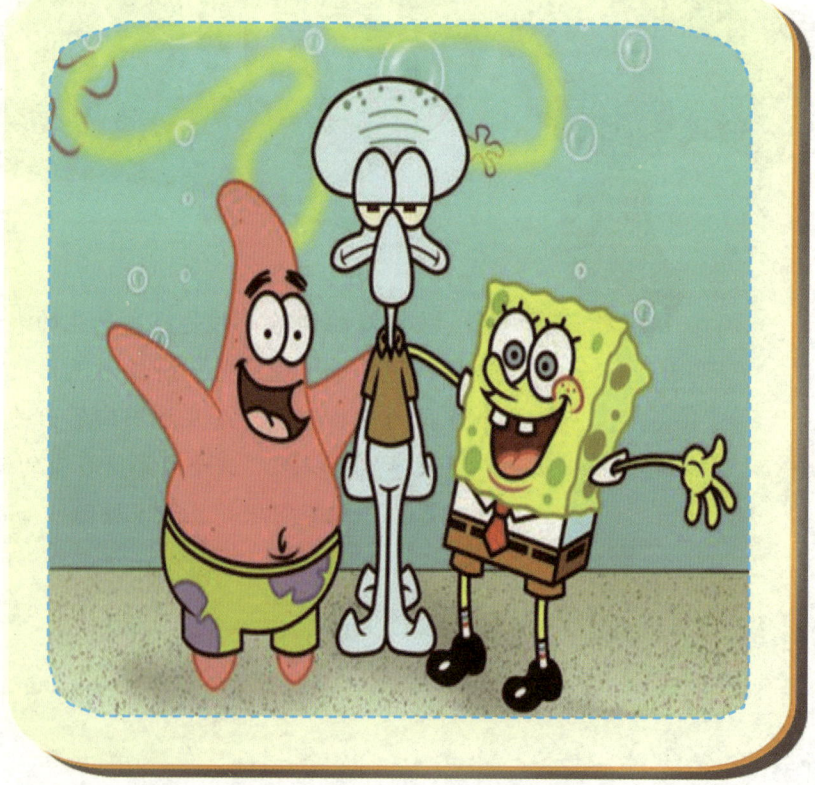

第八章 表达性语言中级技能训练

训练方法示例

示例 3

这个故事是真实的还是虚构的？为什么？

小档案	
训练时长	
辅助情况	

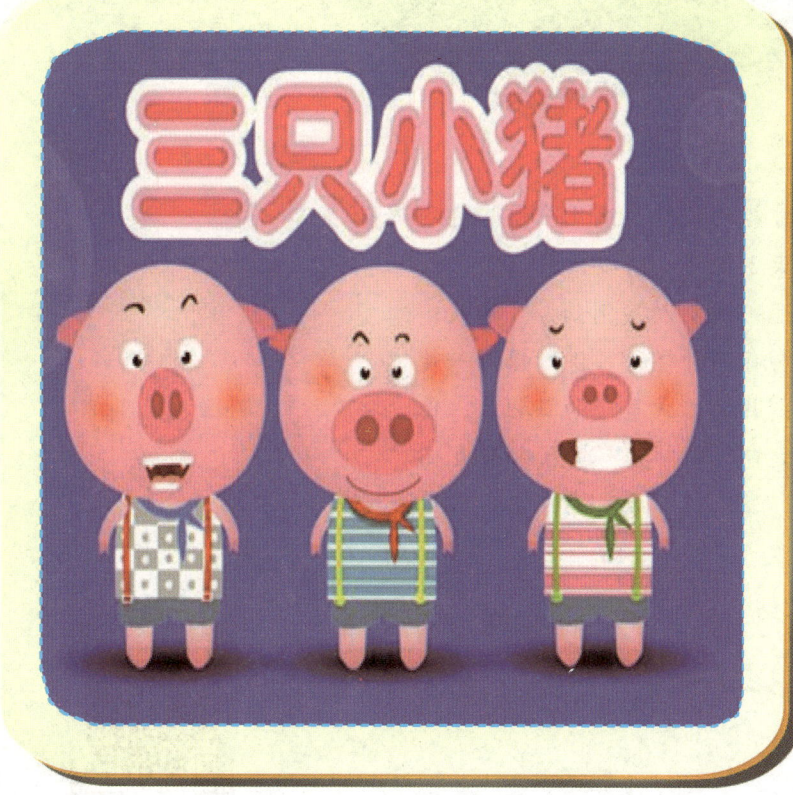

示例 4

这个故事是真实的还是虚构的？为什么？

小档案	
训练时长	
辅助情况	

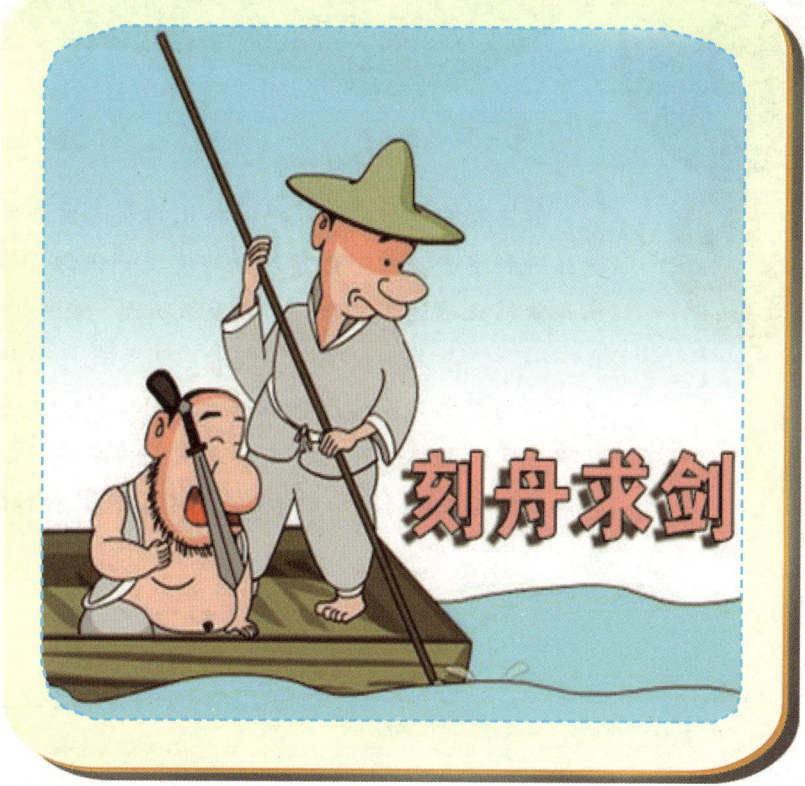

语言的突破训练实操

03 抽象词汇：昨天、今天和明天

该技能的训练目的是提高患儿的表达性语言能力。通过该技能的训练，患儿应该能达到这样一种水平，即：对患儿说"请讲一讲你（昨天/今天/明天）做了/将要做什么？"，患儿能够正确运用"昨天/今天/明天"在一个完整句子中描述一项活动（例如，"昨天，我……""今天，我……"或者"明天我将……"）。视觉图表有两种样式可供选择，一是以文字的形式呈现患儿所参与活动的日程表，还可以是以活动图片的形式呈现的日程表，但是要在空白处标明昨天、今天或明天的字样。在进行表达训练之前，教师应预先带领患儿回顾他们参与或即将参与的活动，以保证患儿精确的记忆。

扫描二维码，打印本技能训练配套表格

第八章
表达性语言中级技能训练

示例 1

请讲一讲你今天做了什么。

小档案	
训练时长	
辅助情况	

训练方法示例

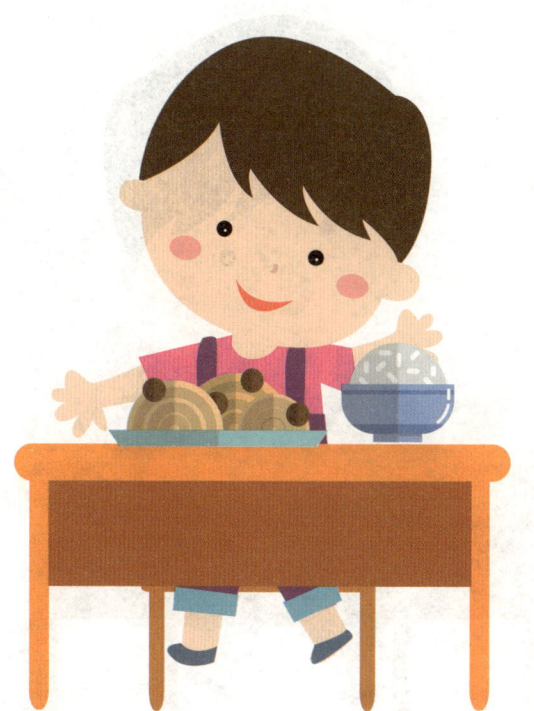
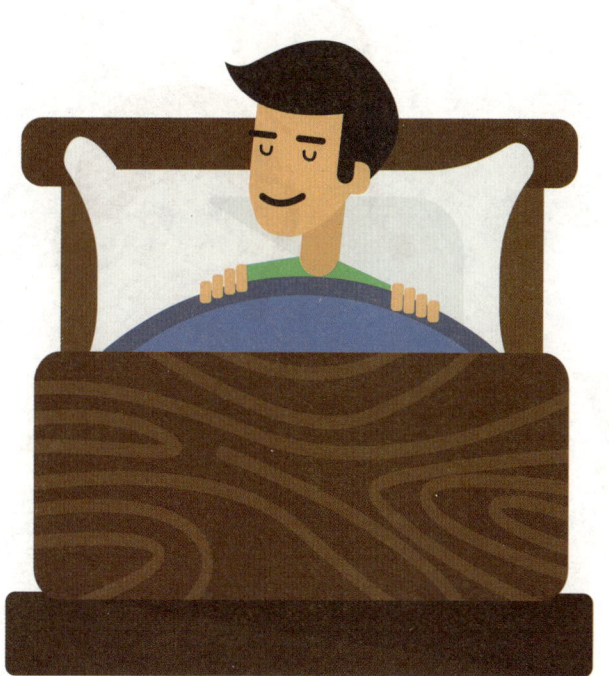
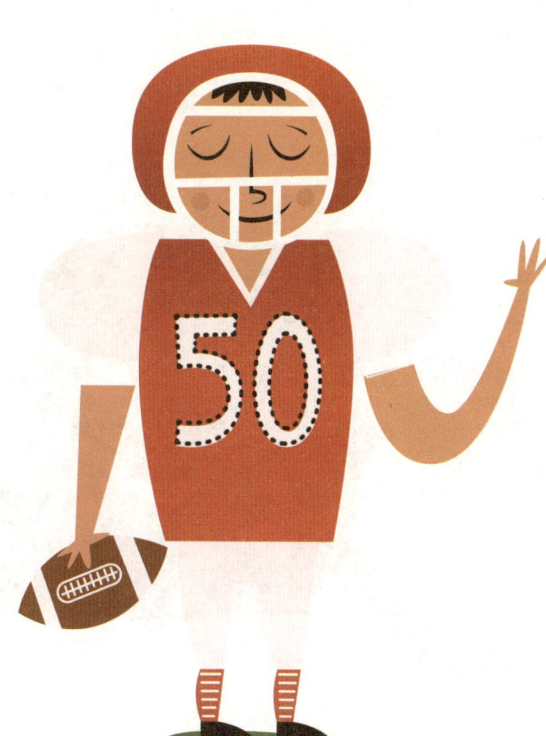

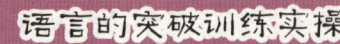

语言的突破训练实操

示例 2

请讲一讲你明天要做什么。

小档案	
训练时长	
辅助情况	

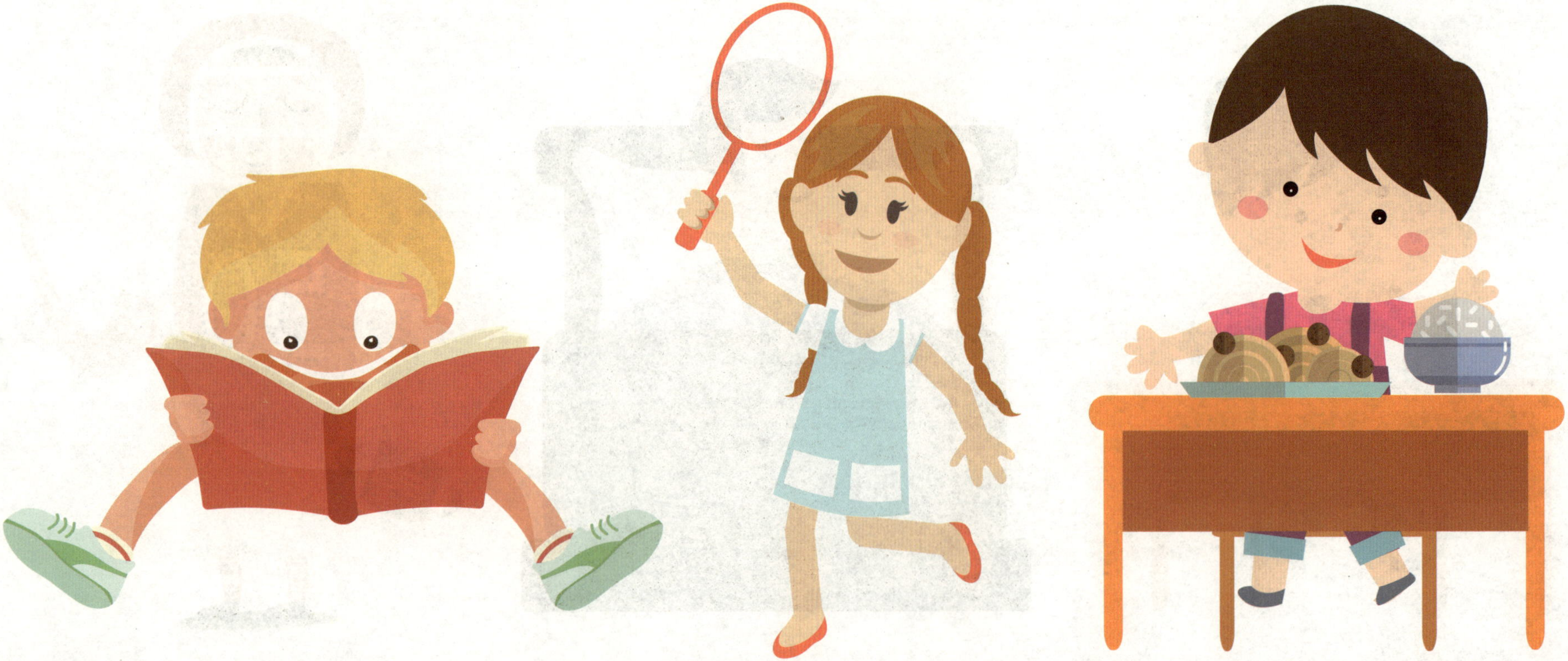

第八章
表达性语言中级技能训练

示例 3

说说你昨天做了什么？

小档案	
训练时长	
辅助情况	

示例 4

说说你今天要做什么？

小档案	
训练时长	
辅助情况	

示例 5

说说你明天要做什么？

小档案	
训练时长	
辅助情况	

语言的突破训练头操

04 回答复杂的社交问题

该技能的训练目的是提高患儿的表达性语言能力。通过该技能的训练，患儿应该能达到这样一种水平，即：询问患儿各种社交问题（例如"最近过得怎么样？"），患儿能够正确回答问题。如果受训患儿存在语言障碍，可通过手语、书写等辅助沟通方式进行交流，或是运用辅助沟通系统即患儿按下正确答案的图标回答问题。

扫描二维码，打印本技能训练配套表格

第八章 表达性语言中级技能训练

训练方法示例

示例 1

你的地址是什么？

小档案	
训练时长	
辅助情况	

示例 2

学校生活怎么样？

小档案	
训练时长	
辅助情况	

示例 3

今天天气怎么样？

小档案	
训练时长	
辅助情况	

示例 4

你这周末做什么？

小档案	
训练时长	
辅助情况	

语言的突破训练实操

05 回答关于"如何"的问题

该技能的训练目的是提高患儿的表达性语言能力。通过该技能的训练,患儿应该能达到这样一种水平,即:询问患儿各种各样关于"如何"的问题(例:"你知道如何建造火车轨道?"),患儿能够正确回答问题。如果受训患儿存在语言障碍,可通过手语、书写等辅助沟通方式进行交流,或是运用辅助沟通系统即患儿按下正确答案的图标回答问题。当患儿作答时,确保每一位执行此项目的教师所预期的答案是一致的,这是因为每一个问题都可能会出现不同答案。例如,如果目标项是"如何洗手?",确保每个教师的预期答案遵循一致的步骤为原则,答案可以这样给出:打开水龙头,双手擦肥皂,冲洗然后擦干双手。如果每个教师之间的预期答案不一致,那么当有患儿给出的答案中没有"打开水龙头"这一步骤时,就可能被计为错误答案。答案的措辞不用非常精确,但是整个活动过程的步骤顺序需要是相似的。

扫描二维码,打印本技能训练配套表格

第八章 表达性语言中级技能训练

训练方法示例

示例 1

你如何洗手？

小档案	
训练时长	
辅助情况	

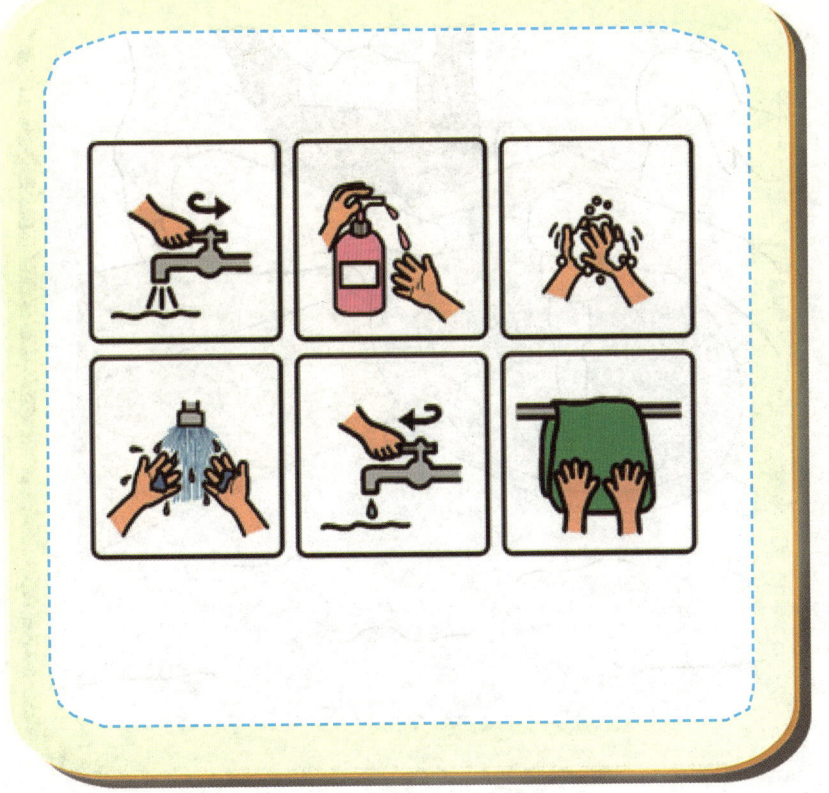

示例 2

你如何画熊猫？

小档案	
训练时长	
辅助情况	

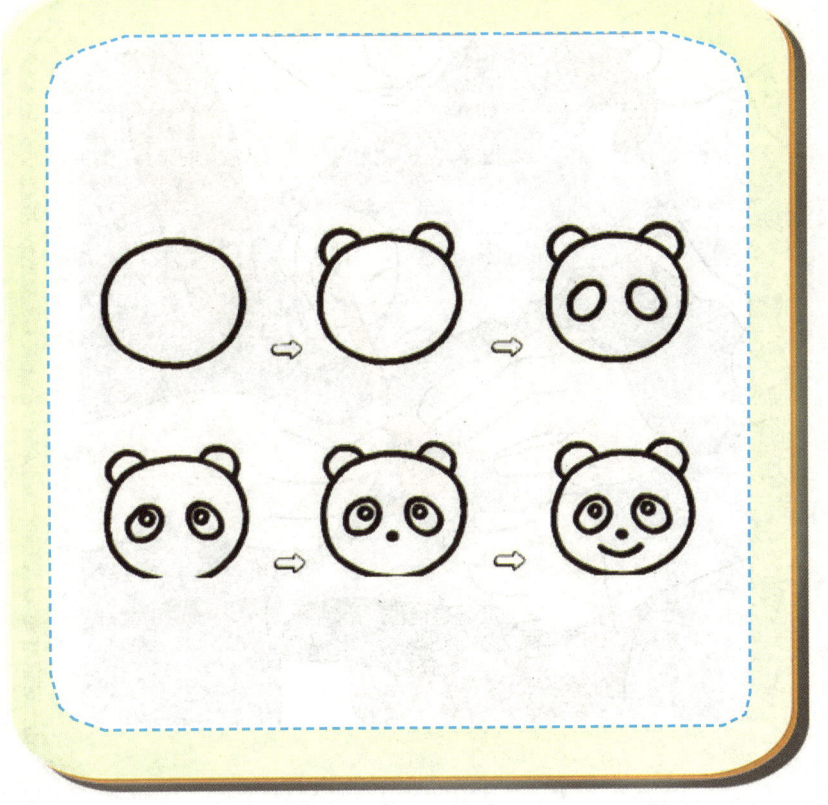

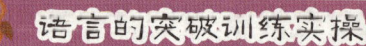

语言的突破训练实操

训练方法示例

示例 3

你如何系鞋带?

小档案	
训练时长	
辅助情况	

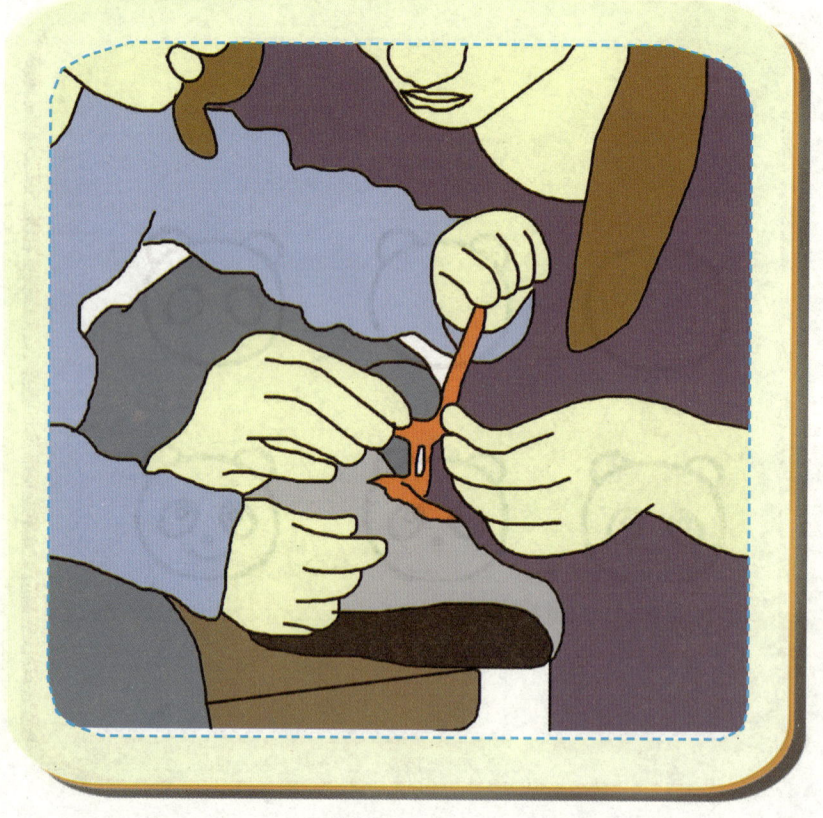

示例 4

你如何洗盘子?

小档案	
训练时长	
辅助情况	

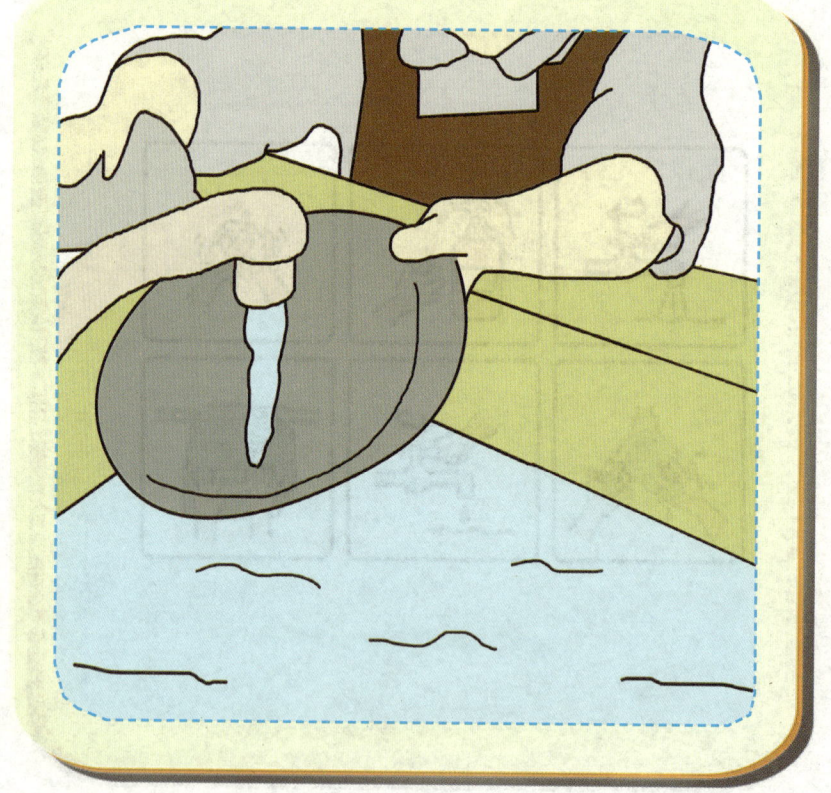

06 根据对话回答相关问题

该技能的训练目的是提高患儿的表达性语言能力。通过该技能的训练，患儿应该能达到这样一种水平，即：询问患儿他们正在听的一段对话的有关问题（例如"他们刚刚在谈论什么？"），患儿能够正确回答问题。可以在不同的电视节目中了解各种各样的情景，或者设计一个两人正在对话的情景。

扫描二维码，打印本技能训练配套表格

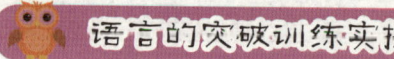

语言的突破训练实操

示例1

他们刚刚在谈论什么？

小档案	
训练时长	
辅助情况	

训练方法示例

示例2

这位女士要去哪里？

小档案	
训练时长	
辅助情况	

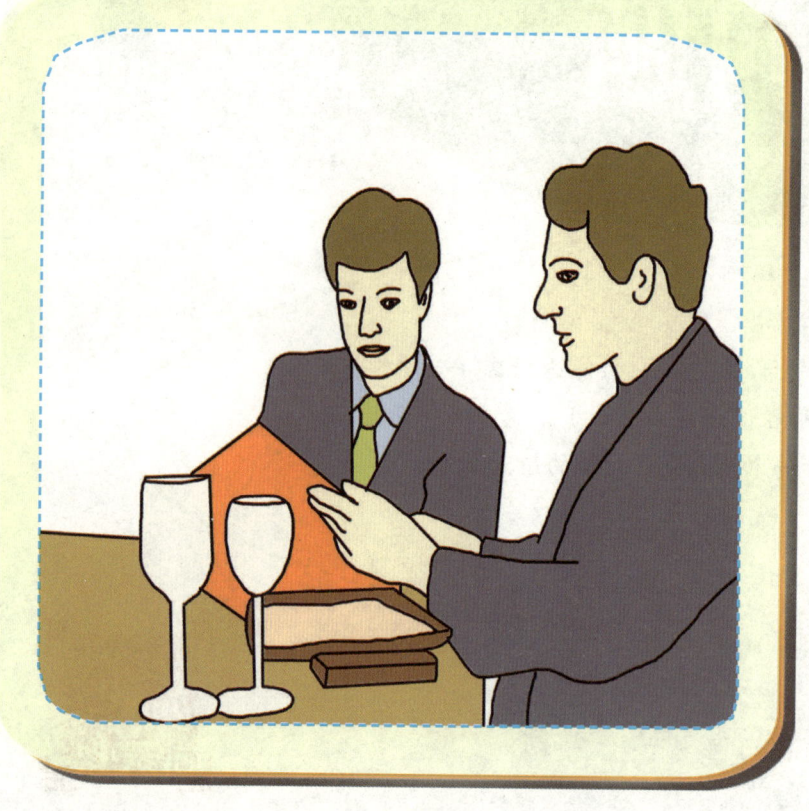

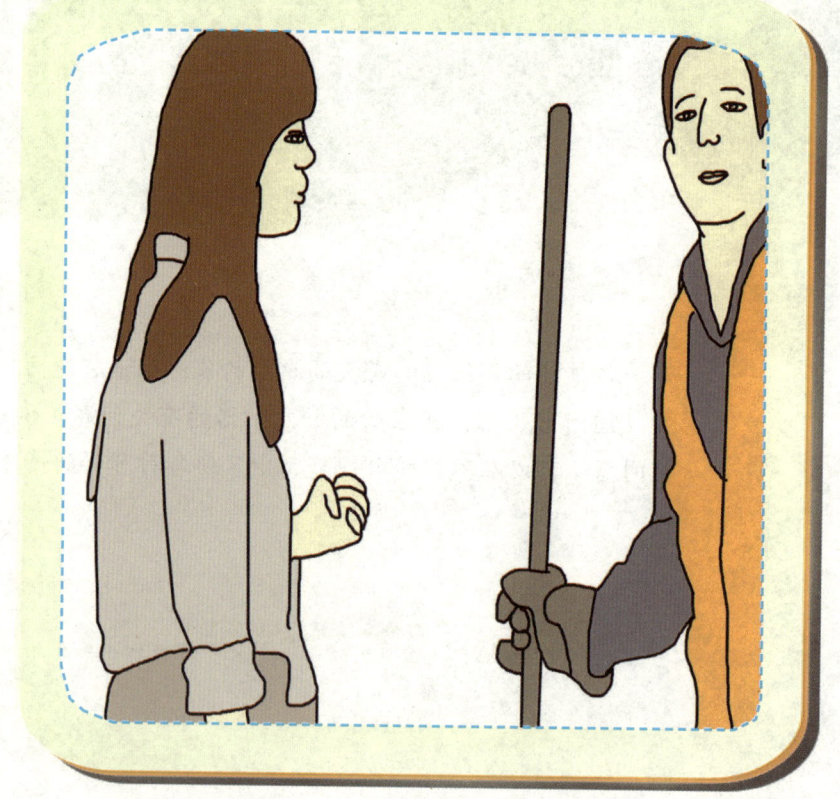

第八章
表达性语言中级技能训练

训练方法示例

示例 3

他们在读什么书？

小档案
训练时长
辅助情况

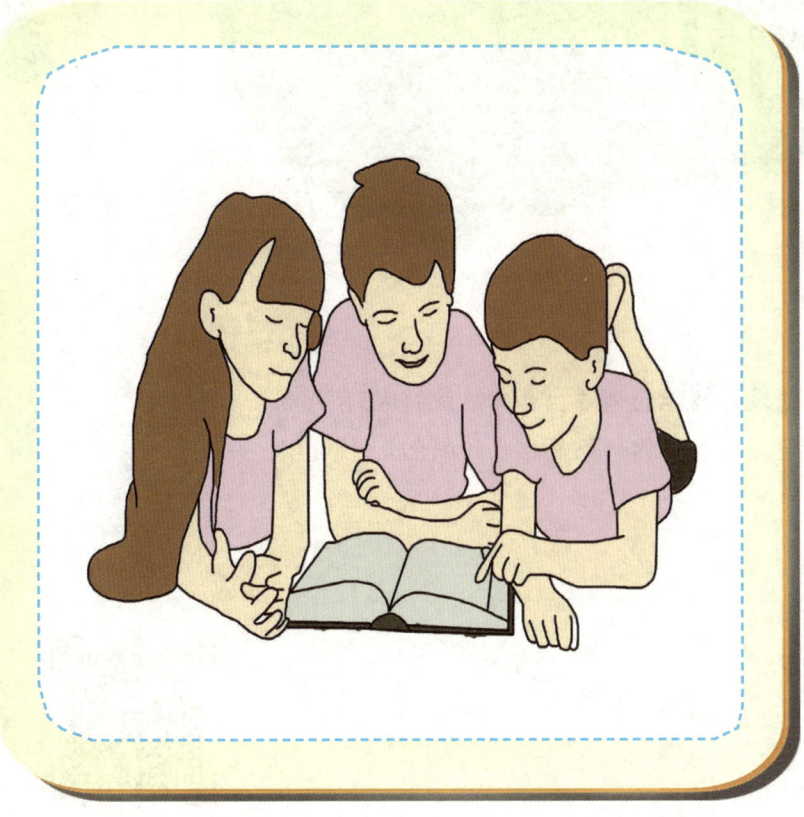

示例 4

他们在看什么？

小档案
训练时长
辅助情况

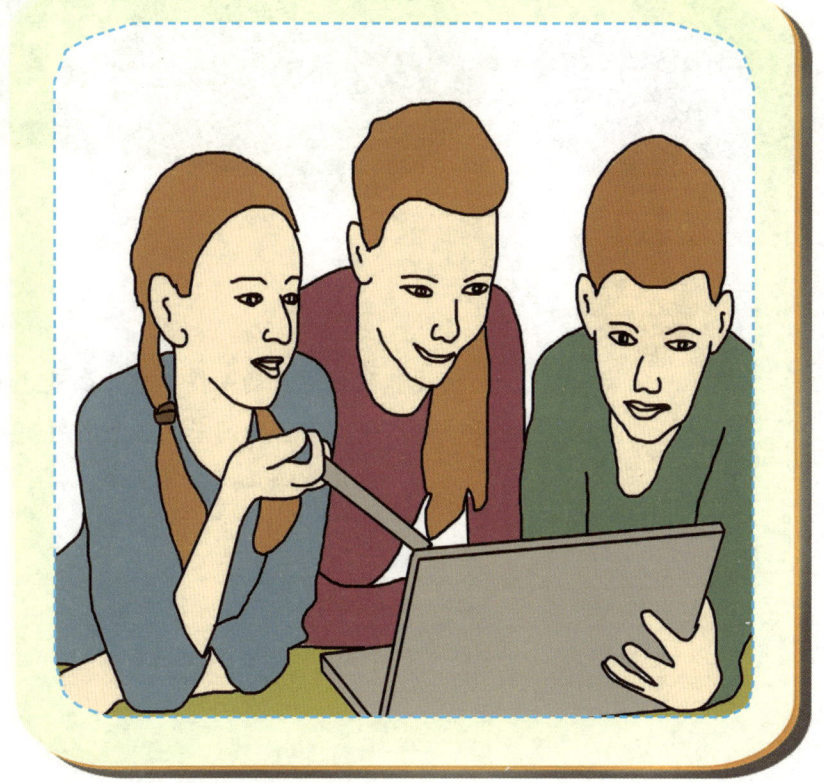

语言的突破训练实操

07 回答有关其他人的社交问题

该技能的训练目的是提高患儿的表达性语言能力。通过该技能的训练，患儿应该能达到这样一种水平，即：询问患儿各种各样有关其他人的问题（例如"你妈妈最喜欢的颜色是什么？"），患儿能够正确回答问题。

扫描二维码，打印本技能训练配套表格

第八章 表达性语言中级技能训练

训练方法示例

示例 1

你妈妈最喜欢的颜色是什么？

小档案	
训练时长	
辅助情况	

示例 2

你爸爸在哪里工作？

小档案	
训练时长	
辅助情况	

示例 3

你的老师今天穿什么颜色的衣服？

小档案	
训练时长	
辅助情况	

示例 4

你好朋友今年几岁了？

小档案	
训练时长	
辅助情况	

453

语言的突破训练实操

08 回答"为什么"问题

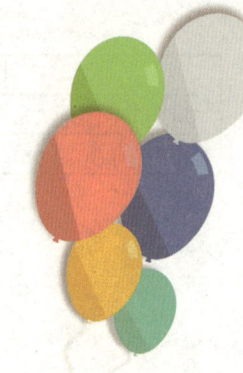

该技能的训练目的是提高患儿的表达性语言能力。通过该技能的训练,患儿应该能达到这样一种水平,即:询问患儿各种各样有关"为什么"的问题(例如"我们为什么去睡觉?"),患儿能够正确回答问题。确保患儿已经掌握先备技能,并为此阶段的学习做好了准备。例如能够回答简单的关于"何物""何时""何地""哪一个""是谁"等问题。

扫描二维码,打印本技能训练配套表格

第八章
表达性语言中级技能训练

示例 1

我们为什么要刷牙？

小档案	
训练时长	
辅助情况	

示例 2

我们为什么去看医生？

小档案	
训练时长	
辅助情况	

示例 3

我们为什么要吃水果？

小档案	
训练时长	
辅助情况	

示例 4

我们为什么要喝牛奶？

小档案	
训练时长	
辅助情况	

09 根据叙述提出问题

该技能的训练目的是提高患儿的表达性语言能力。通过该技能的训练,患儿应该能达到这样一种水平,即:做一个尽可能详细的叙述(例如"我昨天受伤了"或者"我今天去了商店"),患儿能够提出与叙述有关的后续问题(例如"发生了什么事?")。

扫描二维码,打印本技能训练配套表格

第八章 表达性语言中级技能训练

训练方法示例

示例 1

我明天不想去上班。

小档案	
训练时长	
辅助情况	

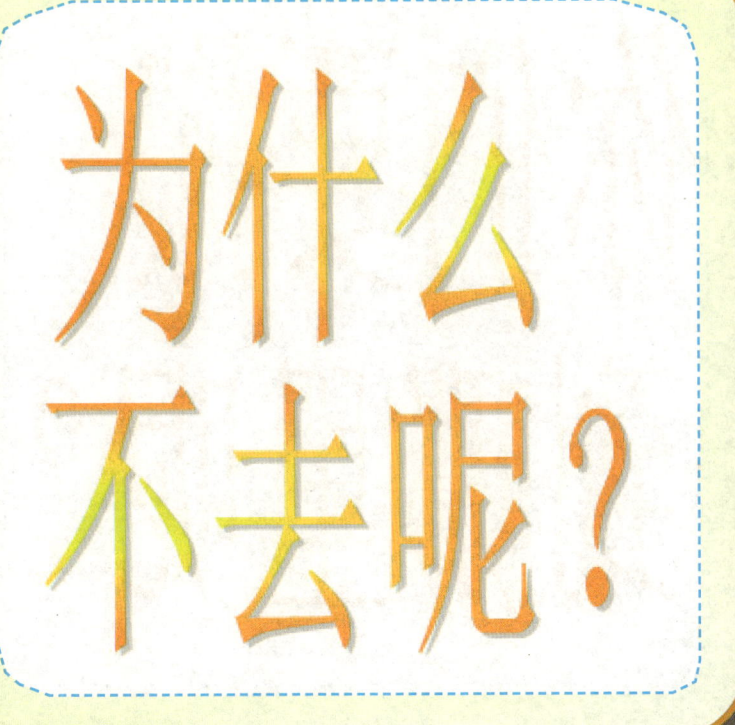

为什么不去呢?

示例 2

我今天去了超市。

小档案	
训练时长	
辅助情况	

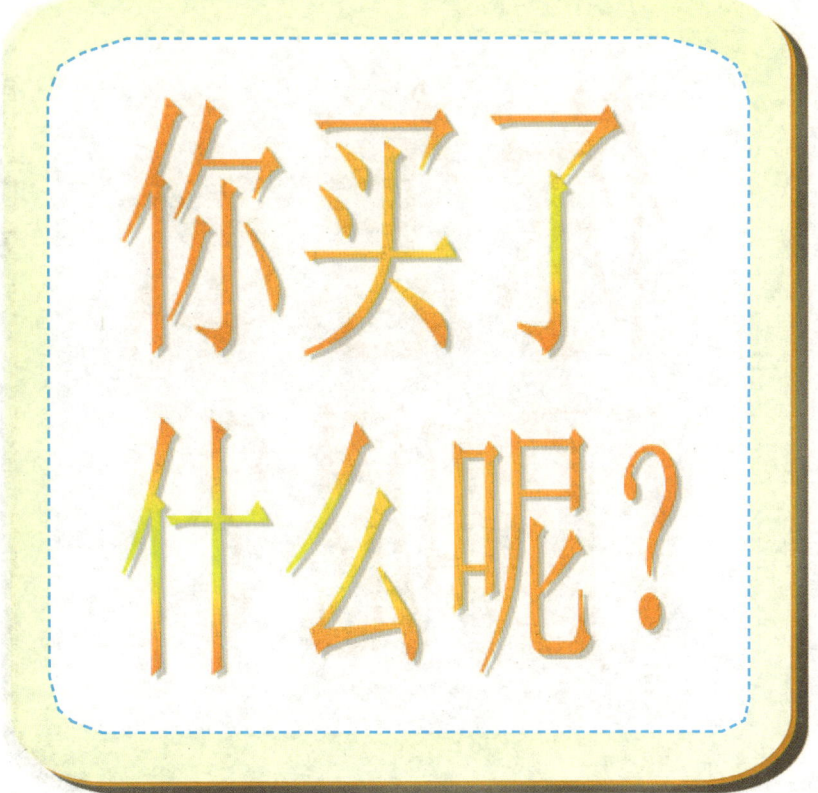

你买了什么呢?

语言的突破训练实操

训练方法示例

示例 3

我今天要去医院。

小档案	
训练时长	
辅助情况	

你怎么了呢?

示例 4

我们要搬家了。

小档案	
训练时长	
辅助情况	

你们要搬到哪里呢?

第八章 表达性语言中级技能训练

10 为获得信息提问"你要去哪里?"

该技能的训练目的是提高患儿的表达性语言能力。通过该技能的训练,患儿应该能达到这样一种水平,即:教师尝试在授课过程中的不同时间紧急离开教室,并且给出关于将要离开的原因(例如"我必须得离开"),患儿会询问"你要去哪里?"。

扫描二维码,打印本技能训练配套表格

语言的突破训练实操

训练方法示例

示例 1

教师尝试在授课中途离开教室,并说"天呐,我迟到了!",然后起身离开。

小档案	
训练时长	
辅助情况	

示例 2

教师一句话说一半停下来,然后离开教室。

小档案	
训练时长	
辅助情况	

儿童问:"你要去哪里?"

儿童问:"你要去哪里?"

第八章 表达性语言中级技能训练

11 为获得信息提问"那是什么?"和"那是谁?"

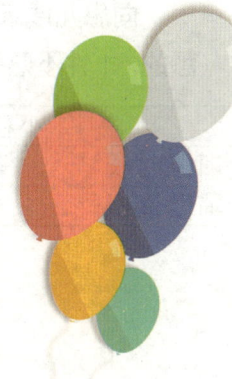

该技能的训练目的是提高患儿的表达性语言能力。通过该技能的训练,患儿应该能达到这样一种水平,即:第一阶段向患儿呈现3张图片或3件物品,其中,2个是患儿认识的,1个不认识,并说,"告诉我你看到了什么",指导患儿按从左到右的顺序说出图片或物品,在第3张不认识的图片或物品处,用手指出此图片或物品,患儿将询问"那是什么?";第二阶段向患儿呈现3张人物图片,其中的2个是患儿熟悉的,1个不熟悉,并说"告诉我你看到了谁",指导患儿按从左到右的顺序说出图片中的人物,在第3张不熟悉的人物图片处,用手指出此图片,患儿将询问"那是谁?"。

扫描二维码,打印本技能训练配套表格

语言的突破训练实操

示例 1

向患儿展示 3 件物品（2 件患儿熟悉的，1 件不熟悉的）。

小档案	
训练时长	
辅助情况	

训练方法示例

示例 2

向患儿展示 3 张人物图片（2 张患儿熟悉的，1 张不熟悉的）。

小档案	
训练时长	
辅助情况	

儿童问："那是什么？"

儿童问："那是谁？"

第八章 表达性语言中级技能训练

12 向他人询问关于社交方面的问题

该技能的训练目的是提高患儿的表达性语言能力。通过该技能的训练,患儿应该能达到这样一种水平,即:要求患儿向他人提出和他/她有关的问题(例如,向妈妈提出和她有关的问题),患儿能够向其他人询问与他们自身有关的问题。为询问各种社交问题提供视觉提示是十分有帮助的。你可以展示给患儿一个问题清单,鼓励他们用不同问题提问。当某个问题被问后,你就要将此问题从清单上移除,这样做是为了激励患儿提出更多不同的问题。

扫描二维码,打印本技能训练配套表格

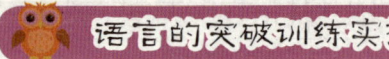

语言的突破训练实操

训练方法示例

示例1

向同伴提出和她有关的问题。

小档案	
训练时长	
辅助情况	

儿童问同伴："你养宠物了吗？"

示例2

向爸爸提出和他有关的问题。

小档案	
训练时长	
辅助情况	

儿童问爸爸："你今天开心吗？"

第八章
表达性语言中级技能训练

训练方法
示例

示例 3

向奶奶提出和她有关的问题。

小档案	
训练时长	
辅助情况	

儿童问奶奶："你每天都跳广场舞吗？"

示例 4

向妈妈提出和她有关的问题。

小档案	
训练时长	
辅助情况	

儿童问妈妈："你工作忙吗？"

13 闲谈

该技能的训练目的是提高患儿的表达性语言能力。通过该技能的训练，患儿应该能达到这样一种水平，即：提一个普遍性问题或做一个一般性陈述（例如"天气怎么样？"），患儿能够两人一组进行聊天，内容可以是日常问题或一般性陈述（例如"今天天气真好，比昨天好多了"）。在教授此课程目标时，可以考虑进行角色扮演，把教师想象成不熟悉的人（例如杂货店的店员、邮递员、其他班级的教师等等）。

扫描二维码，打印本技能训练配套表格

第八章
表达性语言中级技能训练

示例 1

谈论天气。

小档案	
训练时长	
辅助情况	

训练方法示例

示例 2

谈论假期。

小档案	
训练时长	
辅助情况	

示例 3

谈论动画片。

小档案	
训练时长	
辅助情况	

示例 4

谈论运动。

小档案	
训练时长	
辅助情况	

467

语言的突破训练实操

14 回答同龄人的提问

该技能的训练目的是提高患儿的表达性语言能力。通过该技能的训练,患儿应该能达到这样一种水平,即:一个同龄人向受训患儿发起一段对话(教师必须促使同龄人向受训患儿提问),患儿能够给出恰当的回答。

扫描二维码,打印本技能训练配套表格

第八章 表达性语言中级技能训练

示例 1

同龄人提问:"你今天过得怎么样?"

小档案	
训练时长	
辅助情况	

训练方法示例

示例 2

同龄人提问:"你喜欢这朵花吗?"

小档案	
训练时长	
辅助情况	

示例 3

同龄人提问:"你每天都锻炼身体吗?"

小档案	
训练时长	
辅助情况	

示例 4

同龄人提问:"你今年要怎么过生日?"

小档案	
训练时长	
辅助情况	

语言的突破训练实操

15 赞美

该技能的训练目的是提高患儿的表达性语言能力。通过该技能的训练，患儿应该能达到这样一种水平，即：第一阶段对患儿在一项活动中的表现给出称赞，可以称赞他们的技能或他们的个人物品（例如"你的绘画真是太棒了！"），患儿能够针对某活动、技能或个人所有物进行交互式赞美；第二阶段完成一项活动，做一个动作或者展示一件个人所有物（例如"看看我的新衬衫"），患儿能够针对某活动、动作或个人所有物发起一次赞美。在适当的年龄段进行赞美训练（例如，一个3岁左右的患儿不可能做出类似"太神奇了"这样的赞美）。

扫描二维码，打印本技能训练配套表格

第八章 表达性语言中级技能训练

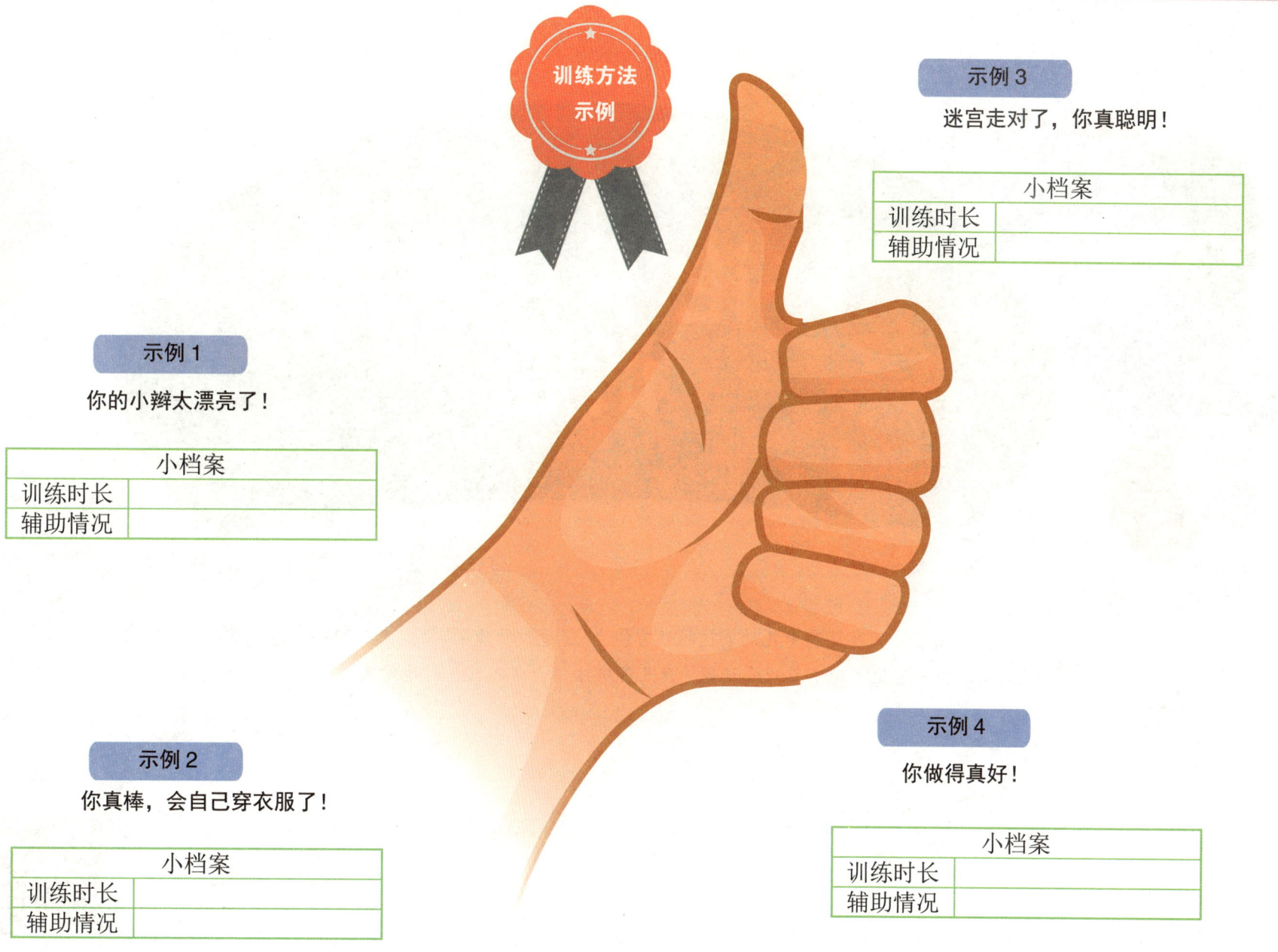

训练方法示例

示例 1

你的小辫太漂亮了!

小档案	
训练时长	
辅助情况	

示例 2

你真棒,会自己穿衣服了!

小档案	
训练时长	
辅助情况	

示例 3

迷宫走对了,你真聪明!

小档案	
训练时长	
辅助情况	

示例 4

你做得真好!

小档案	
训练时长	
辅助情况	

语言的突破训练实操

16 讨论不喜欢的话题

该技能的训练目的是提高患儿的表达性语言能力。通过该技能的训练,患儿应该能达到这样一种水平,即:跟患儿讨论一个他/她不喜欢的话题,患儿能够维持会话以及适时地结束对话。

扫描二维码,打印本技能训练配套表格

第八章
表达性语言中级技能训练

示例 1

我刚才看了新闻联播。

小档案	
训练时长	
辅助情况	

示例 2

我们有好多的作业需要完成。

小档案	
训练时长	
辅助情况	

示例 3

长时间看电视对眼睛不好。

小档案	
训练时长	
辅助情况	

示例 4

我们需要多吃蔬菜。

小档案	
训练时长	
辅助情况	

语言的突破训练实操

17 描述名词

该技能的训练目的是提高患儿的表达性语言能力。通过该技能的训练，患儿应该能达到这样一种水平，即：问患儿"**（名词）是什么样子的？"或者"描述**（名词）"（例如"妈妈长什么样子？"或者"描述一所学校"），患儿能够给出至少2个属性来描述指定名词。如果使用图片作为提示物，就要确保患儿能够学会在无提示下回答问题。

扫描二维码，打印本技能训练配套表格

第八章
表达性语言中级技能训练

训练方法
示例

示例 1

游乐场是什么样子的？

小档案	
训练时长	
辅助情况	

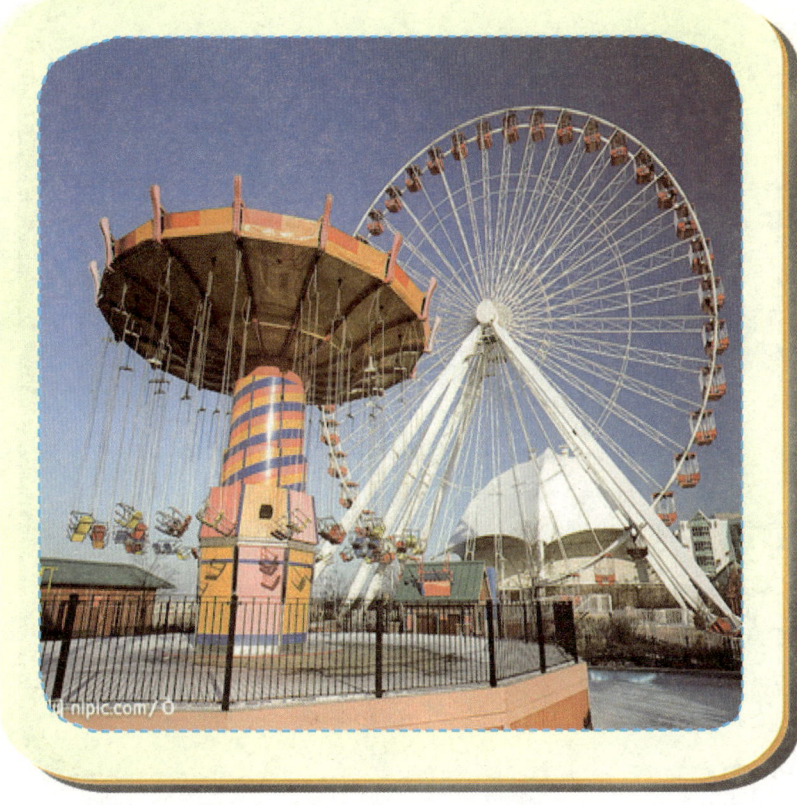

示例 2

海底是什么样子的？

小档案	
训练时长	
辅助情况	

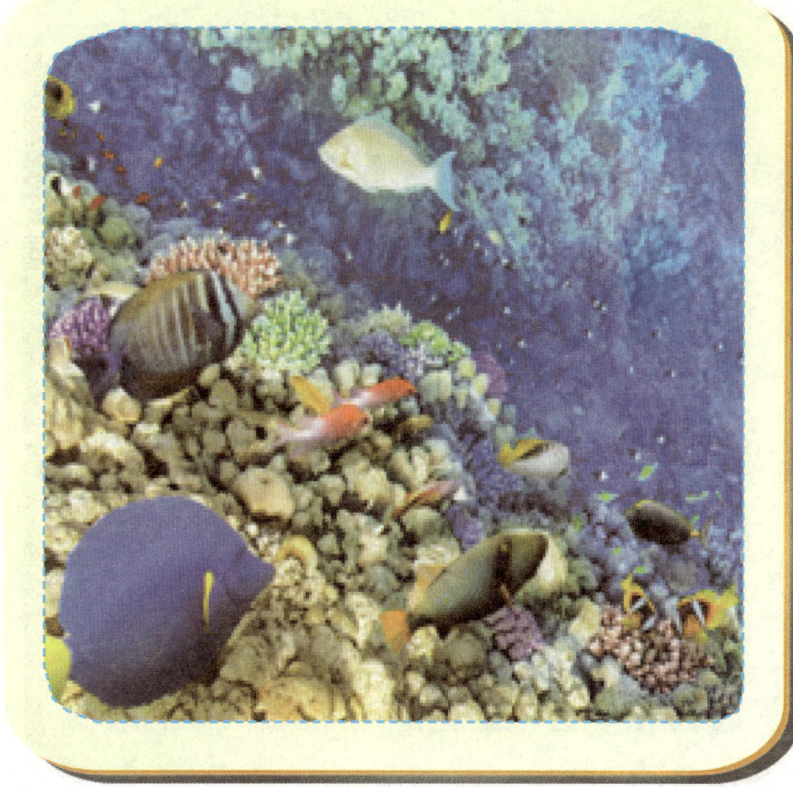

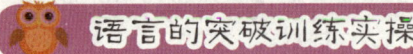 语言的突破训练实操

 训练方法示例

示例 3

描述一盆植物。

小档案	
训练时长	
辅助情况	

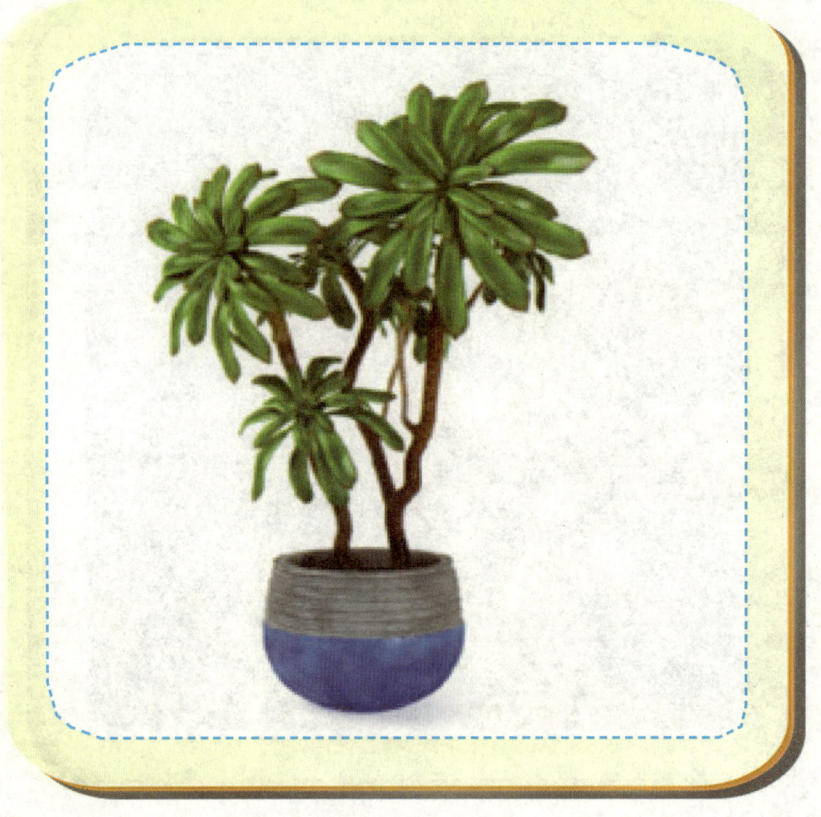

示例 4

描述一座桥。

小档案	
训练时长	
辅助情况	

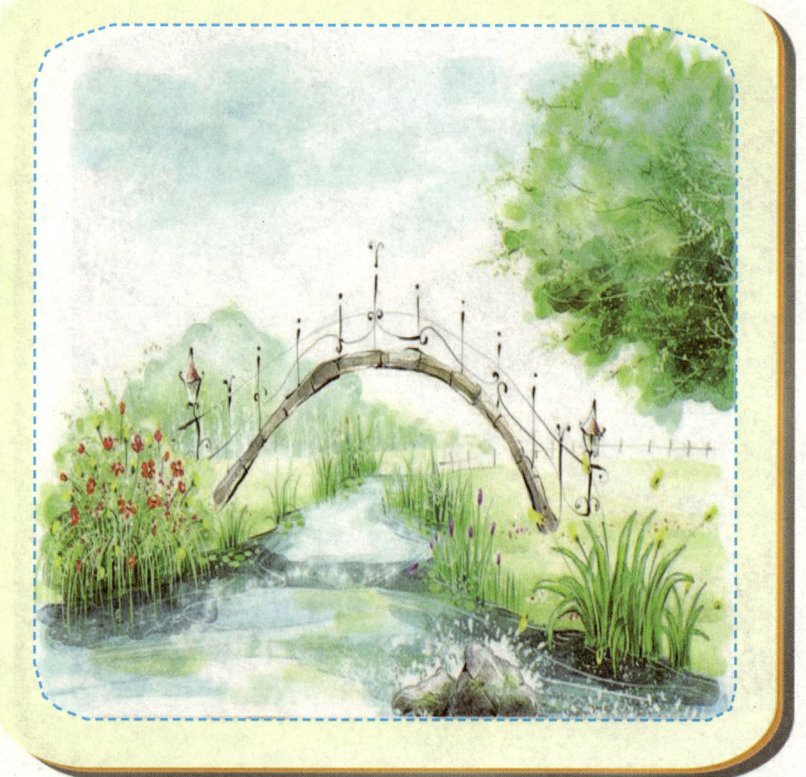

第八章 表达性语言中级技能训练

18 描述一项日常活动的步骤

该技能的训练目的是提高患儿的表达性语言能力。通过该技能的训练,患儿应该能达到这样一种水平,即:问患儿"你如何做(日常活动)?"(例如"你如何洗手?"),患儿能够在无提示下说明各步骤的顺序,列出至少1个含有3步的序列("首先……,然后……,最后……")。如果使用图片作为提示物,就要确保患儿能够学会在无提示下回答问题。

扫描二维码,打印本技能训练配套表格

语言的突破训练实操

训练方法示例

示例 1

你如何穿外套?

小档案	
训练时长	
辅助情况	

示例 2

你如何刷牙?

小档案	
训练时长	
辅助情况	

示例 3

你如何洗手?

小档案	
训练时长	
辅助情况	

示例 4

你如何系蝴蝶结?

小档案	
训练时长	
辅助情况	

第八章 表达性语言中级技能训练

19 区分左右

该技能的训练目的是提高患儿的表达性语言能力。通过该技能的训练,患儿应该能达到这样一种水平,即:指出特定的身体部位或者物品,问患儿"这是什么(是左还是右)?",患儿能够正确回答左右。

扫描二维码,打印本技能训练配套表格

语言的突破训练实操

示例 1

这是左手还是右手？

小档案	
训练时长	
辅助情况	

训练方法示例

示例 2

这是左脚还是右脚？

小档案	
训练时长	
辅助情况	

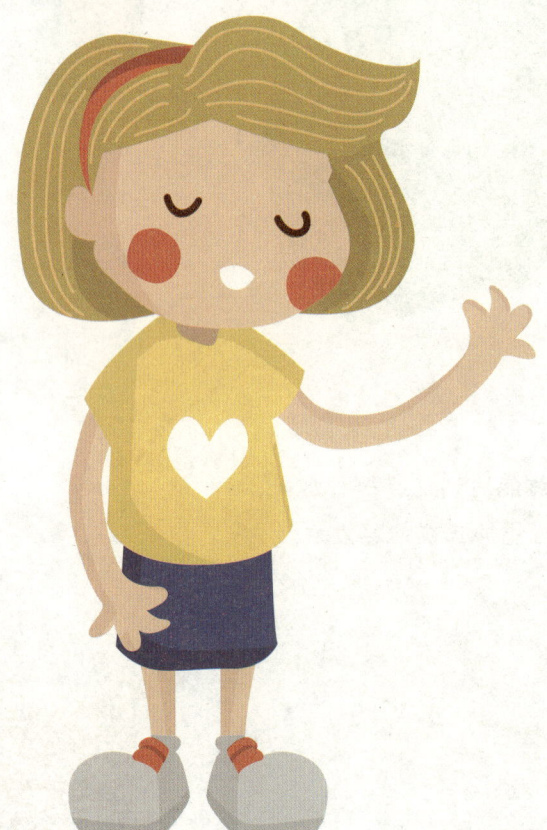

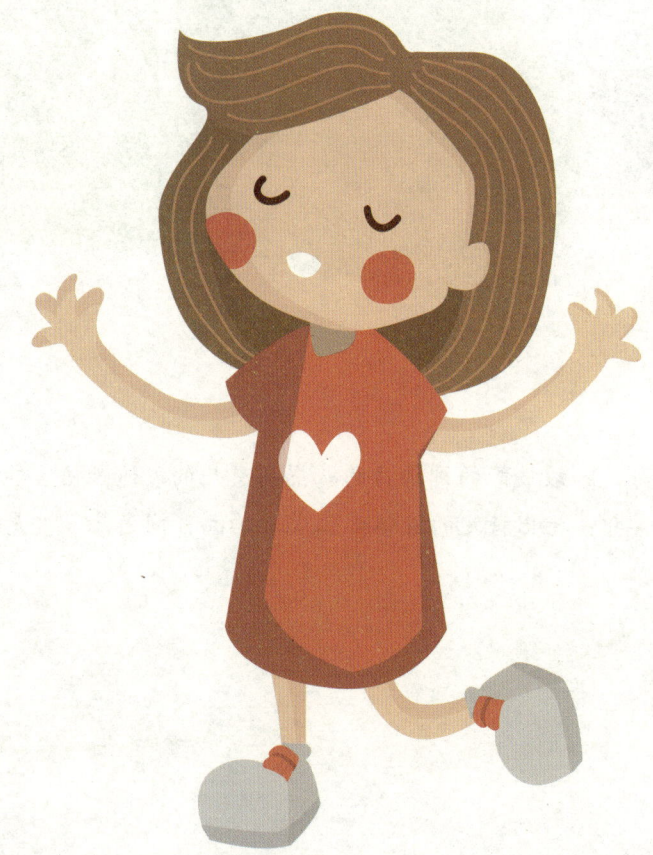

第八章
表达性语言中级技能训练

训练方法示例

示例 3

这是向左转还是向右转？

小档案	
训练时长	
辅助情况	

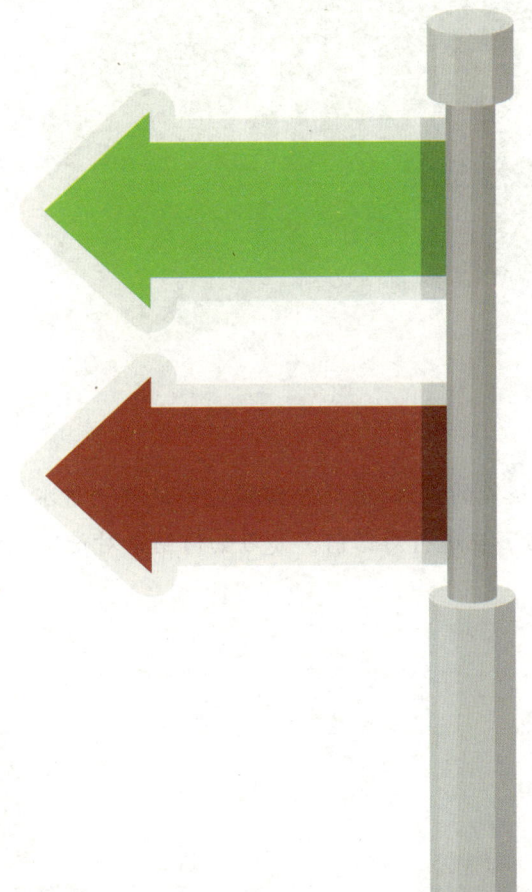

示例 4

这是左脚的鞋还是右脚的鞋？

小档案	
训练时长	
辅助情况	

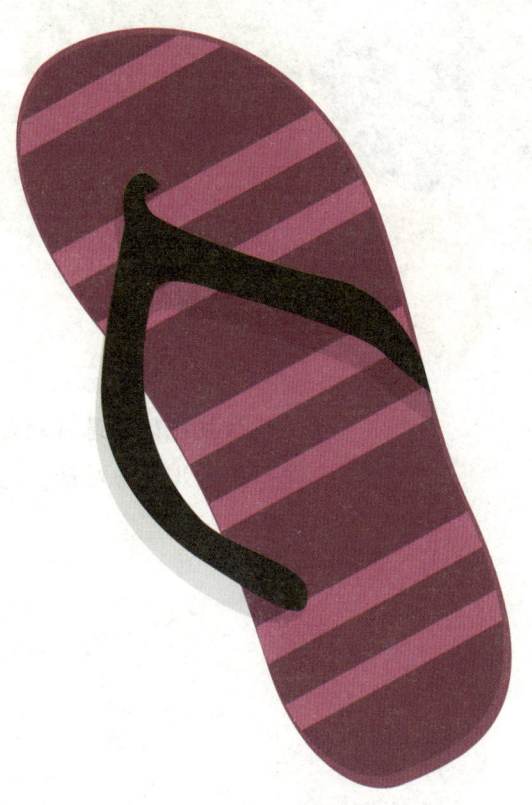

语言的突破训练实操

20 适时地结束对话

该技能的训练目的是提高患儿的表达性语言能力。通过该技能的训练,患儿应该能达到这样一种水平,即:使患儿参与对话,患儿能够参与对话并且适时地结束对话。在进行对话前,复习如何结束对话。

扫描二维码,打印本技能训练配套表格

第八章 表达性语言中级技能训练

训练方法示例

示例 1

使患儿参与对话。

小档案	
训练时长	
辅助情况	

儿童答:"我该走了。"

示例 2

使患儿参与对话。

小档案	
训练时长	
辅助情况	

儿童答:"很高兴和你聊天。"

语言的突破训练·实操

训练方法示例

示例 3

使患儿参与对话。

小档案	
训练时长	
辅助情况	

儿童答:"下次再聊。"

示例 4

使患儿参与对话。

小档案	
训练时长	
辅助情况	

儿童答:"再见。"

第八章 表达性语言中级技能训练

21 根据动作描述职业

该技能的训练目的是提高患儿的表达性语言能力。通过该技能的训练,患儿应该能达到这样一种水平,即:第一阶段问患儿"谁做**(描述一种职业人员的动作)?"(例如"谁灭火?"或"谁照顾病人?"),患儿能够说出这种职业的名称;第二阶段问患儿"**(职业人员)会做什么?"(例如"消防员是做什么的?"),患儿能够说出这种职业的动作。

扫描二维码,打印本技能训练配套表格

语言的突破训练实操

训练方法示例

示例 1

谁种植蔬菜？

小档案	
训练时长	
辅助情况	

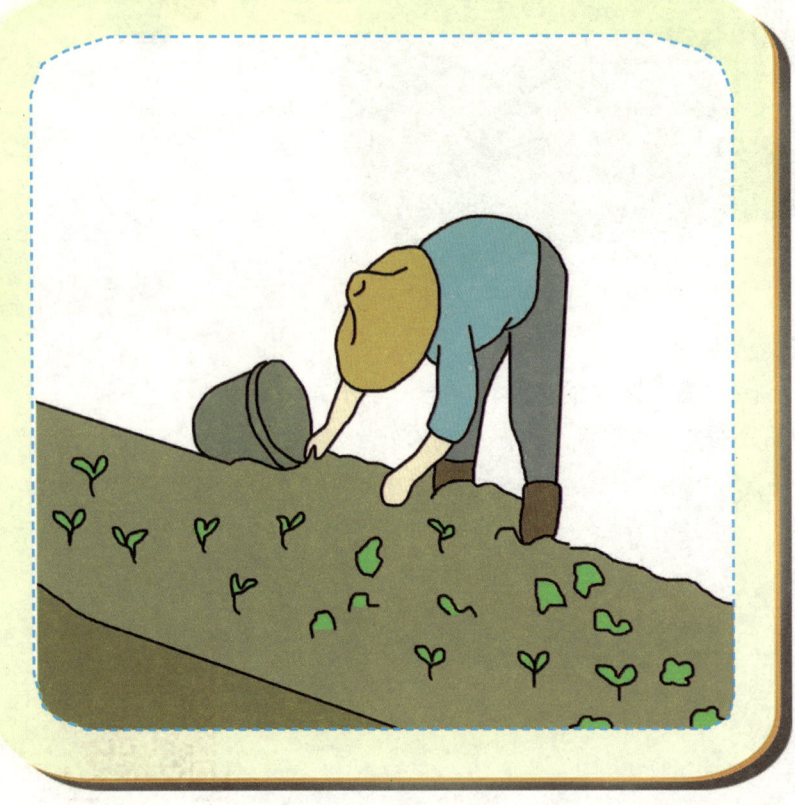

示例 2

谁负责灭火？

小档案	
训练时长	
辅助情况	

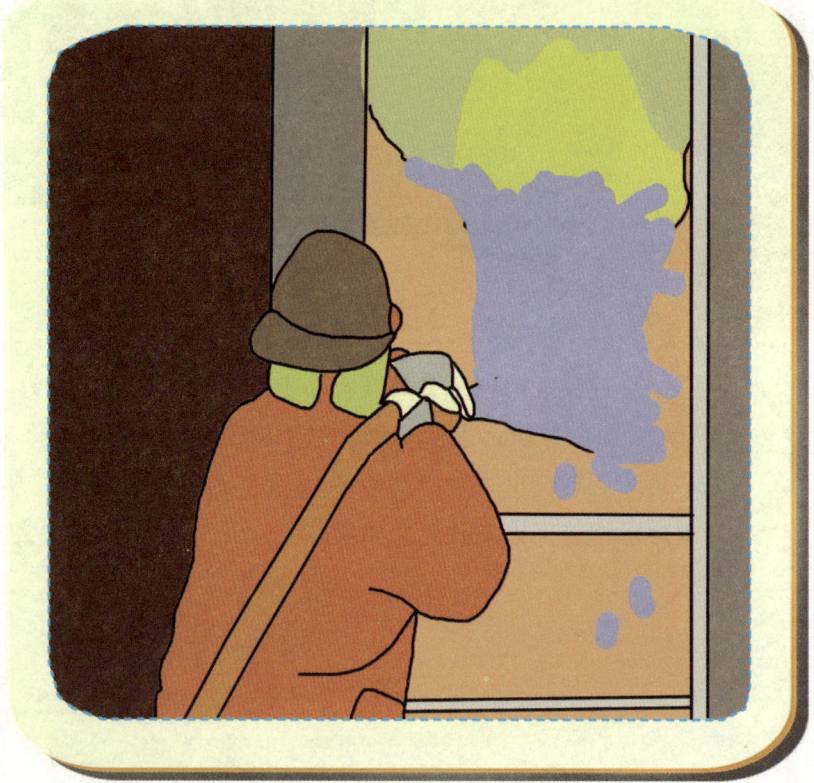

第八章
表达性语言中级技能训练

训练方法示例

| 示例 3 |

图书管理员是做什么的？

小档案	
训练时长	
辅助情况	

| 示例 4 |

医生是做什么的？

小档案	
训练时长	
辅助情况	

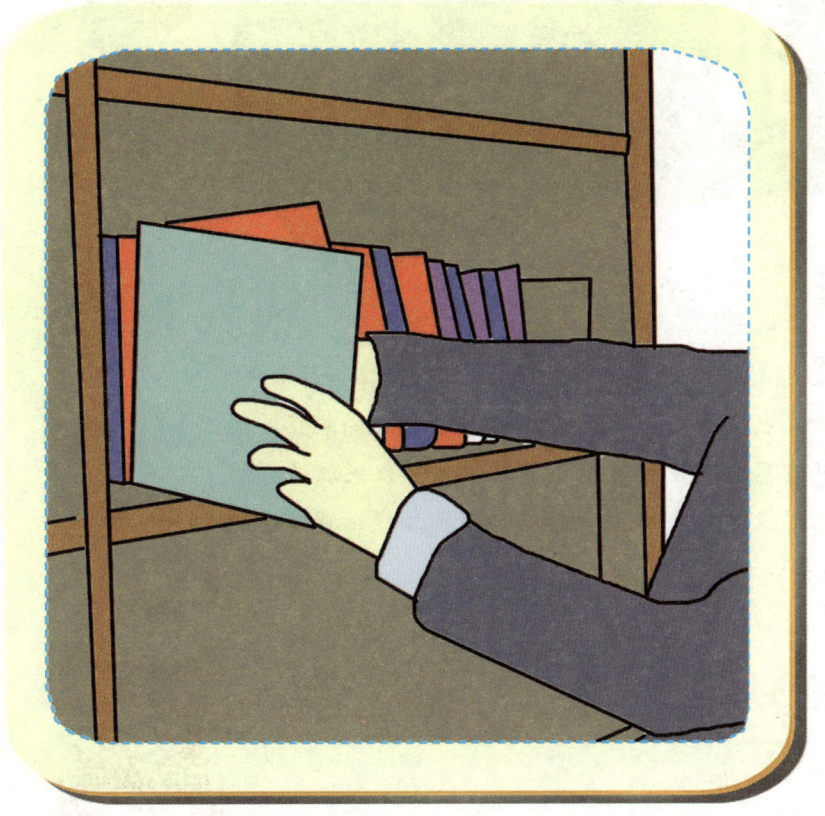

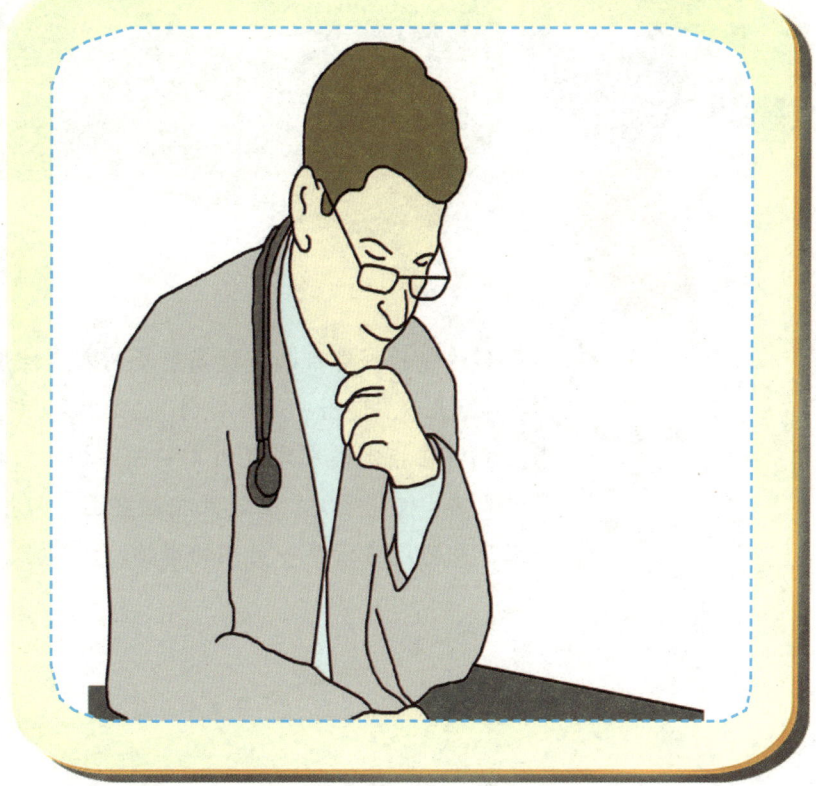

语言的突破训练实操

22 表达复杂的类别

该技能的训练目的是提高患儿的表达性语言能力。通过该技能的训练，患儿应该能达到这样一种水平，即：对患儿说"说出**（某类别）的名称"（例如"说出生活在农场的动物"或"命名你在夏天穿的衣服"），患儿能够在指定类别中说出 4～5 件物体名称。如果患儿在区分指定的类别上有困难，可以采取这样的教学策略：使用图片，让患儿把这些图片归入各个类别中，然后把分好后的图片作为可视性提示物使用。一旦患儿可以分清某一类别的事物，教师应该撤销可视性提示物。

扫描二维码，打印本技能训练配套表格

第八章
表达性语言中级技能训练

示例 1

说出生活在海洋中的动物的名称。

训练方法示例

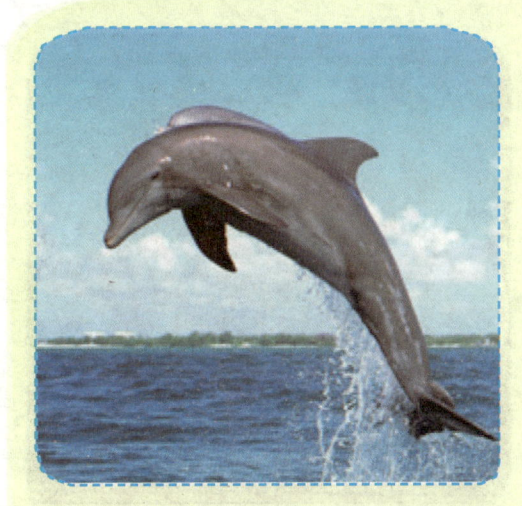

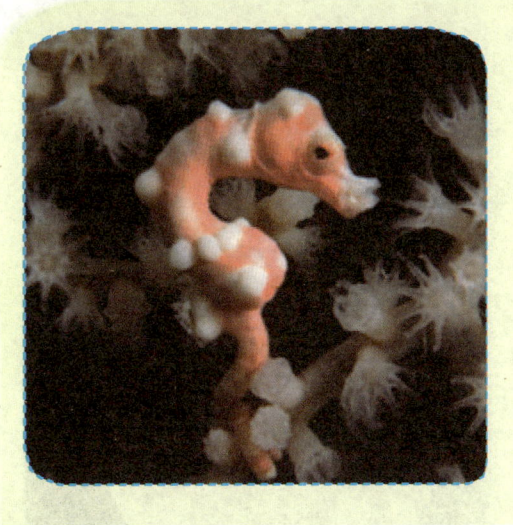

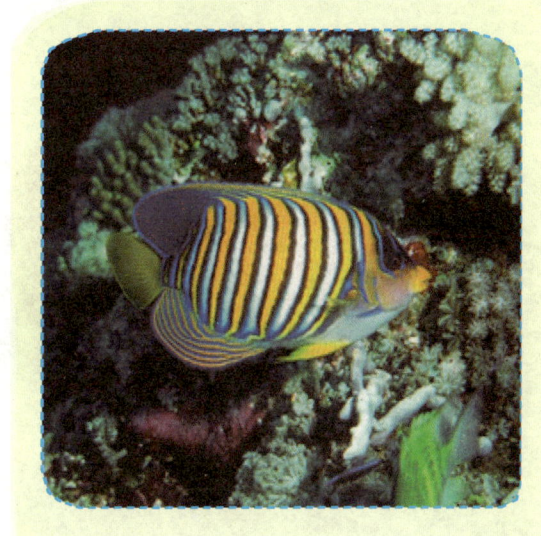

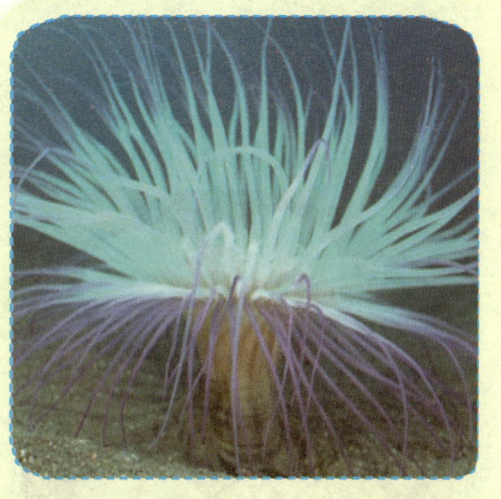

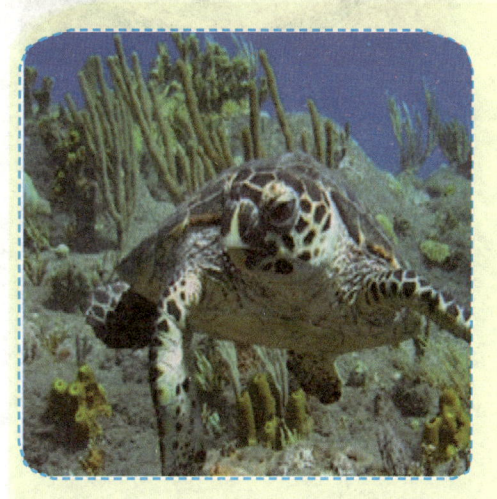

小档案	
训练时长	
辅助情况	

语言的突破训练实操

示例 2

说出你早餐经常吃的食物名称。

训练方法示例

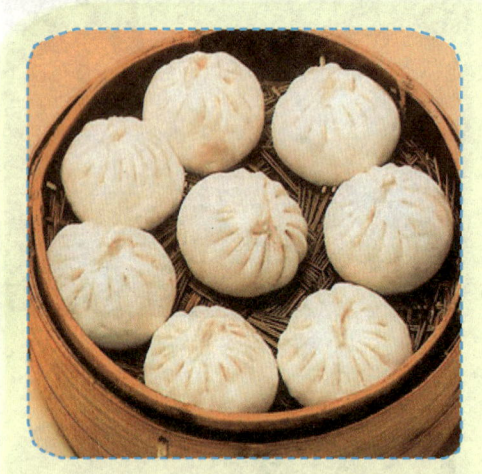
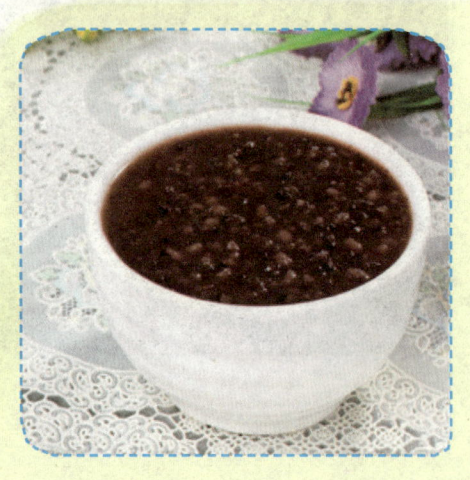

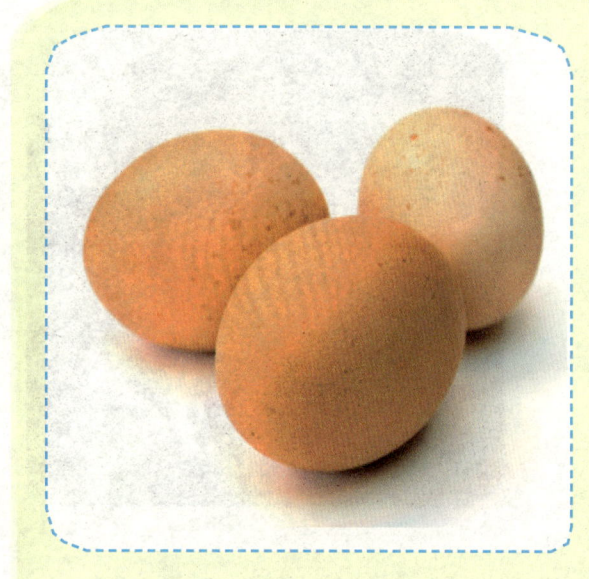
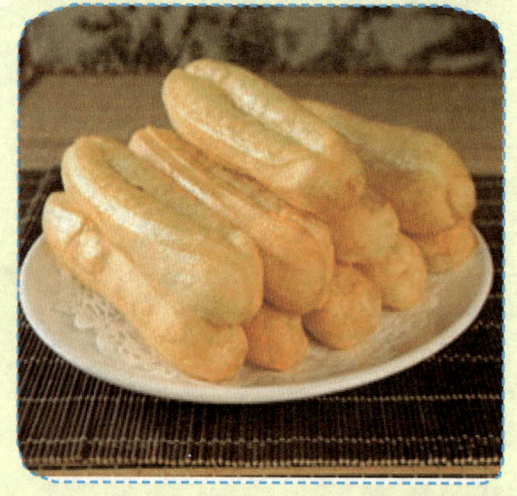
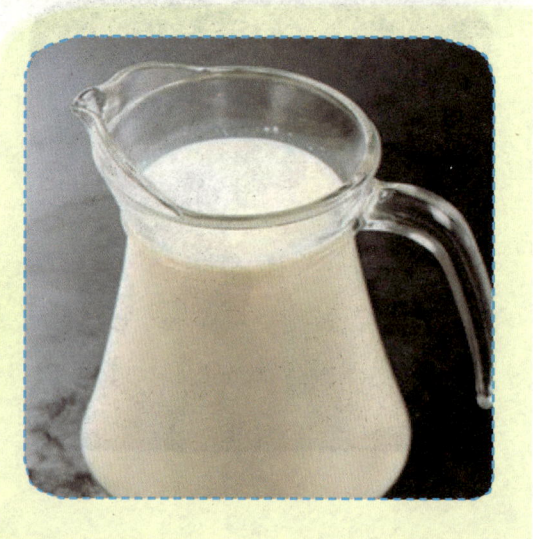

小档案	
训练时长	
辅助情况	

第八章
表达性语言中级技能训练

训练方法示例

示例 3

说出你喜欢的玩具的名称。

小档案	
训练时长	
辅助情况	

示例 4

在马路上跑的交通工具。

小档案	
训练时长	
辅助情况	

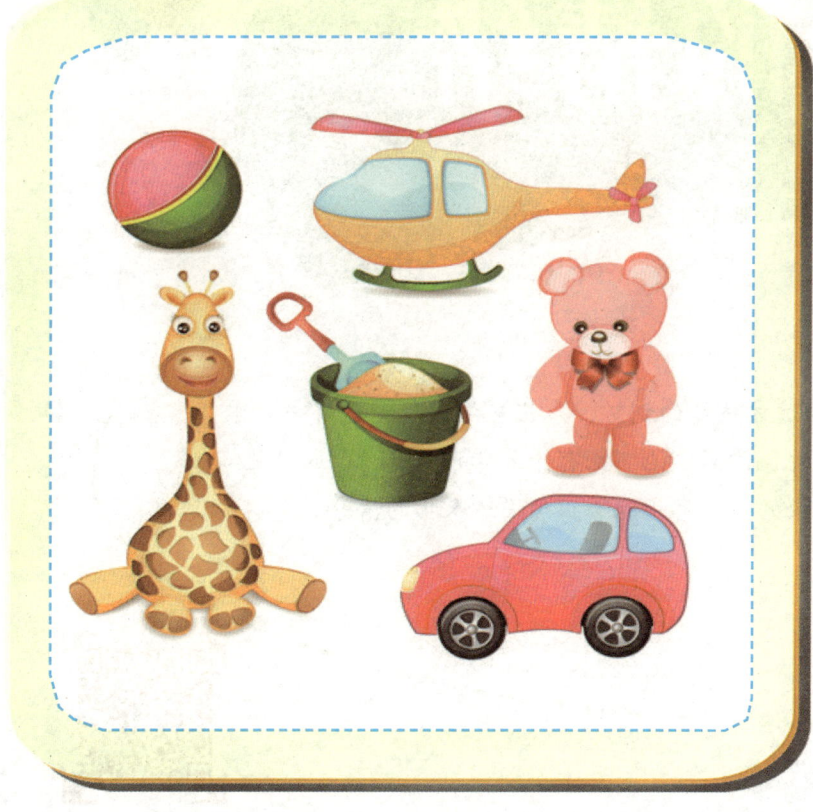

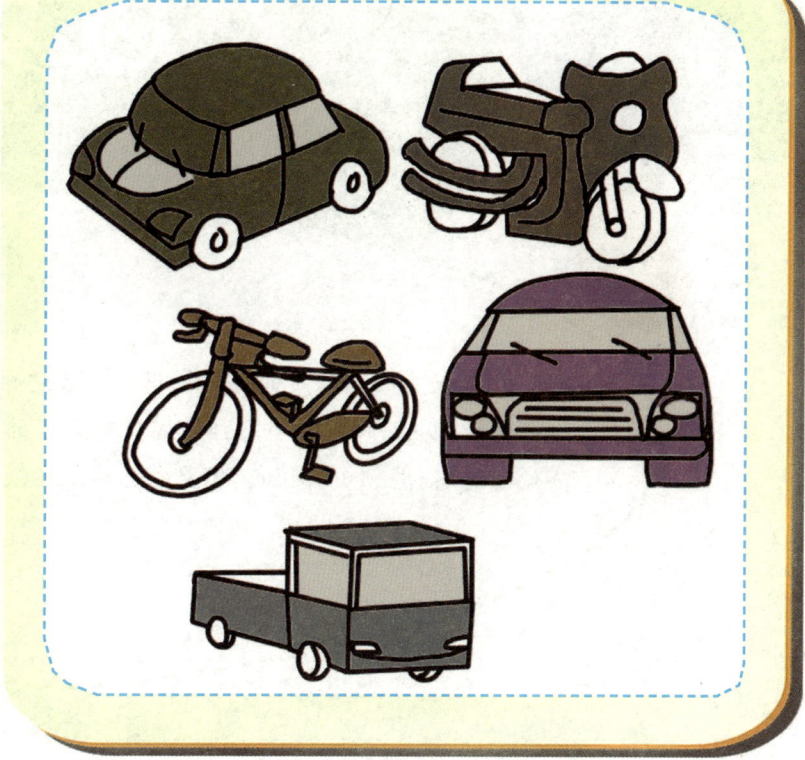

语言的突破训练实操

23 表达复杂的情绪

该技能的训练目的是提高患儿的表达性语言能力。通过该技能的训练,患儿应该能达到这样一种水平,即:呈现给患儿一张绘有特定情景下的某种情绪的图片,询问"他/她有什么样的感受?"或"他/她感觉怎样?"(例如,领奖的男孩正在微笑——他是自豪的),患儿能够正确描述人物的情绪。

扫描二维码,打印本技能训练配套表格

第八章 表达性语言中级技能训练

示例 1

她是什么感受?

小档案	
训练时长	
辅助情况	

训练方法示例

示例 2

他是什么感受?

小档案	
训练时长	
辅助情况	

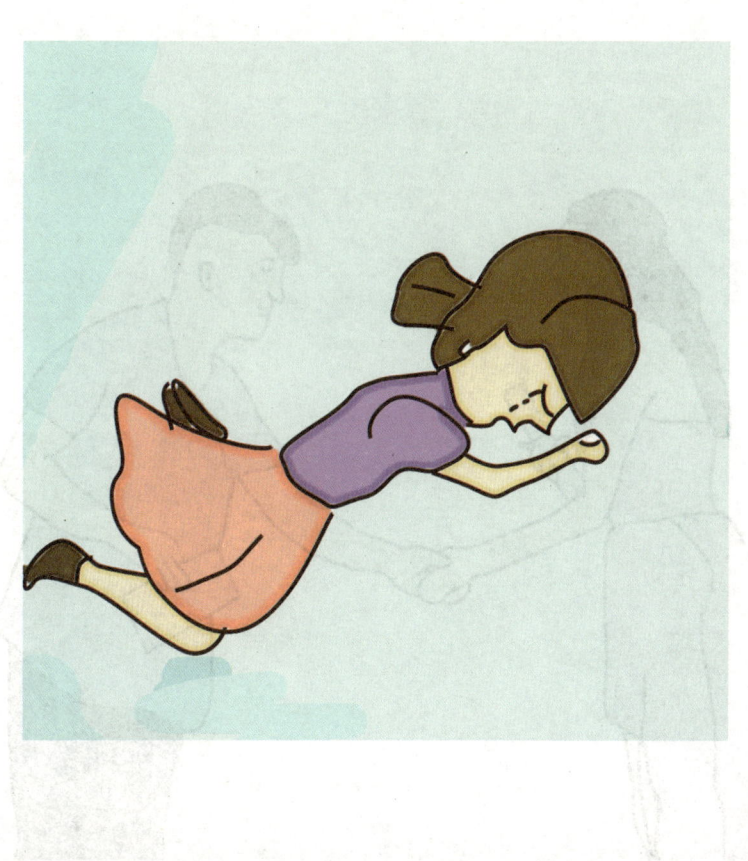

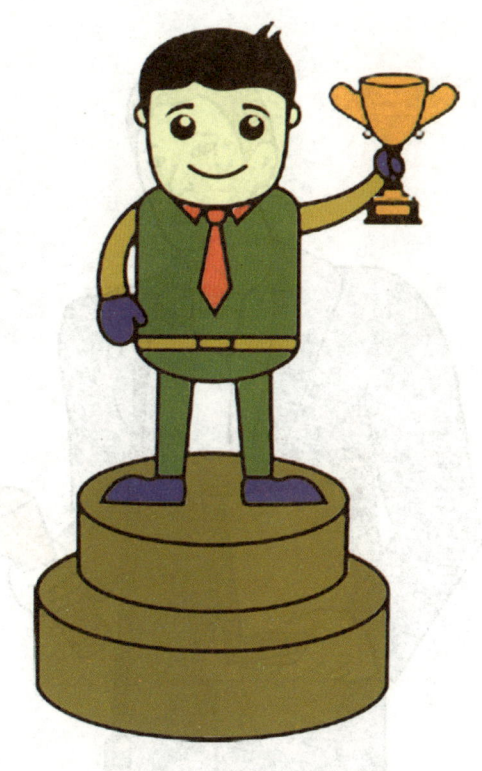

语言的突破训练实操

示例 3

他的感觉是什么?

小档案	
训练时长	
辅助情况	

训练方法示例

示例 4

他的感觉是什么?

小档案	
训练时长	
辅助情况	

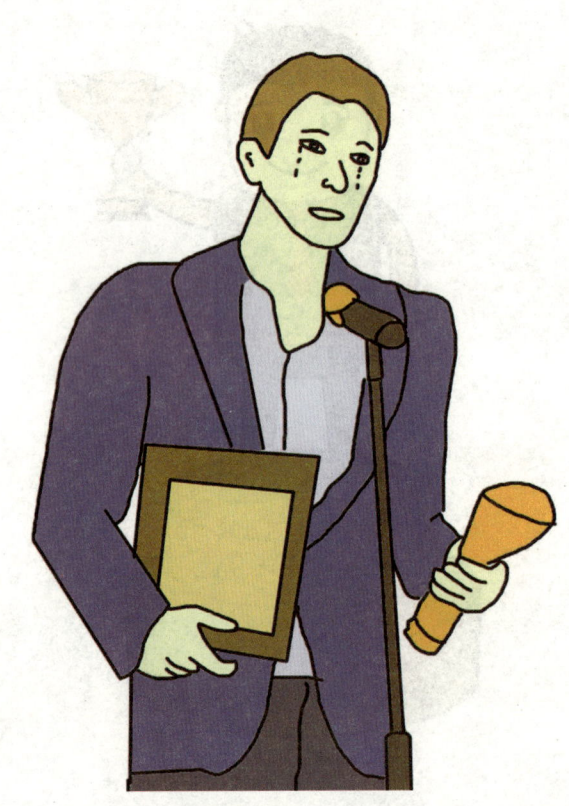

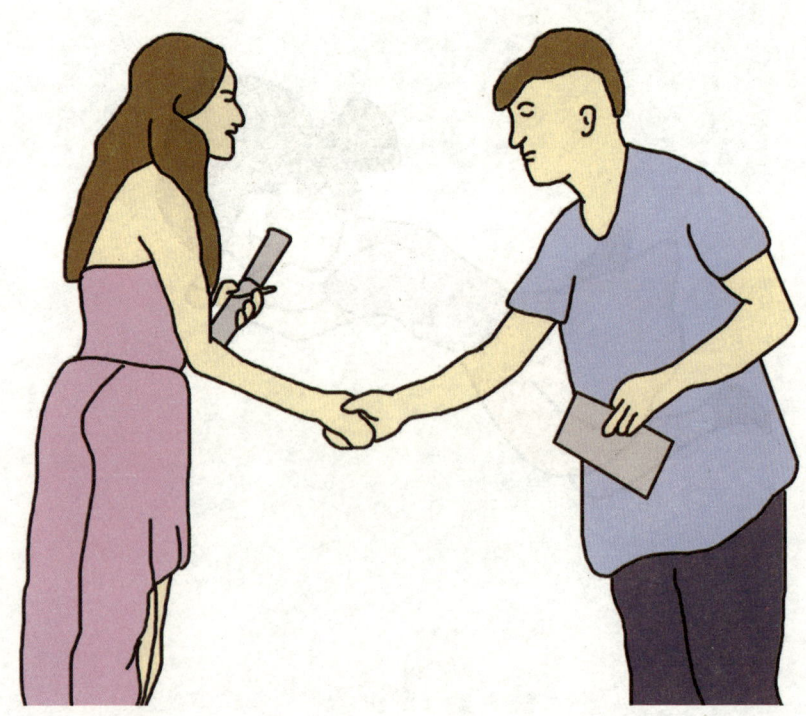

第八章 表达性语言中级技能训练

24 表达物品的成分

该技能的训练目的是提高患儿的表达性语言能力。通过该技能的训练,患儿应该能达到这样一种水平,即:呈现给患儿一件物品或者物品的图片,并且询问"**是用什么材料做成的?"(例如"水槽是由什么材料做成的?"),患儿能够描述出物品的构成材料。

扫描二维码,打印本技能训练配套表格

语言的突破训练实操

训练方法示例

示例 1

购物车是用什么材料做成的？

小档案	
训练时长	
辅助情况	

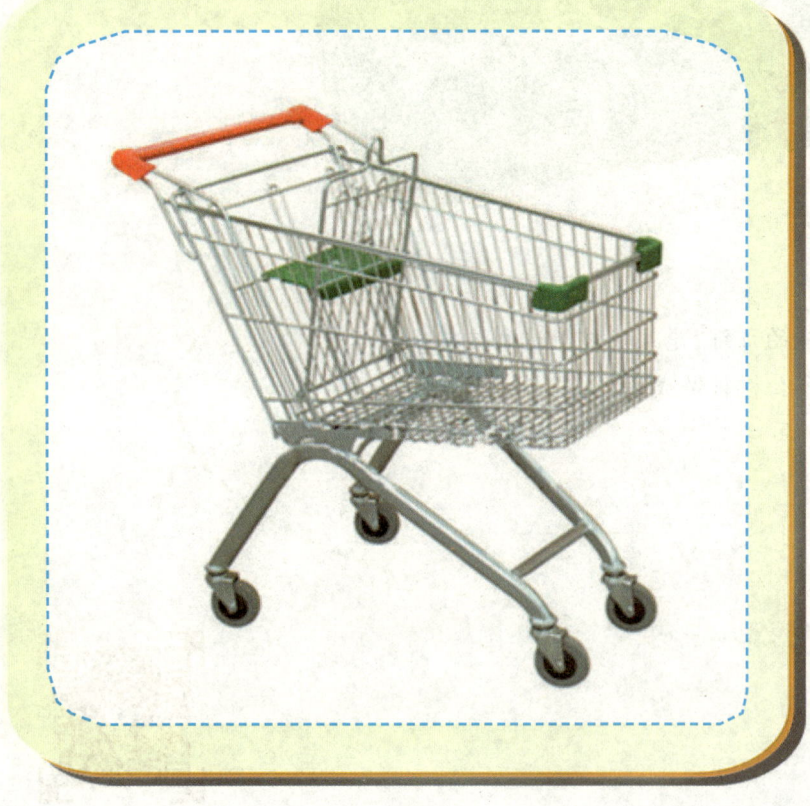

示例 2

饭盒是用什么材料做成的？

小档案	
训练时长	
辅助情况	

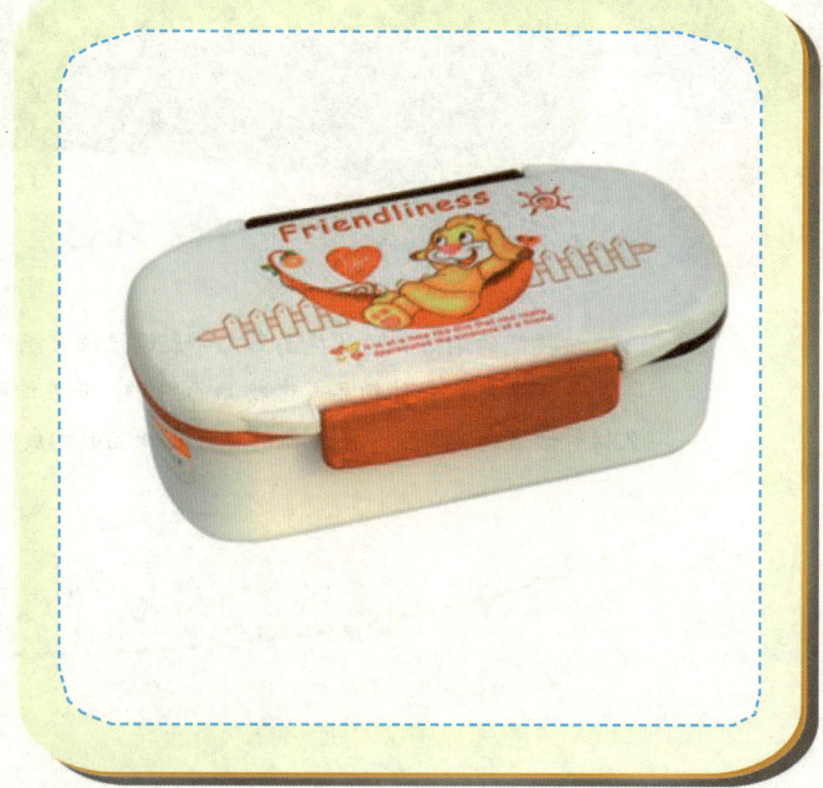

第八章 表达性语言中级技能训练

训练方法示例

示例 3

柜子是用什么材料做成的？

小档案	
训练时长	
辅助情况	

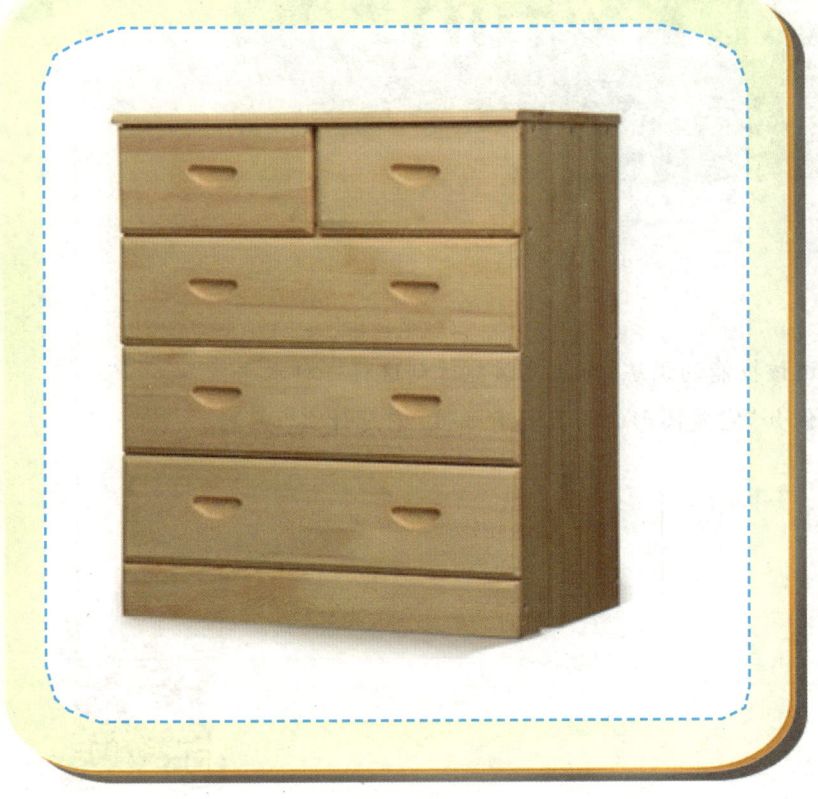

示例 4

收纳筐是用什么材料做成的？

小档案	
训练时长	
辅助情况	

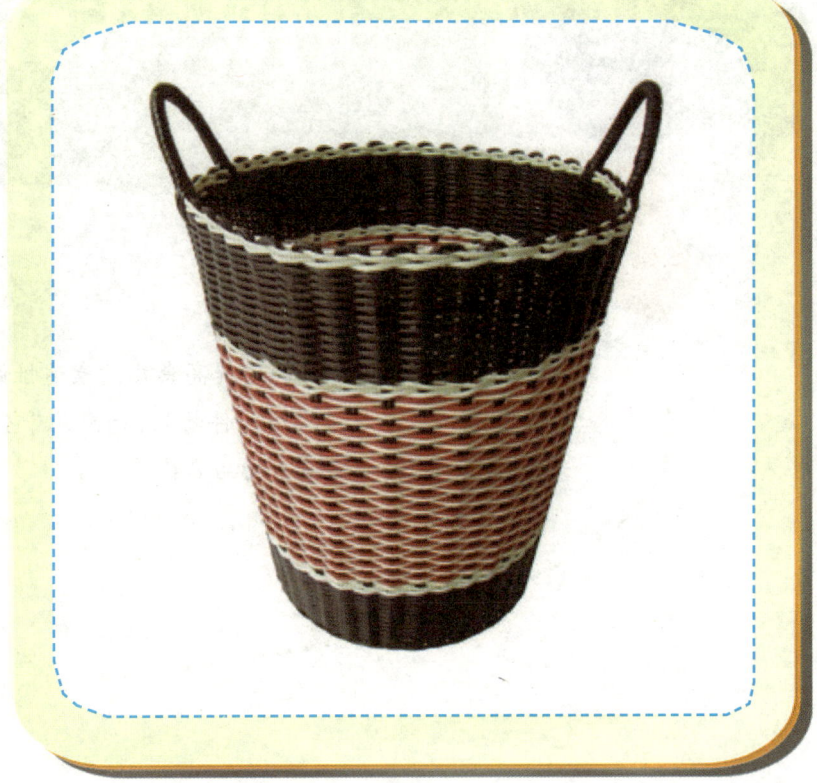

25 根据描述猜物品

该技能的训练目的是提高患儿的表达性语言能力。通过该技能的训练,患儿应该能达到这样一种水平,即:用2~3个属性描述一件物品,问患儿"它是什么?"(例如"它是圆形的而且具有弹性,它是什么?"),患儿能够根据描述猜出物品名称。

扫描二维码,打印本技能训练配套表格

第八章
表达性语言中级技能训练

示例 1

它有毛发，可以是大型的也可以是小型的，而且它喜欢骨头。

小档案	
训练时长	
辅助情况	

示例 2

你可以坐在它上面，踩它的脚踏板，并且它可以载你去你想去的地方。

小档案	
训练时长	
辅助情况	

示例 3

它是一种餐具，它可以是各种材质的，我们可以用它喝汤、吃饭。

小档案	
训练时长	
辅助情况	

示例 4

它是一种食物，它是白色的且有馅，我们会在元宵节吃它。

小档案	
训练时长	
辅助情况	

26 根据描述猜地点

该技能的训练目的是提高患儿的表达性语言能力。通过该技能的训练,患儿应该能达到这样一种水平,即:用2～3个属性描述一个地点,问患儿"它是哪里?"(例如"它有操场还有教室,它是哪里?"),患儿能够根据描述猜出地点名称。

扫描二维码,打印本技能训练配套表格

第八章
表达性语言中级技能训练

训练方法示例

示例 1

当你想要吃鸡块、汉堡或者炸薯条时去的地方。

小档案	
训练时长	
辅助情况	

示例 2

当你要旅行时,可以乘坐飞机的地方。

小档案	
训练时长	
辅助情况	

示例 3

可以游泳,也可以进行游泳比赛的地方。

小档案	
训练时长	
辅助情况	

示例 4

当你要买菜时,可以去的地方。

小档案	
训练时长	
辅助情况	

27 常识和推理

该技能的训练目的是提高患儿的表达性语言能力。通过该技能的训练,患儿应该能达到这样一种水平,即:第一阶段对患儿说"他想要去吃饭,因为他感觉_____",患儿将合适的感觉或表述填入空格内;第二阶段对患儿说"当你**的时候,你会_____",患儿能够口头说明他们想要做什么。

扫描二维码,打印本技能训练配套表格

第八章
表达性语言中级技能训练

示例 1

他想要去吃饭，因为他感觉 ____ 。

小档案	
训练时长	
辅助情况	

训练方法
示例

示例 2

当你口渴的时候，你会去 ____ ？

小档案	
训练时长	
辅助情况	

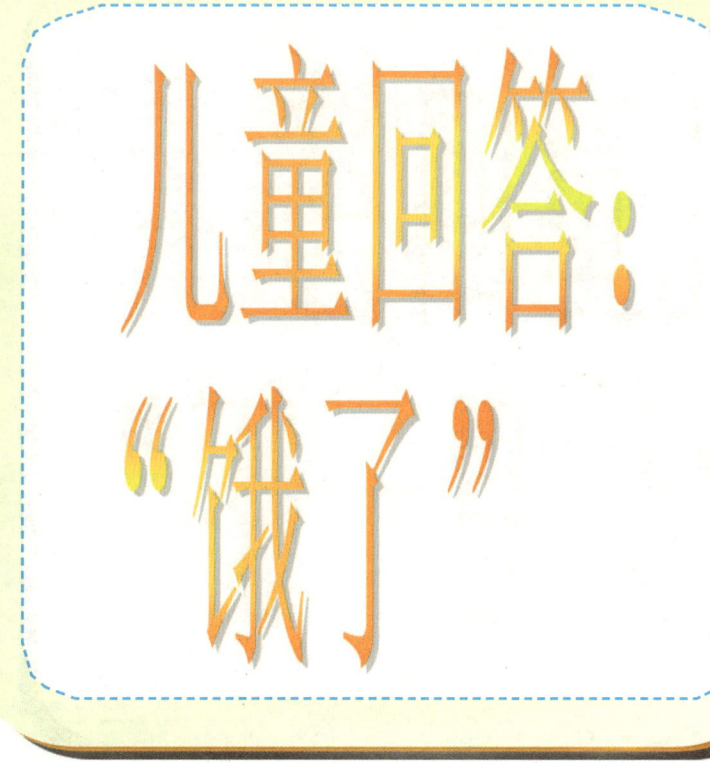

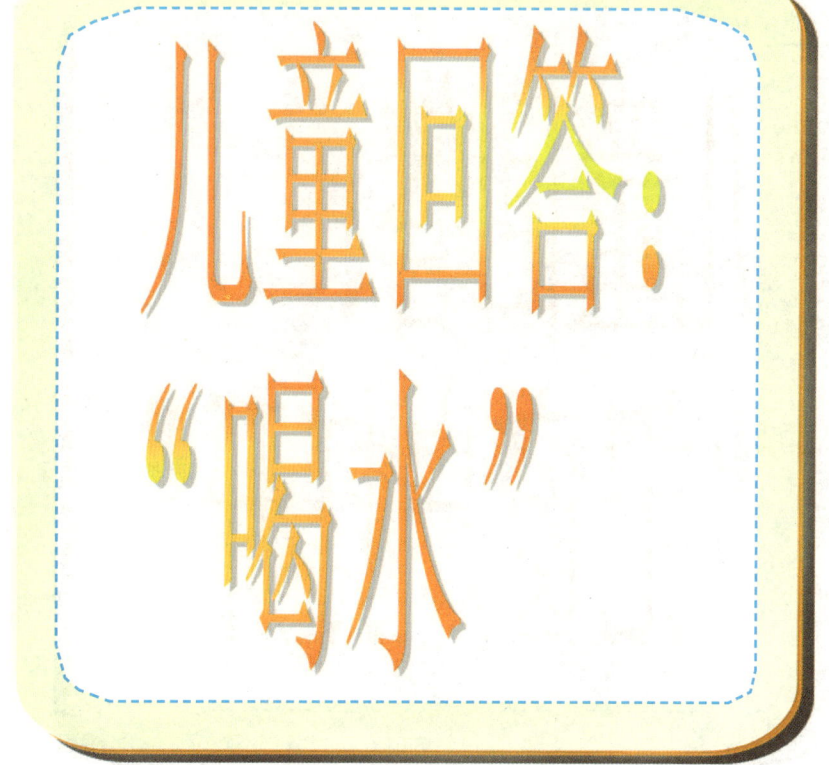

语言的突破训练实操

训练方法示例

示例 3

当你感觉热的时候，你会去 ____。

小档案	
训练时长	
辅助情况	

儿童回答："把窗户打开"

示例 4

当你运动累时候，你会去 ____？

小档案	
训练时长	
辅助情况	

儿童回答："休息一下"

28 图片中的缺陷

该技能的训练目的是提高患儿的表达性语言能力。通过该技能的训练，患儿应该能达到这样一种水平，即：向患儿展示一张存在错误的图片并询问"这张图片里缺少了什么？"或者"这张图片有什么错误？"，患儿能够说出图片缺失或错误的部分。

扫描二维码，打印本技能训练配套表格

语言的突破训练实操

训练方法示例

示例 1

这张图片有什么错误?

小档案	
训练时长	
辅助情况	

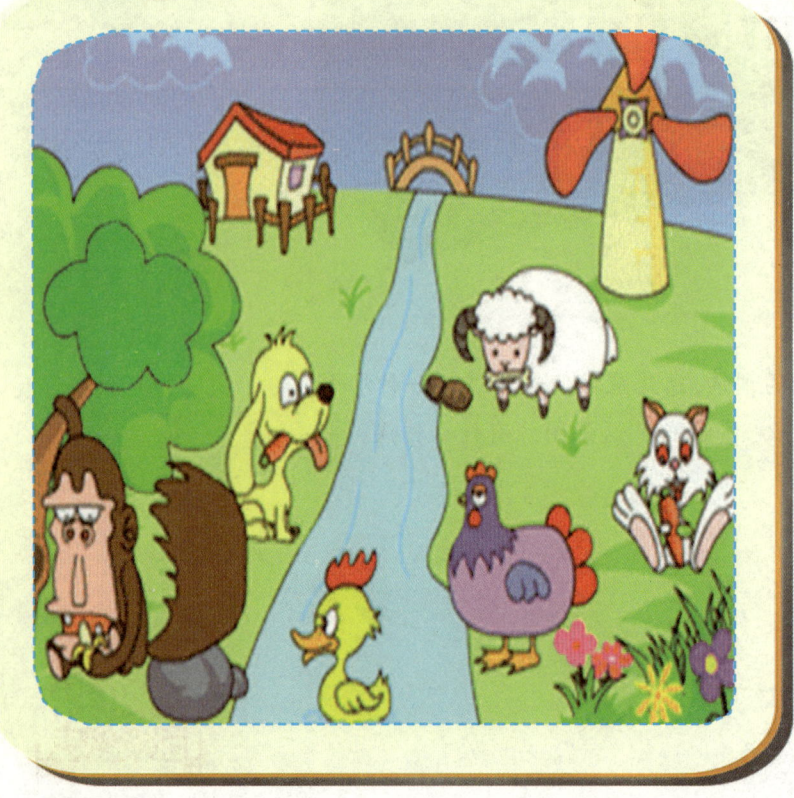

示例 2

这张图片有什么错误?

小档案	
训练时长	
辅助情况	

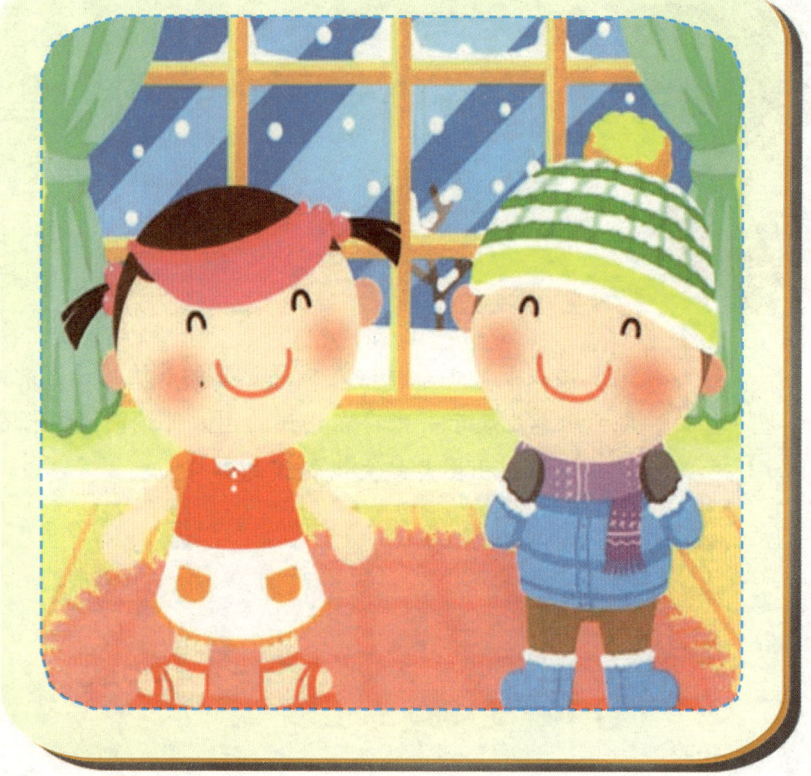

第八章
表达性语言中级技能训练

示例 3

这张图片有什么错误？

小档案	
训练时长	
辅助情况	

训练方法
示例

示例 4

这张图片有什么错误？

小档案	
训练时长	
辅助情况	

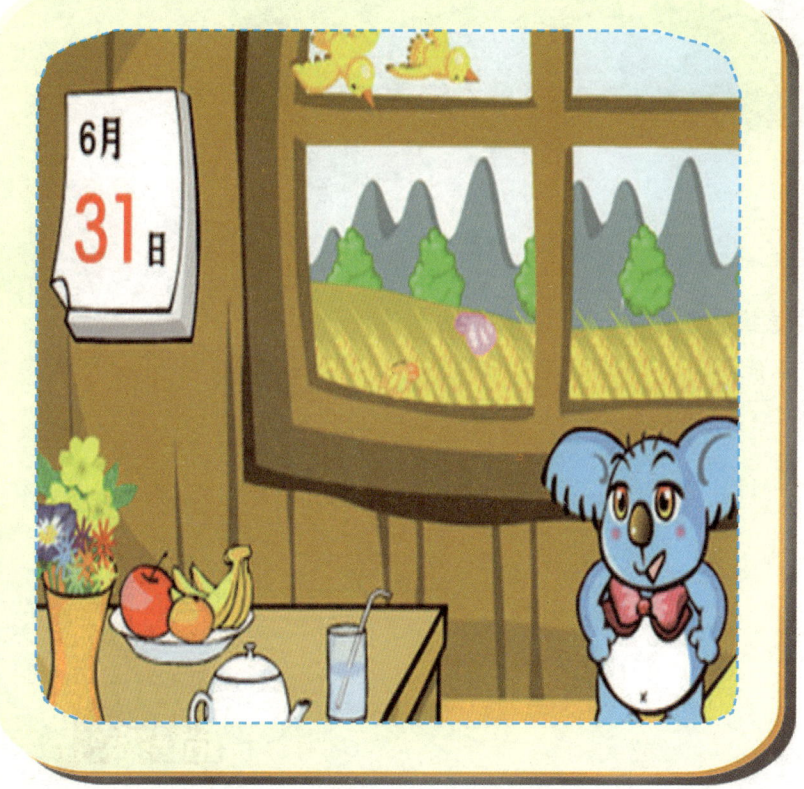

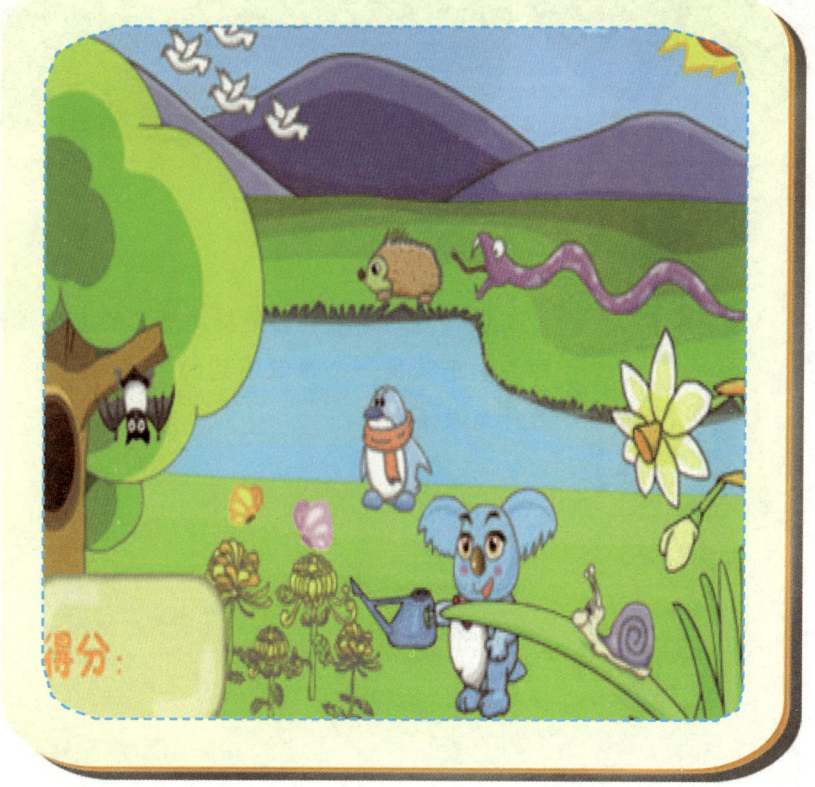

29 无法做到的事

该技能的训练目的是提高患儿的表达性语言能力。通过该技能的训练,患儿应该能达到这样一种水平,即,向患儿提一个他做不到的事情的问题,当患儿回答"不能"时,继续问"为什么?",患儿能够说为什么做不到。

扫描二维码,打印本技能训练配套表格

第八章 表达性语言中级技能训练

示例 1

你能跑得比火箭快吗？为什么？

小档案	
训练时长	
辅助情况	

训练方法示例

示例 2

你能一个月不吃饭吗？为什么？

小档案	
训练时长	
辅助情况	

示例 3

你能给自己理发吗？为什么？

小档案	
训练时长	
辅助情况	

示例 4

你能看见自己后脑勺吗？为什么？

小档案	
训练时长	
辅助情况	

30 回应赞美

该技能的训练目的是提高患儿的表达性语言能力。通过该技能的训练，患儿应该能达到这样一种水平，即：对患儿作出赞美，并要求患儿给出后续回应，患儿能够正确回应。此任务与本册书中的"赞美"一节有一些区别，要指导患儿用一句评论回应赞美。这有助于避免死记硬背的回复，并且要教会患儿对于一个赞美可以给出多样性的回复。

扫描二维码，打印本技能训练配套表格

第八章 表达性语言中级技能训练

训练方法示例

示例 1

教师说:"我很喜欢你。"

小档案	
训练时长	
辅助情况	

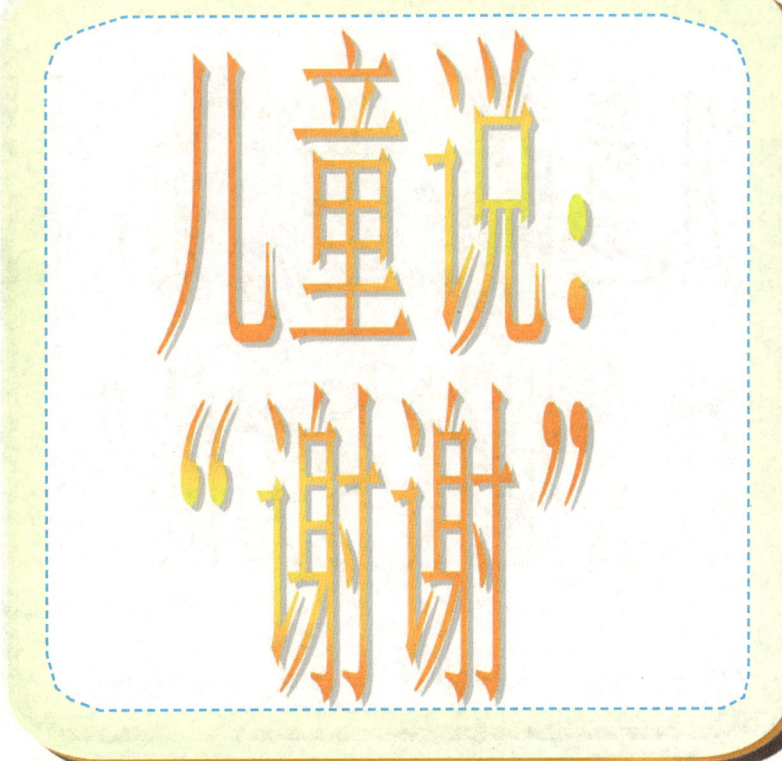

儿童说:"谢谢"

示例 2

教师说:"你有一个好妈妈。"

小档案	
训练时长	
辅助情况	

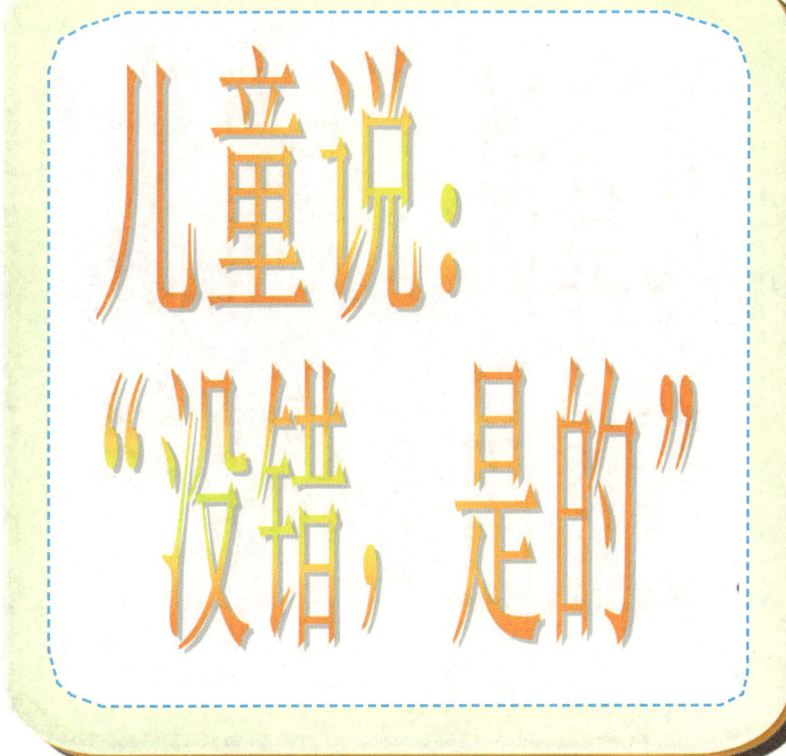

儿童说:"没错,是的"

语言的突破训练实操

示例 3

老师说:"谢谢,你帮了我很多。"

小档案	
训练时长	
辅助情况	

儿童说:"谢谢,我做的还不够"

训练方法示例

示例 4

老师说:"你好能干啊"。

小档案	
训练时长	
辅助情况	

儿童说:"谢谢,我会继续努力的"

第八章 表达性语言中级技能训练

31 维持一段对话

该技能的训练目的是提高患儿的表达性语言能力。通过该技能的训练，患儿应该能达到这样一种水平，即：使患儿参与到一段对话中，患儿选择话题进行讨论，患儿能够通过提出后续问题或者作出与话题有关的评论，维持多次轮换/交换对话。

扫描二维码，打印本技能训练配套表格

语言的突破训练实操

示例 1

使患儿参与到一段对话中，患儿选择话题进行讨论。

小档案	
训练时长	
辅助情况	

示例 2

使患儿参与到一段对话中，对话伙伴选择话题进行讨论。

小档案	
训练时长	
辅助情况	

第八章 表达性语言中级技能训练

32 提供帮助

该技能的训练目的是提高患儿的表达性语言能力。通过该技能的训练,患儿应该能达到这样一种水平,即:设计一个情景,在这个情景中教师需要得到帮助(例如"我打不开这个箱子"),患儿能够提供口头的(即"你需要帮助吗?")或者非口头的帮助。

扫描二维码,打印本技能训练配套表格

语言的突破训练实操

训练方法示例

示例 1

教师在扫地，然后说："我好累啊！"，患儿说："你需要帮助吗？"或者患儿拿起扫帚扫地。

小档案	
训练时长	
辅助情况	

示例 2

教师想要拿到患儿附近的剪刀，患儿帮忙递过去剪刀。

小档案	
训练时长	
辅助情况	

示例 3

掉落一件物品，患儿帮助捡起来。

小档案	
训练时长	
辅助情况	

示例 4

手上拿很多东西走到门口说，"我开不了门"，患儿问"你需要帮助吗？"。

小档案	
训练时长	
辅助情况	

第八章 表达性语言中级技能训练

33 在校园环境中表示不满

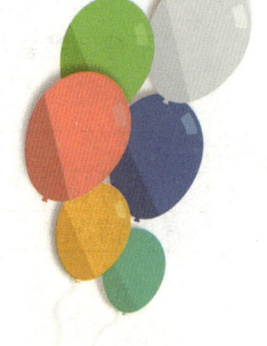

该技能的训练目的是提高患儿的表达性语言能力。通过该技能的训练，患儿应该能达到这样一种水平，即：设计一个情景，在这个情景中患儿必须适当地抗议（例如，戳患儿，他/她说"请停止"），患儿能够适当地作出抗议。

扫描二维码，打印本技能训练配套表格

语言的突破训练实操

示例 1

不停地戳患儿。患儿说:"请停止!"

小档案	
训练时长	
辅助情况	

训练方法示例

示例 2

从患儿手里抢东西。患儿说:"请把东西还给我。"

小档案	
训练时长	
辅助情况	

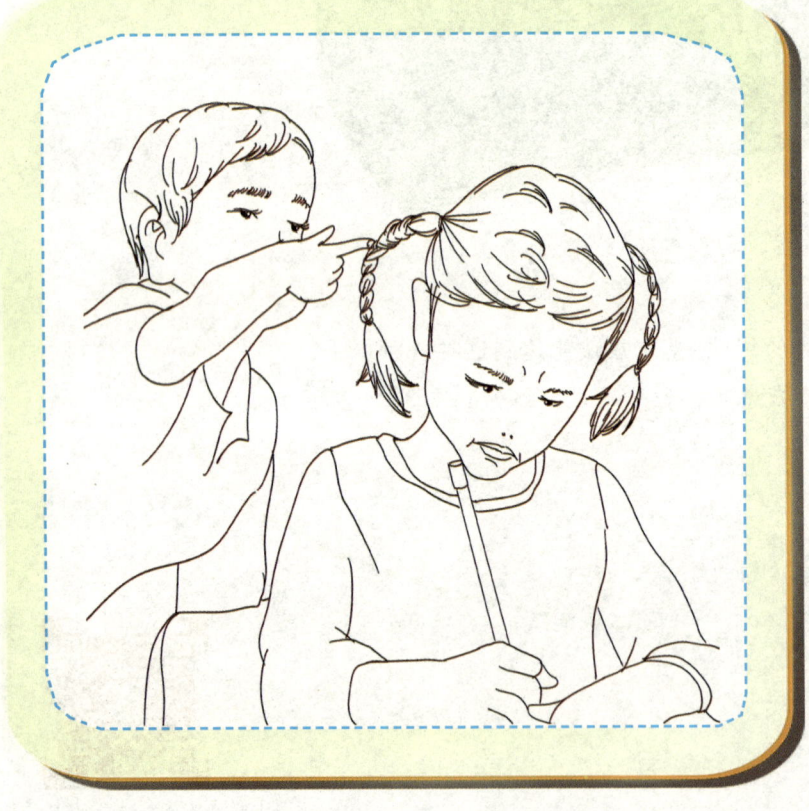

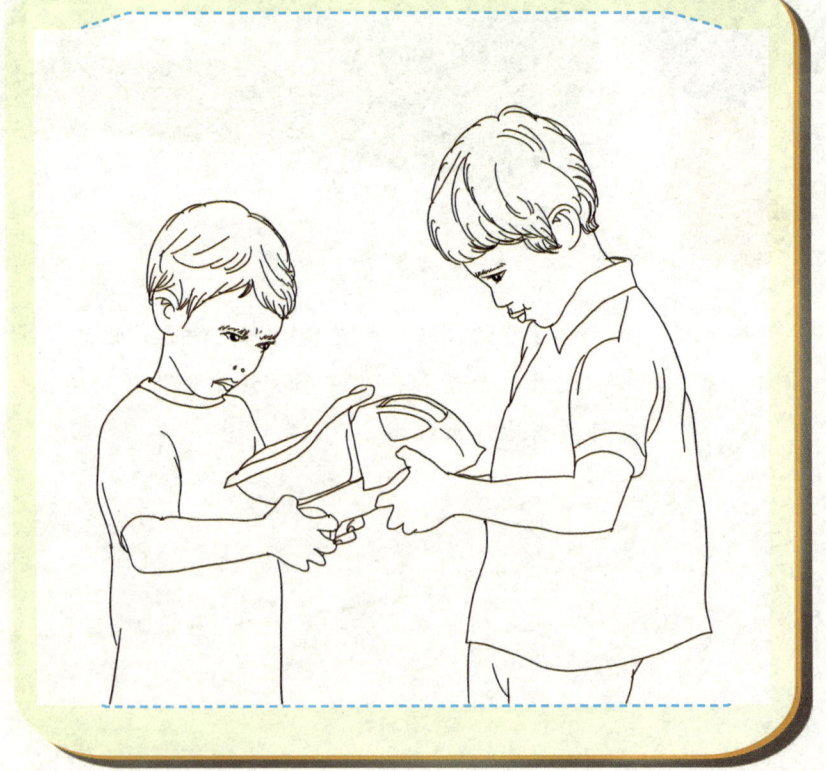

第八章 表达性语言中级技能训练

34 回忆信息

该技能的训练目的是提高患儿的表达性语言能力。通过该技能的训练，患儿应该能达到这样一种水平，即：对患儿经历过的事情进行提问，患儿能够正确回答。确保患儿已经掌握先备技能，例如回答简单的关于何物、何时、哪一个、是谁的问题以及回答简单的是非问题。

扫描二维码，打印本技能训练配套表格

语言的突破训练实操

训练方法示例

示例 1

昨天你看了什么电视节目？

小档案	
训练时长	
辅助情况	

示例 2

昨天你晚饭吃了什么？

小档案	
训练时长	
辅助情况	

示例 3

上周你去游乐场了吗？

小档案	
训练时长	
辅助情况	

示例 4

去年你去爬山了吗？

小档案	
训练时长	
辅助情况	

35 说话音量

该技能的训练目的是提高患儿的表达性语言能力。通过该技能的训练，患儿应该能达到这样一种水平，即：患儿低声说话，教师给出提高音量的暗示（例如说"啊？"或者"你说了什么？"），患儿能够用提高的音量重复答案。如果患儿不能自觉地改变他们的音量，你可以通过麦克风使患儿说话的音量提高。

扫描二维码，打印本技能训练配套表格

语言的突破训练实操

训练方法示例

示例 1

你刚刚说了什么？

小档案	
训练时长	
辅助情况	

示例 2

啊？你说什么？

小档案	
训练时长	
辅助情况	

示例 3

嘘！轻声点。

小档案	
训练时长	
辅助情况	

第九章

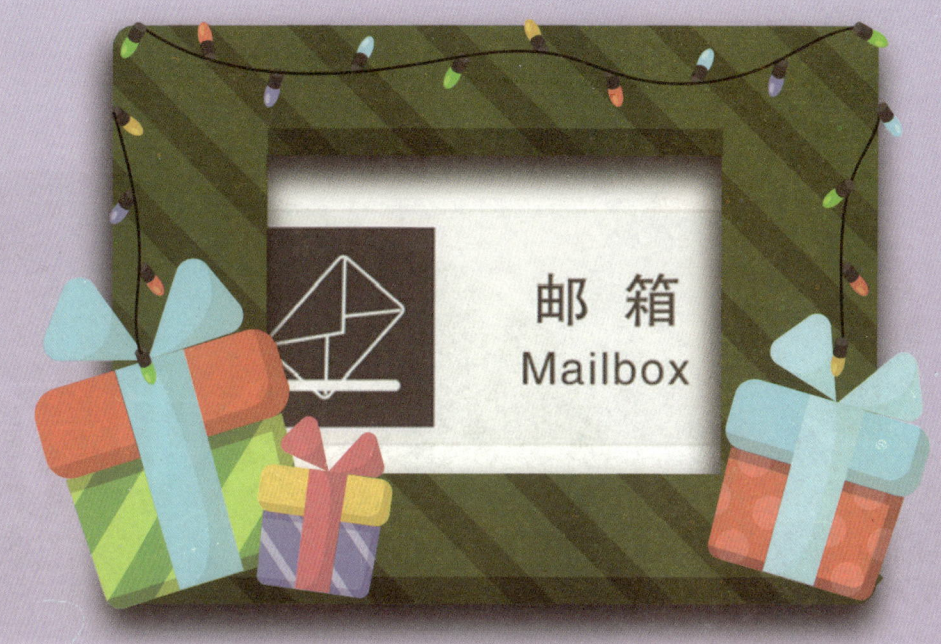

实用语言和社交技能

语言的突破训练实操

01 发电子邮件

即让患儿打开电脑,然后对他说:"发一封电子邮件。"患儿能够发送。确保患儿已经掌握先备技能,例如使用电脑。

扫描二维码,打印本技能训练配套表格

第九章 实用语言和社交技能

训练流程

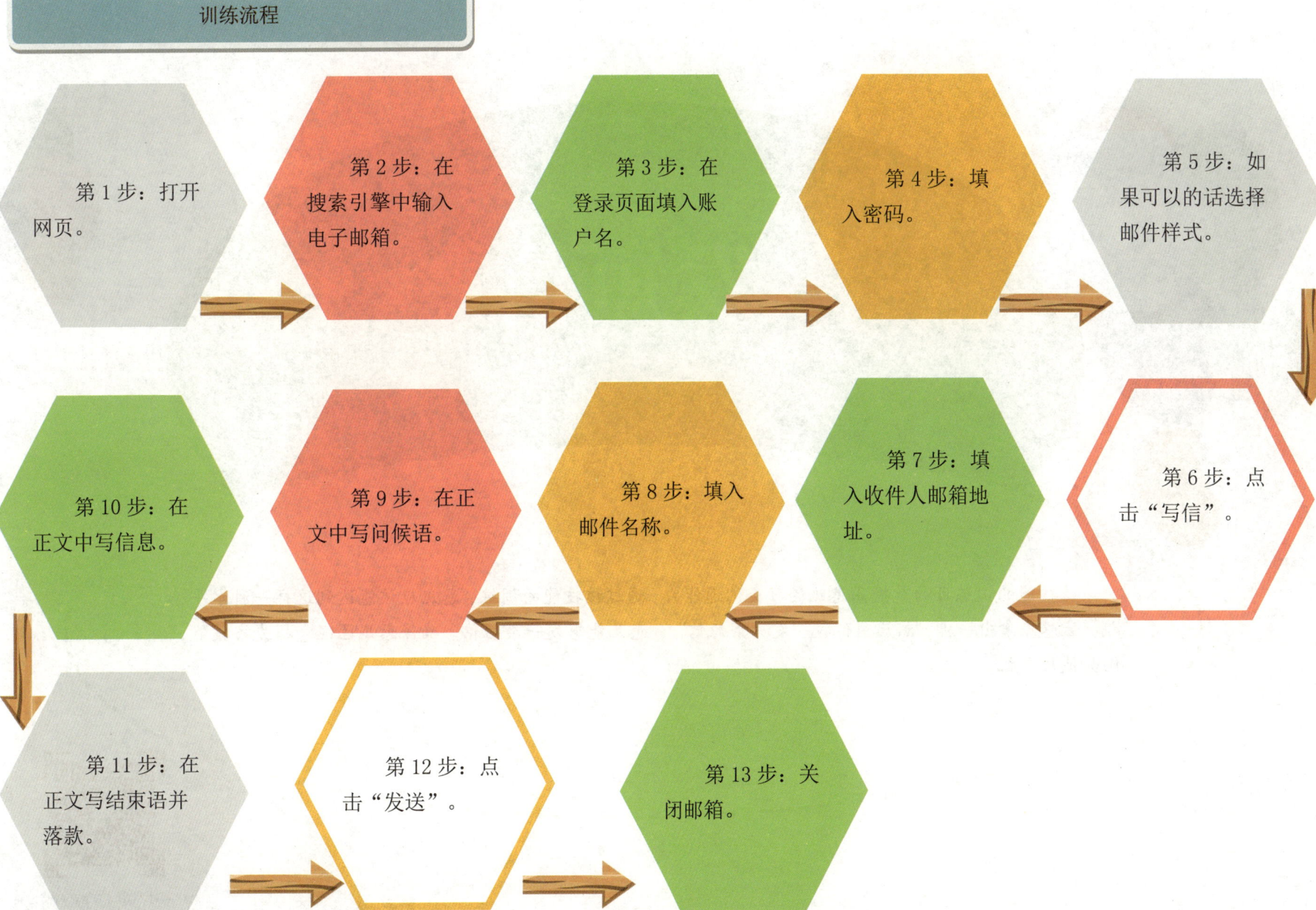

语言的突破训练实操

02 发短信

该技能的训练目的是提高患儿的社交沟通能力。通过该技能的训练,患儿应该能达到这样一种水平,即:让患儿拿出手机,然后对他说"发一条短信",患儿能够发一条短信。确保患儿已经掌握先备技能,例如使用手机。

扫描二维码,打印本技能训练配套表格

第九章
实用语言和社交技能

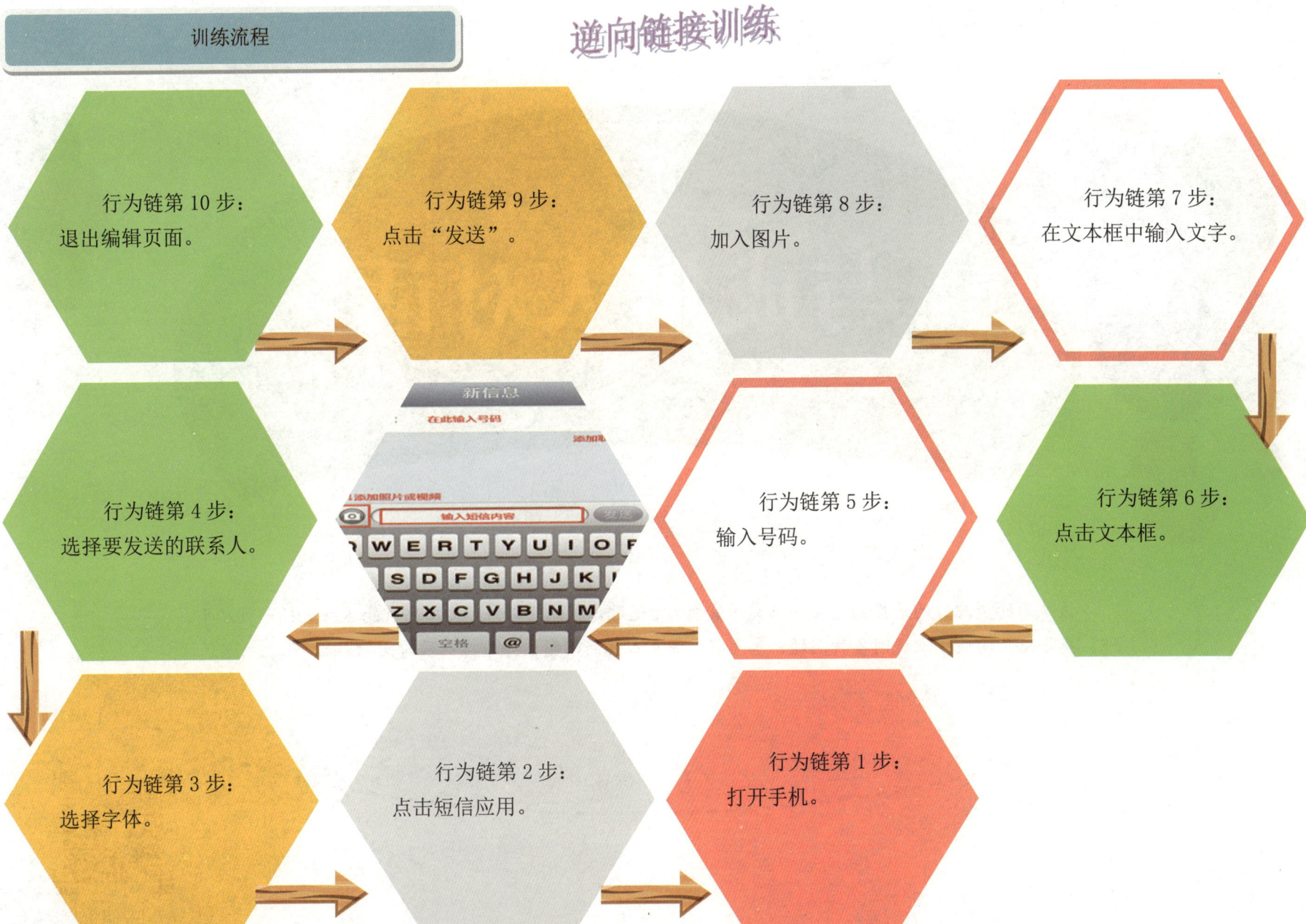

语言的突破训练实操

03 与成年人对话

该技能的训练目的是提高患儿的社交语言能力。通过该技能的训练,患儿应该能达到这样一种水平,即:指导患儿向成年人提问各种问题,患儿将向成年人提问问题,并维持一段时间的对话。

扫描二维码,打印本技能训练配套表格

示例1

患儿问成年人:"你最喜欢吃什么食物?"

小档案	
训练时长	
辅助情况	

示例2

患儿问成年人:"你的业余爱好是什么?"

小档案	
训练时长	
辅助情况	

示例3

患儿问成年人:"你最喜欢的运动是什么?"

小档案	
训练时长	
辅助情况	

示例4

患儿问成年人:"你是做什么工作的?"

小档案	
训练时长	
辅助情况	

04 野营对话

该技能的训练目的是提高患儿的社交语言能力。通过该技能的训练,患儿应该能达到这样一种水平,即:指导患儿在野营时向其他人提问各种问题,患儿将向其他人提问问题。

第九章 实用语言和社交技能

训练方法示例

示例 1

患儿问对方:"你喜欢野营吗?"

小档案	
训练时长	
辅助情况	

示例 2

患儿问对方:"你今年几岁了?"

小档案	
训练时长	
辅助情况	

示例 3

患儿问对方:"你经常来野营吗?"

小档案	
训练时长	
辅助情况	

示例 4

患儿问对方:"你都带了什么?"

小档案	
训练时长	
辅助情况	

语言的突破训练实操

05 学校对话

该技能的训练目的是提高患儿的社交语言能力。通过该技能的训练,患儿应该能达到这样一种水平,即:指导患儿在学校向其他人提问各种问题,患儿将向其他人提问问题。

第九章 实用语言和社交技能

训练方法示例

示例 1

患儿问同学:"你周末准备做什么?"

小档案	
训练时长	
辅助情况	

示例 2

患儿问同学:"你最喜欢的课程是什么?"

小档案	
训练时长	
辅助情况	

示例 3

患儿问同学:"你这次考试的成绩怎么样?"

小档案	
训练时长	
辅助情况	

示例 4

患儿问同学:"你最近的作业多吗?"

小档案	
训练时长	
辅助情况	

语言的突破训练实操

06 在社交场合的眼神交流

该技能的训练目的是提高患儿的社交语言能力。通过该技能的训练，患儿应该能达到这样一种水平，即：第一阶段出示 10 张卡片（其中 5 张是不同类型的目光交流，另外 5 张是对它们的定义），说"将这些眼神交流与定义进行匹配"，患儿能够正确匹配图片；第二阶段问患儿"当你 ** 时，应该使用哪种眼神进行交流？"，患儿能够正确回答；第三阶段向患儿描述一种场景，然后问"在这种情况，应该用哪种眼神进行交流？"，患儿能够正确回答。

扫描二维码，打印本技能训练配套表格

第九章
实用语言和社交技能

示例 1

小组谈话中，跟小组中的每个成员进行眼神交流（通常每个人 3～5 秒）。

小档案	
训练时长	
辅助情况	

训练方法
示例

示例 2

跟某人谈话时，保持眼神交流，但不要紧紧盯着对方，每 5 秒钟转移一下眼神。

小档案	
训练时长	
辅助情况	

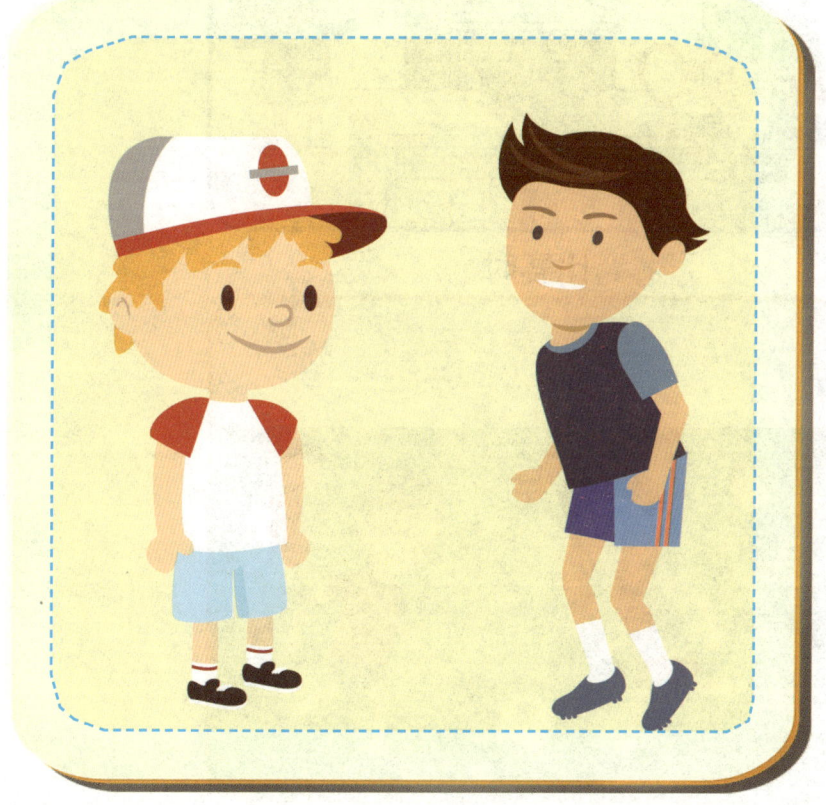

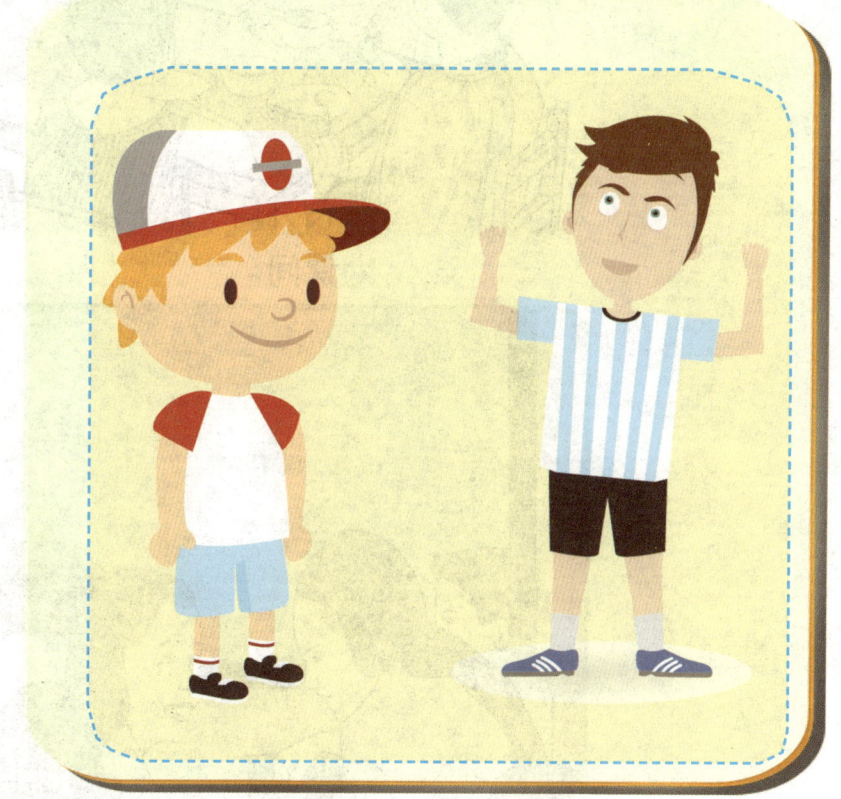

语言的突破训练实操

泛化为会议室

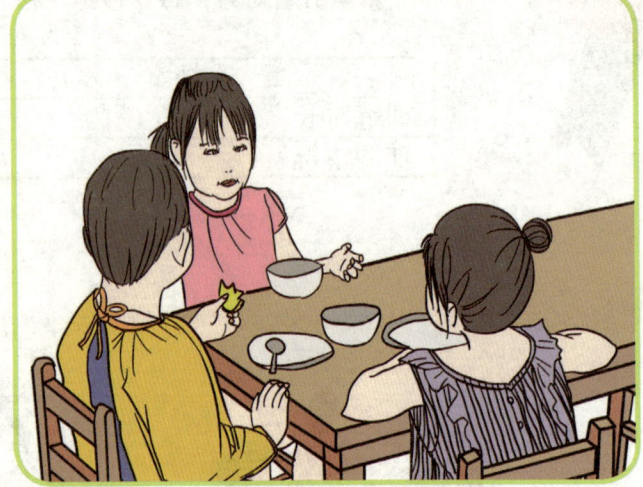

泛化为课堂上

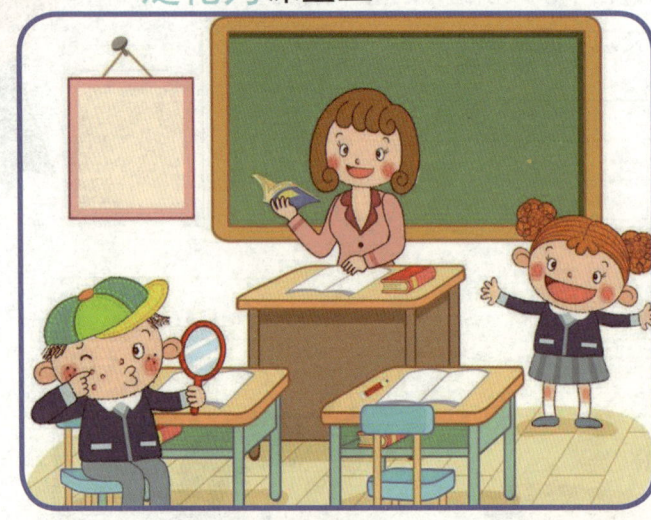

泛化为课间

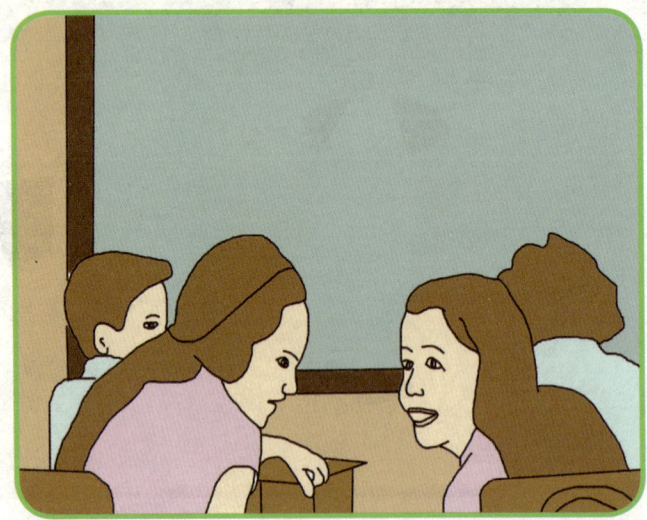

泛化为比赛时

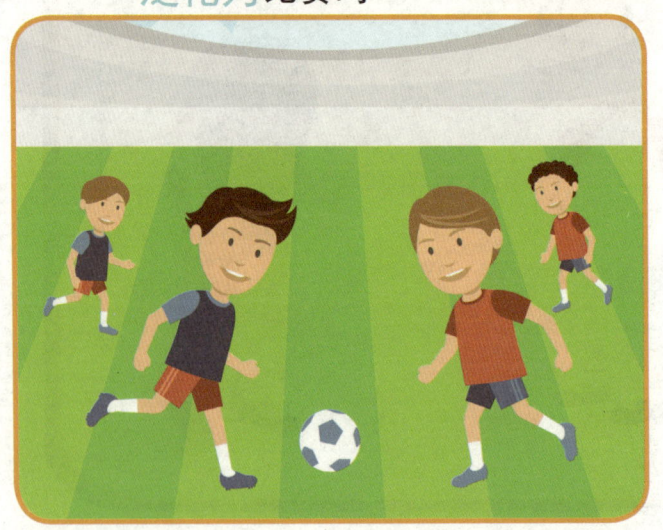

第九章
实用语言和社交技能

07 使用成语

该技能的训练目的是提高患儿的社交语言能力。通过该技能的训练，患儿应该能达到这样一种水平，即：第一阶段给患儿讲一个成语故事，然后给出3张图片（1张是成语对应图片，另2张是干扰图片），问"我刚才讲的成语是哪张图片的内容？"，患儿能够选出正确图片；第二阶段对患儿说"给我讲一下成语****是什么意思？"，患儿能够正确回答；第三阶段给患儿几张带有成语的图片，然后描述一种情景问"这种情况下应该使用哪个成语？"，患儿能够正确回答。挑选一些患儿在日常生活中会经常用到的成语，以便其在日常生活中使用。

语言的突破训练实操

示例 1

给我讲一下成语"杯水车薪"是什么意思?

小档案	
训练时长	
辅助情况	

训练方法示例

示例 2

给我讲一下成语"拔苗助长"是什么意思?

小档案	
训练时长	
辅助情况	

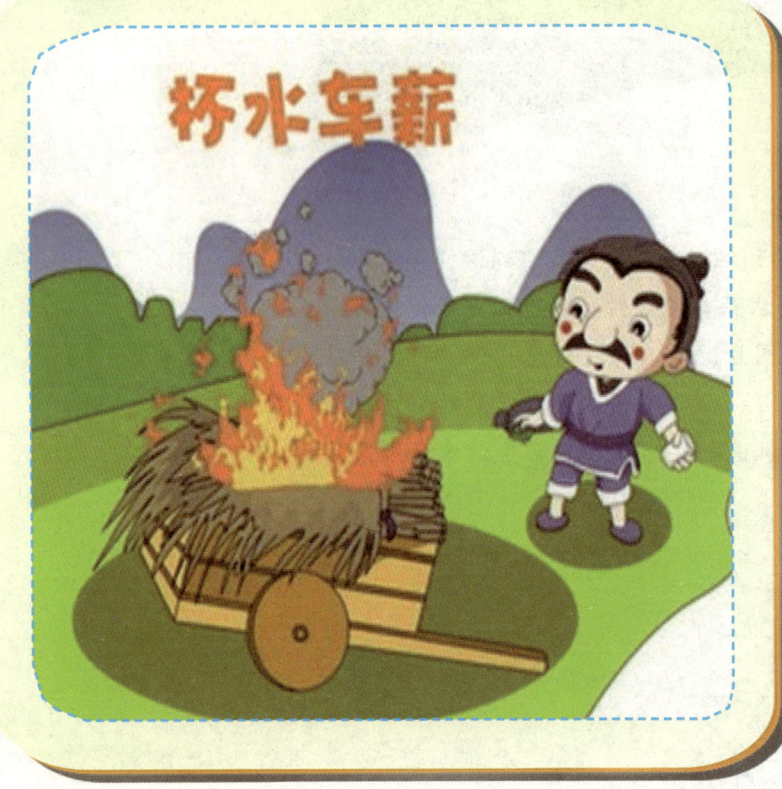

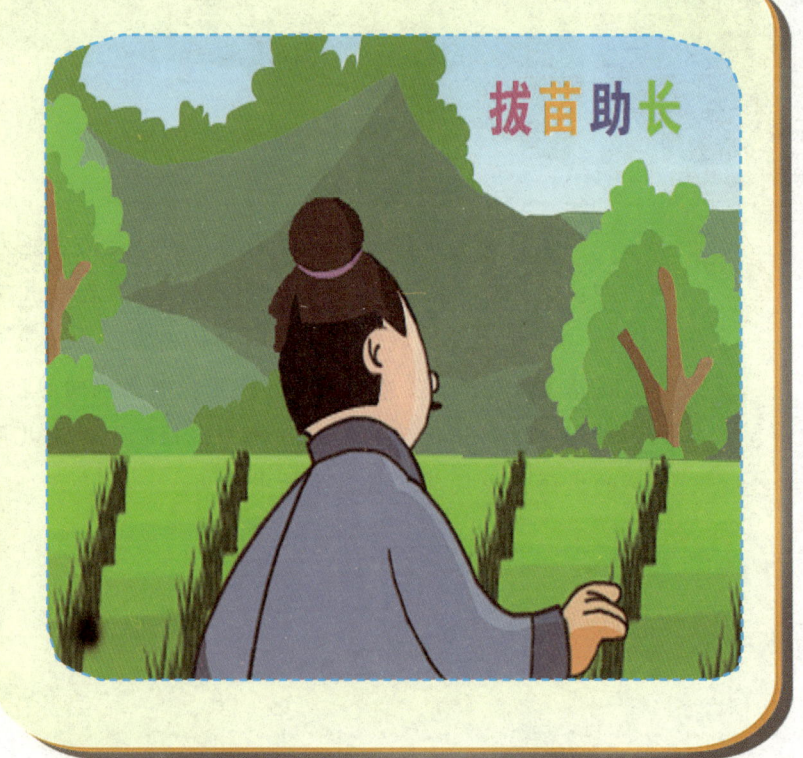

第九章
实用语言和社交技能

示例 3

当一个人为了达到某种目的，违背事物发展的客观规律，急于求成，反而破坏了事物的发展时，应该使用哪个成语？

小档案	
训练时长	
辅助情况	

训练方法示例

示例 4

当一个人把功夫用在了没有意义的事情上，因而失去了宝贵的机会，应该使用哪个成语？

小档案	
训练时长	
辅助情况	

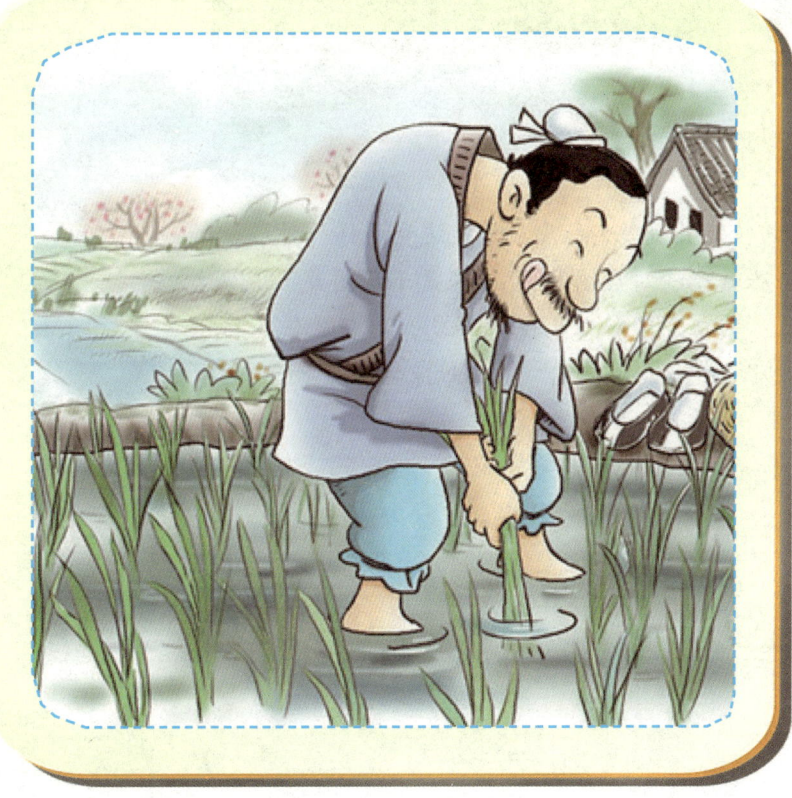

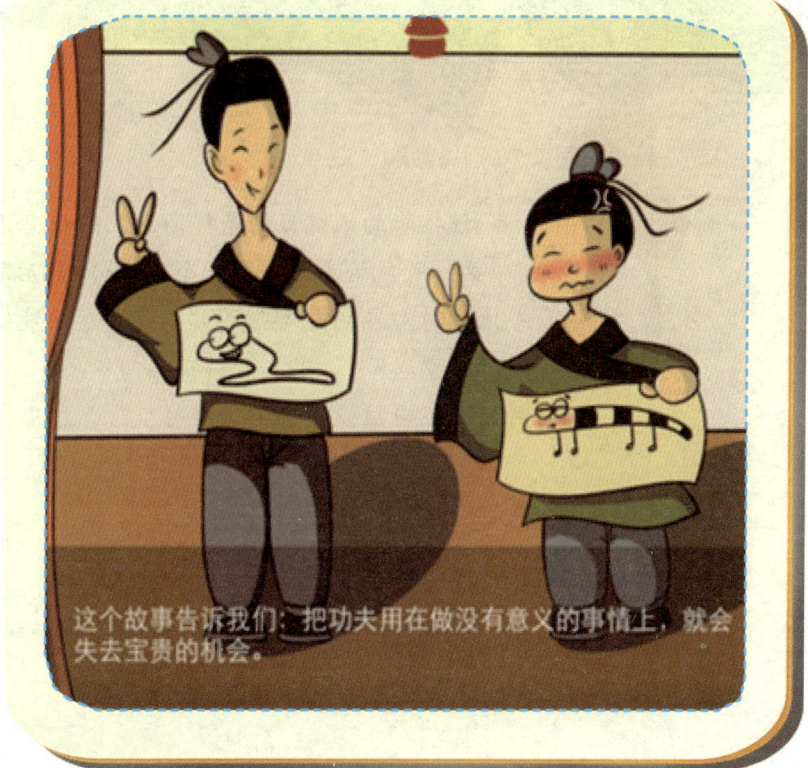

这个故事告诉我们：把功夫用在做没有意义的事情上，就会失去宝贵的机会。

08 比喻句

该技能的训练目的是提高患儿的社交语言能力。通过该技能的训练，患儿应该能达到这样一种水平，即：第一阶段给患儿讲解一个比喻句，然后给出3张图片（1张是比喻对应图片，另2张是干扰图片），问"这个比喻句对应的是哪张图片？"，患儿能够选出正确图片；第二阶段对患儿说"给我讲一下比喻句****是什么意思？"，患儿能够正确回答；第三阶段给患儿几张带有比喻句的图片，然后描述一种情景，问"这种情况下应该使用哪个比喻句？"，患儿能够正确回答。

第九章
实用语言和社交技能

示例 1

"美丽的彩虹就像一座七彩的桥一样高挂在雨后的天空"这个比喻句对应的是哪张图片?

小档案	
训练时长	
辅助情况	

训练方法
示例

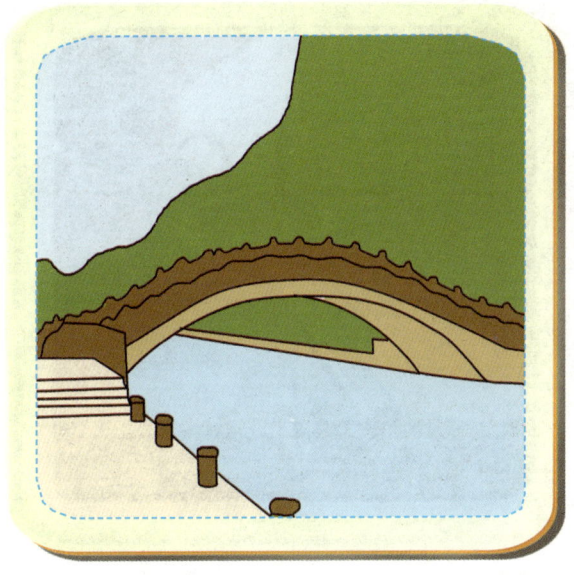

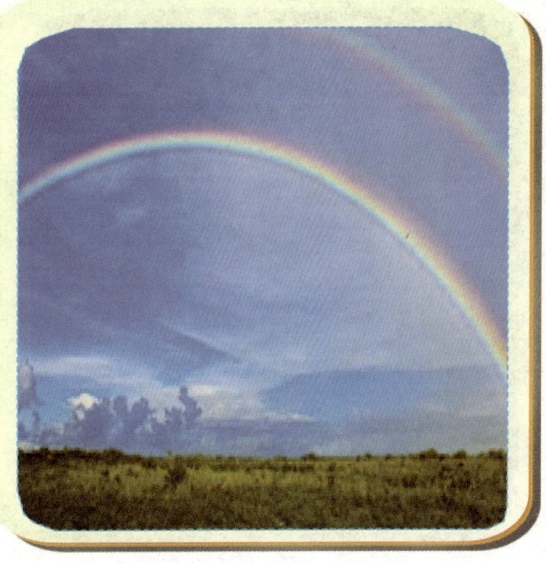

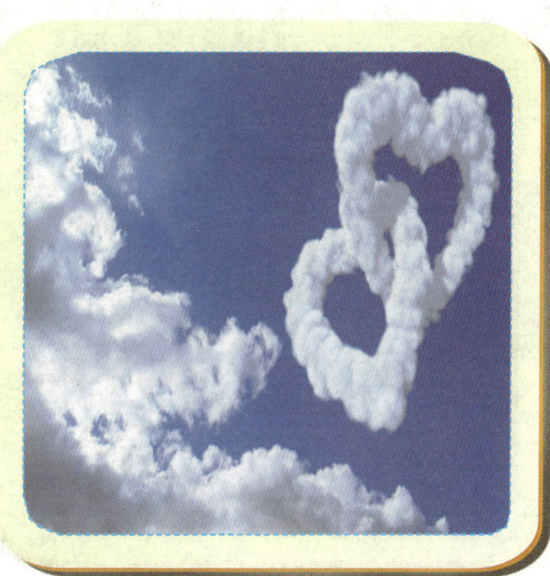

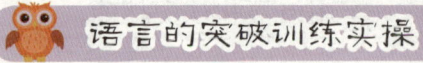

语言的突破训练实操

训练方法示例

示例 2

给我讲一下比喻句"书是智慧的钥匙"是什么意思?

小档案	
训练时长	
辅助情况	

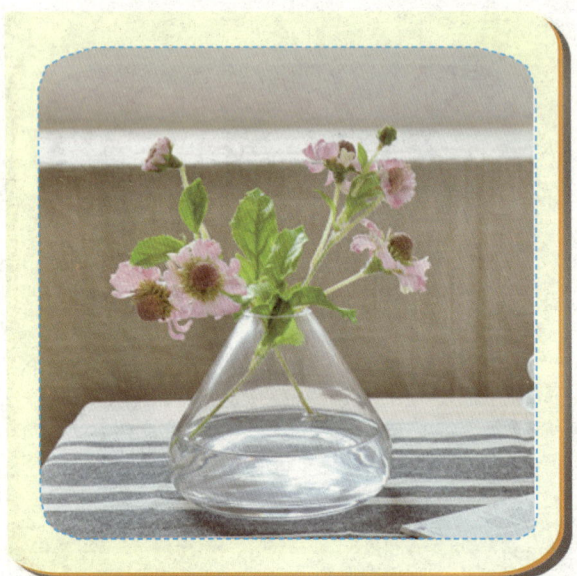
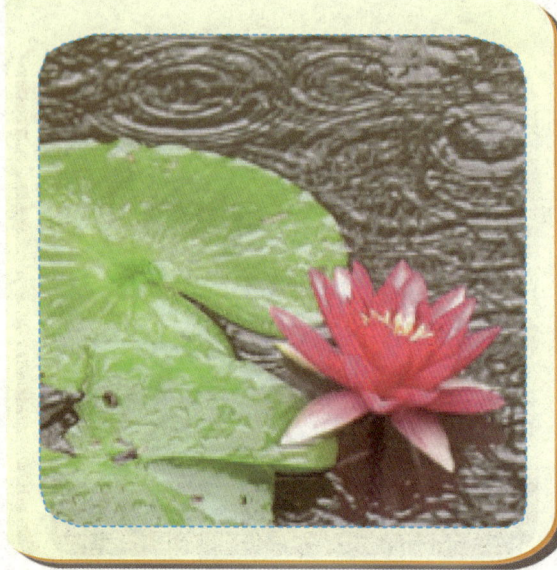
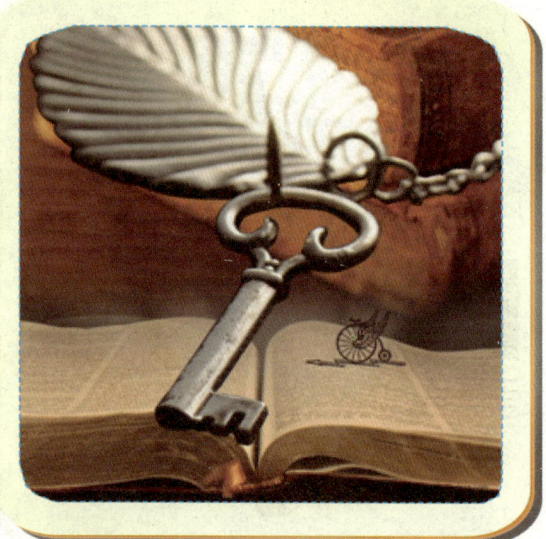

第九章
实用语言和社交技能

示例 3

给我讲一下比喻句"春天到了，大地变成了一片绿地毯"是什么意思？

小档案	
训练时长	
辅助情况	

训练方法
示例

示例 4

给我讲一下比喻句"北极星像盏指路灯一样挂在天空"是什么意思？

小档案	
训练时长	
辅助情况	

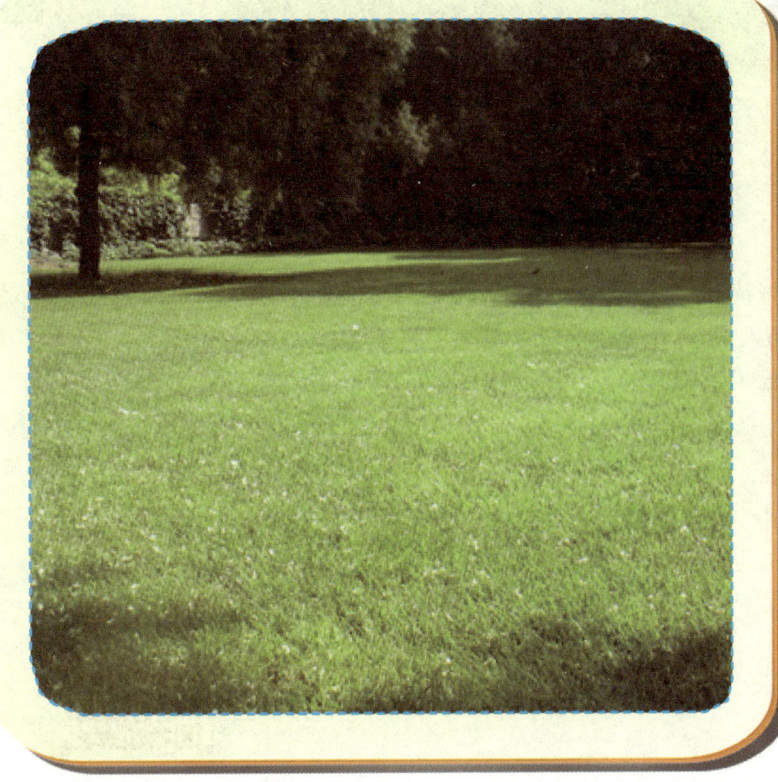

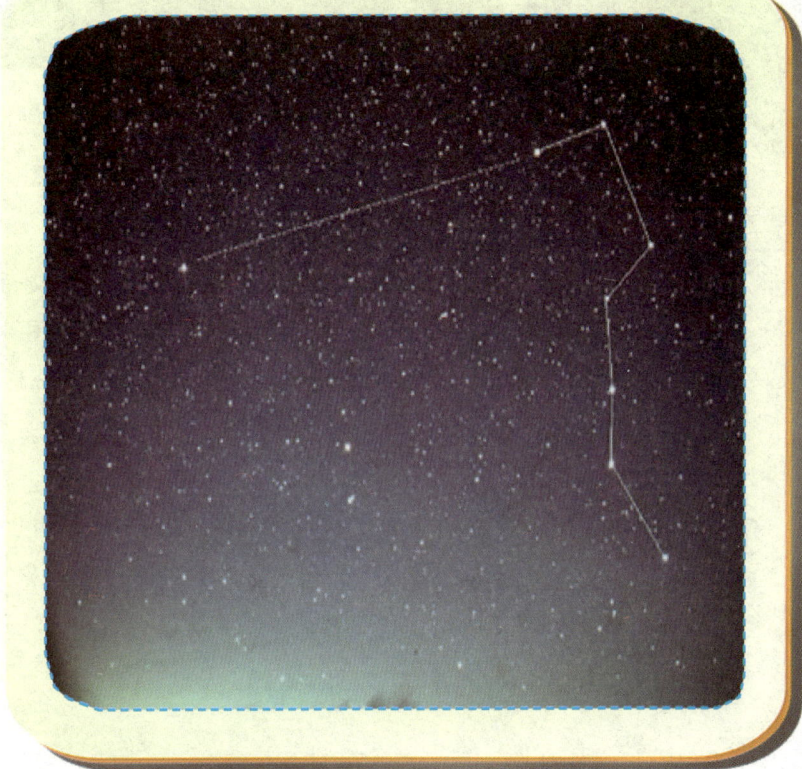

09 识别社交语言

该技能的训练目的是提高患儿的社交语言能力。通过该技能的训练，患儿应该能达到这样一种水平，即：第一阶段向患儿展示一张社会场景图片问："图片里的人物在想什么？感受如何？"，患儿能够正确说出图中人物的想法和感受；第二阶段给患儿播放一段视频，问"视频里的人物在想什么？感受如何？"，患儿能够正确回答。

扫描二维码，打印本技能训练配套表格

第九章
实用语言和社交技能

训练方法
示例

示例 1

图片里的人物在想什么？感受如何？

小档案	
训练时长	
辅助情况	

示例 2

图片里的人物在想什么？感受如何？

小档案	
训练时长	
辅助情况	

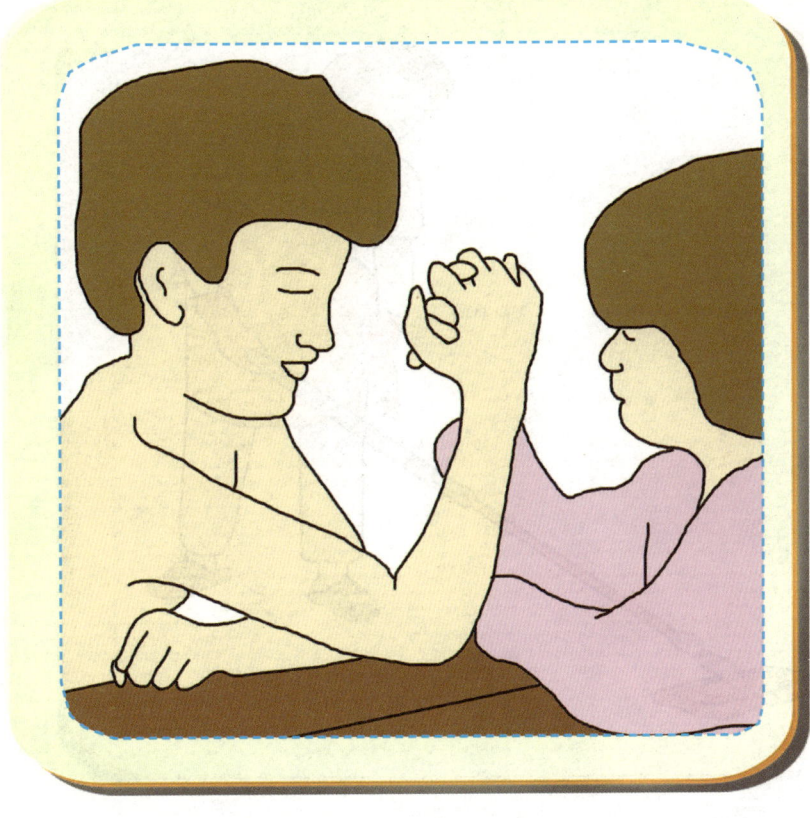

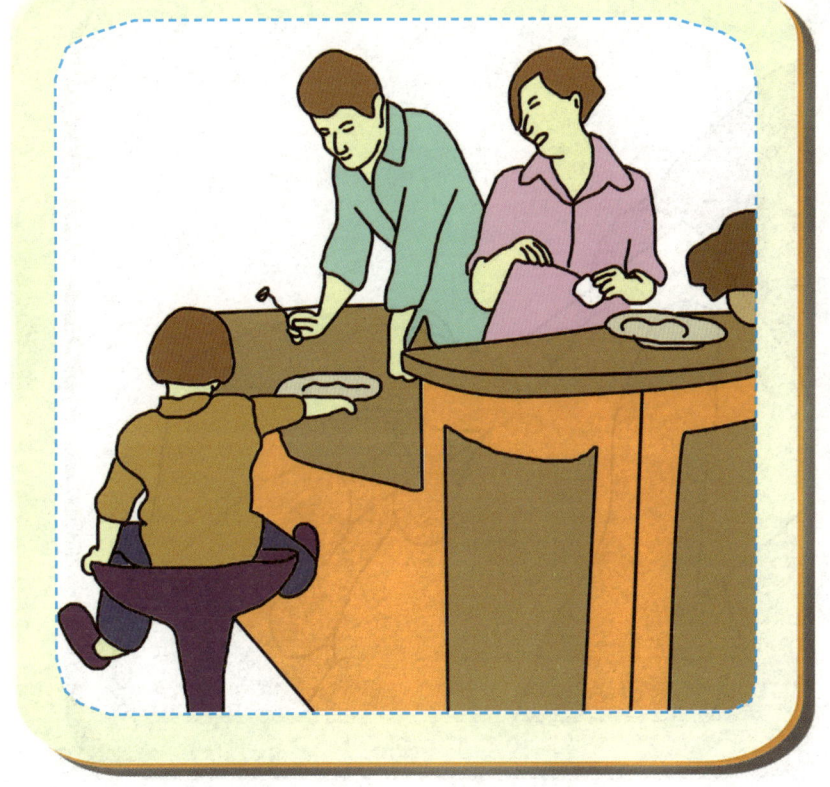

545

语言的突破训练实操

训练方法示例

示例 3

图片里的人物在想什么?感受如何?

小档案	
训练时长	
辅助情况	

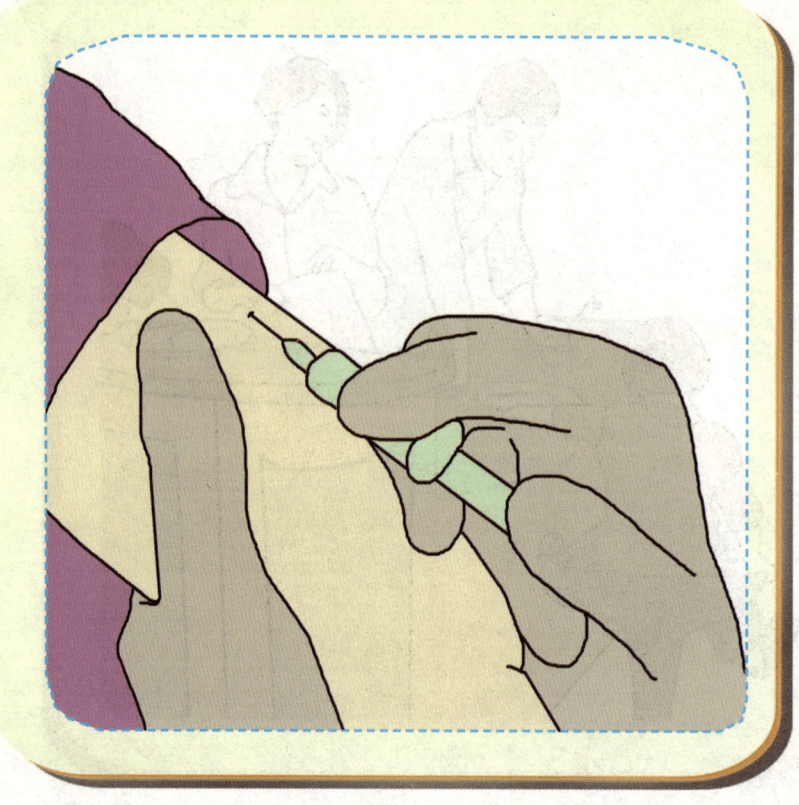

示例 4

图片里的人物在想什么?感受如何?

小档案	
训练时长	
辅助情况	

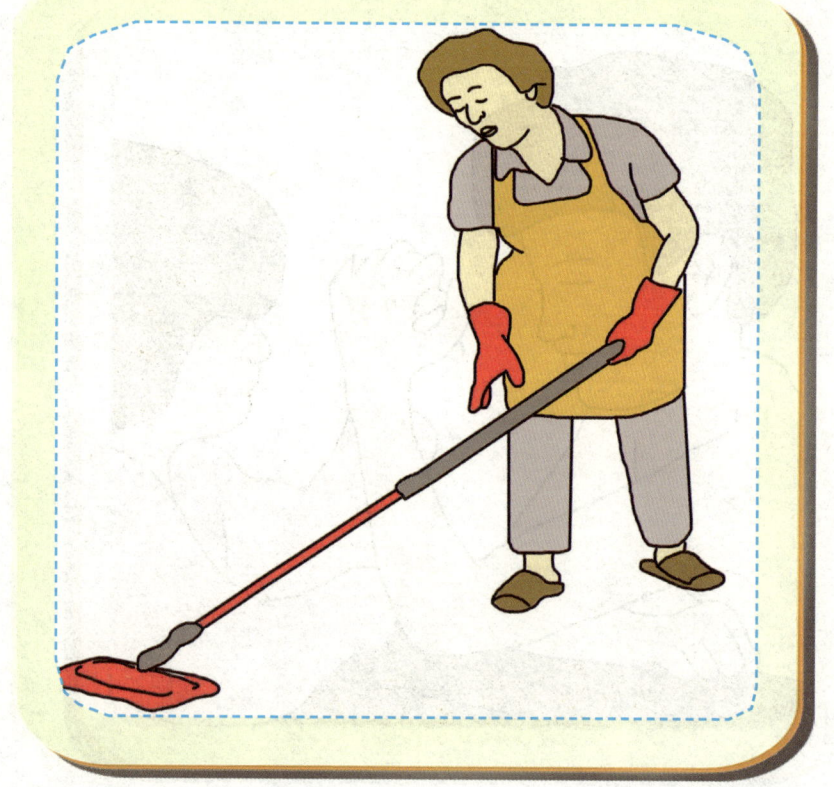

第九章
实用语言和社交技能

10 通过对话的语气推断情感

该技能的训练目的是提高患儿的社交语言能力。通过该技能的训练,患儿应该能达到这样一种水平,即:教师用不同的语气向患儿陈述一件事情,然后问患儿"我要表达怎样的情感?",患儿能够正确回答。

扫描二维码,打印本技能训练配套表格

语言的突破训练实操

训练方法示例

示例 1

教师用开心激动的语气讲述一场比赛的胜利，然后问患儿："我要表达怎样的情感？"

小档案	
训练时长	
辅助情况	

示例 2

教师用失落的语气讲述自己错过了末班车，然后问学生："我要表达怎样的情感？"

小档案	
训练时长	
辅助情况	

示例 3

教师用伤心的语气讲述自己的宠物狗生病了，然后问患儿："我要表达怎样的情感？"

小档案	
训练时长	
辅助情况	

示例 4

教师用紧张的语气讲述自己要参加一场考试，然后问患儿："我要表达怎样的情感？"

小档案	
训练时长	
辅助情况	

第九章 实用语言和社交技能

11 打断谈话和等待说话

该技能的训练目的是提高患儿的社交语言能力。通过该技能的训练，患儿应该能达到这样一种水平，即：设计一种情景，两个成年人正在谈话，而患儿必须去打断他们（例如，爸爸和妈妈正在说话，指使患儿说"去问妈妈晚饭吃什么"），患儿能够礼貌地打断对话，并等待自己说话的机会。

扫描二维码，打印本技能训练配套表格

小知识：学会打招呼

教给孩子学会礼貌用语，能够先从自己家的成员做起，爸爸、妈妈下班回家，主动和孩子打招呼，也教给孩子主动向爸爸、妈妈问好。不小心碰到孩子要主动说对不起，家里来客人，教给孩子主动叫阿姨、叔叔、伯伯等，客人离开时要主动讲再见，出门看见邻居爷爷、奶奶要主动问好。不是自己的东西不要，到公共场所不要随便拿别人的东西。这些日常行为规范、礼貌用语，要从小做起，从小养成爱干净、讲卫生、懂礼貌、尊老爱幼的好习惯。

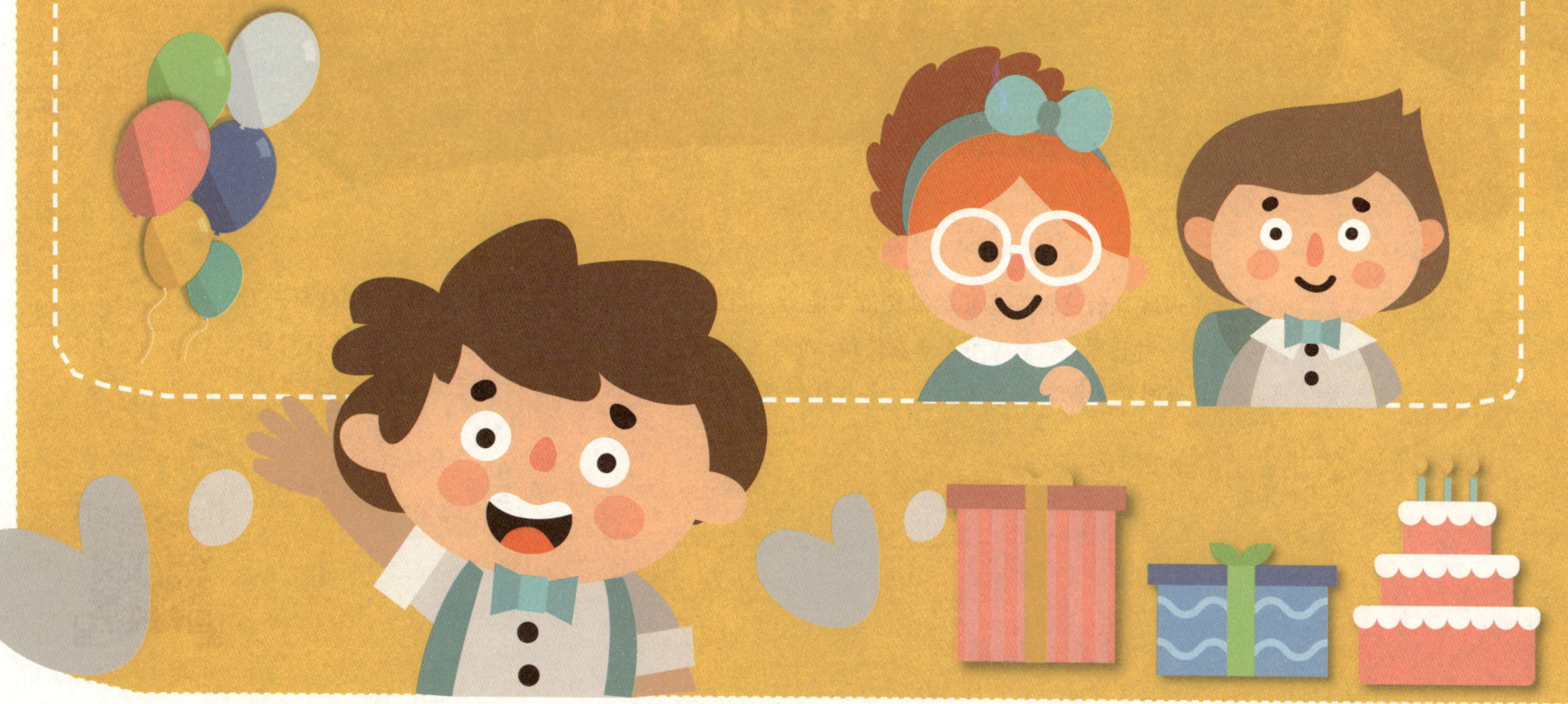

第九章 实用语言和社交技能

训练方法示例

示例 1

爸爸和妈妈正在说话，教师对患儿说："去问妈妈晚饭吃什么。"

小档案	
训练时长	
辅助情况	

示例 2

丽丽和珍珍正在说话，教师对患儿说："去跟珍珍说老师让她来办公室。"

小档案	
训练时长	
辅助情况	

示例 3

课间休息时间，教师对患儿说："去跟同学说下午要开会。"

小档案	
训练时长	
辅助情况	

示例 4

小组讨论课上，教师对患儿说："该发表你的看法了。"

小档案	
训练时长	
辅助情况	

语言的突破训练实操

12 解决社交问题

该技能的训练目的是提高患儿的社交语言能力。通过该技能的训练,患儿应该能达到这样一种水平,即:向患儿讲一个社交问题,然后问"你能说出 3 种解决办法吗?",患儿能够说出解决问题的 3 条建议。训练过程中让患儿用白色纸板将解决建议记下来是有帮助的。

扫描二维码,打印本技能训练配套表格

第九章
实用语言和社交技能

示例 1

一个你很久没见的朋友周末要来拜访你，可是你周末已经安排好别的活动了。

小档案	
训练时长	
辅助情况	

示例 2

你的一个朋友在跟你讲你另外一个朋友的坏话。

小档案	
训练时长	
辅助情况	

示例 3

你的一个朋友向你借一个你非常珍贵的玩具。

小档案	
训练时长	
辅助情况	

示例 4

你的一个朋友让你陪他一起去一个你不喜欢的地方。

小档案	
训练时长	
辅助情况	

语言的突破训练实操

13 友谊的不同阶段

该技能的训练目的是提高患儿的社交语言能力。通过该技能的训练，患儿应该能达到这样一种水平，即：第一阶段展示给患儿代表不同阶段友谊的图片，说"排列正常友谊发展的顺序"，患儿能够正确排序；第二个阶段问患儿"友谊的发展有哪几个阶段？"，学生能够正确回答；第三个阶段展示给患儿一张图片问"这是友谊发展的哪个阶段？"，学生能够正确回答。

扫描二维码，打印本技能训练配套表格

阶段	解释
第一阶段：陌生人	你们分享一些信息，这些信息不包含任何个人信息。
第二阶段：熟人	你们还没有熟到可以分享私人信息，你们在一起工作，一起学习，一起玩，交流一些快乐的事情。
第三阶段：朋友	你们开始信任彼此，你们分享个人信息，谈论彼此的烦恼。
第四阶段：密友	你们对彼此深信不疑，你们是最好的朋友，对方的事情你们无所不知，你们的友谊经过了很多事情的考验。
第五阶段：知己	即使你什么也不说，对方也能明白你在想什么，并且将你的烦恼当成自己的困难来解决。

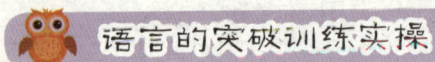

语言的突破训练实操

训练方法示例

示例1

友谊的发展有哪几个阶段?

小档案	
训练时长	
辅助情况	

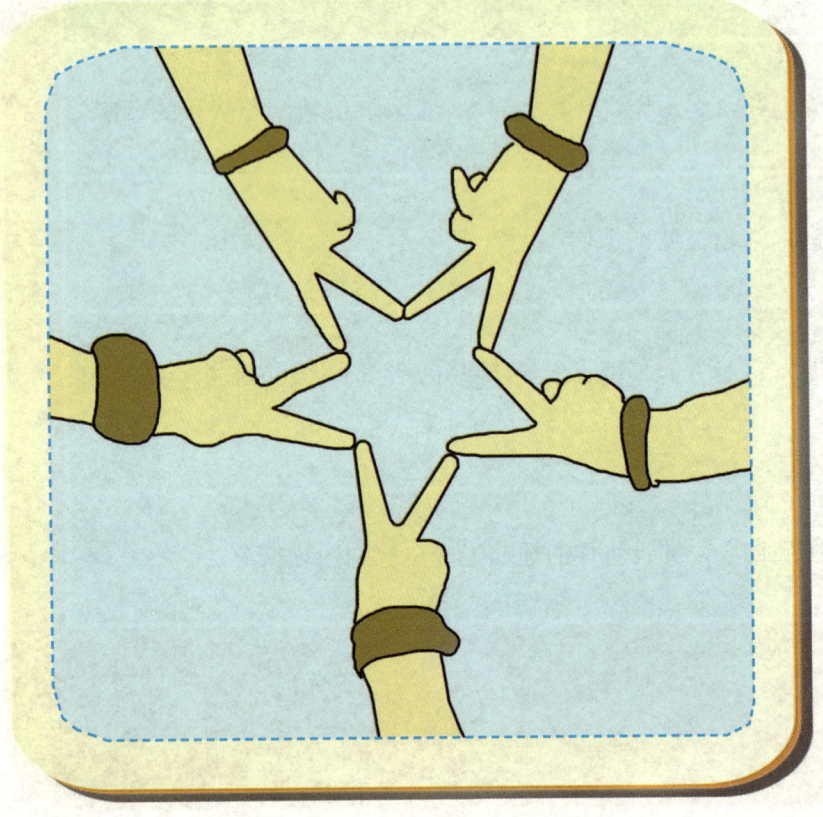

示例2

这是友谊发展的哪个阶段?

小档案	
训练时长	
辅助情况	

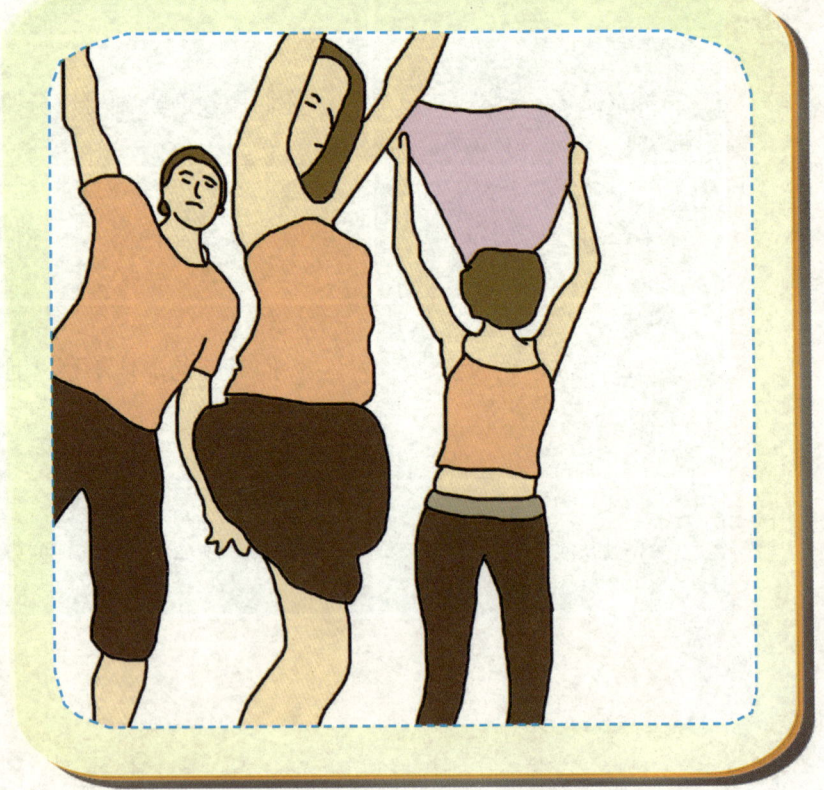

14 浪漫关系的不同阶段

该技能的训练目的是提高患儿的社交语言能力。通过该技能的训练，患儿应该能达到这样一种水平，即：第一阶段展示给患儿代表不同阶段浪漫关系的图片，说"排列爱情发展的顺序"，患儿能够正确排序；第二个阶段问患儿"爱情的发展有哪几个阶段？"，患儿能够正确回答；第三个阶段展示给患儿一张图片问"这是爱情发展的哪个阶段？"，患儿能够正确回答。

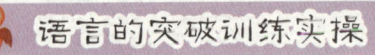
语言的突破训练实操

阶段	解释
第一阶段：陌生人	你们分享一些信息，这些信息不包含任何个人信息，如果你对对方有好感，你会心跳加速。
第二阶段：熟人	你们还没有熟到可以分享私人信息，你们在一起工作，一起学习，一起玩，交流一些快乐的事情。
第三阶段：男女朋友	你们开始信任彼此，你们分享个人信息，谈论彼此的烦恼，你们会牵手、拥抱。
第四阶段：爱人	你们对彼此深信不疑，你们做一些亲密的事情，这些事情你不会跟他以外的人做。
第五阶段：伴侣	你们计划相伴一生。

第九章 实用语言和社交技能

训练方法示例

示例 1

爱情的发展有哪几个阶段？

小档案	
训练时长	
辅助情况	

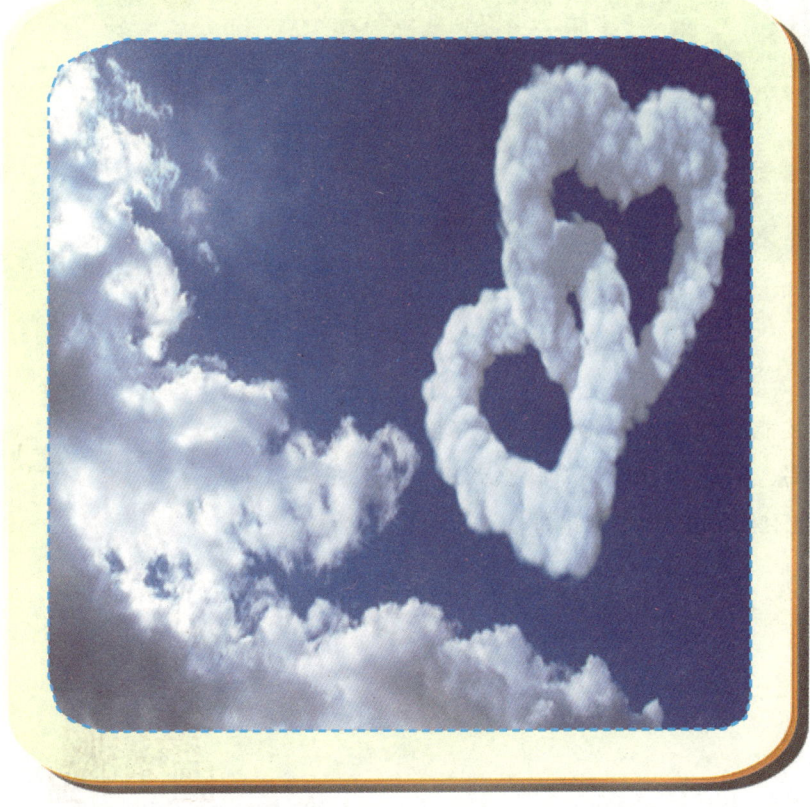

示例 2

这是爱情发展的哪个阶段？

小档案	
训练时长	
辅助情况	

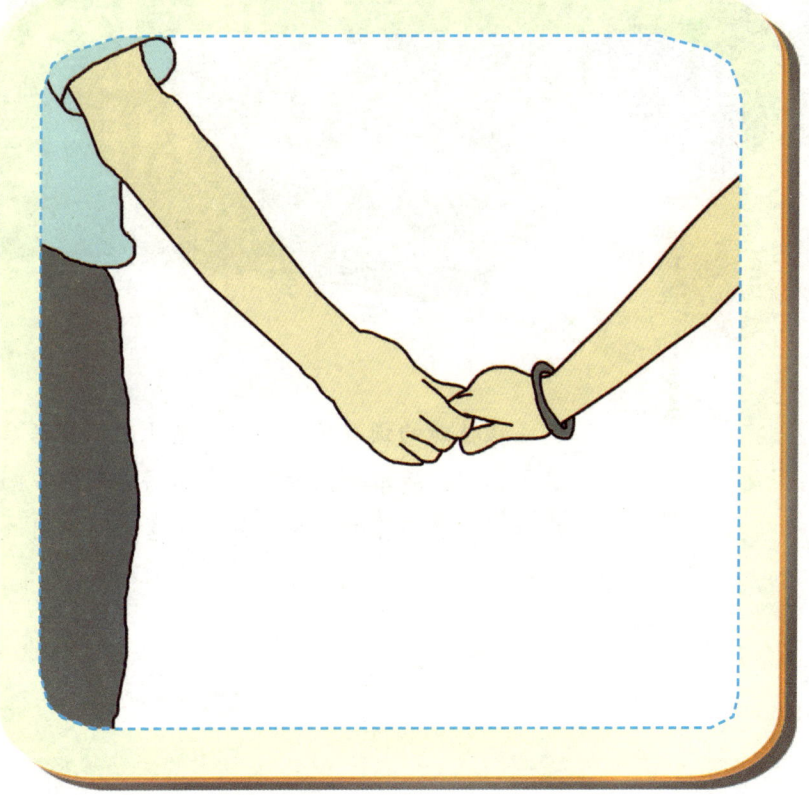

语言的突破训练实操

15 了解网络用语和短信缩写

该技能的训练目的是提高患儿的社交语言能力。通过该技能的训练,患儿应该能达到这样一种水平,即:展示一张卡片,上面写着网络或短信常用语的缩写,问患儿"这个是什么意思?",患儿能够正确回答缩写的含义。注意:网络用语更新变化快,此任务训练要与时俱进。

扫描二维码,打印本技能训练配套表格

第九章
实用语言和社交技能

示例 1

这个是什么意思？

小档案	
训练时长	
辅助情况	

示例 2

这个是什么意思？

小档案	
训练时长	
辅助情况	

正能量

不造